胸部疾病超声诊断与介入治疗

杨高怡　蒋天安　阮骊韬　主编

科 学 出 版 社

北 京

内 容 简 介

本书结合当前国内外最新研究成果，对胸部各类常见病、多发病及少见病的超声表现进行总结，展现了常规超声、超声造影、弹性成像、超声引导下穿刺活检、支气管内超声等的影像特征，并对胸部肿瘤的射频治疗，以及结核性胸膜炎、胸壁结核的介入治疗分别进行了阐述。

本书图片丰富，内容翔实，可帮助超声工作者或临床医生直观、便捷地了解和掌握胸部疾病的超声诊断与介入治疗方法。

图书在版编目（CIP）数据

胸部疾病超声诊断与介入治疗 / 杨高怡，蒋天安，阮骊韬主编 . —北京：科学出版社，2022.2

ISBN 978-7-03-070068-1

Ⅰ. ①胸…　Ⅱ. ①杨…　②蒋…　③阮…　Ⅲ. ①胸腔疾病 – 超声波诊断　②胸腔疾病 – 介入疗法　Ⅳ. ① R560.4　② R561.05

中国版本图书馆 CIP 数据核字（2021）第 209547 号

责任编辑：马晓伟　董　婕 / 责任校对：张小霞
责任印制：肖　兴 / 封面设计：吴朝洪

科学出版社 出版
北京东黄城根北街16号
邮政编码:100717
http://www.sciencep.com

北京汇瑞嘉合文化发展有限公司 印刷
科学出版社发行　各地新华书店经销
*
2022年 2 月第　一　版　开本：787×1092　1/16
2022年 2 月第一次印刷　印张：23　3/4
字数：545 000

定价：238.00元

（如有印装质量问题，我社负责调换）

《胸部疾病超声诊断与介入治疗》
编写人员

主　编　杨高怡　蒋天安　阮骊韬

副主编　张文智　徐　栋　赵齐羽　徐建平　于秀蕾

编　者　（按姓氏笔画排序）

于天琢　浙江大学医学院附属杭州市胸科医院
于秀蕾　浙江大学医学院附属杭州市胸科医院
王思翰　西安市胸科医院
王彩芬　浙江大学医学院附属杭州市胸科医院
方建华　浙江大学医学院附属杭州市第一人民医院
石　鹏　绍兴市第七人民医院
叶瑞忠　浙江省人民医院
田树元　浙江省立同德医院
冯　娜　浙江大学医学院附属杭州市胸科医院
吕淑懿　中国科学院大学宁波华美医院
刘　丹　浙江大学医学院附属杭州市胸科医院
刘俊平　中国科学院大学附属肿瘤医院
安晓玲　西安新长安妇产医院
农恒荣　广西医科大学附属南宁市传染病医院
孙　洋　黑龙江省传染病防治院
孙　静　浙江大学医学院附属杭州市胸科医院
阮骊韬　西安交通大学第一附属医院
苏冬明　浙江大学医学院附属杭州市胸科医院
李星云　绍兴市人民医院
李敬文　《中国防痨杂志》期刊社
杨　晶　浙江大学医学院附属杭州市第一人民医院
杨高怡　浙江大学医学院附属杭州市胸科医院
肖淑君　浙江大学医学院附属杭州市胸科医院
张　旭　浙江大学医学院附属杭州市胸科医院

张　丽　台州市立医院
张　林　浙江大学医学院附属杭州市胸科医院
张　洁　黑龙江省传染病防治院
张　莹　浙江大学医学院附属杭州市胸科医院
张　燕　中国科学院大学宁波华美医院
张文智　浙江大学医学院附属杭州市胸科医院
张盛敏　宁波市第一医院
陈创华　浙江大学医学院附属杭州市第一人民医院
范晓翔　中国科学院大学宁波华美医院
周美玲　浙江大学医学院附属杭州市胸科医院
郑学海　余姚市第四人民医院
孟祥宇　浙江省新华医院
赵　敏　浙江大学医学院附属杭州市第一人民医院
赵齐羽　浙江大学医学院附属第一医院
胡　君　浙江大学医学院附属杭州市胸科医院
闻波平　浙江大学医学院附属杭州市胸科医院
徐　栋　中国科学院大学附属肿瘤医院
徐建平　浙江大学医学院附属杭州市胸科医院
殷　骅　中国科学院大学宁波华美医院
唐　薇　浙江大学医学院附属杭州市胸科医院
黄　斌　浙江大学医学院附属浙江医院
黄　毅　西安市胸科医院
章美武　中国科学院大学宁波华美医院
彭成忠　同济大学附属第十人民医院
蒋天安　浙江大学医学院附属第一医院
蒋红英　浙江大学医学院附属杭州市胸科医院
蒋慧青　浙江大学医学院附属杭州市胸科医院
韩　勇　杭州市萧山区第二人民医院
程　芸　浙江大学医学院附属浙江医院
楼　军　浙江大学医学院附属杭州市肿瘤医院
雷志锴　浙江大学医学院附属杭州市肿瘤医院
鲍　彰　浙江大学医学院附属第一医院
褚　洁　浙江大学医学院附属杭州市胸科医院

主编简介

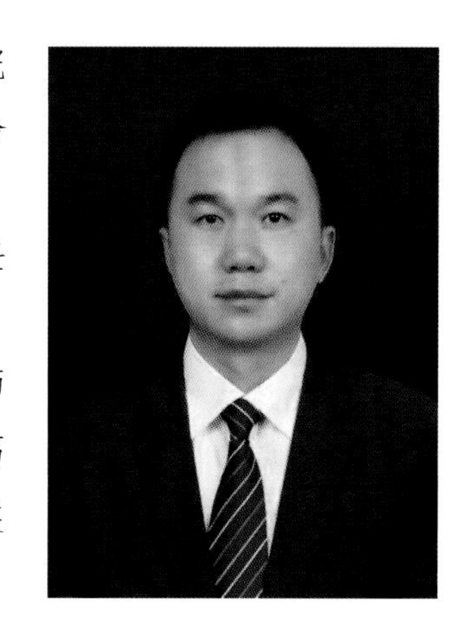

杨高怡 主任医师，硕士研究生导师，浙江大学医学院附属杭州市胸科医院副院长。现任中华医学会超声医学分会青年委员、中华医学会结核病学分会超声专委会主任委员、中国医疗保健国际交流促进会结核病防治分会超声专业主任委员、全国结核病防治综合质量控制专家指导委员会委员、中国医药教育协会超声医学专业委员会常务委员、中国医师协会介入医师分会超声介入专业委员会委员。浙江省卫生高层次创新人才，杭州市“131”中青年人才。主持各级各类课题10余项，主编超声专著2部，发表学术论文30余篇，其中SCI收录6篇。

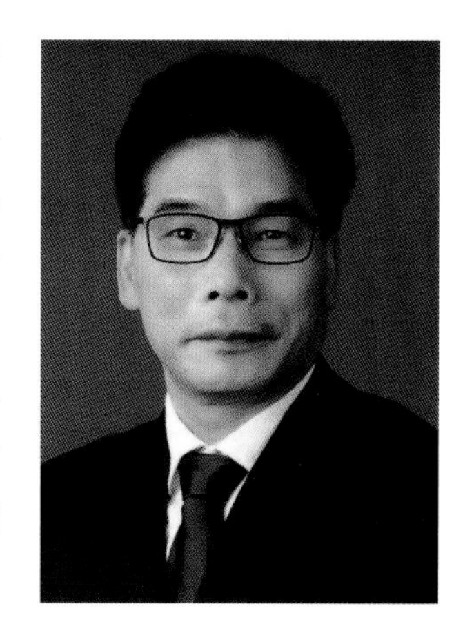

蒋天安 主任医师，博士研究生导师，浙江大学医学院附属第一医院超声医学科主任兼肝胆胰诊治中心科副主任。现任中华医学会超声医学分会副主任委员兼介入学组组长、中国超声医学工程学会浅表器官及外周血管专业委员会主任委员、海医会超声医学专业委员会介入超声委员会主任委员、浙江省医学会超声医学分会主任委员兼介入学组组长。主持国家级课题4项、省部级课题6项，获浙江省科技进步奖2项，发表学术论文120余篇，其中SCI收录50余篇，主编专著2部。

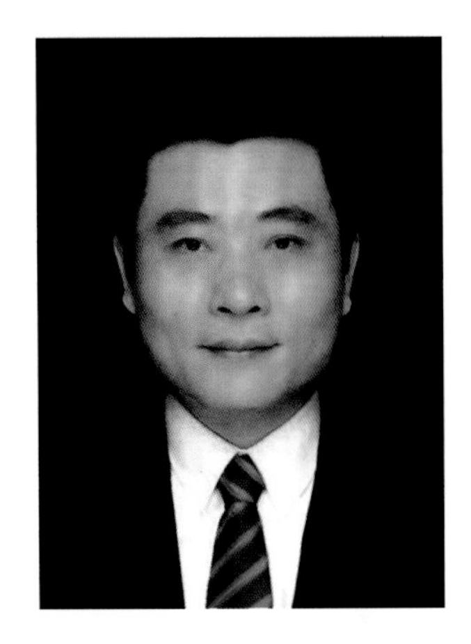

阮骊韬　主任医师，博士研究生导师，西安交通大学第一附属医院超声医学科主任。现任中国医师协会超声医师分会危急重症学组组长、中华医学会超声医学分会委员、中国研究型医院学会超声分会副主任委员、中国医疗保健国际交流促进会超声医学分会副主任委员、中国医师协会超声介入专业委员会委员、陕西省医师协会超声医师分会会长。主持国家级课题 1 项、省部级课题 3 项，获陕西省科学技术进步奖一等奖 1 项、二等奖 2 项，发表学术论文 130 余篇，其中 SCI 收录 30 余篇。

前　言

近年来，随着超声技术的飞速发展，超声在临床的应用日益广泛，胸部超声尤其是肺部超声的应用价值日益提高，超声成为医生看得见的“听诊器”、可视化的诊断工具。超声影像学不仅由常规超声检查向超声造影、支气管内超声、内镜超声等多元化检查手段发展，而且由单一的超声检查技术向超声介入治疗领域发展。

本书结合当前国内外最新研究成果，对胸部各类常见病、多发病及少见病的超声表现进行总结，展现了常规超声、超声造影、弹性成像、超声引导下穿刺活检、支气管内超声等的影像学特征，并对胸部肿瘤的射频治疗，以及结核性胸膜炎、胸壁结核的介入治疗分别进行了阐述，使超声工作者或临床医生能直观、便捷地了解和掌握胸部疾病的超声诊断与介入治疗方法。希望本书能为超声工作者、临床医生诊断胸部疾病提供帮助。

“志合者，不以山海为远”，本书是全体编者智慧的结晶，在此对诸位编者的大力支持和帮助表示由衷的感谢！

由于编者医学知识水平有限及超声技术的快速发展，书中难免有疏漏或不足之处，恳请广大读者斧正。

主　编

2021年10月

目　录

第一章 胸部疾病超声诊断基础

第一节 胸部解剖

胸部位于人体躯干的上方，包括胸壁、胸腔及其内容组织器官等，上界为与颈部相通的胸廓上口，下界为膈肌。

胸壁由胸廓及胸部软组织构成，胸廓为胸部的骨性支架，由胸骨、胸椎及肋骨构成（图 1-1-1），软组织包括肌肉、皮下组织和皮肤等。胸骨位于胸前壁正中，分为胸骨柄、胸骨体及剑突三部分，胸骨柄和胸骨体连接处形成的胸骨角是胸部常用的体表定位标记。胸椎有 12 块，在椎体两侧面后方的上、下缘有半圆形浅凹，为上、下肋凹，肋凹与相邻肋头构成肋头关节。肋骨有 12 对，主体部分为肋硬骨，前方的软骨部分为肋软骨。后端与胸椎关节相连，前端的肋软骨与胸骨相连，第 1 ～ 7 肋骨与胸骨柄和胸骨体的外侧缘相连，第 8 ～ 10 肋软骨与上一肋的软骨相连，第 11 ～ 12 肋前端游离为浮肋。每一肋间均有动脉、静脉及神经相互伴行，第 1 ～ 2 肋间隙的动脉来自锁骨下动脉的肋颈干，第 3 ～ 11 肋间隙的动脉则来自肋间后动脉。胸廓的前方是胸大肌，主要负责固定上肢，参与肩关节运动。其后方是胸小肌，作用是下拉肩胛骨，侧面由前锯肌覆盖，将肩胛骨拉至侧方。肋骨之间的肋间肌属于胸固有肌，参与呼吸运动。

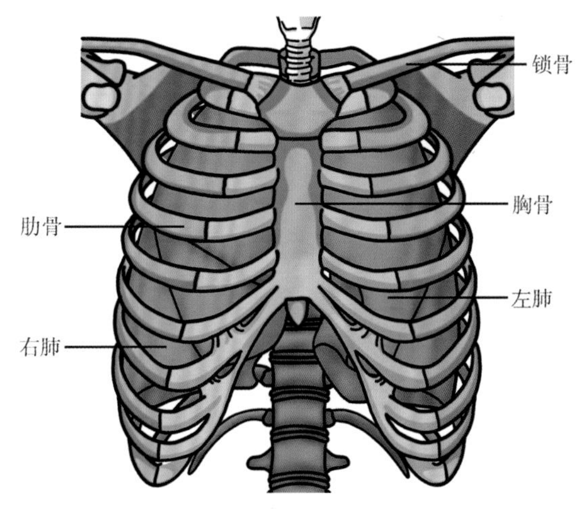

图 1-1-1 胸部的构造

胸腔由胸壁与膈肌共同围成，被纵隔分为左、右两侧，容纳肺、胸膜、心脏等组织器官。肺位于纵隔两侧，肺根部和肺韧带与纵隔相连，呈不规则的半圆锥体，左右外形不同，右肺宽而短，左肺狭而长。肺借叶间裂分叶，左肺的叶间裂为斜裂，由肺门的后上斜向前下，将左肺分为上、下两叶。右肺的叶间裂包括斜裂和水平裂，将右肺分为上、中、下叶。两肺包括一尖、一底、三面、三缘。肺尖即肺的上端，钝圆，经胸廓上口突入颈根部，在锁骨中内 1/3 交界处向上伸至锁骨上方达 2.5cm。膈面即肺底，与膈相邻，受膈肌压迫肺底呈半月形凹陷。肋面即肺的外侧面与胸廓的侧壁和前、后壁相邻。纵隔面即内侧面，与

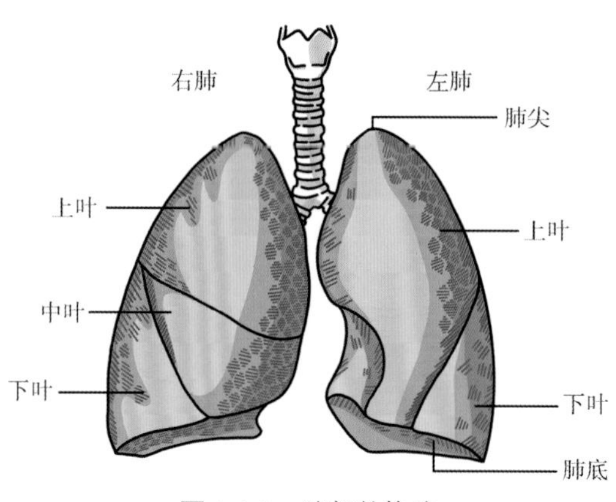

图 1-1-2 肺部的构造

纵隔相邻，其中央为椭圆形凹陷，称肺门或第一肺门。肺门有支气管、肺动脉、肺静脉、支气管动脉、支气管静脉、淋巴管和神经出入，这些出入肺门的结构被结缔组织包绕构成肺根（图 1-1-2）。

肺有支气管动脉系统及肺循环系统双重血供。支气管动脉系统来自体循环，负责营养支气管、肺血管、肺泡及其支持组织。左侧支气管动脉多起源于主动脉弓，右侧支气管动脉起源于肋间动脉，但支气管动脉的发源部位及支数变异较多。支气管动脉分支与支气管及肺动脉分支并行走行，其间质支走行于叶间和小叶间隔内，营养脏胸膜。肺循环系统由肺动脉及其分支、微静脉和肺静脉构成，主要负责肺组织的气体交换。

胸膜是覆盖在肺表面、胸壁内面、膈上面及纵隔两侧的浆膜，分为脏胸膜及壁胸膜。覆盖在肺表面的为脏胸膜，覆盖在胸壁内面、膈上面及纵隔两侧的为壁胸膜。正常壁胸膜厚度常小于 0.02mm，而脏胸膜厚度为壁胸膜的 5 倍，厚约 0.1mm，两层胸膜紧贴但并不相互接触，在肺根部互相反折延续围成的腔隙，称为胸膜腔，胸膜腔内有少量起润滑作用的液体，但不含气体，正常密闭的胸膜腔呈负压，有利于肺的扩张及静脉血与淋巴液回流（图 1-1-3）。胸膜腔在移行处，留有一定的间隙，肺缘可达其间，称为胸膜窦。每侧肋胸膜和膈胸膜转折处为肋膈窦，此位置最低，胸膜出现炎症时渗出液常积聚于此处。

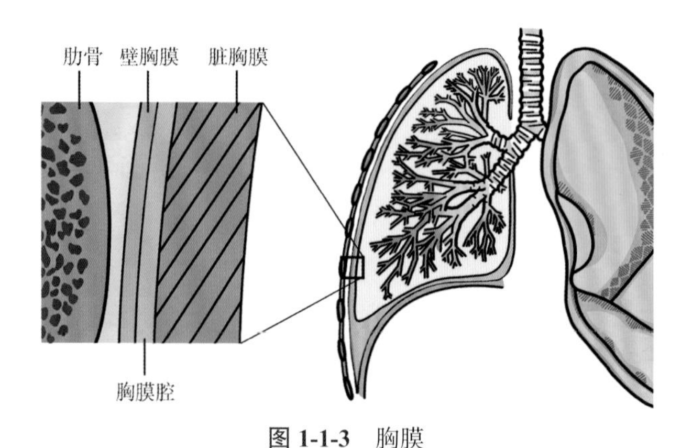

图 1-1-3 胸膜

纵隔位于胸部正中稍偏左，前界为胸骨，后界为脊柱胸椎前缘，两侧为纵隔胸膜，上界为胸廓上口，下界是膈肌，上窄下宽、前短后长，呈矢状位。纵隔内含心脏、大血管、气管、食管、胸腺及胸导管等重要器官，并有丰富的淋巴、神经、脂肪及结缔组织。为了便于临床和影像学诊断，将纵隔分为几个区域，以胸骨角与第 4 胸椎下缘的水平连线为界，将纵隔分为上、下纵隔。下纵隔又以气管、心包为界分为前、中、后纵隔（图 1-1-4）。

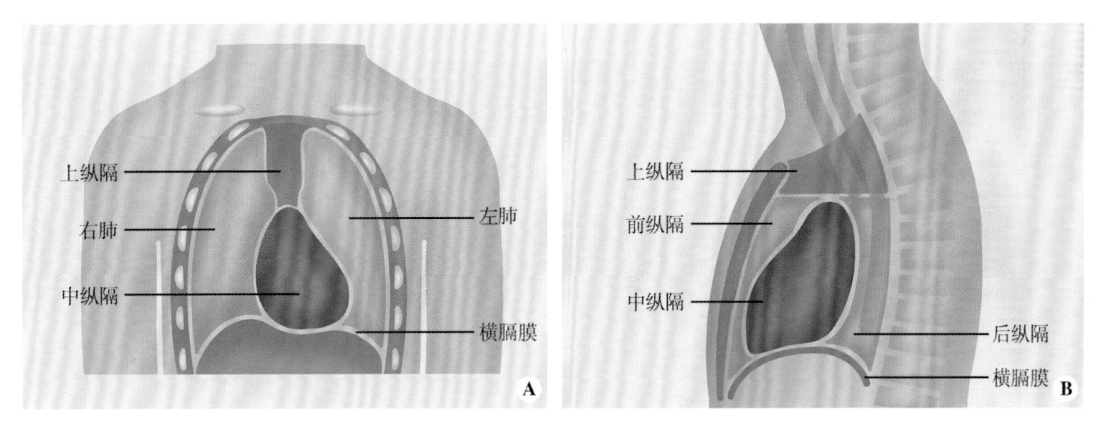

图 1-1-4 纵隔的分区

A. 纵隔正面；B. 纵隔侧面

膈肌为胸部下界，位于胸、腹之间，呈穹窿状向胸腔凸出，为一肌腱性结构，中央处的腱膜为中心腱，周边是肌性部。膈肌上有主动脉裂孔、食管裂孔及腔静脉孔，内有主动脉和胸导管、食管和迷走神经及下腔静脉通过。膈肌的起始部形成三角形间隙，包括胸肋三角及腰肋三角，无肌纤维，仅有结缔组织覆盖，为膈疝的易发区域。

（杨高怡 张文智）

第二节 胸部超声基础

胸部超声检查依据患者体型、胸壁厚度及重点观察病变部位选择相应频率的探头，通常选择低频探头（凸阵探头或相控阵探头），检查深部状况，如胸腔积液、肺实变、纵隔病变等。对于胸壁、胸膜病变，可选择分辨率较高的高频探头（线阵探头），有助于观察胸壁、肺外周及胸膜病变状况。对于肥胖或胸壁较厚患者，建议首先选择低频超声探头探查胸膜病变（图 1-2-1）。

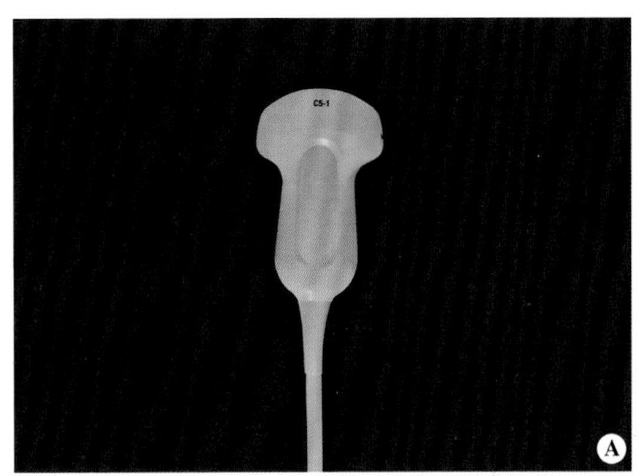

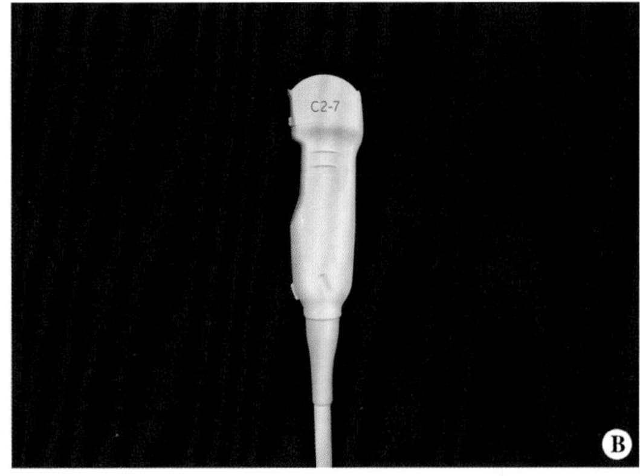

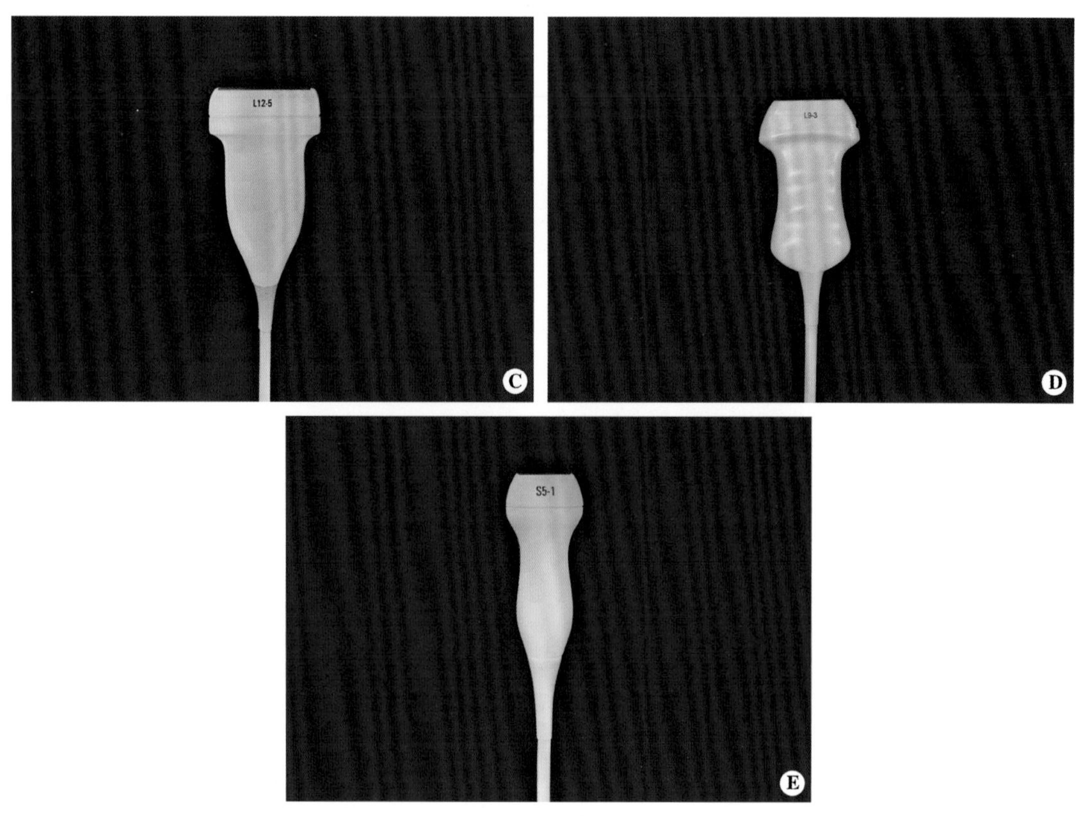

图 1-2-1 超声探头

A. 凸阵探头；B. 小凸阵探头；C、D. 线阵探头；E. 相控阵探头

一、胸壁超声检查方法及常见超声征象

（一）胸壁超声检查方法

胸壁超声检查多采用高频线阵探头，根据病灶的位置选择仰卧位、侧卧位及俯卧位等相应体位，以充分显露病变部位。探头垂直于胸壁表面，扫查胸壁软组织多需与肋间隙平行，必要时多角度扫查以全面显示病灶。肋骨扫查时除沿肋骨长轴扫查，还需旋转探头显示短轴切面，应特别注意的是，肋骨呈弯曲状，应沿其走行扫查，同时注意周边软组织回声（图 1-2-2）。

（二）胸壁常见超声征象

正常胸壁各层次回声不同，由浅至深依次为强回声的皮肤、低回声的皮下脂肪，女性在前胸壁乳房位置可显示高回声的腺体，其后方依次为低回声内条索样高回声的肌层，强回声伴声影或低回声的肋骨，以及强回声的胸膜线（图 1-2-3，图 1-2-4）。

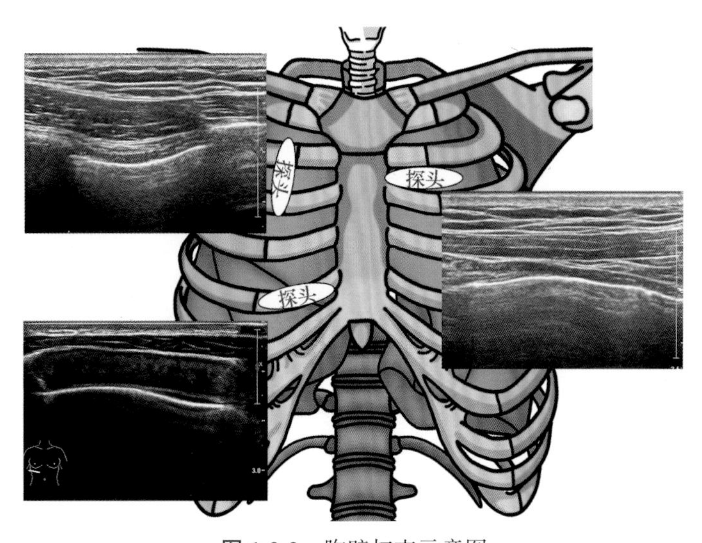

图 1-2-2 胸壁扫查示意图

图示探头沿肋骨扫查的横切面、纵切面，探头沿肋间隙扫查

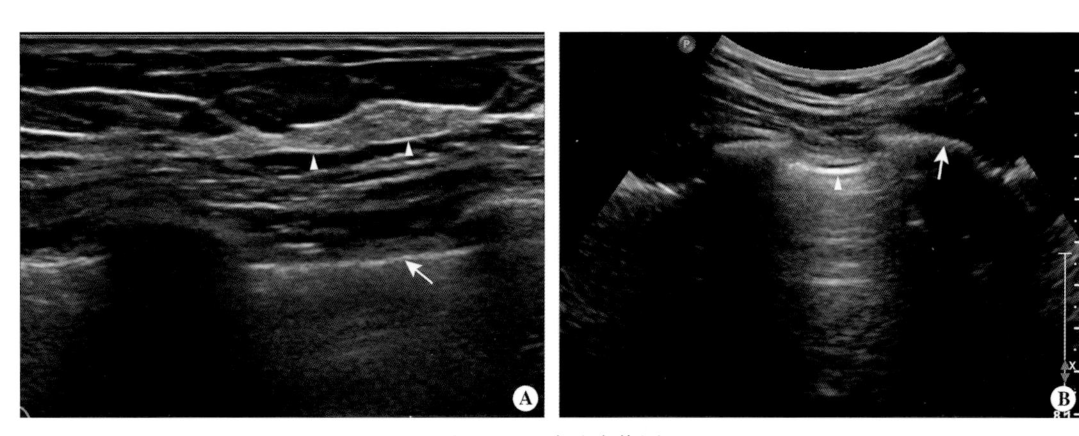

图 1-2-3 胸壁声像图

A. 女性前胸壁声像图，浅部为皮下脂肪、乳腺组织（三角形箭头），高回声为胸膜线（箭头）；B. 男性胸壁声像图，肋骨表面呈弧形高回声（箭头），伴后方声影，相邻两根肋骨间水平线状高回声为胸膜（三角形箭头）

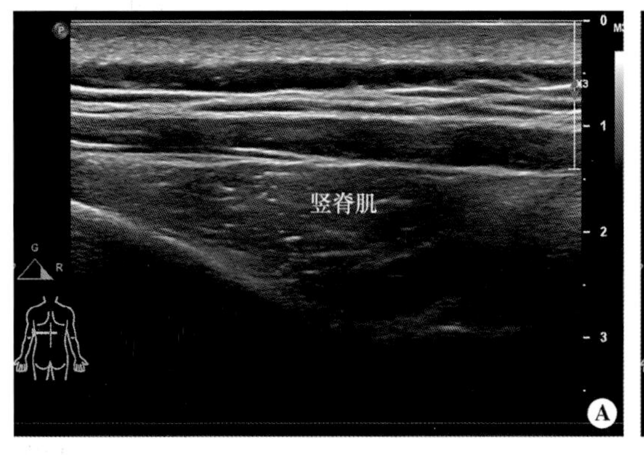

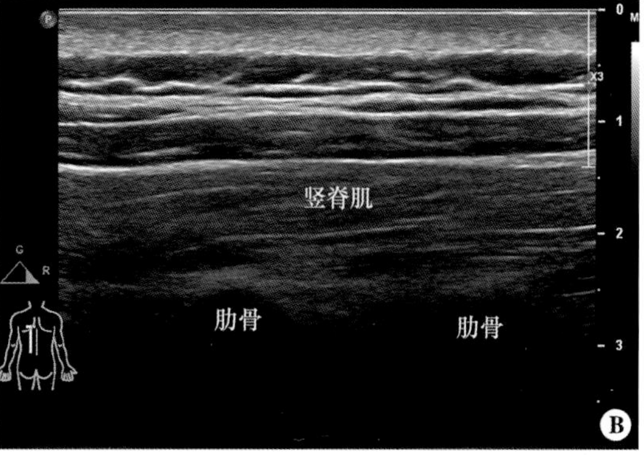

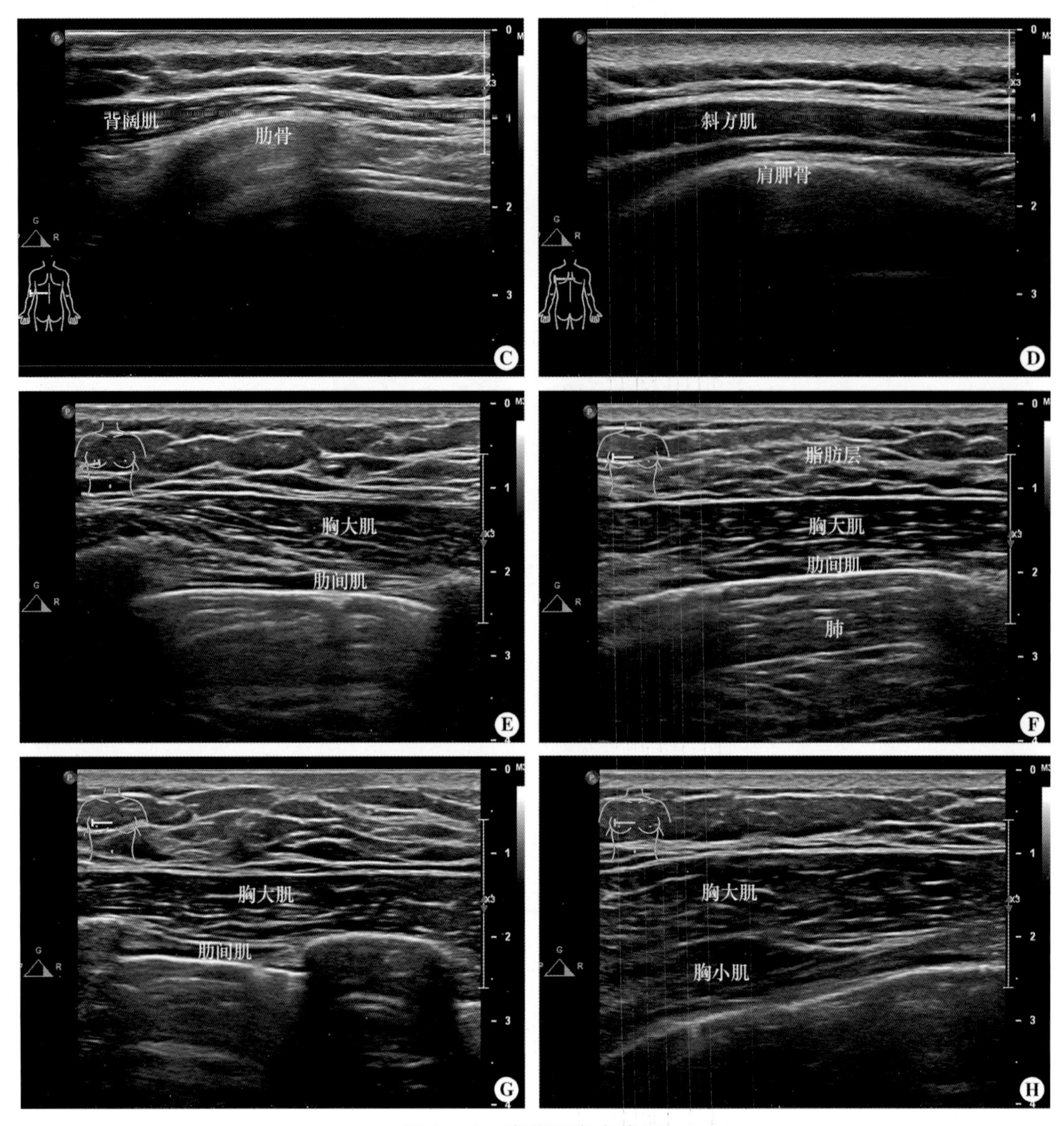

图 1-2-4 胸壁肌肉声像图

软组织与骨骼间声阻抗差别较大，超声能很好地显示两者的界面。正常肋骨长轴切面骨皮质呈细线状强回声，短轴切面呈弧形强回声，后方伴声影，骨表面连续、光滑，局部无碎片隆起，否则视为病理情况；肋软骨表面呈条带状高回声，表面光滑，与周围软组织形成良好界面，内部为低或极低的均匀回声，发生钙化时可显示不规则斑片状强回声，肋软骨的后方多伴有轻度声衰减（图 1-2-5）。肋骨下缘肋间沟可探及肋间血管，彩色多普勒超声（CDFI）可显示肋间动脉及肋间静脉，脉冲多普勒（PW）可分别测得动脉及静脉频谱（图 1-2-6）。

超声易于显示骨皮质，可根据骨皮质的连续状态判断肋骨骨折，缺点是易漏诊锁骨后方和锁骨下的肋骨骨折，皮下气肿及过厚的皮下脂肪亦可使其后方的肋骨显示不清。

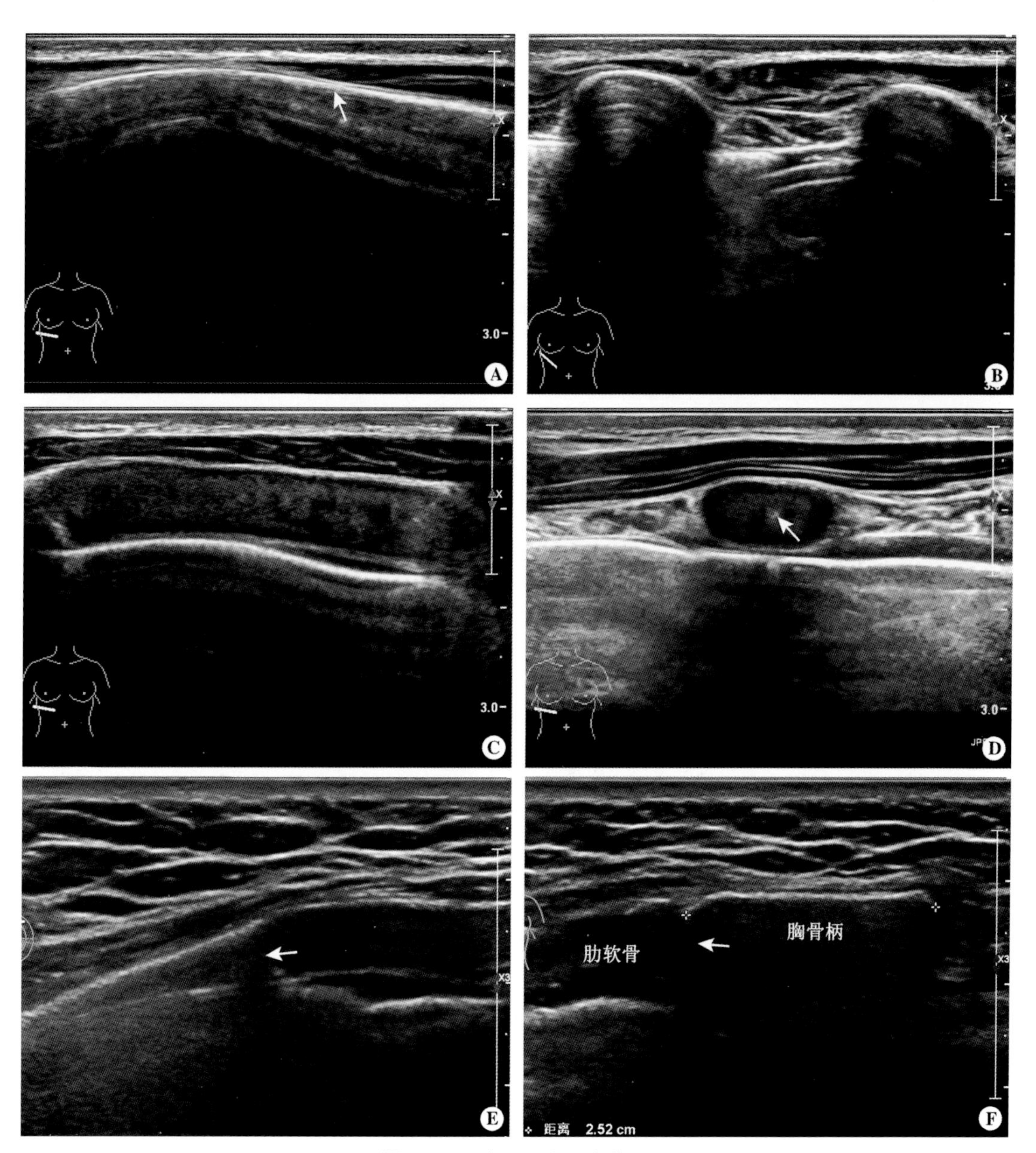

图 1-2-5 肋骨及胸骨声像图

A. 肋骨长轴切面，肋骨皮质呈薄的高回声水平线（箭头）；B. 肋骨短轴切面，弧形光滑强回声，后方声影；C. 肋软骨长轴切面，低回声的肋软骨，表面光滑，回声均匀；D. 肋软骨短轴切面，中间偏强回声为钙化部分（箭头）；E. 肋软骨与肋硬骨交界（箭头）；F. 肋软骨与胸骨柄交界（箭头）

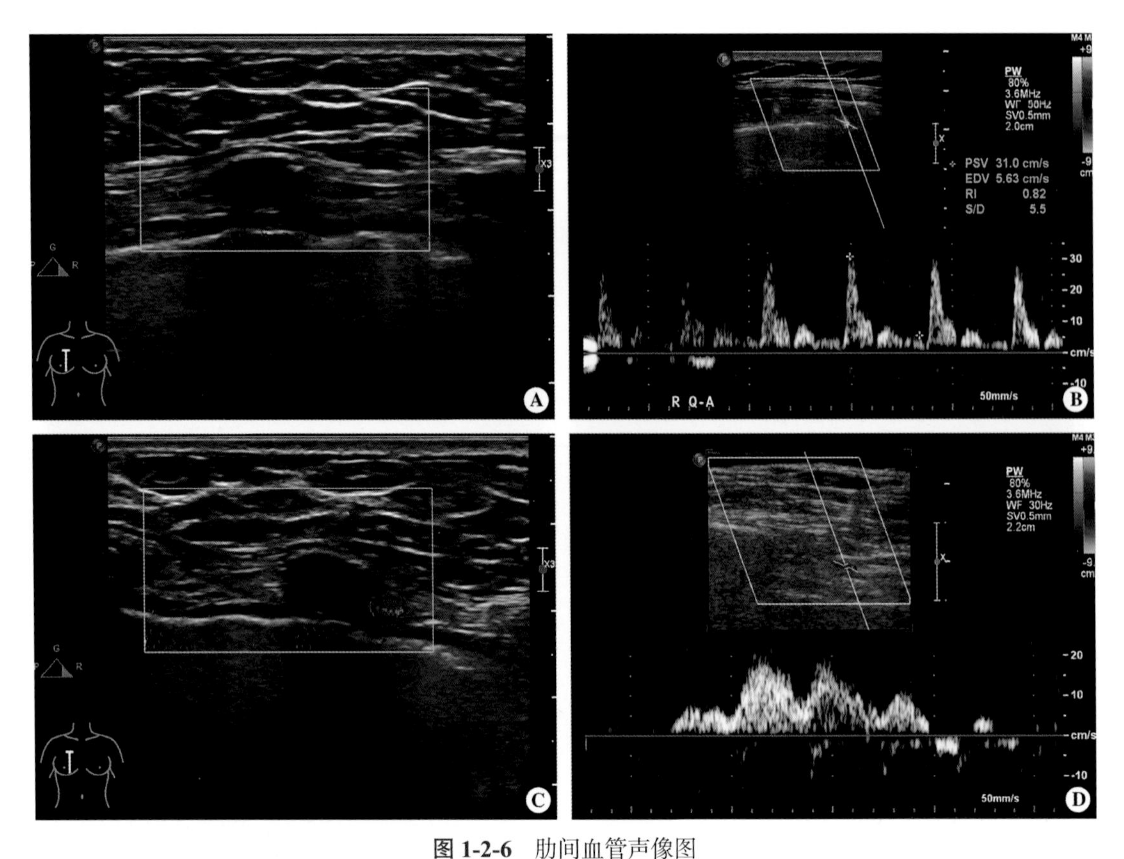

图 1-2-6 肋间血管声像图

A、B. CDFI 示肋间沟内彩色血流信号，PW 测得动脉频谱，为肋间动脉；C、D. CDFI 示肋间沟内彩色血流信号，PW 测得静脉频谱，为肋间静脉

二、肺部超声检查方法及常见超声征象

（一）肺部超声检查方法

肺部超声检查体位通常为平卧位和侧卧位，也可以是半卧位或坐位，少数患者为俯卧位。超声扫查基本切面：探头与肋间隙平行的横切面，探头垂直于肋间隙的纵切面。

肺部超声检查分区方案：①十二分区法，目前比较常用，以胸骨旁线、腋前线、腋后线、脊柱旁线为界将胸廓分为前胸区、侧胸区及背侧区，每个区再分为上下 2 个区，单侧共 6 个区，双侧共 12 个区，可表示为 L_1 ～ L_6 区、R_1 ～ R_6 区（图 1-2-7）；②八分区法，不包括后胸壁的 4 个区，其余区域同十二分区法；③俯卧位肺部超声检查（PLUE）方案，适用于患者俯卧位时的肺部超声评估，用于观察肺实变、肺水肿、胸腔积液等。以脊柱旁线、肩胛线和腋后线为界将背部分为 3 个部分，每个部分等分为上、中、下 3 个区，双侧除去被肩胛骨遮挡的区域，共 16 个检查区（图 1-2-8）。

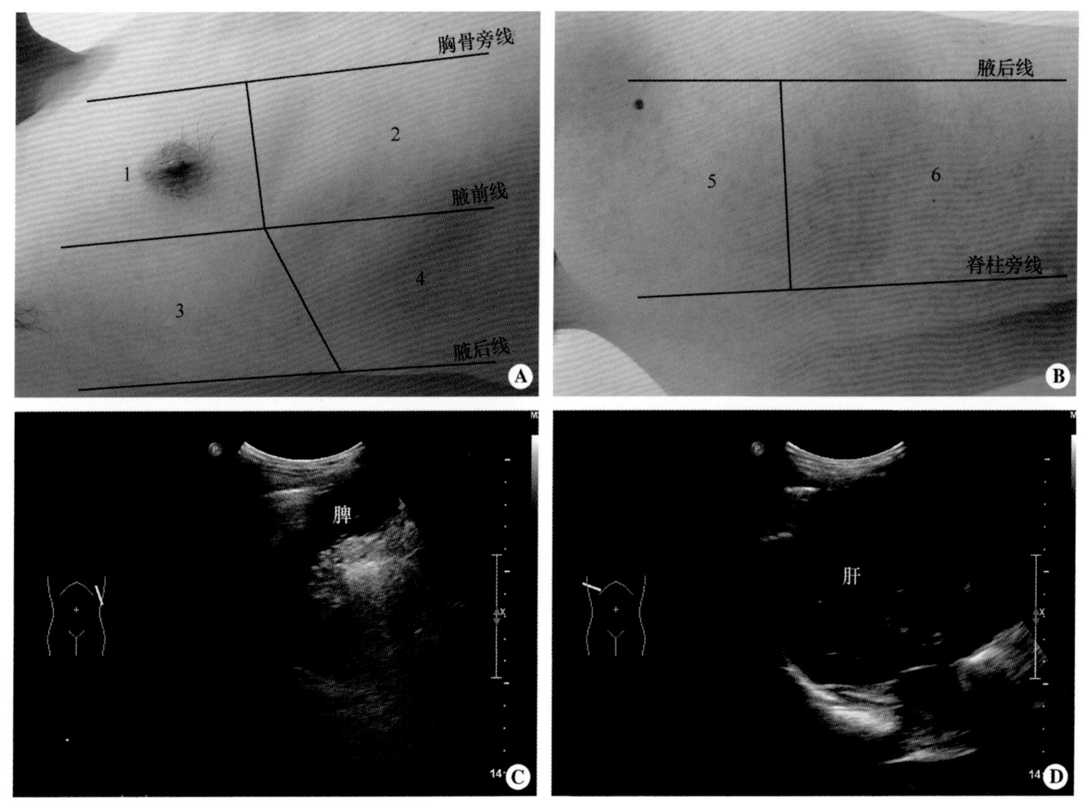

图 1-2-7　十二分区法示意图及肺部超声检查分区

A. 以胸骨旁线、腋前线、腋后线为界将右前、侧胸壁分为 R_1 ~ R_4 区；B. 以腋后线、脊柱旁线为界将右后胸壁分为 R_5、R_6 区；C. L_4 区声像图，低回声为脾，部分受肺部气体遮挡；D. R_2 区声像图，低回声为肝，部分受肺部气体遮挡

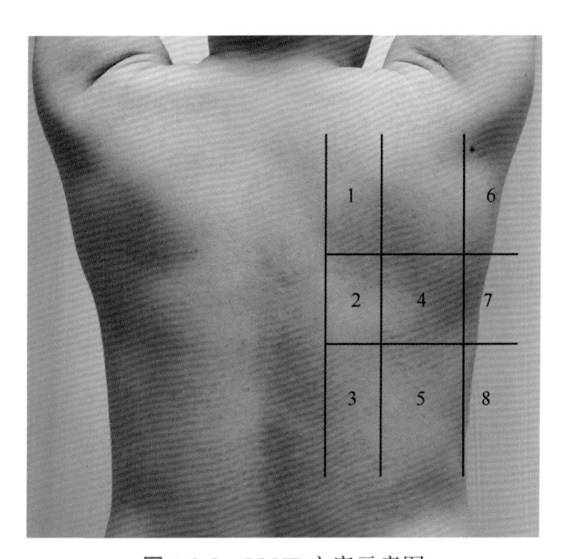

图 1-2-8　PLUE 方案示意图

以脊柱旁线、肩胛线和腋后线为界将背部分为 3 个部分，每个部分等分为上、中、下 3 个区，双侧除去被肩胛骨遮挡的区域，共 16 个检查区

评估方案结果记录：按照十二分区法、八分区法及 PLUE 方案扫查检查完成后，对发现的肺实变、肺不张、胸腔积液或者其他不能确定的征象，再次进行仔细扫查，在病变区域采用横切面扇形扫查获得肺实变或肺不张的范围、胸腔积液的量等。每个分区检查结果以最差征象为标准，按如下模式记录信息。

（1）N 模式：A 线征或者≤ 2 条独立的 B 线，提示肺充气良好。

（2）B1 模式：多条 B 线，间隔大于 7mm（B7 线或呈“火箭征”），提示肺充气中度减少。

（3）B2 模式：多条 B 线融合，间隔小于 3mm（B3 线），提示肺充气重度减少。

（4）C 模式：肺组织“肝样变征”或“碎片征”，伴动态支气管充气征，同时伴有或不伴有胸腔积液，提示肺实变。

（5）AT（atelectasis）模式：肺组织“肝样变征”伴静态支气管充气征，常有肺容积减小并伴大量胸腔积液，提示肺不张。

（二）肺部常见超声征象

肺是含水和气的脏器，故肺部的超声征象都与水和气的消长相关，肺部超声征象大多数基于对超声伪像的分析，几乎所有的超声征象均起自胸膜线，并多为动态征象。

1. A 线 正常情况下，脏、壁两层胸膜紧贴，形成潜在腔隙，超声波透过胸壁及胸膜，可以探测到肺组织的表面，因为胸膜两侧声阻抗差异大，所以形成高反射界面，超声图像上显示高回声线条征，即胸膜线。

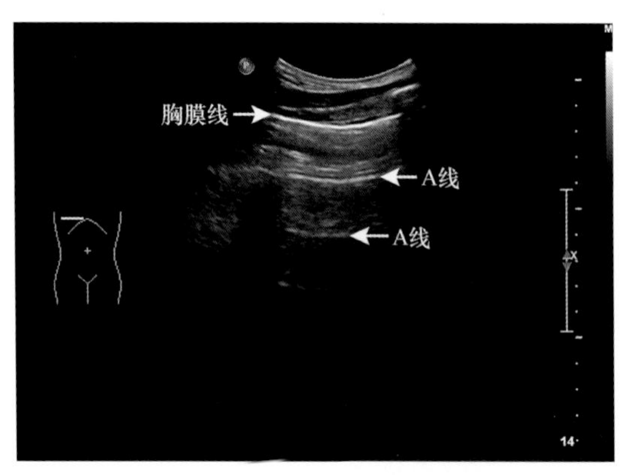

图 1-2-9 凸阵探头显示胸膜线与 A 线（箭头）

A 线是超声伪像的一种，即混响效应或多重反射，其产生的条件：①平滑大界面；②界面两侧声阻抗差别大。基于以上两个条件，当超声波垂直投射到平滑的胸膜肺气高反射界面时，会在探头与平滑界面间引起来回反射撞击，在超声图像上表现为数条平行于胸膜线的等距离、高回声线条征，即 A 线，又称水平线，其回声强度向深处渐次减弱，且 A 线之间与皮肤至胸膜线之间的距离相等（图 1-2-9）。A 线存在提示肺内气水比例接近正常范围，受检区域胸膜下含气良好，可见于哮喘、慢性阻塞性肺疾病、肺栓塞或气胸等。

2. B 线 属于振铃伪像或多次内部混响伪像，为肺间质或肺泡水含量增加而产生的线状强回声。超声表现为起源于胸膜线，并与胸膜线垂直，呈放射状，无衰减到达屏幕远场，随胸膜滑行运动而动态变化，即为 B 线，又称“彗尾征”。B 线数量多少及间距与肺通气损伤有关，若肺气减少或消失，炎症区域以组织水肿增厚及渗出物蓄积为主要病理改变，则 B 线消失，代之以实性改变所呈现的片状低回声、等回声或混合回声。

正常情况下，一个肋间检查区域内 B 线不超过 3 条。B 线间距指 B 线起始部位即胸膜线的间距，B 线间距≥ 7mm 为胸膜下小叶间隔增厚，称为 B7 线，提示间质性肺水肿可能；B 线间距≤ 3mm 与肺泡水肿或实变有关，称为 B3 线；严重肺水肿，大量 B 线布满整个肺野或融合，A 线消失，呈大片白色回声，无胸膜粘连时可随胸膜滑动而移动，称为白肺，提示肺血管外的肺部含水量明显增多（图 1-2-10）。

3.“胸膜滑动征”、“沙滩征”和“海岸征” 超声可显示胸膜线随呼吸与胸壁相对运动，即“胸膜滑动征”，又称为“肺滑动征”，所显示的胸膜线是附于肺表面的脏胸膜。这一征象在 M 型超声检查中，称为“沙滩征”或“海岸征”，前方的胸壁组织因为没有任何运动，形成平行线代表“大海”，而胸膜线深处的正常肺回声呈现为颗粒状，两者间界限分明，犹如海岸边的沙滩（图 1-2-11）。

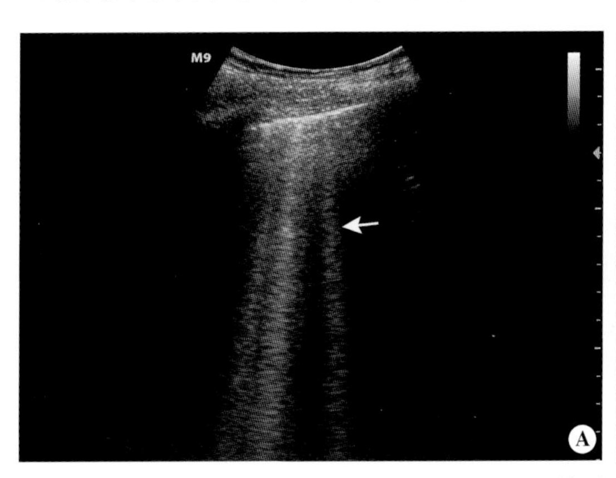

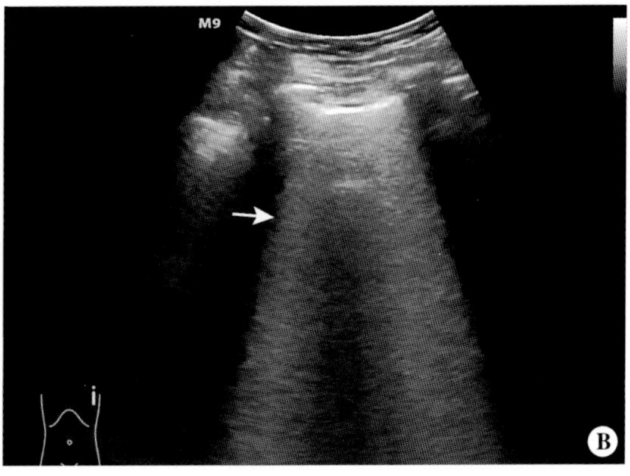

图 1-2-10 B 线及严重肺水肿声像图

A. 胸膜线后方出现 B 线（箭头），起源并垂直于胸膜线；B. 大量 B 线（箭头）布满整个肺野，提示肺血管外的肺部含水量明显增多（白肺）

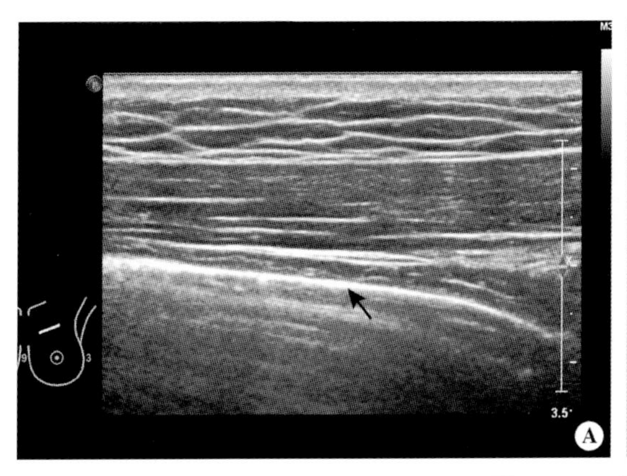

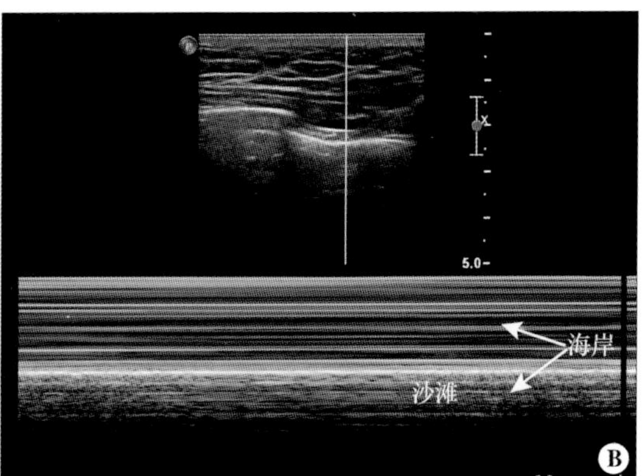

图 1-2-11 胸膜声像图

A. 胸膜线（箭头）；B. M 型超声显示胸膜后方正常肺组织呈“沙滩征”

肺实质病变累及胸膜或胸膜本身病变，如胸膜增厚、粘连，可能表现为胸膜滑动征消失。胸膜的厚薄和光滑度也在一定程度上提示了一些疾病的诊断，如胸膜粘连，一般均会出现胸膜增厚的表现；若双肺出现弥漫分布的 B 线，合并光滑的胸膜线提示急性病变的可能性大，合并不光滑的胸膜线多提示慢性病变或肺间质纤维化等。

注意鉴别皮下积气产生的高回声线条征，其显示水平较肋骨水平更浅表，或干扰肋骨

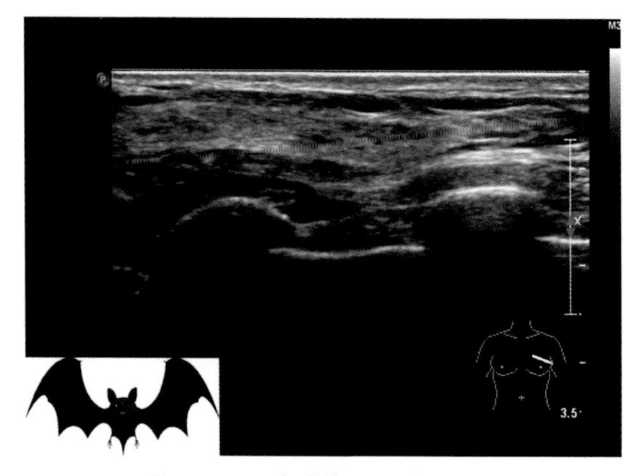

图 1-2-12 胸膜线及“蝙蝠征”

显像使肋骨及胸膜无法显示，可通过与肋间隙垂直的纵切面扫查法进行鉴别。

4.“蝙蝠征” 肺部超声检查的基础及标准切面征象，超声探头和肋骨长轴垂直，上下两根相邻的肋骨、肋骨的声影、胸膜线共同构成的特征性超声表现，形似蝙蝠，此时可观察 A 线、B 线等（图 1-2-12）。

5. 肺搏动征 当肺组织充气不良或心脏搏动增强时，心脏的搏动传递至肺组织表面，在胸膜线上显示与心脏搏动一致的震动，这种“胸膜滑动征”消失伴 M 型超声上胸膜线随心脏的搏动而震动的征象称为“肺搏动征”。“肺搏动征”常提示检查区域肺充气不足，是完全性肺不张早期的诊断性征象，因不张的肺使“肺滑动征”消失，此时心脏的搏动通过不张的肺组织传导至胸膜，引起胸膜线震动。

6. 肺组织肝样变及支气管充气征 各种原因引起的肺不张或实变，在声像图上均可表现为肺组织肝样变，呈均匀的实性回声，边界常清晰，局部胸膜滑动减弱或消失。

实变肺组织的支气管内可见残存的气体回声，呈点状或线样高回声，称为支气管充气征或支气管气象，其产生的原因是在肺实变组织内，支气管内气体未被完全吸收，超声波遇气体界面引起的反射。依据支气管内气体是否随呼吸运动而动态变化，分为静态支气管充气征和动态支气管充气征。动态支气管充气征表现为随呼吸运动呈闪烁样超声表现，是由于支气管内潴留的气体随呼吸产生动态变化，多见于炎症性肺实变，其存在可排除阻塞性肺不张。静态支气管充气征呈与支气管形态一致的高回声，不随呼吸运动而出现动态变化，是由于肺膨胀不全或近端支气管梗阻而产生的静止的支气管充气征，多见于肺不张。部分实变肺组织内可见黏液支气管征，即胸膜下浅表部位超声可发现不同范围和程度的条带状低回声，沿支气管树分布，持续存在的支气管液象提示可能为阻塞性肺炎（图 1-2-13）。

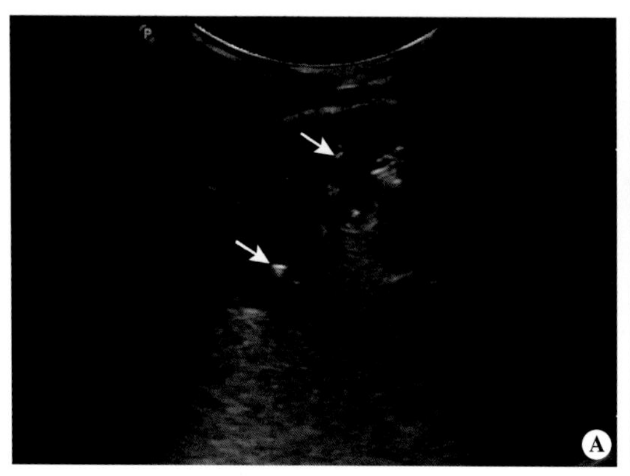

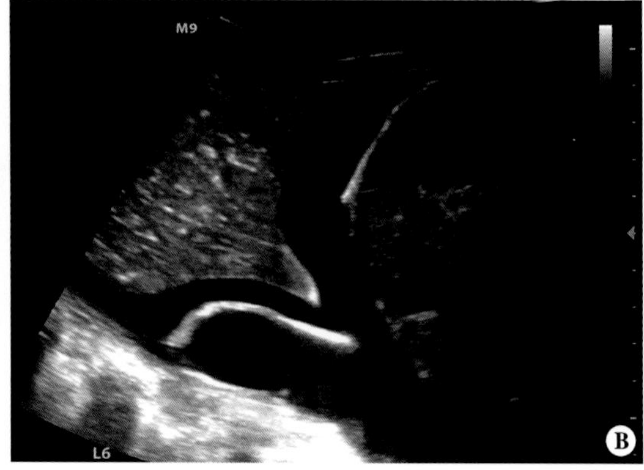

图 1-2-13 肺组织肝样变声像图

A. 肺组织肝样变及支气管充气征（箭头）；B. 肺部实变征象

7.“碎片征” 肺实变在不同阶段超声表现不同，炎症性肺实变在肺组织严重通气不足且组织内含气未完全吸收阶段，由于与有通气的肺组织连续，声像图上可表现为不均匀分布的高回声，深部为散在的不规则高回声，形似碎片，故称“碎片征”，多见于炎症性肺实变（图 1-2-14）。

8.“平流层征”及肺点 各种因素导致的局部肺组织的塌陷，胸膜线以下的部分无移位，即“胸膜滑动征”消失，M 型超声显示胸膜线深处呈数条平行的水平线，称为“平流层征”（图 1-2-15A）。

未塌陷的肺组织随着呼吸运动存在“胸膜滑动征”，在实时超声下，胸膜滑动存在与消失交替出现的分界点，称为肺点。肺点的 M 型超声表现为“平流层征”与“沙滩征”交替出现（图 1-2-15B）。

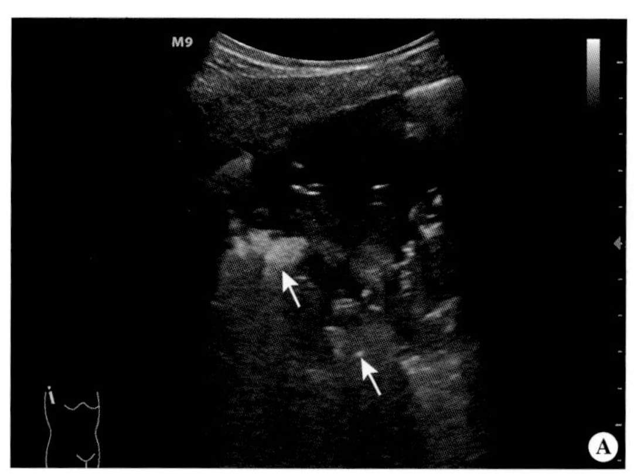

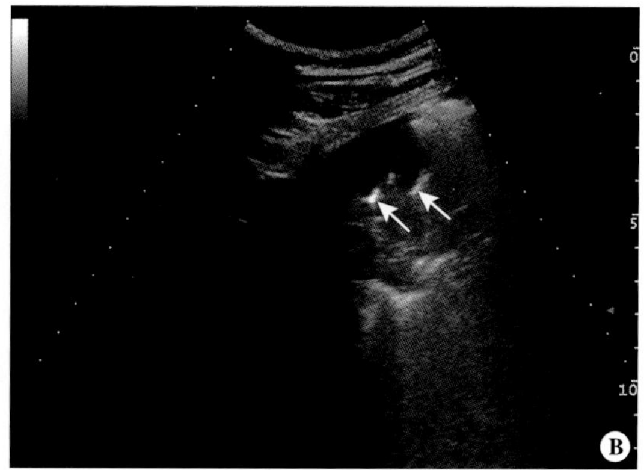

图 1-2-14 肺炎“碎片征”

实变肺组织内可见不均匀分布的斑片状高回声（箭头）

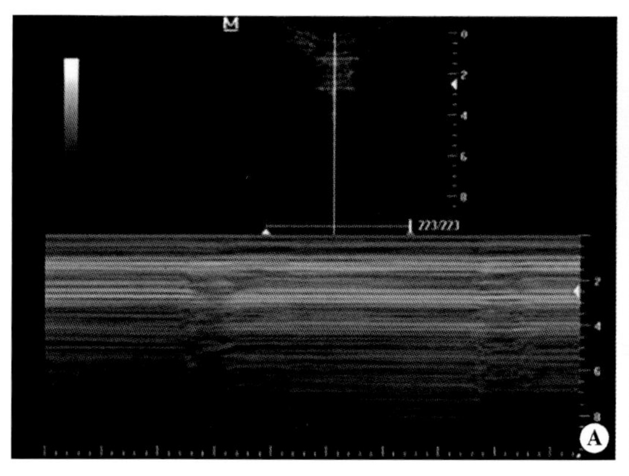

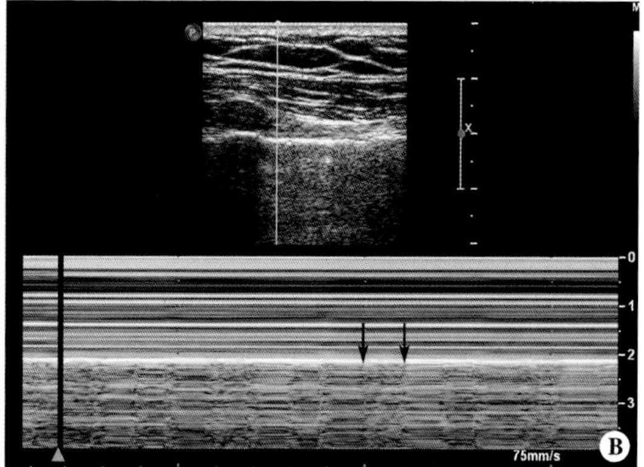

图 1-2-15 “平流层征”与肺点

A.“平流层征”；B.“沙滩征”与“平流层征”（箭头）交替出现

在自主呼吸或机械通气的情况下，吸气时塌陷肺组织容积增加，呼气时塌陷肺组织相应缩小，从而使塌陷的肺组织和胸壁接触点在吸气及呼气时发生改变，这就是气胸时超声显示肺点的基础。

不是所有的气胸都能找到肺点，大量气胸时肺组织完全塌陷，肺点不显示。此外，肺点亦可见于非气胸病变，如部分患者因胸膜局部增厚、粘连，使其胸膜活动受限，超声检查时也可能发现肺点征象。

三、纵隔超声检查方法及常见超声征象

（一）纵隔超声检查方法

1. 探头选择 采用凸阵探头或相控阵探头为宜，频率 2.0 ～ 3.5MHz，必要时可采用 5MHz 探头。

2. 检查体位及方法 患者可采取坐位、仰卧位、患侧向上的侧卧位或俯卧位，尽可能避开肺气和胸骨的影响，选取距离病变区最近的胸壁探查。超声检查前参考其他影像学检查提示的肿块位置，可缩短寻找病灶的时间。超声在检查纵隔病变时存在局限性，当纵隔内病变较大或邻近胸壁时超声才能显示。

3. 检查部位 ①胸骨旁切面：胸骨旁左、右肋间斜切及纵切对前纵隔进行扫查（图 1-2-16）；②胸骨上窝切面：经胸骨上窝探查上纵隔；③剑突下切面：后下纵隔病灶较大时，可采取剑突下斜向后纵隔扫查；④脊柱旁切面：后纵隔病灶可经脊柱旁肋间隙探查。

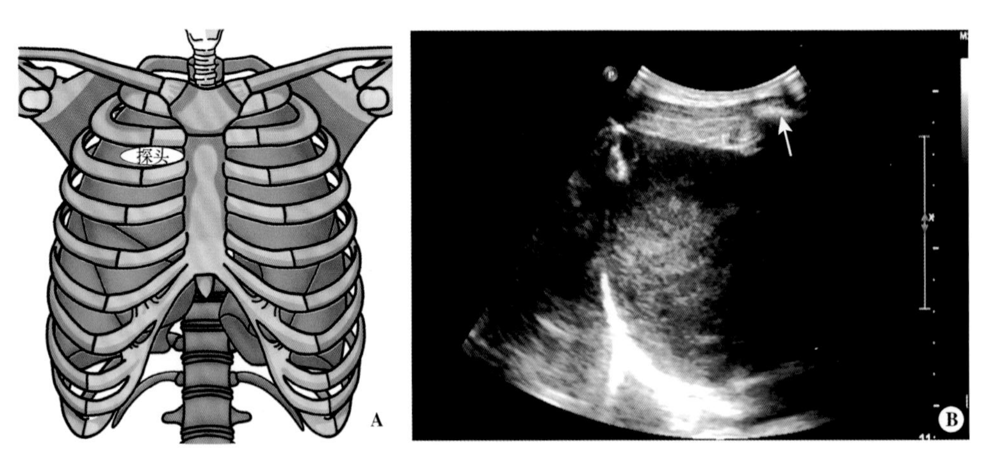

图 1-2-16 胸骨旁切面纵隔扫查

探头置于右侧胸骨旁扫查，见纵隔占位（箭头示胸骨）

（二）纵隔常见超声征象

正常纵隔除胸骨和肺组织强回声外，常可显示大血管和心脏的图像。在右胸上部沿胸骨缘斜向内侧探查时，可显示部分上腔静脉和无名静脉声像图；在左胸上部可显示主动脉弓声像图。胸腺由左、右两叶组成，呈扁平锥体形，表面有纤维被膜，位于上纵隔胸骨后方和气管及大血管的前方。胸腺在青春期后逐渐萎缩，所以正常成人的胸腺体积甚小，完全被胸骨所遮挡，超声无法显示。在婴儿期，偶在儿童期，胸腺可有增大，常可在胸骨两

侧及胸骨上窝显示边界清晰、有包膜回声的均匀低回声区，内部回声可随年龄增加呈网状高回声。

（杨高怡 徐建平）

参考文献

柏树令，应大君，2013. 系统解剖学 . 第 8 版 . 北京：人民卫生出版社 .

陈源浩，杨在东，张小芹，等，2020. 肺部超声与胸部 CT 诊断婴幼儿重症肺炎的对比研究 . 临床肺科杂志，25（1）：11-14.

董宝玮，温朝阳，2013. 超声学实用教程 . 北京：人民军医出版社 .

傅先水，张卫光，2015. 肌骨关节超声基础教程 . 第 2 版 . 北京：人民军医出版社 .

赫捷，2013. 胸部肿瘤学 . 北京：人民卫生出版社 .

黄丽，高峰，罗庆华，2018. 高频超声在急诊肋骨及肋软骨骨折中的临床应用 . 中国医学物理学杂志，35（1）：106-109.

刘士远，2015. 中华临床医学影像学 . 胸部分册 . 北京：北京大学医学出版社 .

任雪云，赵静，牛峰海，等，2019. 床旁肺脏超声诊断危重新生儿气胸的临床价值 . 中华新生儿科杂志（中英文），34（6）：439-442.

杨高怡，2016. 临床结核病超声诊断 . 北京：人民卫生出版社 .

臧金，余才华，张建斌，等，2019. CT 联合超声在肋骨骨折定位中的应用 . 中华创伤杂志，35（9）：835-838.

Mathis G，2016. 胸部超声学 . 第 3 版 . 崔立刚，译 . 北京：北京大学医学出版社 .

Bataille B，Riu B，Ferre F，et al，2014. Integrated use of bedside lung ultrasound and echocardiography in acute respiratory failure a prospective observational study in ICU. Chest，146（6）：1586-1593.

Hwang EG，Lee YJ，2016. Simple X-ray versus ultrasonography examination in Blunt chest trauma：effective tools of accurate diagnosis and considerations for rib fractures. J Exerc Rehabil，12（6）：637-641.

Jambrik Z，Gargani L，Adamizca A，et al，2010. B-lines quantify the lung water content：a lung ultrasound versus lung gravimetry study in acute lung injury. Ultrasound Med Biol，36（12）：2004-2010.

Koegelenberg CF，von Groote-Bidlingmaier F，Bolliger CT，2012. Transthoracic ultrasonography for the respiratory physician. Respiration，84（4）：337-350.

Koenig SJ，Narasimhan M，Mayo PH，2011. Thoracic ultrasonography for the pulmonary specialist. Chest，140（5）：1332-1341.

Lichtenstein D，Mezière G，Biderman P，et al，2000. The "lung point"：an ultrasound sign specific to pneumothorax. Intensive Care Med，26（10）：1434-1440.

Lichtenstein DA，2015. BLUE-protocol and falls-protocol：two applications of lung ultrasound in the critically ill. Chest，147（6）：1659-1670.

Picano E，Frassi F，Agricola E，et al，2006. Ultrasound lung comets：a clinically useful sign of extravascular lung water. J Am Soc Echocardiogr，19（3）：356-363.

Soldati G，Sher S，Copetti R，2010. If you see the contusion，there is no pneumothorax. Am J Emerg Med，28（1）：106，107.

Steenvoorden TS，Hilderink B，Elbers PWG，et al，2018. Lung point in the absence of pneumothorax. Intensive Care Med，44（8）：1329，1330.

Volpicelli G，Audino B，2011. The double lung point：an unusual sonographic sign of juvenile spontaneous pneumothorax. Am J Emerg Med，29（3）：355.e1-e2.

第二章 胸壁软组织疾病

第一节 胸壁软组织肿瘤

一、脂肪瘤

脂肪瘤（lipoma）起源于脂肪组织的间胚叶组织，是成年人最常见的软组织良性肿瘤，占软组织肿瘤的49%，可分布在人体任何有脂肪组织的部位。

【病因、发病机制与病理】

脂肪瘤的病因可能与炎性刺激、脂质代谢、内分泌异常、遗传等多种因素有关。按病理学可分为脂肪瘤、血管脂肪瘤、脂肪母细胞瘤、髓脂肪瘤及多形性脂肪瘤等。镜下见菲薄的纤维膜包裹成熟的脂肪小叶及少量间质组织，瘤内血管不多，少有血管内皮增生，为单纯性脂肪瘤；增生的毛细血管较多，管腔内见特有的纤维素性透明血栓，为血管脂肪瘤。

【临床表现】

脂肪瘤可发生于任何年龄，常见于肥胖者。胸壁脂肪瘤多见于皮下脂肪层，亦可位于筋膜下或肌层内，除扪及质地柔软的皮下结节外通常无其他症状，单发或多发，大小不等，活动度良好，当瘤体较大时可压迫周围神经导致疼痛等伴随症状。

【超声表现】

（1）胸壁脂肪瘤形态多呈梭形或类圆形，病灶边界多清晰，长轴与皮肤平行。部分脂肪瘤可仅表现为脂肪层局部增厚。

（2）内部回声以高回声及低回声多见，内部回声均匀，或可见条带状、鳞片状或网格状高回声，后方回声无改变或轻度增强。

（3）彩色多普勒血流成像（CDFI）：彩色血流信号多不丰富。

【病例】

病例 1

病史　患者，男性，47 岁，因“发现右胸部肿块 3 年余”就诊。体格检查：右胸壁触及长条状肿块，活动可，无局部疼痛，无皮肤红肿。实验室检查：血常规未见异常。

灰阶及多普勒超声　右胸壁皮下脂肪层内见一梭形低回声团块，大小约 3.5cm×2.0cm×0.9cm，边界清，内可见条带状高回声，后方回声略增强，CDFI 示团块内彩色血流信号不丰富（图 2-1-1）。

超声提示　右胸壁低回声团块，脂肪瘤可能。

病理结果　脂肪瘤。

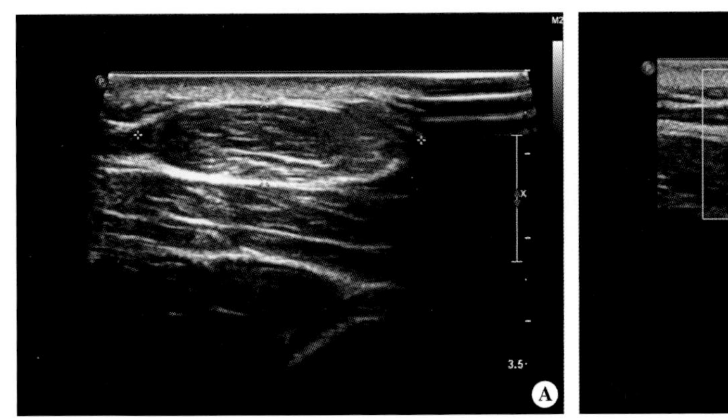

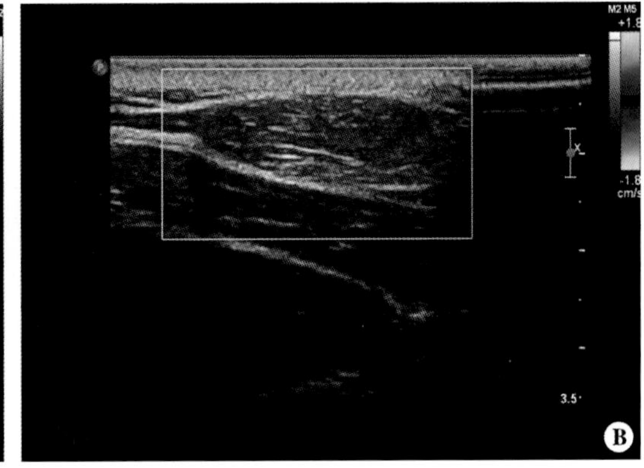

图 2-1-1　胸壁脂肪瘤（1）

A. 右胸壁可见一低回声团块，内可见条带状高回声，边界清；B. CDFI 示团块内彩色血流信号不丰富

病例 2

病史　患者，女性，50 岁，因“发现右侧后胸壁肿块 1 周余”就诊。体格检查：右侧后胸壁触及蚕豆大小无痛性肿块，活动可，无皮肤红肿。实验室检查：血常规及凝血功能未见异常。

灰阶及多普勒超声　右侧后胸壁皮下脂肪层内可见一高回声结节，大小约 1.2cm×0.5cm×0.7cm，边界不清，内回声尚均匀，后方回声增强，CDFI 示结节内血流信号不丰富（图 2-1-2）。

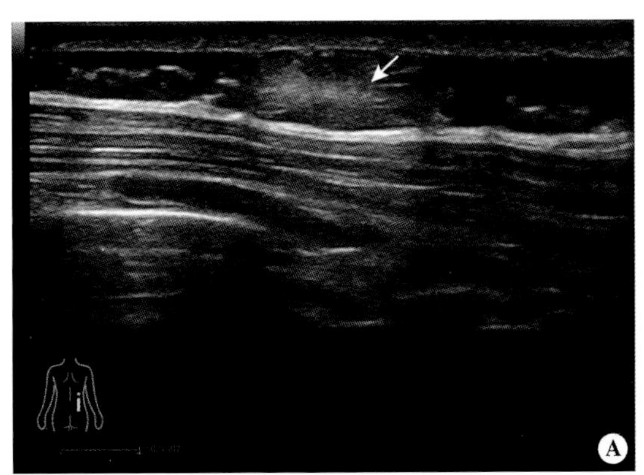

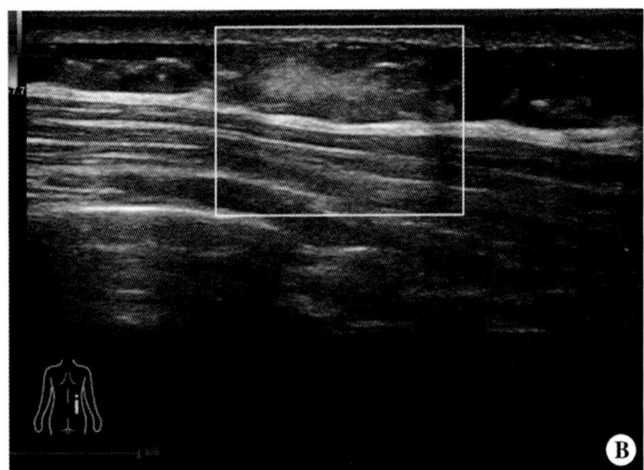

图 2-1-2　胸壁脂肪瘤（2）

A. 右侧后胸壁可见一高回声结节（箭头），边界不清；B. CDFI 示结节内血流信号不丰富

超声提示　右侧后胸壁脂肪瘤。

病理结果　脂肪瘤。

病例 3

病史　患者，男性，32 岁，因“发现左侧胸部肿块 2 年余”就诊。体格检查：左侧前胸壁触及一类圆形肿块，活动可，皮肤无红肿，无局部压痛。实验室检查：血常规未见异常。

灰阶及多普勒超声　左前胸壁可见一高回声结节，大小约 1.1cm×0.7cm×0.6cm，边界清，内回声尚均匀，周边组织回声略增强，CDFI 示结节内未见明显血流信号（图 2-1-3）。

超声提示　左前胸壁脂肪瘤。

病理结果　脂肪瘤。

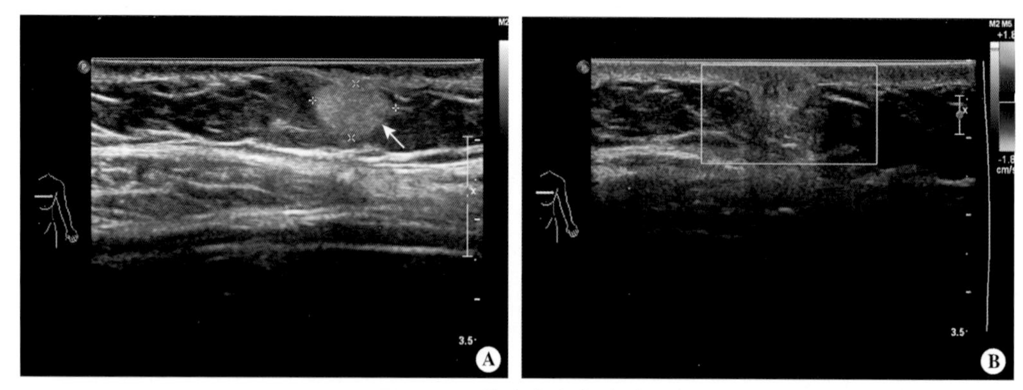

图 2-1-3　胸壁脂肪瘤（3）

A. 左前胸壁可见一高回声结节（箭头），边界清；B. CDFI 示结节内未见明显血流信号

病例 4

病史　患者，男性，40 岁，因“发现右侧后下胸壁肿块 2 月余”就诊。体格检查：右侧后下胸壁触及一类圆形肿块，活动可，无局部压痛，无皮肤红肿。实验室检查：血常规及凝血功能未见异常。

灰阶及多普勒超声　右侧后下胸壁皮下脂肪层内可见一高回声结节，大小约 2.8cm×1.1cm×1.0cm，边界清，结节内部回声不均匀，可见条状高回声，后方回声增强，CDFI 示结节内未见明显血流信号（图 2-1-4）。

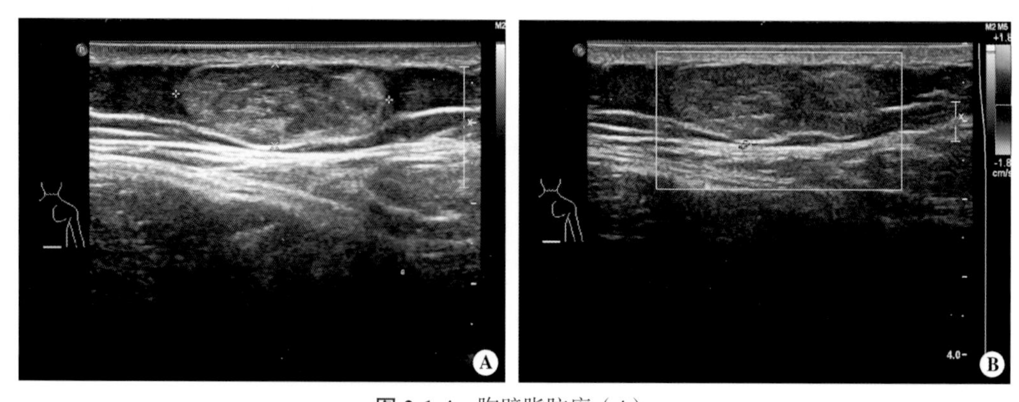

图 2-1-4　胸壁脂肪瘤（4）

A. 右侧后下胸壁可见一高回声结节，边界清，内部回声不均匀；B. CDFI 示结节内未见明显血流信号

超声提示　右侧后下胸壁脂肪瘤。

病理结果　脂肪瘤。

病例 5

病史　患者，男性，70 岁，因“左侧肩背部肿块 20 年余，近来增大”就诊。体格检查：左侧肩背部触及一鹅蛋大小的肿块，无局部压痛，无皮肤红肿。实验室检查：血常规及凝血功能未见异常，肿瘤标志物阴性。MRI 检查：高分化脂肪肉瘤可能。

灰阶及多普勒超声　左侧肩背部皮下可见一大小约 10.0cm×8.3cm×3.4cm 的等回声团块，内见网格状高回声，边界清，后方回声增强，CDFI 示团块内未见明显血流信号（图 2-1-5A ～ C）。

超声提示　左侧肩背部等回声团块，脂肪瘤可能。

病理结果　考虑脂肪垫或脂肪瘤（图 2-1-5D），但鉴于肿块较大，请结合临床，注意随诊、复查除外非典型性脂肪瘤性肿瘤 / 高分化脂肪肉瘤可能。免疫组织化学（免疫组化）：S100（+）、CD34（血管 +）、CDK4（-）、MDM2（-）、CD68（+ 偶见）、CD163（+）、CD31（血管 +）、Ki67（偶见 +）。

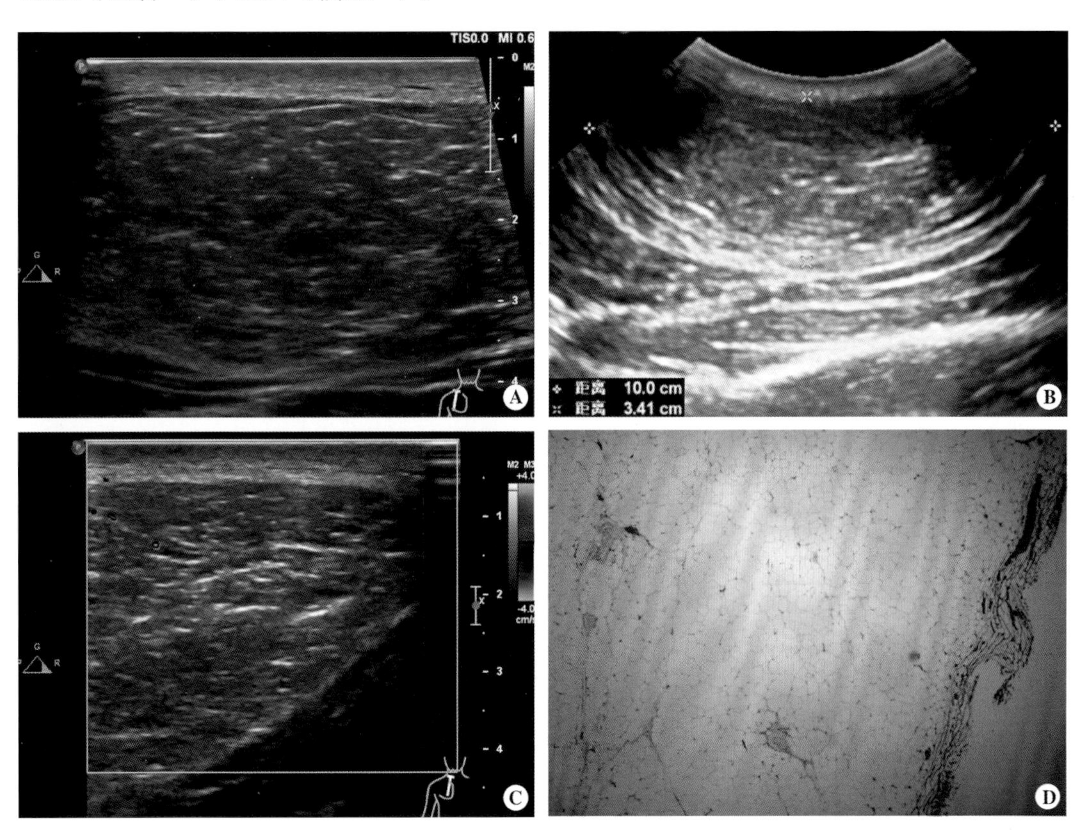

图 2-1-5　胸壁脂肪瘤（5）

A、B. 左侧肩背部可见一等回声团块，内见网格状高回声，边界清；C. CDFI 示结节内未见明显血流信号；D. 病理检查（HE 染色，×40）：可见纤维包膜，脂肪细胞分化成熟，呈分叶状

二、韧带样纤维瘤病

韧带样纤维瘤病又称侵袭性纤维瘤病，是发生于筋膜、腱膜或深部软组织的，由成纤维细胞和肌成纤维细胞过度增生形成的纤维性肿瘤，可累及胸膜，具有局部侵袭能力。

【病因、发病机制与病理】

韧带样纤维瘤病发病原因可能与外伤、射线照射、激素和遗传因素等有关，瘤体外观呈星状特征，灰白或灰红色，少有液化、坏死，钙化少见，无包膜，呈浸润性生长，镜下主要由梭形成纤维细胞或肌成纤维细胞、纤维细胞和胶原纤维组成，细胞间可见大片或成束状排列的胶原纤维伴玻璃样变性，并可见增生的小血管，细胞异型性不明显，核分裂象罕见。

【临床表现】

韧带样纤维瘤病常见于 20 ～ 40 岁人群，早期主要表现为生长缓慢的无痛性肿块，质韧或偏硬，边界不清，局部肿胀伴压痛少见，常呈侵袭性生长，后期肿块生长速度可加快，偶可合并腹壁纤维瘤病。有术后局部复发倾向，但不具备转移能力，被临床视为低度恶性的肿瘤。

【超声表现】

（1）多呈椭圆形或不规则形，沿受累肌纤维长轴方向生长，可呈“筋膜尾征”及“鹿角征”，表现为瘤体边缘向正常组织延伸，类似“鹿角”状扩散，无明显包膜，与周围正常组织分界不清。

（2）内部回声多为实性低回声，内部回声可不均匀，强回声与低回声交错分布，少有液化、钙化；致密胶原纤维成分可表现为纤维层状结构伴后方回声衰减。

（3）CDFI：瘤体彩色血流信号多样化，多数周边血流信号较丰富。

（4）超声造影：病变多呈均匀增强，内部可见无增强区，侵犯周围组织时，增强扫描后范围可较灰阶超声增大。

【病例】

病例 1

病史　患者，女性，56 岁，因“发现右侧胸壁肿痛 10 日”就诊。10 日前无诱因下右侧胸部持续性轻微疼痛，未触及明显肿块，一周后疼痛加重，触及鸡蛋大小肿块。体格检查：右侧前胸壁可扪及长 4 ～ 5cm 肿物，质中，边界清，活动度可，局部触痛明显。实验室检查：甲胎蛋白 2.8μg/L，CEA 1.23μg/L，CA125 5.2kU/L，CA19-9 31.05kU/L。胸部

CT：右侧前胸壁乳腺后上方软组织肿块。

灰阶及多普勒超声　右侧前胸壁肌层内可见大小约 4.3cm×1.9cm 的低回声团块，边缘欠清晰，与周围组织分界不清，形态欠规则，内回声不均匀，条状强回声与低回声呈交错分布，CDFI 示团块内部及周边彩色血流信号不丰富（图 2-1-6A、B）。

弹性成像　团块整体蓝绿相间，以蓝色为主（图 2-1-6C）。

超声造影　团注造影剂后，11s 时团块开始增强，呈快速灌注，13s 时轮廓显示，16s 增强达峰，呈不均匀性增强，内部可见散在无增强区，增强范围大于灰阶超声显示范围，25s 时持续廓清（图 2-1-6D ～ G）。

超声提示　右侧前胸壁低回声团块，恶性肿瘤可能，建议行超声引导下穿刺活检术（图 2-1-6H）。

病理结果（右胸壁团块穿刺组织条）　横纹肌内见梭形细胞瘤样增生，局灶呈浸润性生长，伴出血及少量慢性炎性细胞浸润。免疫组化：S100（−）、FLI-1（+ 血管内皮）、ERG（+ 血管内皮）、CD31（+ 血管内皮）、CK（−）、Ki67（+ 个别细胞）、CD68（+ 部分）、肌细胞生成蛋白（+ 肌肉组织）、Ⅳ型胶原（+ 血管）、β- 联蛋白（+）、结蛋白（+ 肌组织）、钙调蛋白结合蛋白（+ 血管壁）、CD34（+ 血管）、SMA（+ 血管及小灶），结果提示韧带样纤维瘤病。

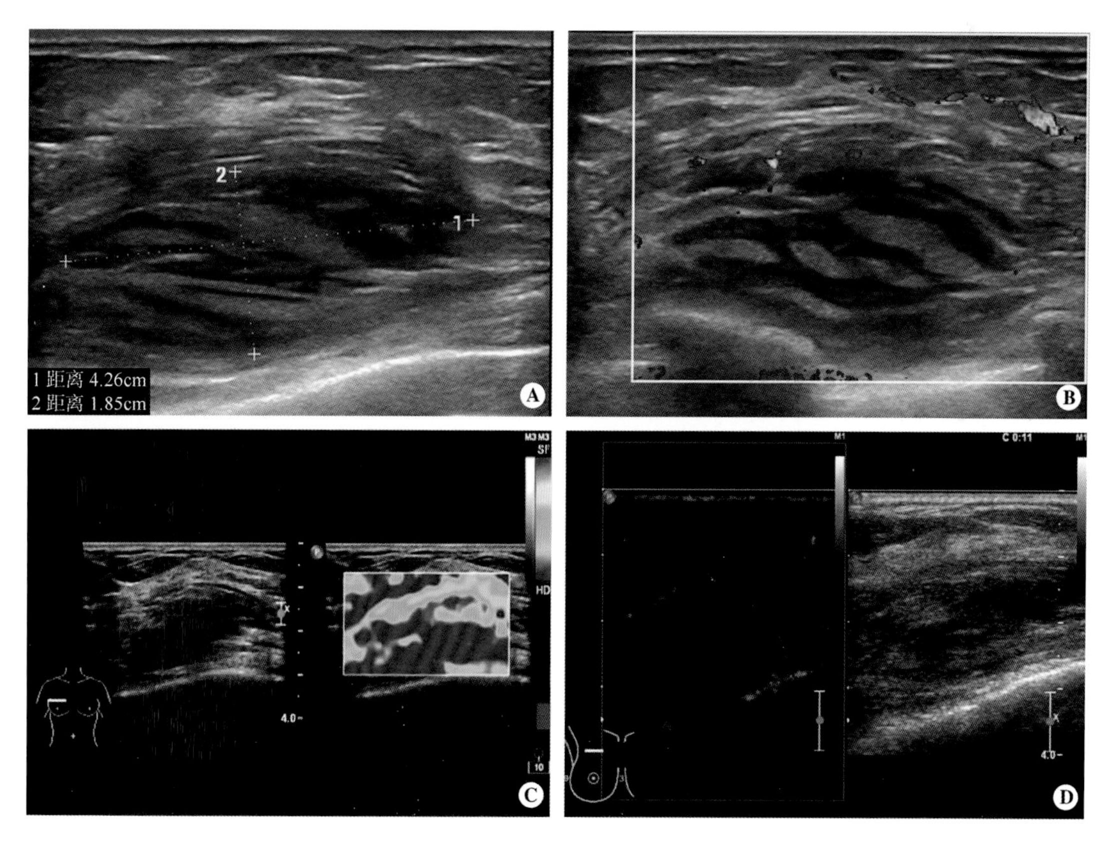

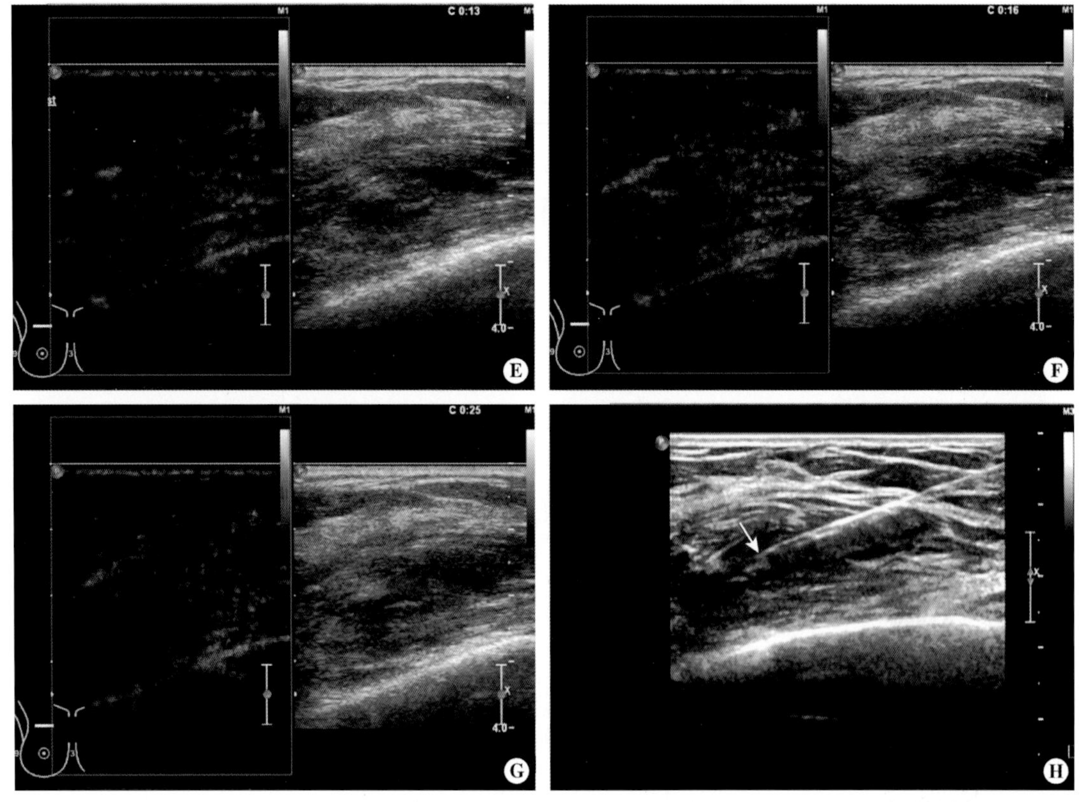

图 2-1-6 右胸壁韧带样纤维瘤病（1）

A、B. 右侧前胸壁肌层内可见大小约 4.3cm×1.9cm 的低回声团块，边缘欠清晰，与周围组织分界不清，形态欠规则，内部回声不均匀，呈条状强回声与低回声交错分布，CDFI 示周边点状彩色血流信号；C. 弹性成像：团块整体蓝绿相间，以蓝色为主；D. 团注造影剂后 11s 时团块内开始增强，造影剂快速灌注；E. 13s 时轮廓显示，呈低增强；F. 16s 时达峰，呈不均匀性增强，内部可见散在无增强区，增强范围大于二维显示范围；G. 25s 时持续廓清；H. 超声引导下右侧前胸壁团块穿刺活检术（箭头示穿刺针针尖）

病例 2

病史　患者，男性，60 岁，因“胸闷气急、咳嗽、咳白痰 2 月余”就诊，亚胺培南西司他丁及伏立康唑抗感染治疗疗效不佳。体格检查：体温（T）38.6℃，两肺呼吸音清。实验室检查：红细胞沉降率 40.0mm/h；结核感染 T 细胞斑点试验（T-SPOT.TB）（+），灌洗液结核分枝杆菌耐药实时荧光定量核酸扩增检测（Xpert MTB）（–），灌洗液结核 RNA（–），灌洗液结核杆菌 DNA（–），灌洗液涂片培养抗酸杆菌（–）。胸壁 CT：两肺感染性病变伴两侧胸膜病变。

灰阶及多普勒超声　右侧胸壁可见大小约 4.7cm×3.5cm 的低回声团块，凸向胸腔内生长，边界不清，形态不规则，内部回声不均匀（图 2-1-7A）。

超声造影　团注造影剂后，15s 时低回声团块内造影剂快速灌注，增强强度高于周围正常组织，24s 达峰时呈整体高增强（图 2-1-7B、C）。

超声提示　右侧胸壁低回声团块，建议行超声引导下穿刺活检术（图 2-1-7D）。

病理结果（右胸壁团块穿刺组织条）　横纹肌组织边缘见瘤样增生胶原纤维组织，提

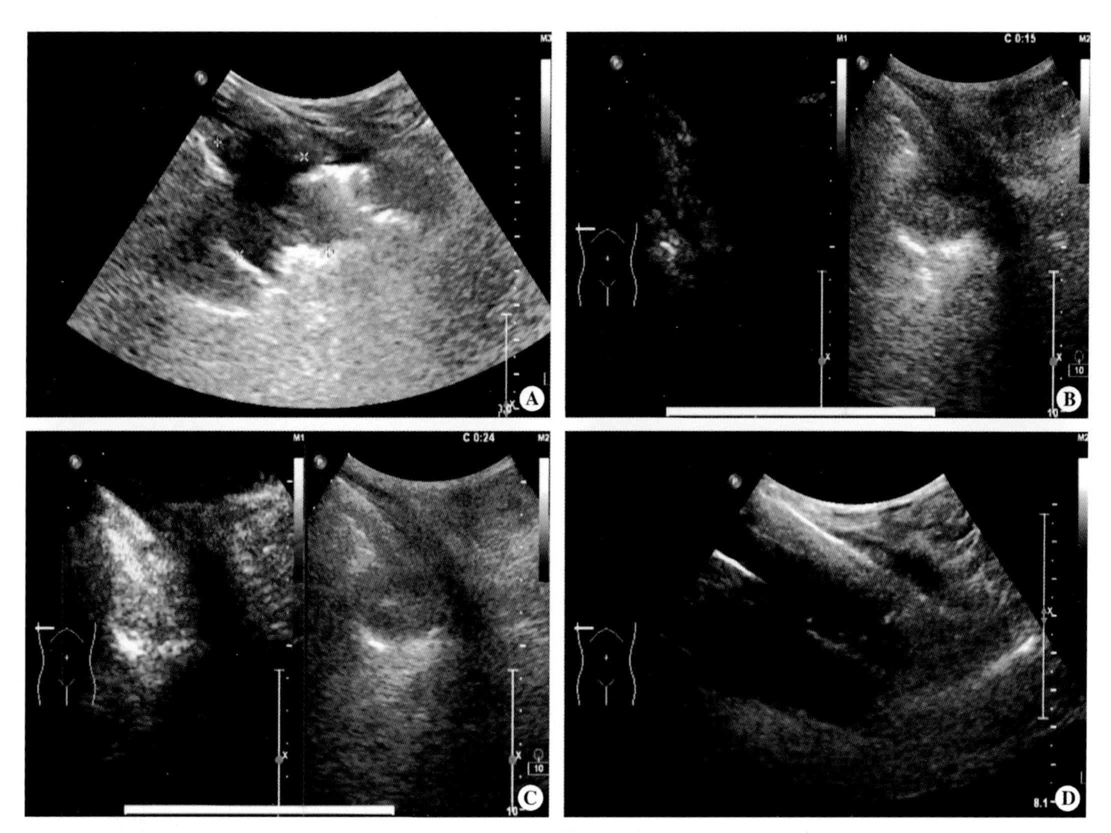

图 2-1-7 右胸壁韧带样纤维瘤病（2）

A. 右侧胸壁低回声团块，凸向胸腔内，边界不清，形态不规则，内部回声不均匀；B. 团注造影剂 15s 时，右侧胸壁低回声团块内造影快速灌注，增强强度高于周围正常组织；C. 团注造影剂 24s 达峰时呈整体高增强；D. 超声引导下低回声团块穿刺活检术

示韧带样纤维瘤病。

病例 3

病史　患者，男性，64 岁，因“自觉左侧胸部不适 3 月余”就诊。体格检查：胸壁未触及明显肿块。实验室检查：中性粒细胞 82.5%，红细胞沉降率 27mm/h。肿瘤标志物：癌胚抗原 3.67μg/L，甲胎蛋白 4.68μg/L，CEA125 23.00kU/L，CA15-3 9.2kU/L，CA19-9 14.66kU/L。PET/CT 示左侧后胸壁不规则软组织肿块影伴 FDG 代谢增高，伴邻近左侧第 5 ～ 8 后肋骨骨质破坏，考虑恶性病变。

灰阶及多普勒超声　左侧后胸壁深部可见一大小约 7.0cm×3.5cm 低回声团块，凸入胸腔，边界尚清，形态不规则，团块内部回声不均匀，可见不规则高回声区。CDFI 示团块内部及边缘未见明显彩色血流信号（图 2-1-8A、B）。

超声造影　团注造影剂后，14s 时团块内造影剂快速灌注，开始快速增强，20s 达峰时呈均匀高增强，30s 缓慢廓清（图 2-1-8C ～ E）。

超声提示　左侧后胸壁低回声团块，建议行超声引导下穿刺活检术（图 2-1-8F）。

病理结果（左胸壁穿刺组织条）　梭形细胞肿瘤，符合韧带样纤维瘤病（交界性或低度恶性）病理特征。

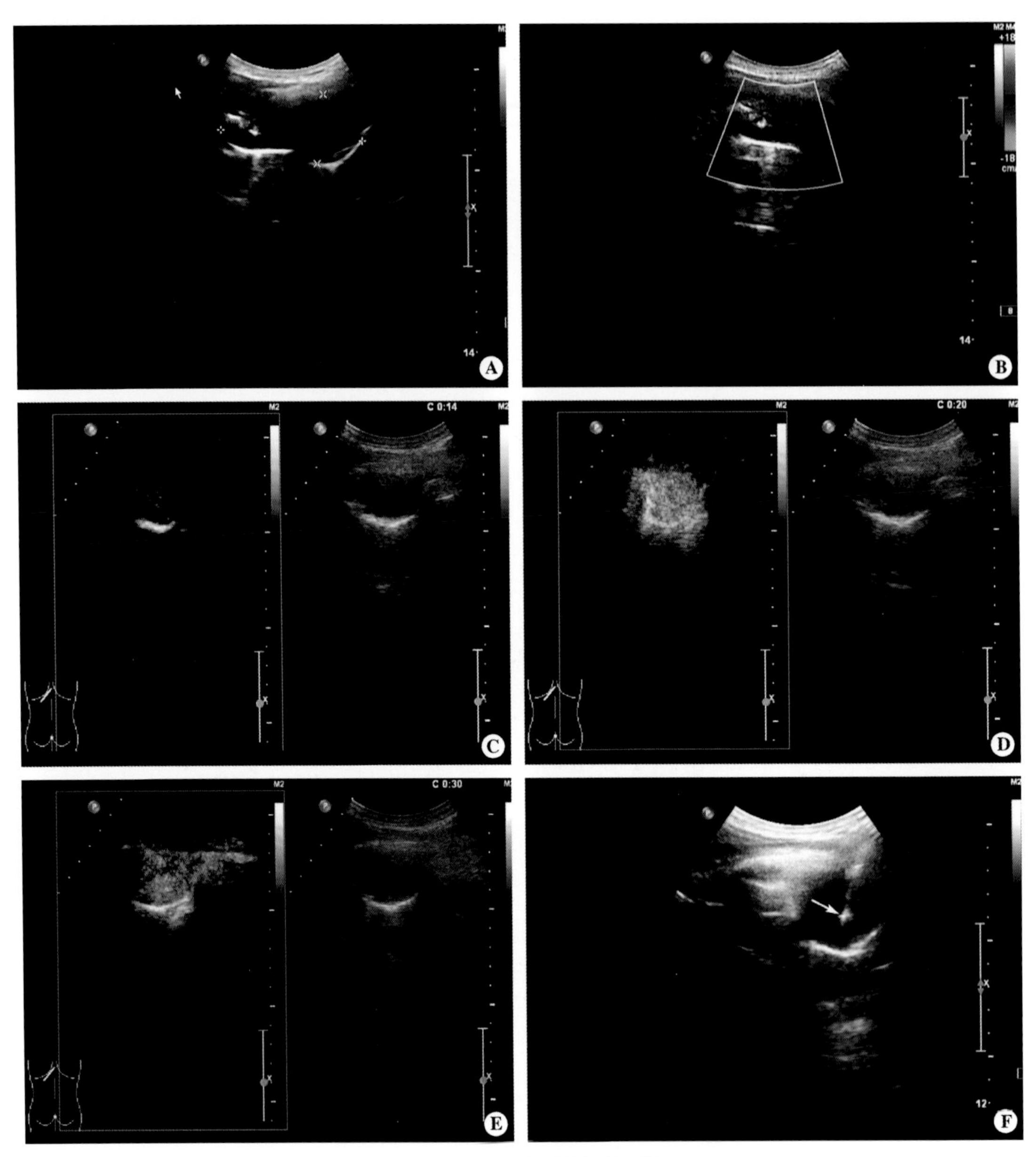

图 2-1-8 左胸壁韧带样纤维瘤病

A、B. 左侧后胸壁可见低回声团块，大小约 7.0cm×3.5cm，凸入胸腔，边界尚清，形态不规则，内部回声不均匀，可见不规则高回声区，CDFI 示团块内部及边缘未见明显彩色血流信号；C. 团注造影剂后，14s 时团块内造影剂快速灌注；D. 20s 时呈均匀性高增强；E. 30s 时缓慢廓清；F. 超声引导下穿刺活检术（箭头示穿刺针针尖）

三、脂肪肉瘤

脂肪肉瘤（liposarcoma）以原始间充质细胞为主要来源，具有中间恶性生物学行为等特点，是临床最常见的软组织肉瘤之一，占恶性软组织肿瘤的 16% ～ 18%。

【病因、发病机制与病理】

脂肪肉瘤目前尚无明确致病因素，染色体异常导致融合蛋白产生，促进间叶细胞病变，可能是其发生的关键因素。病理学分为高分化脂肪肉瘤、去分化脂肪肉瘤、黏液性脂肪肉瘤和多形性脂肪肉瘤。分化好时包膜可完整，较大的脂肪肉瘤可有出血、坏死，镜下见数量不等的脂肪母细胞及不同分化阶段的脂肪细胞等，伴有不同程度的异型。

【临床表现】

胸壁脂肪肉瘤通常发生于深层肌肉间软组织，常无明显诱因下扪及胸壁肿块，伴或不伴压痛，质地较硬，因位置较深通常活动度较差。不同的分型转移概率有差异，外科手术为主要治疗手段，但易复发。

【超声表现】

（1）脂肪肉瘤边界可清晰，也可模糊不清，形态欠规则。

（2）内部回声以低回声为主，高分化型亦可为高回声，瘤体较大时可出血、坏死而呈混合回声，内部常可见细线状分隔及条带状高回声。除多形性脂肪肉瘤外，均可发生钙化。

（3）超声造影多呈高增强，合并出血、坏死则出现无增强区。

【病例】

病例 1

病史　患者，男性，62 岁，因“发现左前胸部肿块增大 3 年”就诊。既往史：15 年前发现左前胸壁包块，当地医院诊断为“脂肪肉瘤”，后行手术和放化疗，具体治疗不详。体格检查：左前胸壁触及一约鸡蛋大小的肿块，无局部疼痛，无皮肤红肿。实验室检查：红细胞计数 5.45×10^{12}/L，C 反应蛋白 0.84mg/L。

灰阶及多普勒超声　左前胸壁可见一低回声团块，大小约 8.6cm×4.5cm×4.9cm，团块内部回声欠均匀，可见条带状高回声，边界清，形态欠规则，CDFI 示团块内未见明显血流信号（图 2-1-9A、B）。

超声弹性成像　中央呈红色，边缘绿蓝相间（图 2-1-9C）。

超声造影　团注造影剂后，21s 时团块内见造影剂微泡快速进入，45s 时增强达峰，呈不均匀高增强，81s 后造影剂部分廓清（图 2-1-9D ～ F）。

超声提示　左前胸壁低回声团块，脂肪肉瘤可能。

病理结果　符合多形性脂肪肉瘤伴去分化特征（图 2-1-9G）。免疫组化：Ki67（+，30%）、CK（-）、MDM_2（+）、结蛋白（-）、肌球蛋白（-）、肌红蛋白（-）、CDK_4（+）、CD34（-）、S100（-）、钙调蛋白结合蛋白（-）、SMA（-）、CD68（-）。

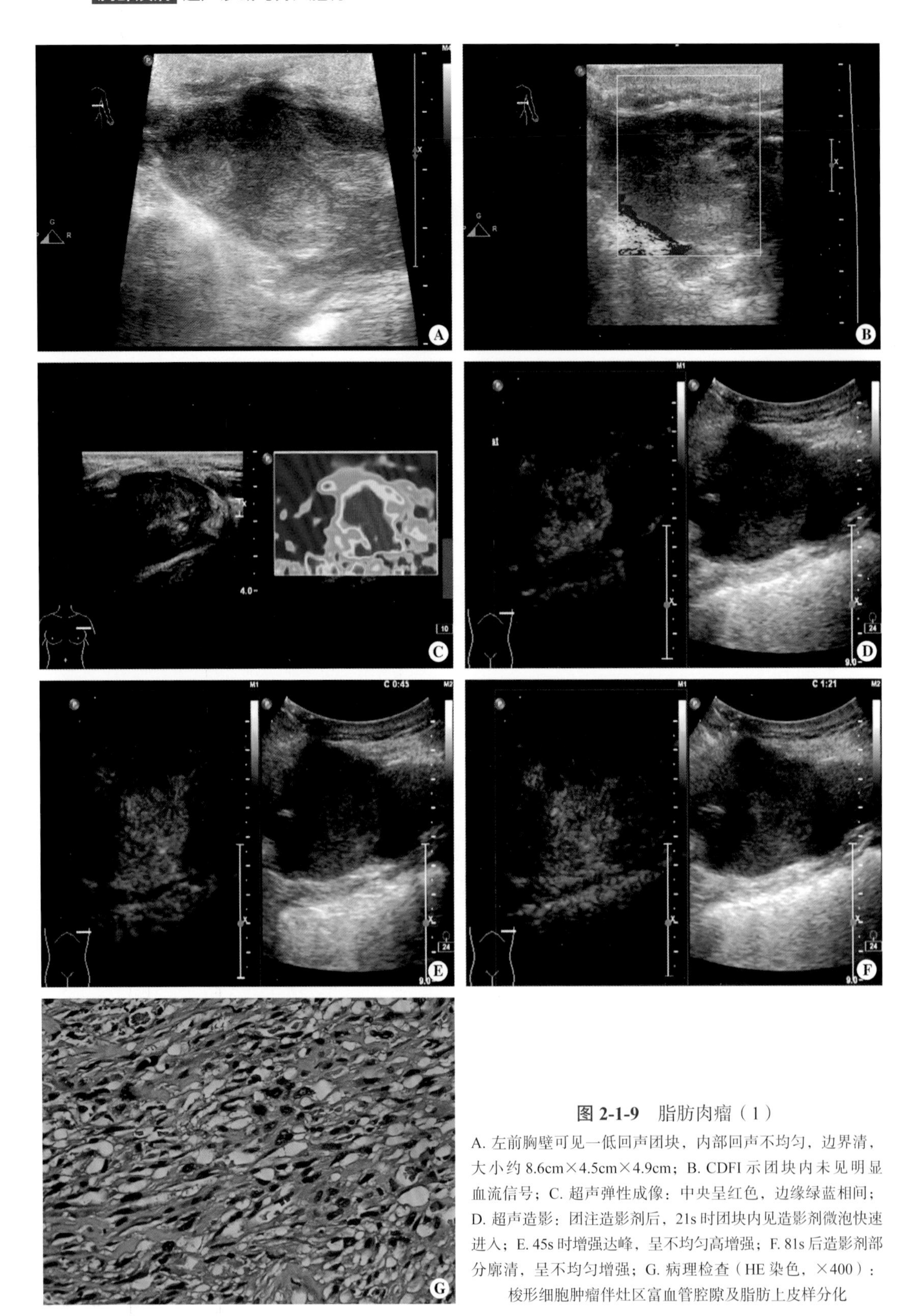

图 2-1-9 脂肪肉瘤（1）

A. 左前胸壁可见一低回声团块，内部回声不均匀，边界清，大小约 8.6cm×4.5cm×4.9cm；B. CDFI 示团块内未见明显血流信号；C. 超声弹性成像：中央呈红色，边缘绿蓝相间；D. 超声造影：团注造影剂后，21s 时团块内见造影剂微泡快速进入；E. 45s 时增强达峰，呈不均匀高增强；F. 81s 后造影剂部分廓清，呈不均匀增强；G. 病理检查（HE 染色，×400）：梭形细胞肿瘤伴灶区富血管腔隙及脂肪上皮样分化

病例 2

病史 患者，男性，71 岁，因“背部瘢痕处隆起 3 个月”就诊。既往史：7 年前发现后胸壁包块，手术切除病理诊断为“高分化脂肪肉瘤”，3 年前复发再次手术。体格检查：后胸壁可见 3 条长约 5cm 陈旧性手术瘢痕，愈合可，最右侧切口上缘皮肤隆起，可及 5cm×4cm 的肿块，质中，边界不清，无压痛（图 2-1-10A）。实验室检查：中性粒细胞 79.0%，淋巴细胞 14.3%，鳞状细胞癌抗原 1.6ng/ml。

灰阶及多普勒超声 右后胸壁切口上缘水平皮下低回声团块，回声不均，范围约 5.6cm×3.6cm×1.1cm，CDFI 示团块内见点状彩色血流信号（图 2-1-10B ～ D）。

超声提示 右后胸壁皮下低回声团块，考虑脂肪肉瘤复发。

病理结果 病变符合肌间脂肪源性肿瘤伴小灶皮下区见轻度不典型脂肪细胞，结合病史倾向脂肪瘤样脂肪肉瘤（图 2-1-10E）。免疫组化：S100（+）、波形蛋白（+）、CD34（+血管）。

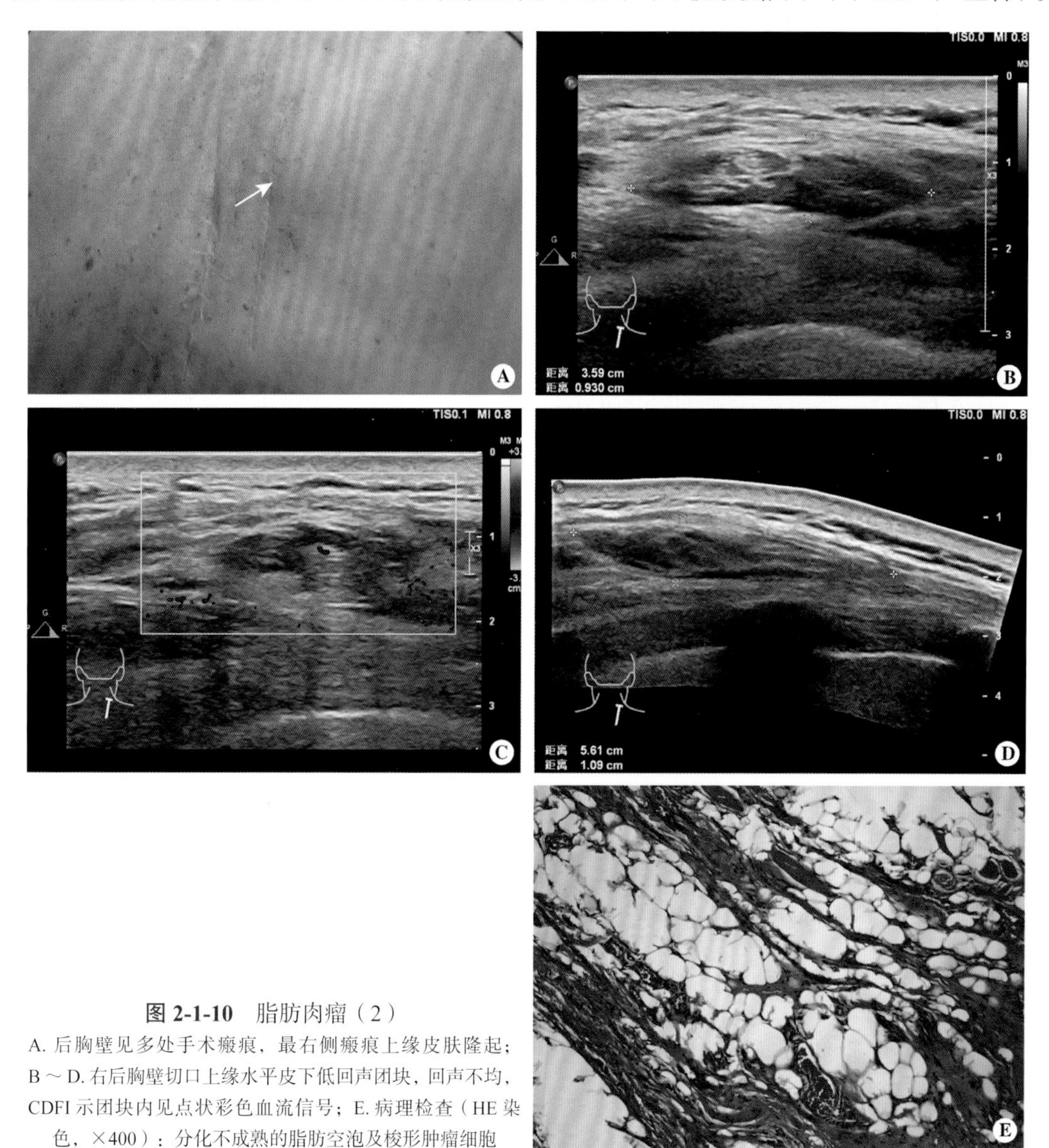

图 2-1-10 脂肪肉瘤（2）

A. 后胸壁见多处手术瘢痕，最右侧瘢痕上缘皮肤隆起；B ～ D. 右后胸壁切口上缘水平皮下低回声团块，回声不均，CDFI 示团块内见点状彩色血流信号；E. 病理检查（HE 染色，×400）：分化不成熟的脂肪空泡及梭形肿瘤细胞

四、隆突性皮肤纤维肉瘤

隆突性皮肤纤维肉瘤（dermatofibrosarcoma protuberans，DFSP）是一种发生于皮肤真皮层的结节性或结节性浸润性纤维组织细胞肿瘤，具有交界恶性或潜在低度恶性。临床少见，DFSP 约占所有恶性肿瘤的 0.1%，占所有软组织肿瘤的 6%。

【病因、发病机制与病理】

DFSP 病因尚不明确，10% ～ 20% 患者病变部位的外伤似乎是其病因，手术或陈旧的烧伤瘢痕及接种疫苗部位均有发生 DFSP 的报道。

本病的病理特点为纤维组织源性的梭形细胞肿瘤，有局部侵袭性；显微镜下观察，肿瘤位于真皮层，肿瘤上方表皮常萎缩，表皮、真皮之间有少量正常纤维间隔。早期斑块或斑片状病变的特点是细胞密度低，增生的细长梭形细胞排列成长束状，与皮面平行。随着肿瘤发展至结节期，细胞成分增多，特异性表现为细长的梭形细胞呈典型的席纹状或车辐状排列，细胞异型性不明显，核分裂象少见，伴有触手状的伪足向周围蔓延生长，广泛浸润皮下脂肪组织，累及皮下形成特征性的蜂窝状模式。

【临床表现】

本病可发生于任何年龄，但常发生于 20 ～ 50 岁人群，男性稍多见。最常见于躯干，包括胸、背、腹壁。临床上呈缓慢的局部浸润性生长，最初可表现为无症状的萎缩性、硬化的紫色、蓝红色或褐色的斑片或斑块；随着病程进展，在斑片或斑块基础上出现大小不一（一般为直径 2 ～ 5cm，少数可达 20cm）的多发硬性结节。少数情况下，DFSP 表现为单发的结节，手术切除后易复发。

【超声表现】

肿块多数位于皮下，形态规则，亦可向深部生长呈分叶状，边界常不清，内部回声不均匀，以低回声多见，常表现为肿瘤内血流信号较丰富。

【病例】

病例 1

病史　患者，男性，52 岁，因“发现左前胸壁肿块 8 年，增大半年”就诊。体格检查：左前胸壁皮下局部略厚于周边软组织，活动度差，皮肤无红肿及压痛。实验室检查：血常规未见异常。

灰阶及多普勒超声　左前胸壁皮肤层及皮下可见范围约 3.8cm×0.4cm 的不均质回声区，边界不清，形态不规则，内可见不规则片状低回声区，范围约 1.3cm×0.3cm，CDFI

示不均质回声区内可见点状彩色血流信号（图 2-1-11）。

超声提示 左前胸壁不均质回声区。

病理结果 隆突性皮肤纤维肉瘤。

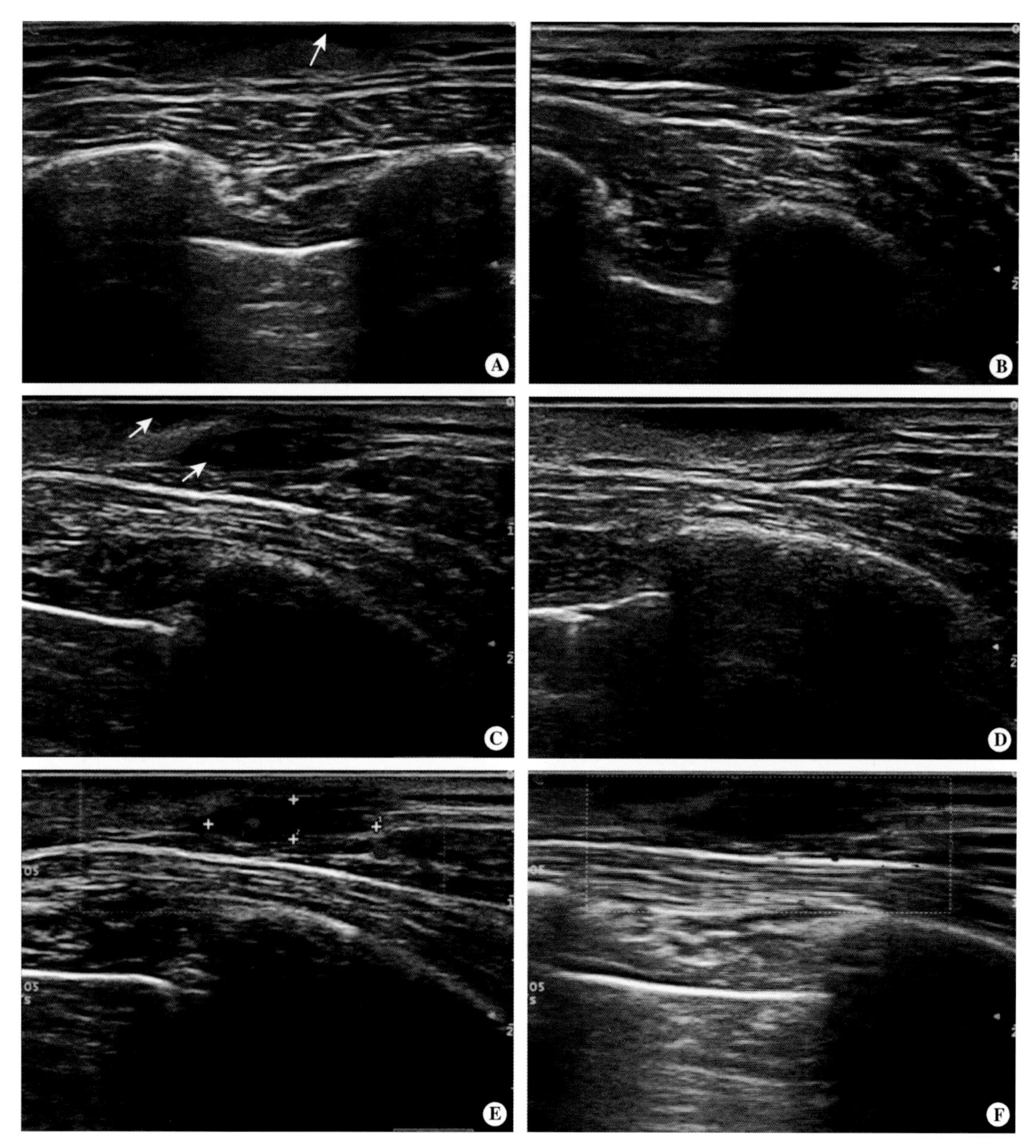

图 2-1-11 隆突性皮肤纤维肉瘤（1）

A ～ D. 左前胸壁皮肤层及皮下见不均质高回声区，与周围组织分界不清，形态不规则，内可见不规则低回声区（箭头）；E、F. 不均质回声区内可见点状彩色血流信号

病例 2

病史 患者，男性，51 岁，因“发现左肩背部肿物 1 年伴疼痛 1 天”就诊。体格检查：左肩背部可触及一直径约 3cm 圆形肿块，质地中等，凸出皮肤，皮肤无破溃，皮温高，局部触痛。实验室检查未见异常。

灰阶及多普勒超声 左肩背部皮肤及皮下见一大小约 2.2cm×1.6cm×2.0cm 的低回声结节，边界欠清，内可见细密点状回声，边缘见不规则高回声，CDFI 示结节边缘条状彩色血流信号（图 2-1-12）。

超声提示 左肩背部皮下混合回声结节。

病理结果 隆突性皮肤纤维肉瘤。

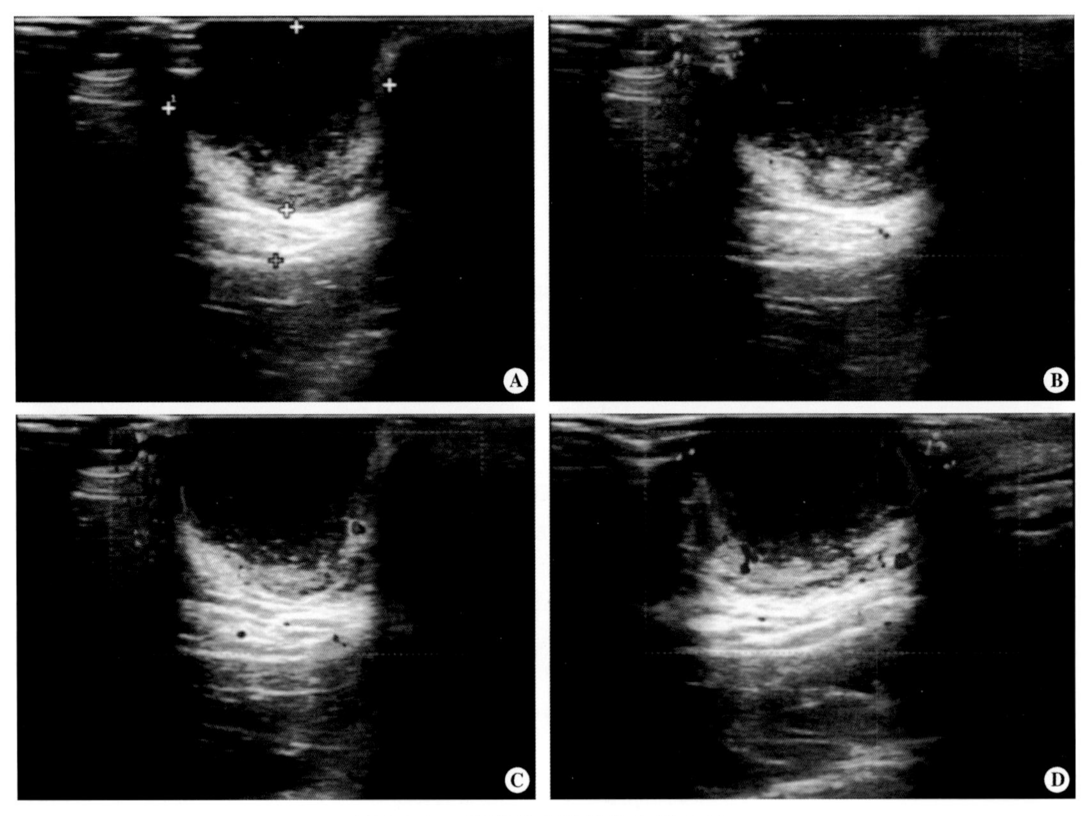

图 2-1-12 隆突性皮肤纤维肉瘤（2）

A. 左肩背部皮肤及皮下见一大小约 2.2cm×1.6cm×2.0cm 的低回声结节，边界欠清，内可见细密点状回声，边缘见不规则高回声；B ~ D. CDFI 示结节边缘条状彩色血流信号

五、胸壁转移瘤

胸壁转移瘤（chest wall metastases）是指恶性肿瘤通过直接蔓延、淋巴或血行播散等方式转移，到达胸壁后继续增殖生长，形成的与原发肿瘤相同性质的继发性肿瘤。

【病因、发病机制与病理】

胸壁转移瘤最常继发于肺癌、乳腺癌、肾癌、黑色素瘤、甲状腺癌等，发生途径包括直接蔓延、淋巴或血行播散三类。①直接蔓延：肿瘤细胞向与原发灶相连续的组织扩散生长，侵犯胸壁软组织；②淋巴播散：多数情况为区域淋巴结转移，如肋间淋巴结受侵进一步累及肌层及软组织；③血行播散：肿瘤细胞可经体循环系统播散至胸壁软组织。胸壁转移瘤与原发肿瘤具有相似的组织病理学特征。

【临床表现】

胸壁转移瘤最常见的临床表现为胸壁肿物，伴或不伴胸痛，肋骨受侵时胸壁局部隆起或变形，同时常伴随原发肿瘤的症状，位于前胸壁和侧壁的肿瘤比较容易被发现。

【超声表现】

（1）胸壁软组织内类圆形或形态不规则实性团块，可呈分叶状，边界多模糊，内部多呈混合回声。

（2）可侵犯胸膜，超声可显示病变与胸膜和肺组织的关系。巨大的转移瘤可凸出体表或凸入胸腔。

（3）CDFI：病变血供丰富程度与原发肿瘤组织学分型有关，如小细胞肺癌转移病灶血供多丰富，放射治疗后血供减少。

（4）超声造影：病变多呈不均匀增强，内部常可见无增强区，可表现为“快进快退”，侵犯周围组织时，增强扫描后范围可较灰阶超声增大。

【病例】

病例 1

病史　患者，男性，63 岁，因“发现左侧肢体麻木伴活动不利 10 余天”就诊。体格检查：左侧胸壁触及两枚形态不规则包块，质硬，略有压痛，活动度稍差，右侧髂前、右颈部、腰背部均可触及多枚皮下结节，边界清，质硬，无明显压痛，可活动。实验室检查：白细胞 16.7×10^9/L，中性粒细胞 70.4%，淋巴细胞 8.4%，嗜酸性粒细胞 15.9%，红细胞 3.46×10^{12}/L。胸部 CT：右肺中下叶占位及混杂磨玻璃结节，肿瘤考虑；肺门及纵隔淋巴结多发转移；左前下胸壁转移。

灰阶及多普勒超声　左前下胸壁软组织内见混合回声团块，大小约 7.8cm×4.2cm，边界不清，内部回声不均匀，可见点状强回声，与周围组织分界不清，内部见点状彩色血流信号（图 2-1-13A ～ C）。

超声造影 团注造影剂后，16s 时团块内造影剂进入，随后造影剂快速灌注，22s 时增强达峰，整体呈不均匀性高增强，增强强度明显高于周围组织，内部见少许小片低、无增强区，后造影剂廓清速度较周围组织快，46s 时持续廓清，73s 时廓清明显（图 2-1-13D ～ G）。

超声提示 左前下胸壁混合回声团块，建议穿刺活检（图 2-1-13H）。

病理结果 恶性肿瘤伴坏死，免疫组化结果提示肺腺癌转移可能。免疫组化：CK8（+）、CK18（+）、CK7（+）、Ki67（+高）、TTF-1（+）、CK19（+）。

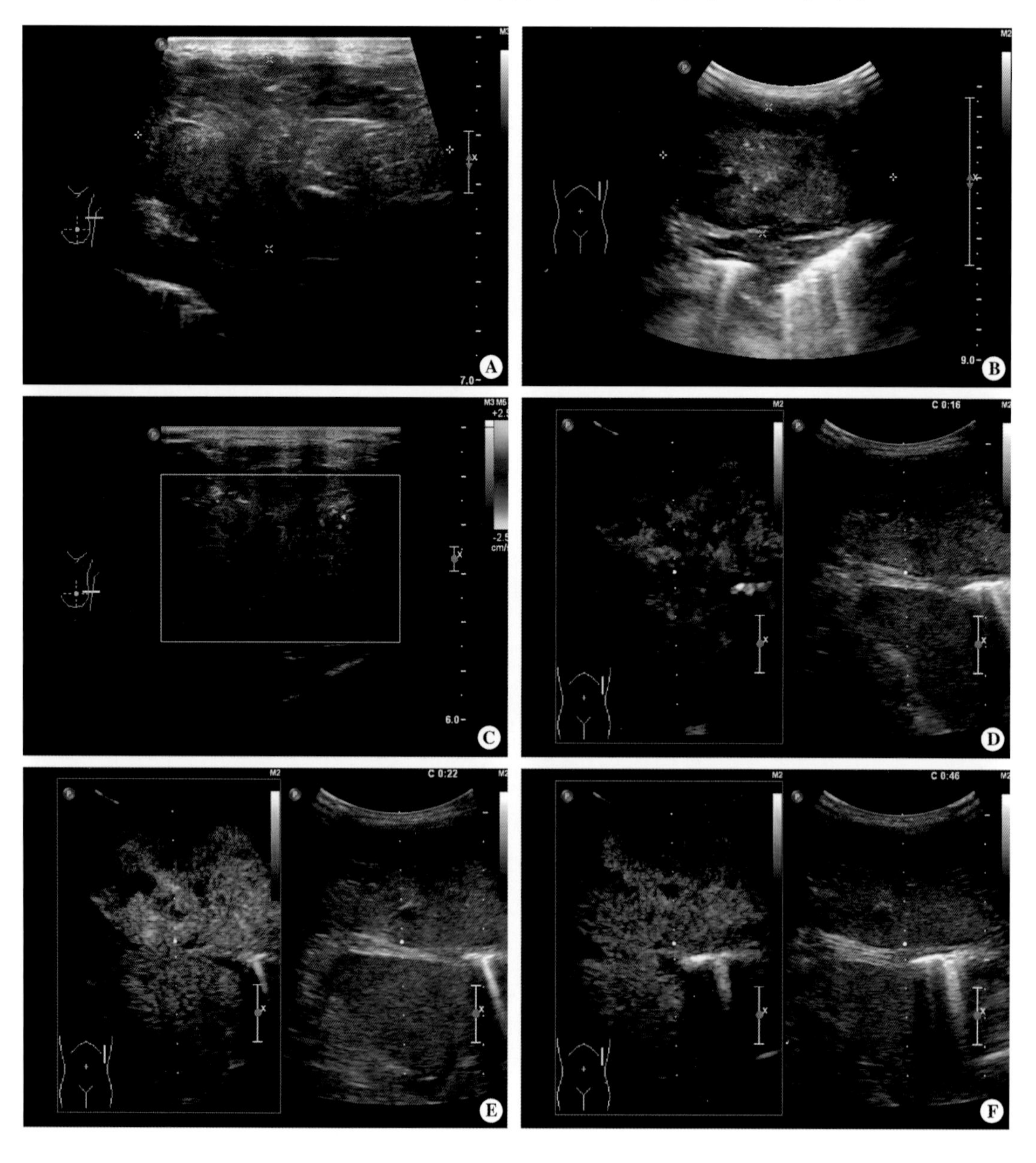

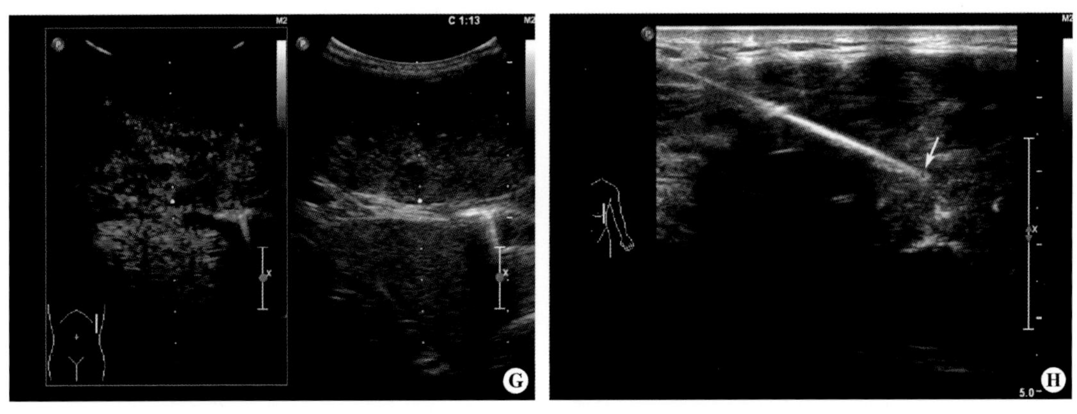

图 2-1-13 肺腺癌胸壁转移

A ～ C. 左前下胸壁混合回声团块，大小约 7.8cm×4.2cm，边界不清，内部回声不均匀，可见点状强回声，内部见点状彩色血流信号；D ～ G. 团注造影剂后，16s 时团注造影剂进入，开始增强，造影剂快速灌注，22s 时增强达峰，增强强度明显高于周围组织，内部见少许小片状低、无增强区，整体呈不均匀性高增强，46s 时持续廓清，73s 时廓清明显；H. 超声引导下左前下胸壁混合回声团块穿刺活检术（箭头示穿刺针针尖）

病例 2

病史　患者，女性，79 岁，因“左背部疼痛 20 余天”就诊。既往史：子宫恶性肿瘤，行子宫切除术后 30 余年，直肠恶性肿瘤切除术后 17 年。体格检查：T 36.6℃，浅表淋巴结未及肿大，两肺呼吸音清，未闻及干湿啰音。实验室检查：CEA 13.61μg/L，CA125 195.7kU/L，CA19-9 254.19kU/L，结核分枝杆菌 / 利福平耐药实时荧光定量核酸扩增检测（Xpert MTB/RIF）（–）。胸部 CT：左下胸壁类圆形高密度影。

灰阶及多普勒超声　左侧胸壁可见大小约 2.4cm×1.1cm 低回声结节，边界欠清，内部回声不均匀，见条状高回声及无回声区，CDFI 示内部彩色血流信号不丰富（图 2-1-14A、B）。

弹性成像　结节整体呈蓝色（图 2-1-14C）。

超声造影　团注造影剂后，14s 时结节周边开始增强，造影剂快速灌注，19s 时增强达峰，内部可见片状不规则无增强区，边界不清，增强扫描后范围大于灰阶图像，此后造影剂快速廓清（图 2-1-14D ～ I）。

超声提示　左侧胸壁低回声结节，建议行超声引导下穿刺活检术（图 2-1-14J）。

病理结果　浸润性或转移性腺癌。免疫组化：CK7（+）、CK5/6（+）、CEA（+）、P53（+）、Ki67（+15%）、E-Ca（膜 +）、GATA3（弱 +）、CK（+）、CA15-3（+）、CA125（+）、CK19（+）、P120（膜 +），提示女性生殖系统（乳腺、副乳腺，子宫、附件等）或消化系统（胰胆管）来源等可能。

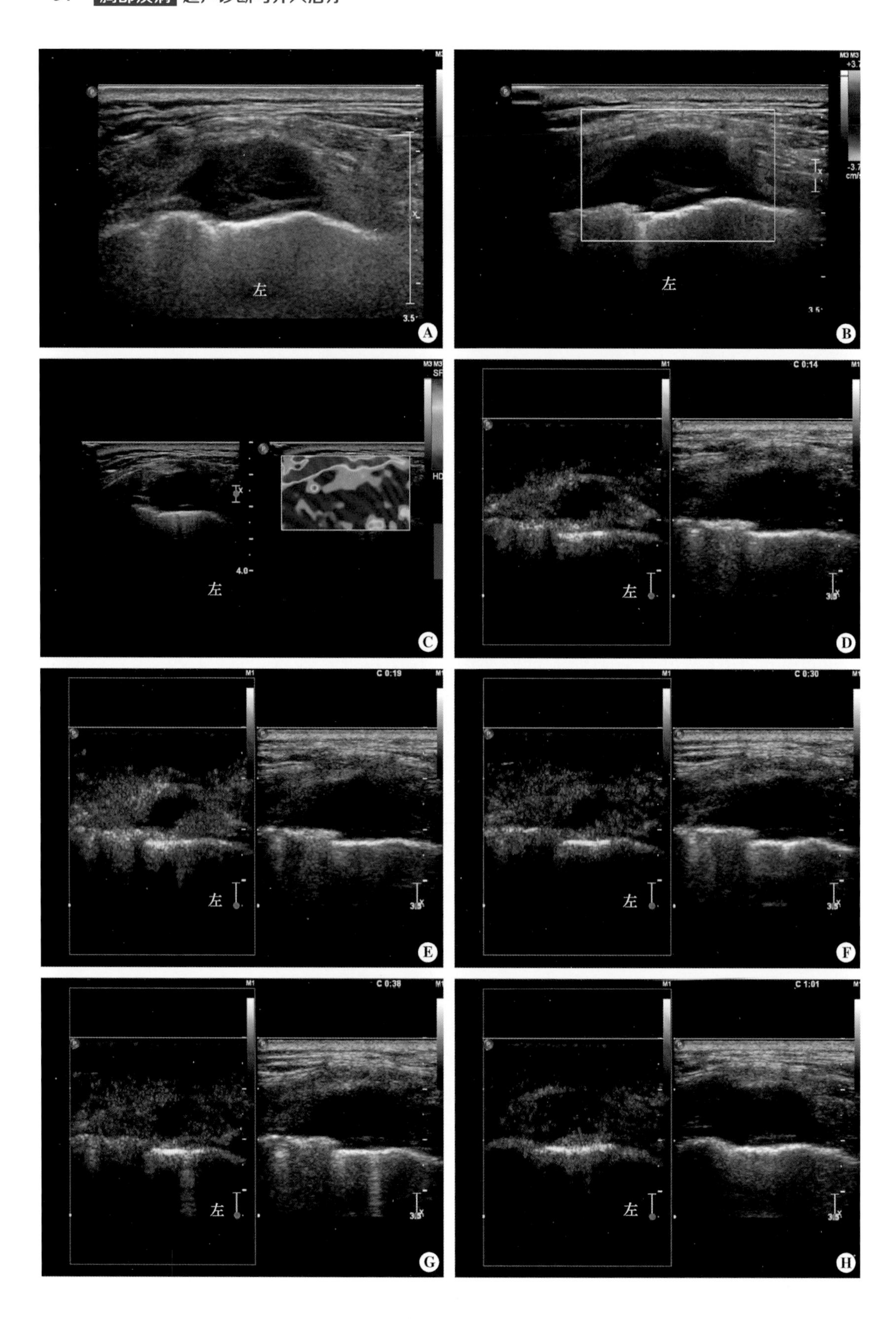
左
A
左
B
左
4.0
C
C 0:14
左
D
C 0:19
左
E
C 0:30
左
F
C 0:38
左
G
C 1:01
左
H

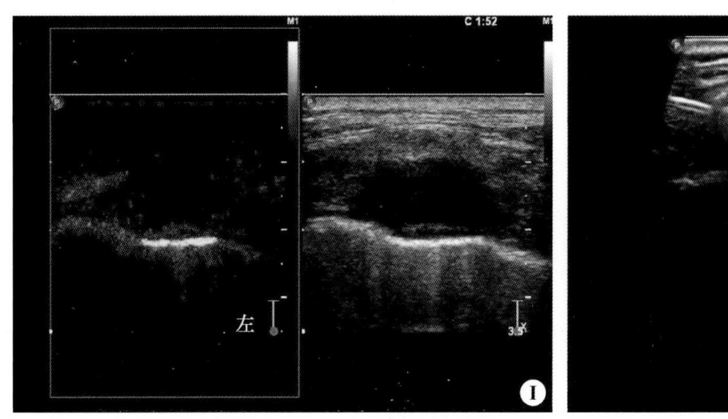

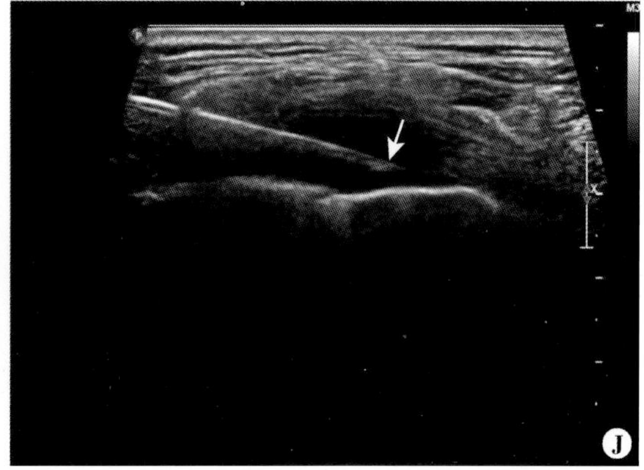

图 2-1-14 浸润性或转移性腺癌

A、B. 左侧胸壁可见大小约 2.4cm×1.1cm 低回声结节，边界欠清，内部回声不均匀，见条状高回声，内部彩色血流信号不丰富；C. 弹性成像：结节整体呈蓝色；D ～ I. 团注造影剂后，14s 时结节周边开始增强，造影剂快速灌注，19s 时增强达峰，达峰时期内部可见片状不规则无增强区，边界不清，增强扫描后范围大于灰阶图像，30s、38s、61s、112s 时持续廓清；J. 超声引导下左侧胸壁结节穿刺活检术（箭头示穿刺针针尖）

病例 3

病史　患者，女性，73 岁，因“胸痛，咳嗽，痰少 1 月余”就诊。体格检查：右侧胸壁可触及核桃大小肿块，无红肿，浅表淋巴结未触及肿大。实验室检查：Xpert MTB（-），结核 RNA（-），白细胞 9.5×10^9/L，中性粒细胞 82.5%，超敏 C 反应蛋白（CRP）73.0mg/L。胸部 CT：右上肺胸骨柄后方见一软组织密度肿块，大小约 5.3cm×5.0cm，内见含液空洞，壁不规则增厚，相邻胸骨右侧缘见局部骨质破坏，强化明显；肺门及纵隔淋巴结增大伴钙化。

灰阶及多普勒超声　右前胸壁见一“哑铃状”混合回声团块，其大部分位于胸腔（胸壁深侧），范围约 4.3cm×2.2cm，少部分向胸壁外突出，范围约 3.0cm×0.9cm，两者通过肋间隙相通，边界欠清，内部回声不均匀，可见点状强回声，CDFI 示团块内血流信号不明显（图 2-1-15A、B）。

超声造影　团注造影剂后，14s 时团块内开始增强，造影剂快速灌注，17s 时病灶轮廓清晰，26s 时达峰，呈不均匀性高增强，内部可见不规则无增强区，周边可见环状增强区。此后团块内造影剂持续廓清（图 2-1-15C ～ H）。

超声提示　右前胸壁富血供团块伴坏死，建议行穿刺活检术（图 2-1-15I）。

病理结果　浸润性鳞状细胞癌（高分化）。免疫组化：CK5/6（+）、P63（+）、SOX-2（弱 +）、P40（+）、Ki67（+10%）。

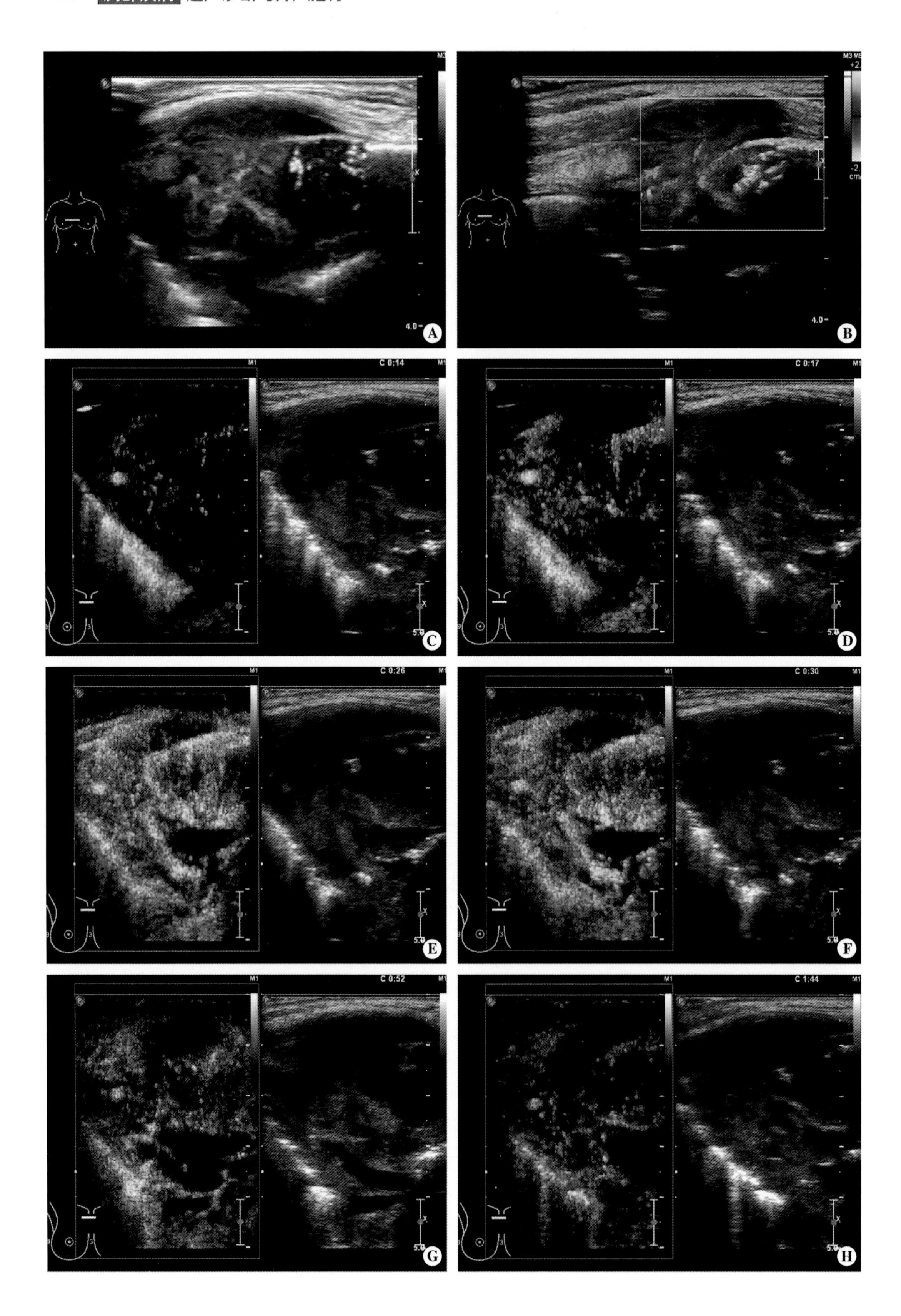

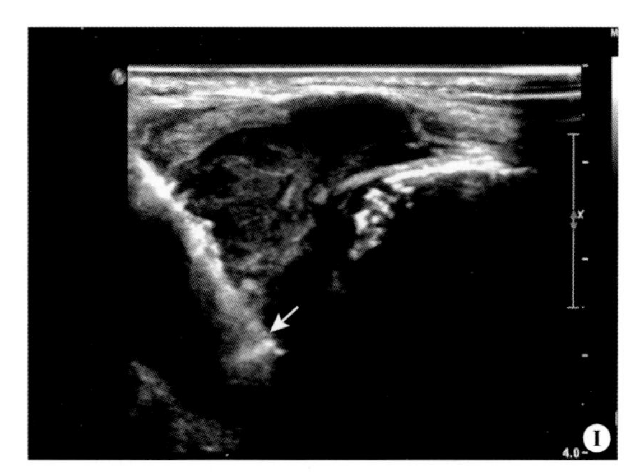

图 2-1-15 肺鳞状细胞癌胸壁转移

A、B. 右前胸壁见一“哑铃状”混合回声团块，其大部分位于胸腔（胸壁深侧），范围约 4.3cm×2.2cm，少部分向胸壁外突出，范围约 3.0cm×0.9cm，两者通过肋间隙相通，边界欠清，内部回声不均匀，CDFI 示团块内血流信号不明显；C ～ H. 团注造影剂后，14s 时团块内开始增强，17s 时团块轮廓清晰，26s 时增强达峰，呈不均匀性高增强，内部可见不规则无增强区，周边可见环状增强区，30s、52s、104s 时团块内造影剂持续廓清；I. 超声引导下穿刺活检术（箭头示穿刺针针尖）

六、胸壁异位胸腺癌

异位胸腺是在胚胎发育过程中，胸腺分化和下降过程发生异常而形成的。异位胸腺源自胸腺导管上皮的残余，可见于胸腺原基下降过程中的任何部位。病变多发生于颈部及纵隔等，极少数可发生于胸壁、肺门、心包、腋窝等部位。异位胸腺癌是一种少见的恶性肿瘤，来源于胸腺上皮细胞，最常见的组织类型是鳞状细胞癌和未分化癌。

【病因、发病机制与病理】

正常的胸腺组织位于前上纵隔，由第 3、4 对咽囊分化而成。在胚胎第 6 周时，第 3、4 对咽囊腹侧内胚上皮及其相对的鳃沟外胚层上皮增生，形成左右两条细胞索，细胞索向胚体尾端伸长，其末端抵达胚体内胸腔，增生变大，并相互融合，形成胸腺原基。随着上皮增生，胸腺原基下移至甲状腺原基背侧，分成两对甲状旁腺，此时原细胞索退化消失。如果细胞索退化不全，残余细胞则在胸腺下降过程中残留于颈部、甲状腺、胸腔等部位形成异位胸腺组织。异位胸腺癌根据其组织分化类型分为鳞状细胞癌、基底样癌、黏液样癌、淋巴上皮瘤样癌、透明细胞癌、腺癌、未分化癌等。分化程度差的有转移倾向和进展快等特点。

【临床表现】

胸壁异位胸腺癌少见，临床症状与瘤体大小及邻近结构是否受压和侵犯有关，患者可无症状，或偶然发现胸壁肿块就诊，可见胸壁局部隆起。

【超声表现】

（1）超声检查常表现为低回声结节，边界不清多见，内部回声可不均匀，内部可见短线样略强回声。周围组织受侵犯后表现为回声增强，内部可不均匀。

（2）CDFI 常表现为病灶内呈点状彩色血流信号，周边软组织受侵犯后彩色血流信号可丰富。

（3）超声造影常表现为弥漫性高增强，以不均匀增强多见，可见无增强区，增强后范围常较灰阶超声时增大。

【病例】

病史　患者，男性，46 岁，因“胸痛 3 月余”入院。体格检查：锁骨上未扪及肿大淋巴结，气管居中，双侧呼吸运动对称，触诊语颤对称，胸部叩诊清音，双肺呼吸音清晰，未闻及啰音。胸部 CT 示左侧胸壁见团块状软组织密度影，密度不均，边缘欠光整，增强后不均匀强化，大小约 4.6cm×5.9cm，周围脂肪间隙模糊，纵隔内见多发小淋巴结影（图 2-1-16A）。

灰阶及多普勒超声　左侧胸壁低回声团块，边界不清，形态不规则，内部回声不均匀，可见点状强回声。CDFI 可见点状及短棒状血流信号（图 2-1-16B、C）。

超声造影　团注造影剂后，35s 时团块开始增强，呈不均匀高增强，38s 时增强达峰，增强范围较灰阶超声增大，边缘不清晰，42s 时造影剂较周围组织提早廓清（图 2-1-16D ～ F）。

超声提示　左侧胸壁实性占位，建议穿刺活检（图 2-1-16G）。

病理结果（左侧胸壁肿块）　恶性肿瘤，符合癌的病理特征，结合免疫组化，首先考虑胸腺癌。

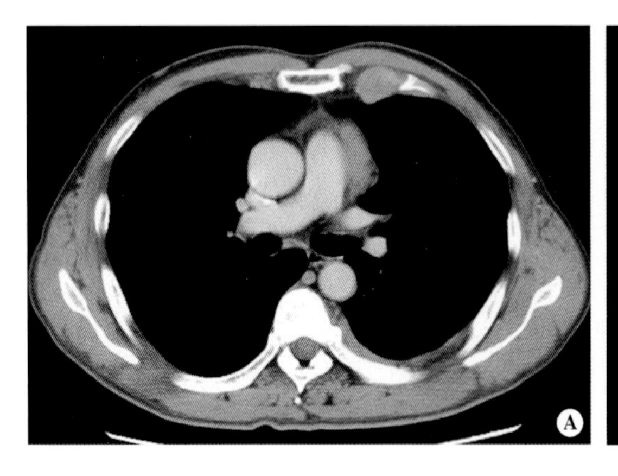

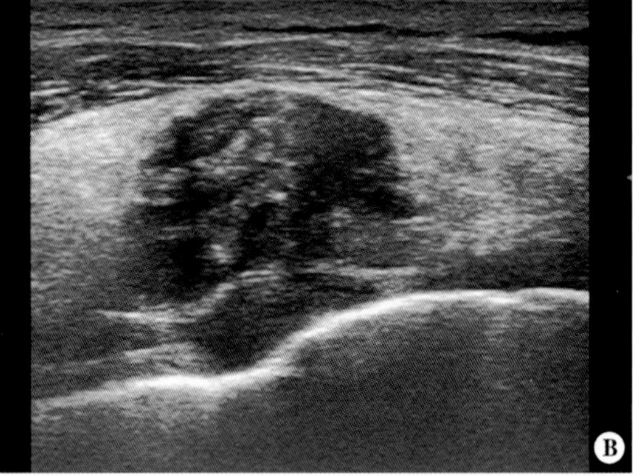

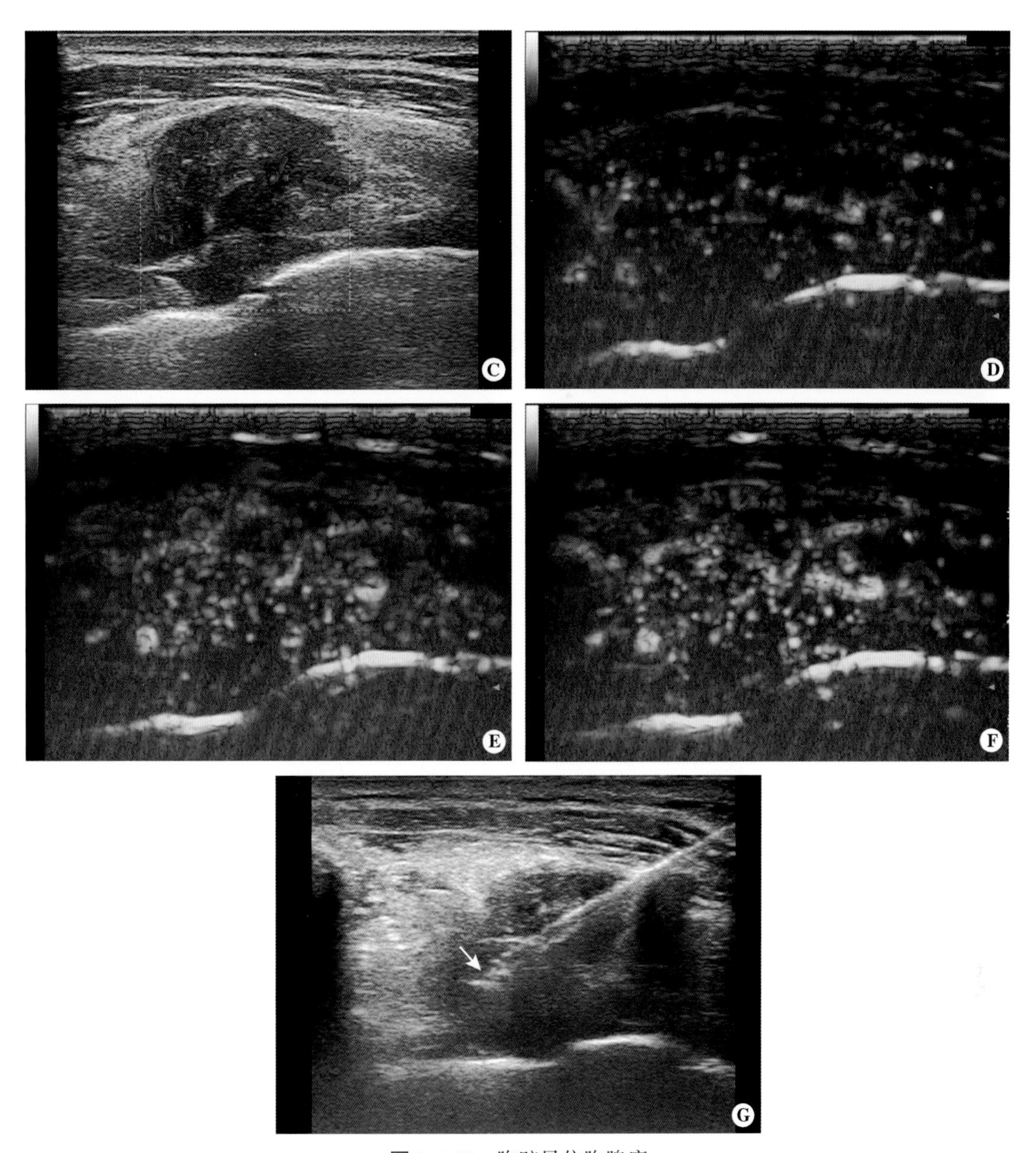

图 2-1-16　胸壁异位胸腺癌

A. CT 示左侧胸壁见团块状软组织密度影，密度不均，局部边缘欠光整；B、C. 左侧胸壁低回声团块，边界不清，形态不规则，内部回声不均匀，可见点状强回声。CDFI 可见点状及短棒状血流信号；D ～ F. 团注造影剂后，35s 时团块内开始增强，呈不均匀高增强，38s 时增强达峰，增强范围较灰阶超声增大，边缘不清晰，42s 时造影剂较周围组织提早廓清；G. 超声引导下穿刺活检术，取出苍白色组织 2 条（箭头示穿刺针针尖）

（张　旭　刘俊平）

第二节　胸壁血肿

胸壁血肿是发生于胸壁各层的出血性疾病，是由各种原因所致的血液渗出血管外，积聚在胸壁软组织内或壁胸膜外，形成充满血液的腔隙。其中胸膜壁层与胸内筋膜之间的出血称为胸膜外血肿，是一种罕见但危险性较高的胸壁血肿，约占钝性胸廓损伤患者的 7%。胸壁软组织血肿多无须干预，但胸膜外血肿在急性期时，如影响生命体征，可能需手术治疗。

【病因、发病机制与病理】

胸壁血肿主要是指由创伤性、医源性、自发性等各种原因造成血管破裂或者血管通透性过高，从而在胸壁各层形成的局部血液聚集。创伤性胸壁血肿多见于直接暴力撞击，由肋骨或胸骨骨折导致的肋间或胸骨旁血管损伤所致；医源性胸壁血肿多在进行有创性医疗操作后，血管破裂形成。病理上可见纤维、血管、脂肪结缔组织充血、出血及炎性细胞浸润。

【临床表现】

胸壁软组织血肿患者多有外伤或跌倒史，位置较浅或范围较大时，皮肤表面可见淤血及肿胀，触之压痛，有波动感。胸壁胸膜外血肿外伤后或自发性急性胸痛时多见，同时可能伴有胸闷气短，出血量较大时，可出现低血容量临床症状。因壁胸膜在血肿刺激后继发的炎症反应，可有随呼吸出现的胸膜摩擦痛。

【超声表现】

胸壁血肿内部回声根据红细胞成分、机化程度、病变的不同阶段表现多样。通常为无回声或低回声，随着血肿的吸收、机化，内部回声多不均匀，可出现不规则高回声、强回声，继发感染时周边软组织回声可增高。CDFI 示血肿内部无彩色血流信号，周边软组织内可见彩色血流信号。

【病例】

病例 1

病史　患者，男性，44 岁，因“摔伤致右侧胸痛 1 周”就诊。体格检查：T 37.5℃，双侧胸廓及呼吸运动对称，右侧第 8 肋周围轻压痛，双侧下胸廓叩诊浊音。L_4 ～ S_1 椎体压痛、叩击痛。实验室检查：白细胞 15.6×10^9/L，红细胞 3.15×10^{12}/L，红细胞沉降率 80mm/h，凝血酶原时间 16.7s，活化部分凝血活酶时间 36.4s。CT 检查：右侧胸腔巨大团块，考虑血肿，右侧胸腔积液，右肺下叶膨胀不全；右侧第 8、9 肋骨骨折；两肺感染性病变；左侧胸膜增厚（图 2-2-1A、B）。

灰阶及多普勒超声　右侧胸腔可见两处混合回声团块，凸面朝向胸腔，大小分别约 9.3cm×9.3cm 及 7.4cm×3.6cm，因体积较大，局部边缘无法显示，两者未见明显相连，内部回声不均匀，可见不规则无回声区，CDFI 受呼吸影响可见闪烁伪像，团块内未见彩色血流信号（图 2-2-1C ～ H）。

超声提示　右侧胸腔混合回声团块，结合病史考虑血肿。

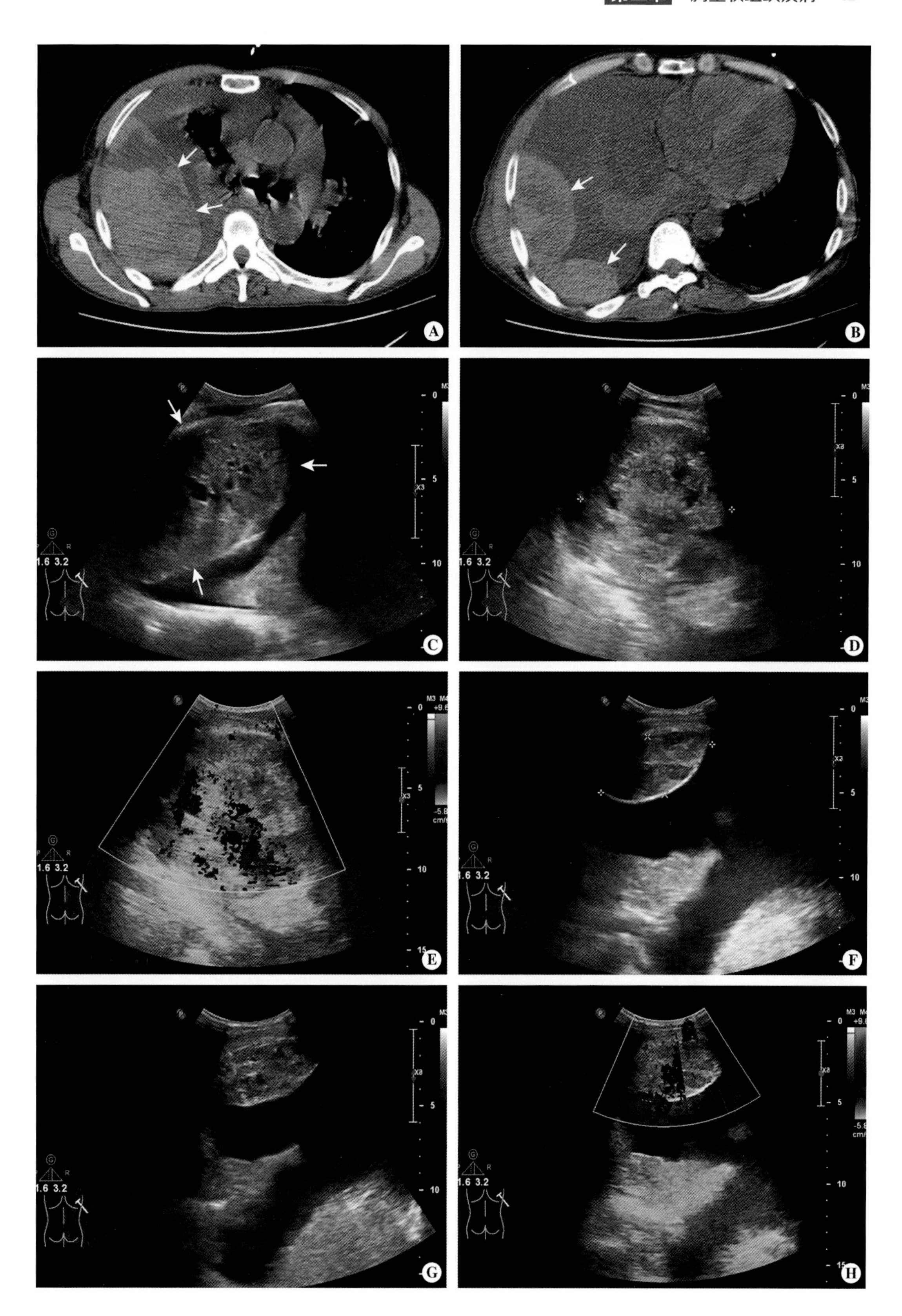
A
B
C
D
E
F
G
H

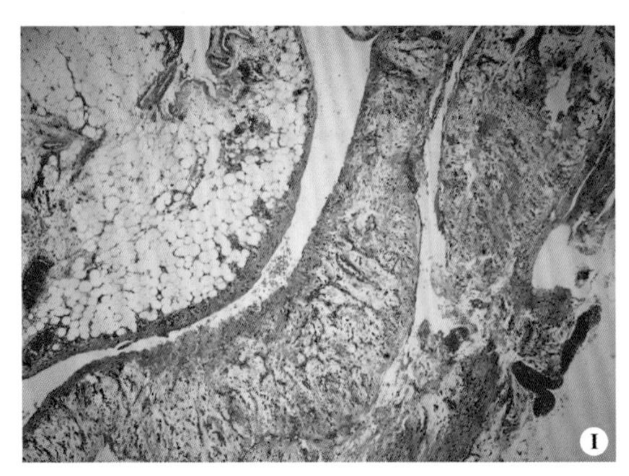

图 2-2-1 胸壁胸膜外血肿

A、B. CT 示右侧胸腔紧贴后侧壁见巨大混杂密度团块（箭头），大小约 15.0cm×7.5cm，界清，可见胸腔积液包绕；C ～ H. 右侧胸壁胸膜处探及两处混合回声团块（箭头），凸向胸腔内，大小分别约 9.3cm×9.3cm 及 7.4cm×3.6cm，局部边缘无法显示，两者未见明显相连，内部回声不均匀，可见不规则无回声区，CDFI 受呼吸影响可见闪烁伪像，团块内未见彩色血流信号；I. 病理检查（HE 染色，×40）：纤维、血管、脂肪囊壁组织伴间质黏液变性及散在炎性细胞浸润，病灶区见出血及少量变性坏死

病理结果 胸腔镜手术示右侧胸壁胸膜外血肿；病理送检（右侧胸膜）示纤维、血管、脂肪囊壁组织伴间质黏液变性及散在炎性细胞浸润，病灶区见出血及少量变性坏死，未见典型肉芽肿性病变（图 2-2-1I）。

病例 2

病史 患者，男性，53 岁，因“左肺部分切除术后 2 月余，左侧胸壁肿物 1 月余”就诊。体格检查：T 37.1℃，全身黏膜未见黄染，无贫血貌，左侧胸壁切口周围可见直径约 5cm 肿块，质软，无波动感，表面皮肤无红肿破溃，左侧呼吸运动减弱。实验室检查：白细胞 4.6×10^9/L，中性粒细胞 45.9%，红细胞沉降率 23.0mm/h。胸部 CT：左肺结核伴空腔，左肺术后改变；左侧胸壁弧形软组织密度影，大小约 5.5cm×2.0cm，结核可能。

灰阶及多普勒超声 左侧前胸壁皮下可见一混合回声团块，大小约 3.4cm×0.8cm，边界清，团块内透声差，可见絮状高回声，CDFI 示团块内未见彩色血流信号（图 2-2-2）。

超声提示 左侧前胸壁混合回声团块，结合病史考虑血肿。

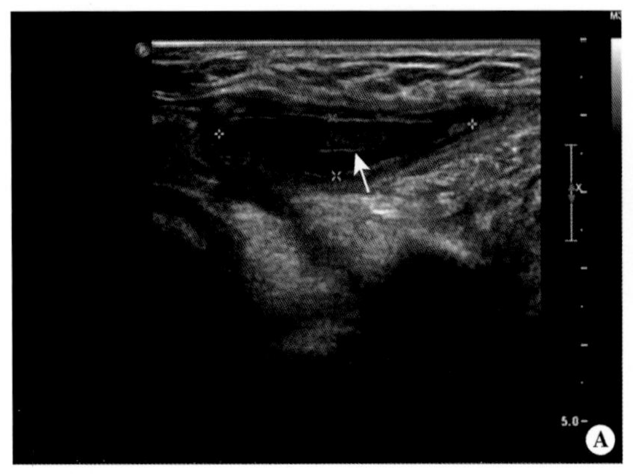

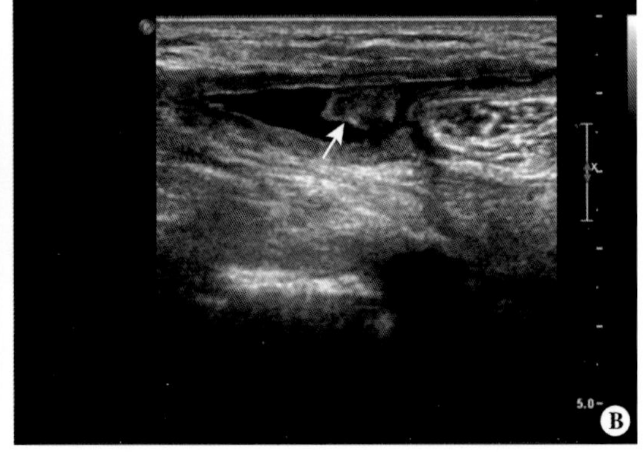

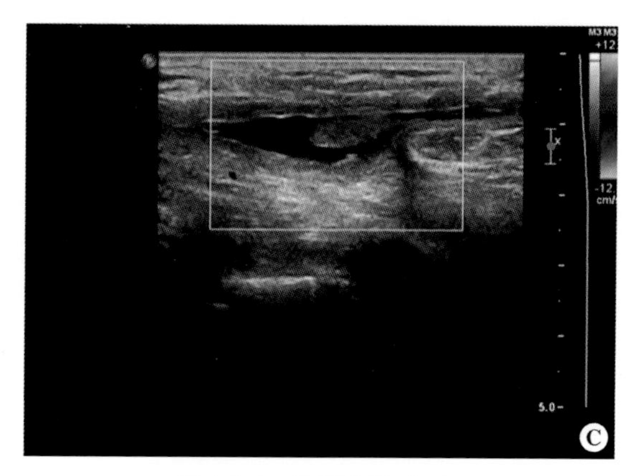

图 2-2-2 胸壁血肿（1）

A、B. 左侧前胸壁皮下可见一混合回声团块，大小约 3.4cm×0.8cm，边界清，团块内透声差，可见絮状高回声（箭头）；C. CDFI 示团块内未见彩色血流信号

超声引导下混合回声抽液术，抽出暗红色液体。普通细菌及真菌培养（-），脓液 Xpert MTB/RIF（-），结核分枝杆菌培养（42 天未见生长）。

病例 3

病史　患者，女性，63 岁，因“右侧胸壁肿物 1 月余”就诊。体格检查：全身黏膜未见黄染，无贫血貌，右侧胸壁手术切口周围可见直径约 8cm 肿块，质软，无波动感，表面皮肤无红肿破溃，右侧胸壁呼吸运动减弱。

灰阶及多普勒超声　右侧胸壁肌层内可见一混合回声团块，大小约 10.5cm×7.0cm×1.8cm，边界清，内透声差，可见高回声分隔（图 2-2-3A ～ E）。CDFI：团块内未见彩色血流信号（图 2-2-3F）。

超声提示　右侧胸壁混合回声团块，结合病史考虑血肿。

超声引导下抽取暗红色液体，Xpert MTB/RIF（-），普通细菌及真菌培养（-）。

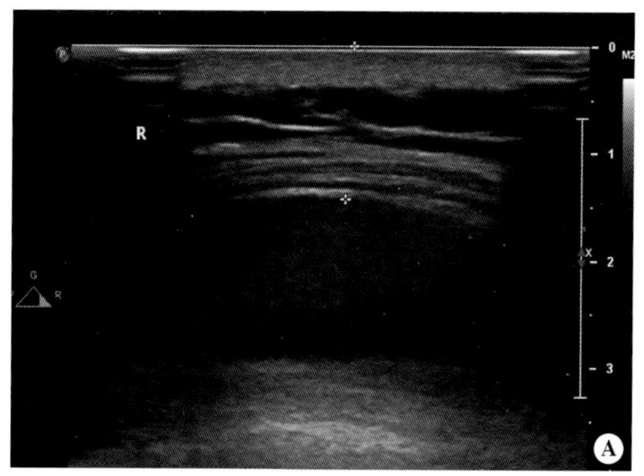

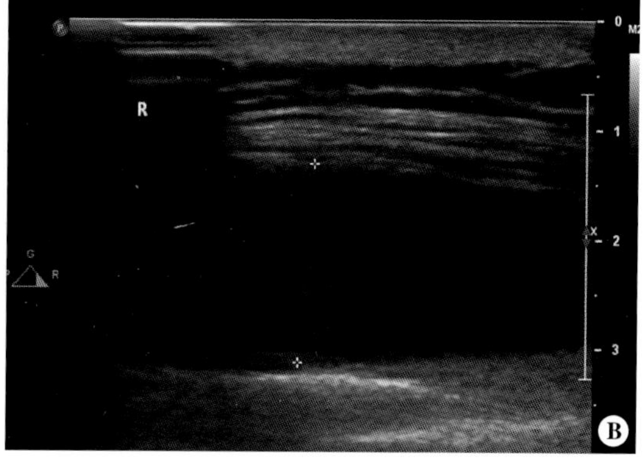

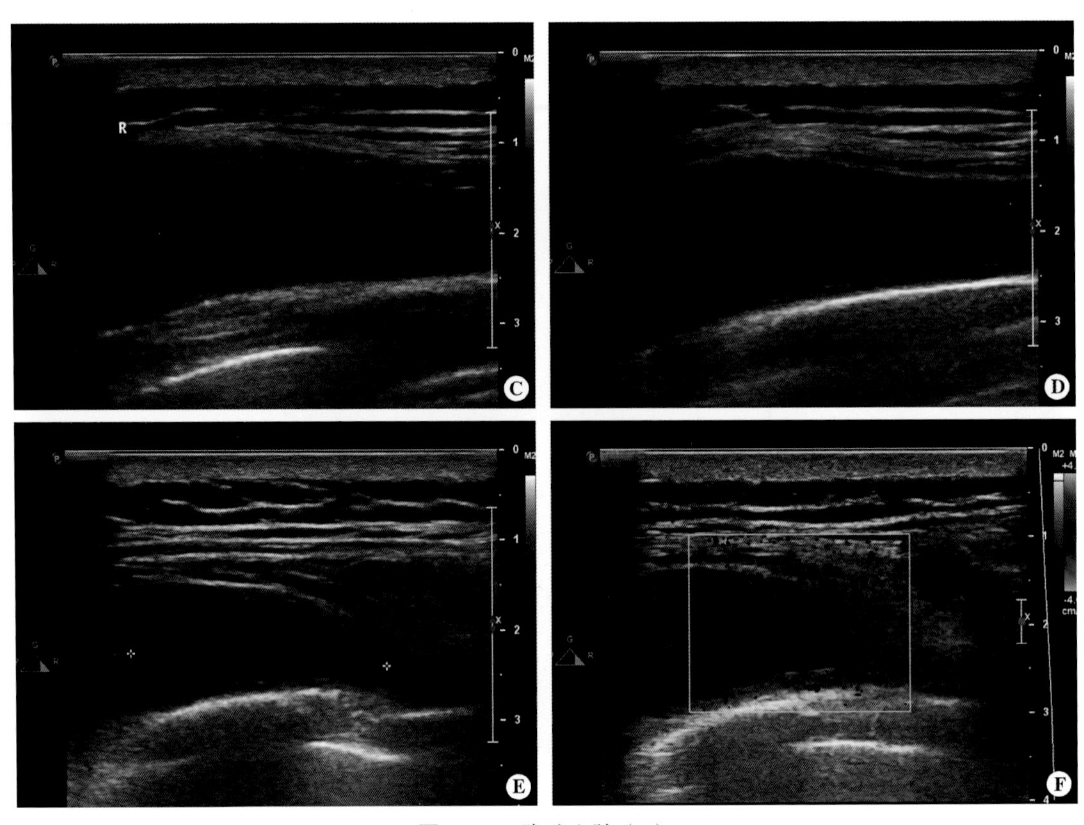

图 2-2-3 胸壁血肿（2）

A ～ E. 右侧胸壁肌层内可见一混合回声团块，边界清，内透声差，见高回声分隔；F. CDFI 示团块内未见彩色血流信号

病例 4

病史 患者，男性，81 岁，因“摔伤致右侧后胸壁肿块 11 天”就诊。体格检查：右后胸壁局部皮肤隆起，范围约 10cm×8cm×2cm，质软，边界清，有压痛，皮肤未见破溃。实验室检查：白细胞 3.7×10^9/L，红细胞 3.7×10^{12}/L，红细胞沉降率 33.0mm/h。

灰阶及多普勒超声 右侧后胸壁皮下可见一混合回声团块，大小约 12.1cm×8.0cm×2.9cm，边界清，内透声差，可见絮状高回声。CDFI：团块内未见彩色血流信号（图 2-2-4）。

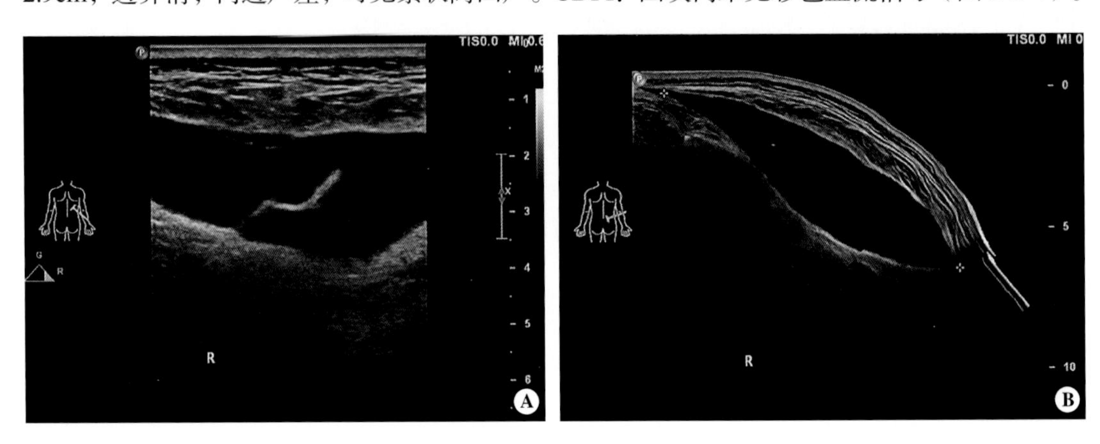

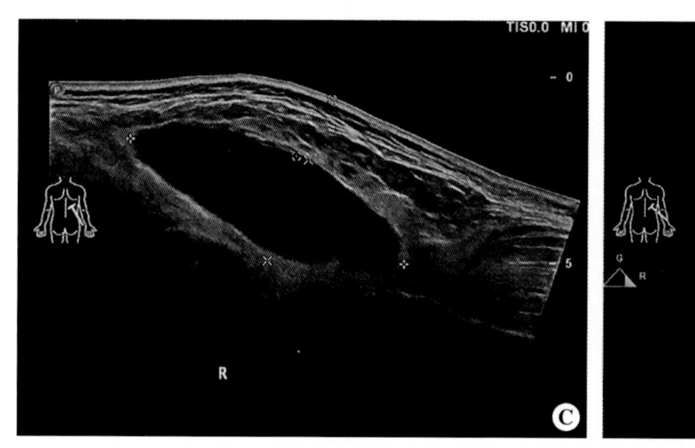

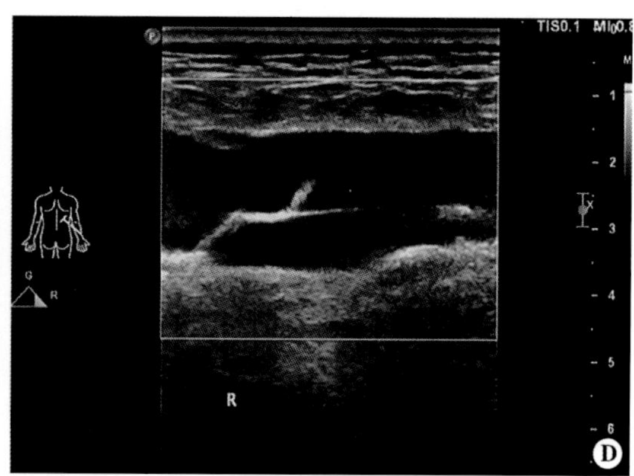

图 2-2-4 胸壁血肿（3）

A. 右侧后胸壁皮下可见一混合回声团块；B、C. 宽景成像示混合回声团块，大小约 12.1cm×8.0cm×2.9cm，边界清，内透声差，可见絮状高回声；D. CDFI 示团块内未见彩色血流信号

超声提示 右侧后胸壁皮下混合回声团块，结合病史考虑血肿。

外科切除术中见 200ml 血性液体，普通细菌及真菌培养（-）。

病例 5

病史 患者，女性，64 岁，因“右乳腺癌根治术后 10 天，胸壁隆起 1 天”就诊。体格检查：T 37.3℃，全身黏膜未见黄染，无贫血貌，右侧前胸壁切口周围可见直径约 5cm 肿块，质软，无波动感，局部有压痛，右侧呼吸运动减弱。实验室检查：白细胞 6.7×10^9/L，红细胞 4.8×10^{12}/L，C 反应蛋白 3.0mg/L，红细胞沉降率 23.0mm/h。

灰阶及多普勒超声 右侧前胸壁皮下可见一混合回声区，大小约 7.1cm×1.2cm，边界清，内透声差，可见条状高回声（图 2-2-5）。

超声提示 右侧前胸壁混合回声区，结合病史考虑血肿。

超声引导下抽液术，抽出暗红色液体。普通细菌及真菌培养（-）。

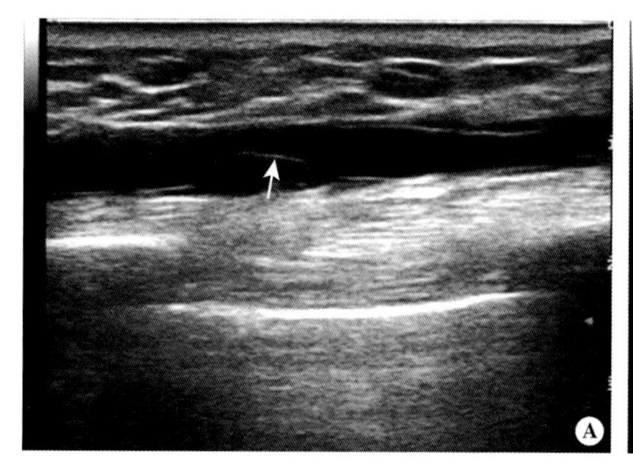

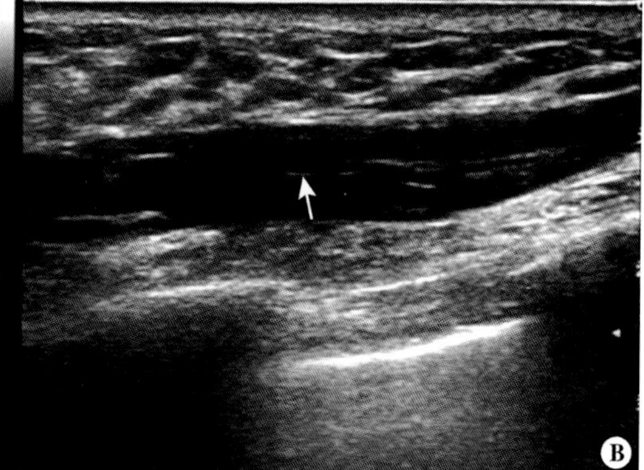

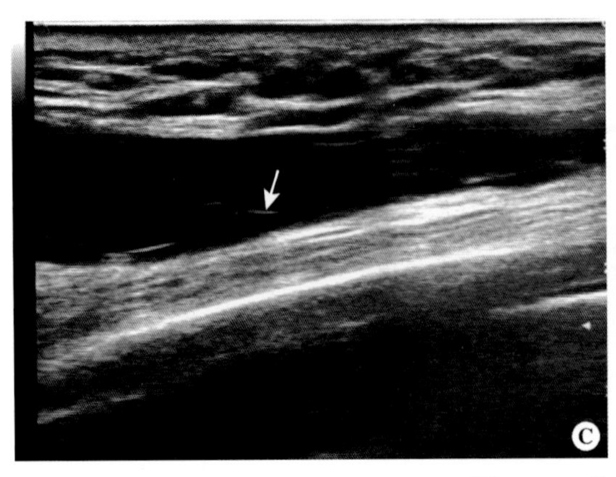
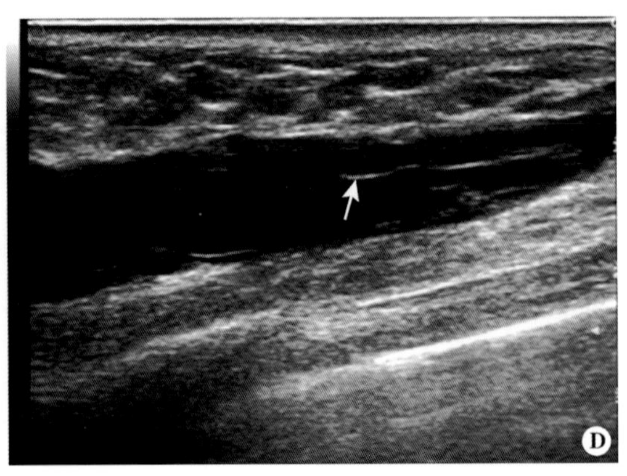

图 2-2-5 胸壁血肿（4）

右侧前胸壁皮下可见一混合回声区，大小约 7.1cm×1.2cm，边界清，内透声差，可见条状高回声（箭头）

（阮骊韬　韩　勇）

第三节　胸 壁 结 核

胸壁结核（chest wall tuberculosis）是指胸壁各层组织发生的结核病变，占骨骼肌肉系统结核的 1% ～ 5%，常见于 20 ～ 40 岁的中青年，男性多于女性，多发生在前胸壁，侧胸壁次之，后胸壁较少见。

【病因、发病机制与病理】

胸壁结核大多继发于胸腔内各脏器结核，如肺结核、胸膜结核和纵隔淋巴结结核，也可继发于肋骨下淋巴结结核。结核分枝杆菌侵犯胸壁的途径主要有以下三种。①淋巴播散：结核分枝杆菌经淋巴途径侵入胸骨旁或肋间淋巴结引发病变，进一步突破淋巴结被膜，侵入周围胸壁软组织，向胸壁内外蔓延；②直接蔓延：肺、胸膜或纵隔的结核病灶穿破壁胸膜后直接侵犯胸壁组织，形成肺 – 胸膜 – 胸壁穿透性结核；③血行播散：结核病灶中的结核分枝杆菌进入血液循环，到达胸壁软组织形成病灶。

大体标本可见病灶为不规则灰白或灰黄区，可见局灶性空洞形成。镜下可见大片结核性肉芽肿及干酪样坏死，多数病例伴有明显的化脓性炎，局灶可形成脓肿。

【临床表现】

胸壁结核常表现为胸壁肿块，皮肤较少有红、热等炎症表现（图 2-3-1）。少数合并其他细菌感染的患者可有胸壁压痛、胸痛等症状。如形成胸壁脓肿时，皮肤可呈暗红色，局部形成“山丘样”突起。较大者可触及波动感，脓肿可穿透皮肤形成窦道，流出淡黄色或黄白色脓性液体。窦道可自行愈合，并在病变处皮肤形成瘢痕。胸壁结核如位于乳腺腺体后方，可侵入乳腺腺体内，形成乳腺内脓肿，故部分女性胸壁结核患者以乳腺肿块就诊。

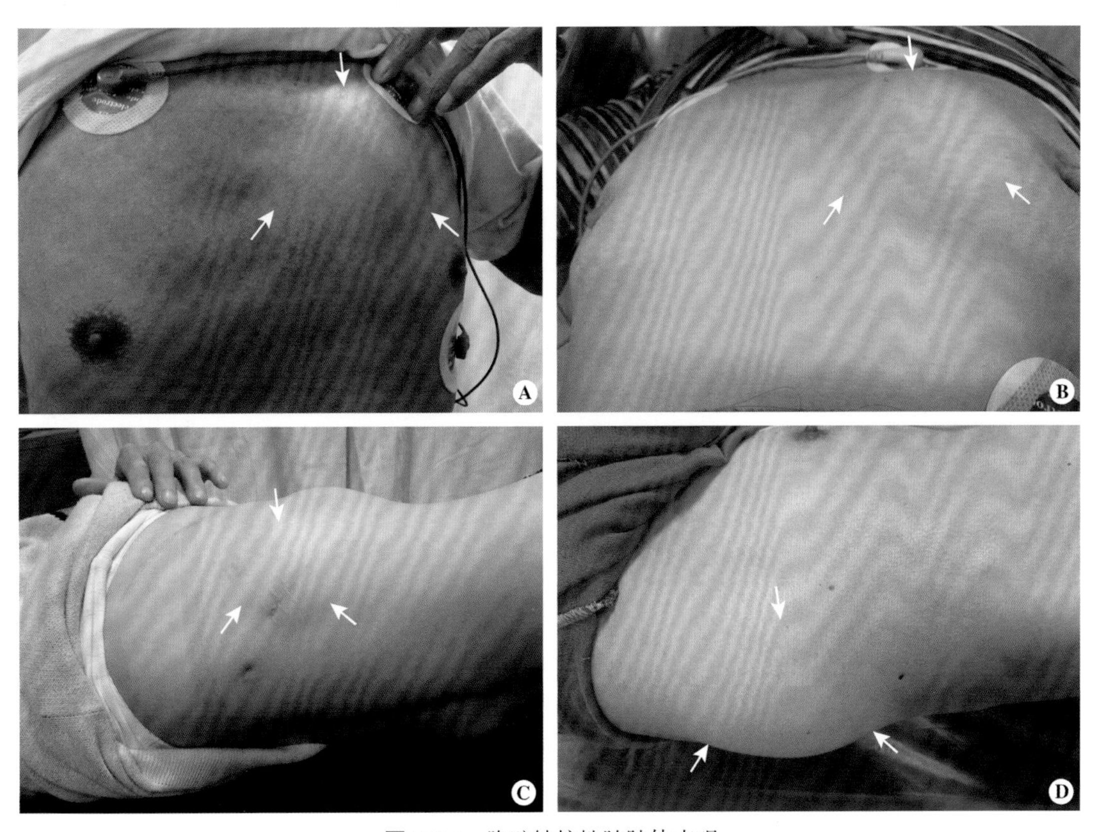

图 2-3-1　胸壁结核性脓肿体表观

A. 左侧前胸壁结核（箭头），局部皮肤隆起，无红肿；B. 左侧前胸壁结核（箭头），局部皮肤隆起，无红肿；C. 右侧侧胸壁结核性脓肿手术后 5 月余复发（箭头），右胸壁见切口瘢痕，后方皮肤隆起，无红肿；D. 右侧后胸壁结核（箭头），局部皮肤隆起，无红肿

【超声表现】

（1）胸壁软组织内沿肋间分布的实性低回声结节，多呈梭形、椭圆形或长条形，回声不均匀，可有点状或不规则钙化。

（2）内部液化坏死时表现为囊实性回声结节，形态可不规则，囊性部分可见点状、絮状等回声或高回声漂浮，探头加压可见移动，可同时伴有强回声，结节后方回声可增强。

（3）液化较彻底时形成脓肿，表现为厚壁的无回声或混合回声。

（4）肋骨或胸骨受累时可见骨皮质强回声连续性中断，如形成死骨，脓腔中可见不规则片状、点状或团状强回声，常伴声影。

（5）病变可侵及皮肤形成窦道，亦可侵及胸壁深层与胸膜腔相通，或向腹壁、膈下蔓延形成流注脓肿，形态常呈“哑铃状”、“丁”或“工”字形，边界多不清，内部回声杂乱或以无回声为主，透声较差。

（6）CDFI：彩色血流信号不丰富，病灶边缘或实性部分有点状、条状彩色血流信号，内部液化坏死区无明显彩色血流信号。

（7）超声造影：病灶常呈不均匀增强，以周边环形增强多见，内部液化坏死区无增强。

【病例】

病例 1

病史　患者，女性，66 岁，因“结核性胸膜炎抗结核治疗 4 个月，右侧背部不适感 1 月余”就诊。体格检查：右侧后胸壁触及鸭蛋大小肿块，轻压痛，皮肤无红、肿、热表现。实验室检查：白细胞 4.1×10^9/L，红细胞 4.3×10^{12}/L，中性粒细胞 86.4%，淋巴细胞 4.8%。

灰阶及多普勒超声　右侧后胸壁可见一低回声结节，大小约 2.7cm×2.1cm，边界清，局部可见近似无回声区，深部向肋间隙压迫，与胸膜紧贴。CDFI 示结节内未见明显彩色血流信号（图 2-3-2A ～ C）。

超声造影　团注造影剂后，9s 时结节边缘开始增强，12s 时边缘持续增强，中央区无增强，15s 时增强达峰，呈边缘环形高增强，中央区仍无增强，33s、82s 时边缘造影剂持续廓清（图 2-3-2D ～ H）。

超声提示　右侧后胸壁混合回声结节，胸壁结核性脓肿首先考虑。

超声引导下行右侧后胸壁结节穿刺活检术（图 2-3-2I）。

病理结果（胸壁组织）　慢性肉芽肿性炎伴凝固性坏死，需结合临床及实验室检查除外结核。

实验室检查（穿刺组织）　Xpert MTB/RIF（+）。

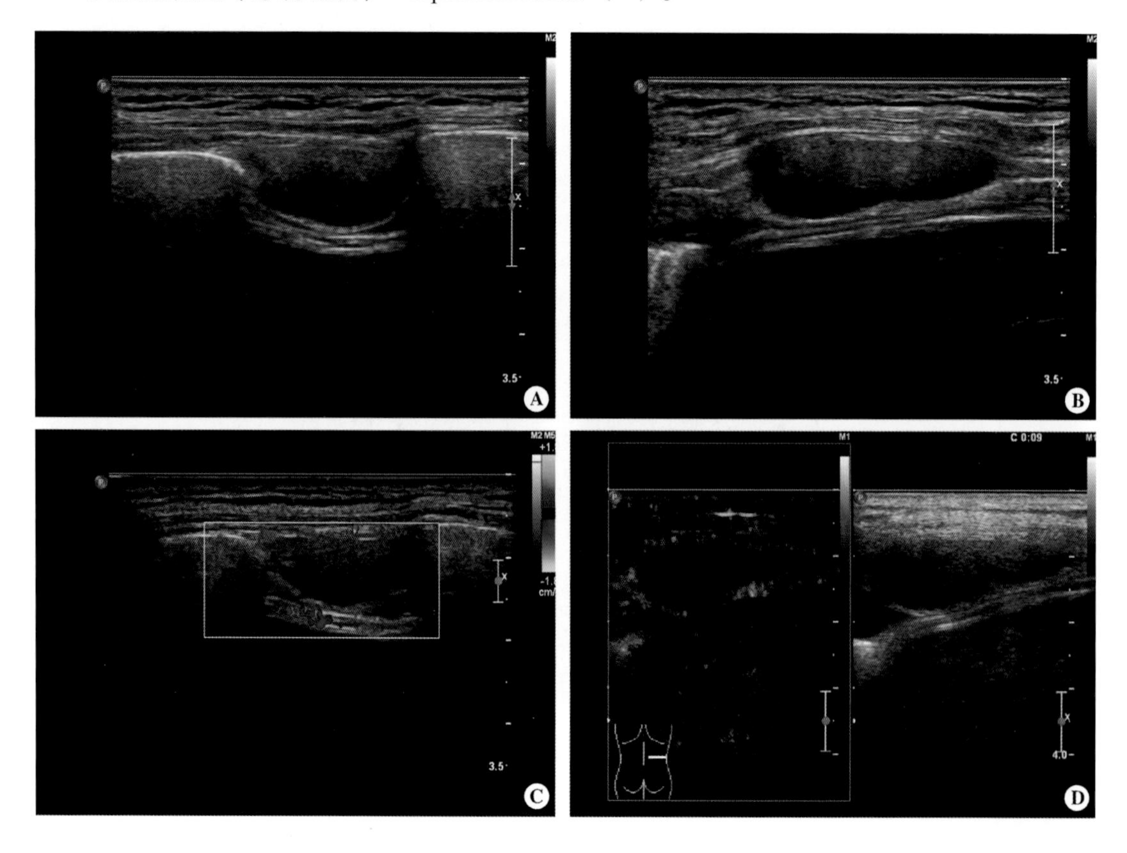

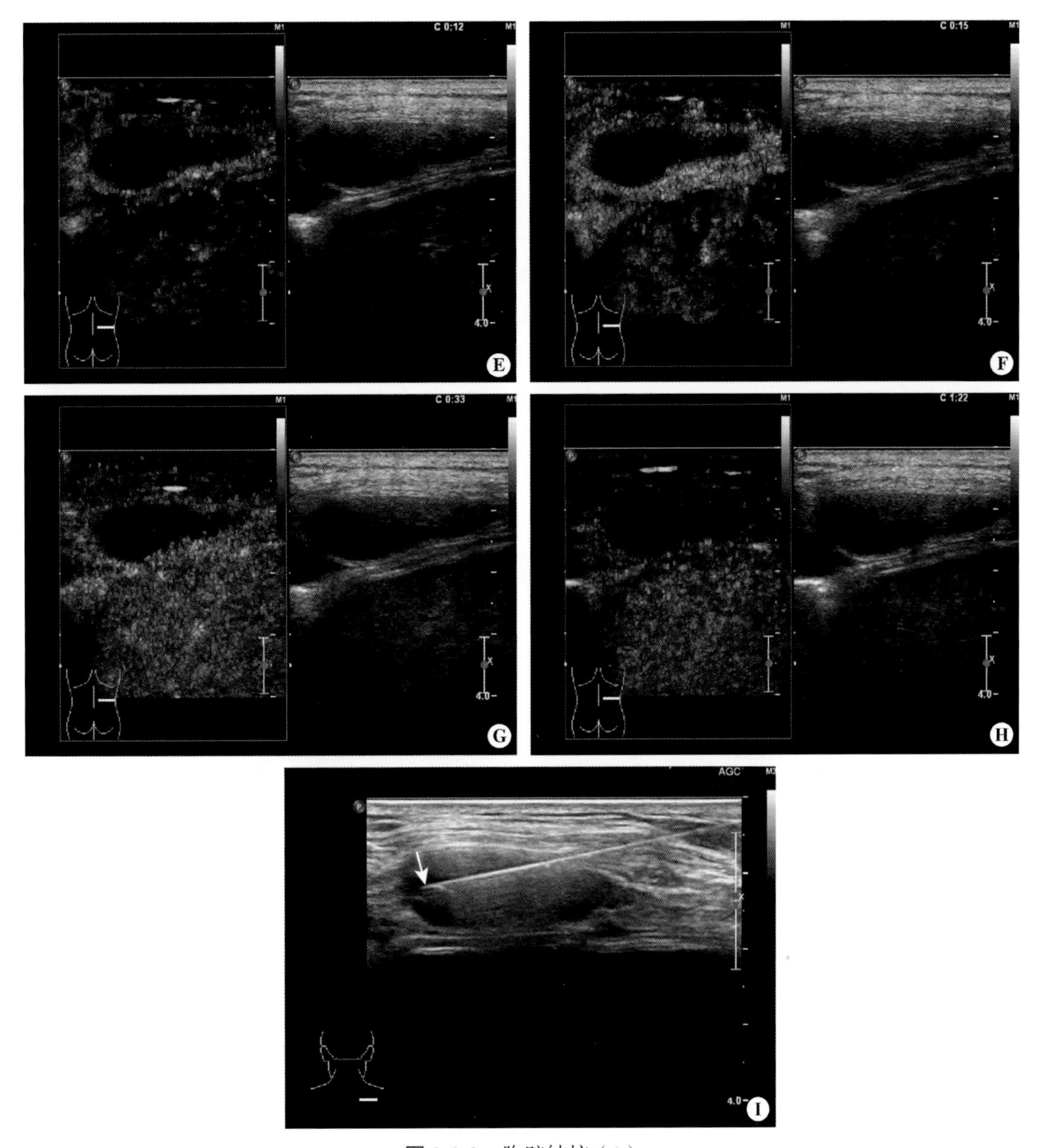

图 2-3-2 胸壁结核（1）

A ~ C. 右侧后胸壁可见一低回声结节，大小约 2.7cm×2.1cm，边界清，内部回声均匀，深部向肋间隙压迫，与胸膜紧贴，内部隐约可见无回声区；CDFI 示低回声结节内未见明显彩色血流信号。D ~ H. 团注造影剂后，9s 时结节边缘见造影剂灌注，12s 时结节边缘造影剂持续灌注，呈高增强，内部未见造影剂灌注，无增强，15s 时增强达峰，结节边缘呈环形高增强，内部仍无造影剂灌注；33s、82s 时造影剂持续廓清。I. 超声引导穿刺活检术（箭头示穿刺针针尖）

病例 2

病史　患者，女性，33 岁，因“克罗恩病伴肠瘘、左肺阴影近 2 个月”就诊。体格检查：T 36.8℃，消瘦，右侧胸壁触及鸭蛋大小肿块，两肺呼吸音清，未闻及干湿啰音，腹部略膨隆，右下腹轻压痛，无反跳痛，四肢无水肿。实验室检查：白细胞 9.3×10^9/L，红细胞 4.6×10^{12}/L，C 反应蛋白 32.0mg/L，T-SPOT.TB（+），红细胞沉降率 33.0mm/1h。胸部 CT：

左肺散在斑片条索影。

灰阶及多普勒超声　右侧胸壁可见一混合回声团块，边界清，累及多个肋间，深部向肋间隙延伸，大小约 9.9cm×2.0cm，内部可见无回声区，透声差，可见细点状高回声（图 2-3-3A、B）。

超声造影　团注造影剂后，7s 时团块边缘开始增强，11s 时增强达峰，中央区无增强，22s、36s、65s 时造影剂持续廓清，中央仍无增强（图 2-3-3C ～ G）。

超声提示　右侧胸壁见混合回声团块，首先考虑胸壁结核性脓肿。

超声引导下行右侧胸壁混合回声团块穿刺活检术及抽液术，抽出脓液 12ml（图 2-3-3H）。

病理结果（右胸壁穿刺组织）　纤维结缔组织呈慢性肉芽肿性炎，提示结核性可能，请结合临床及实验室检查。

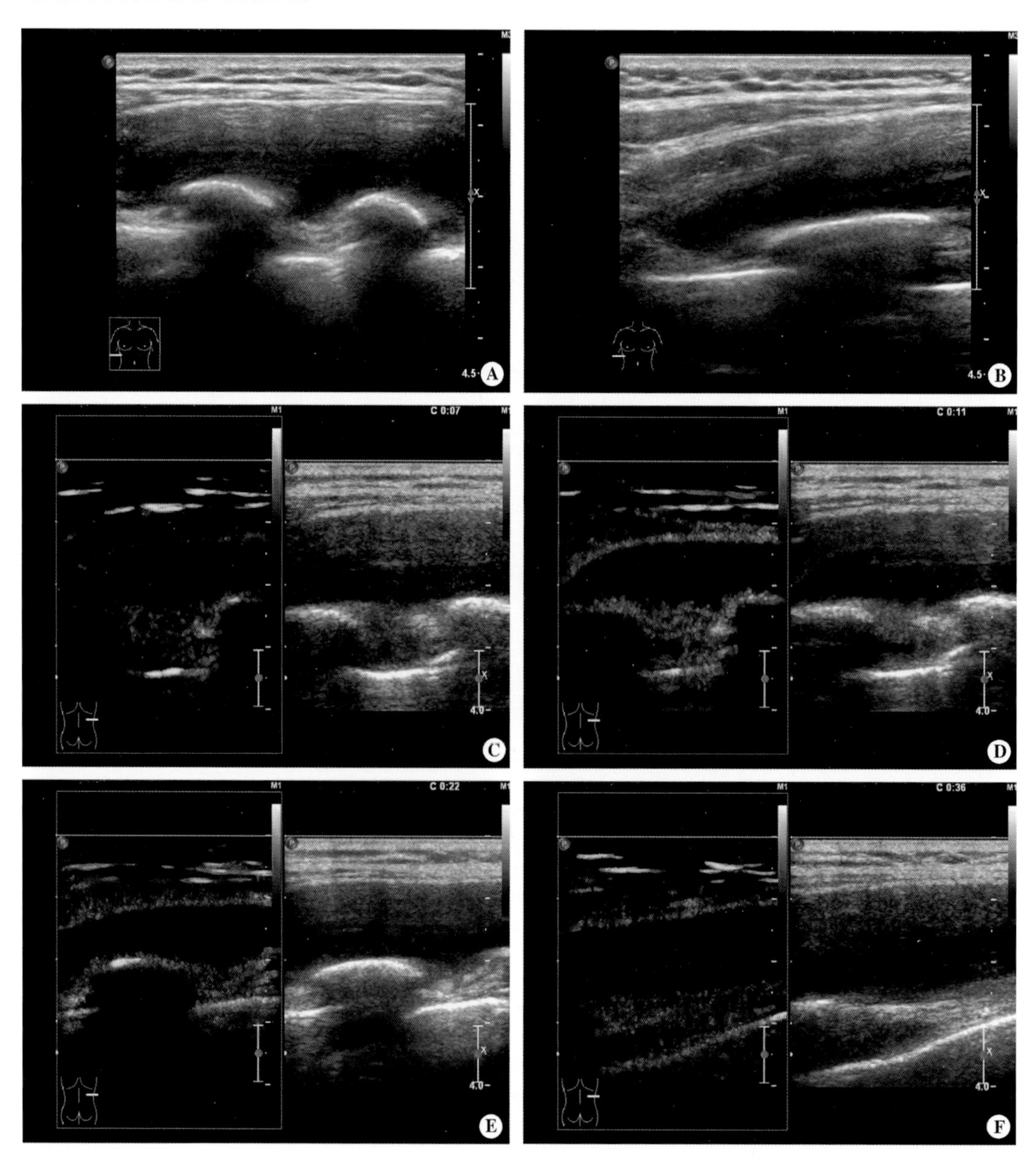

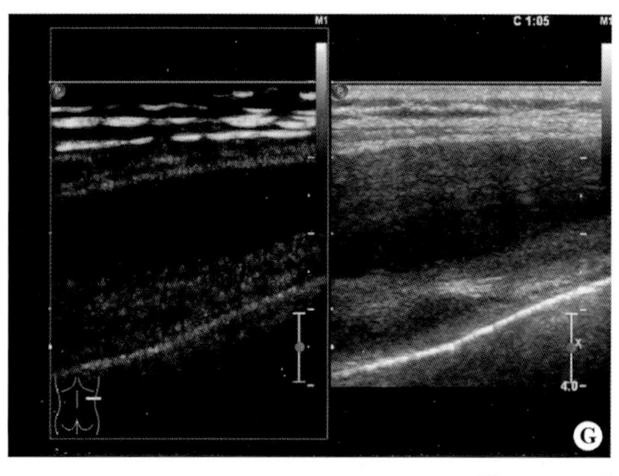

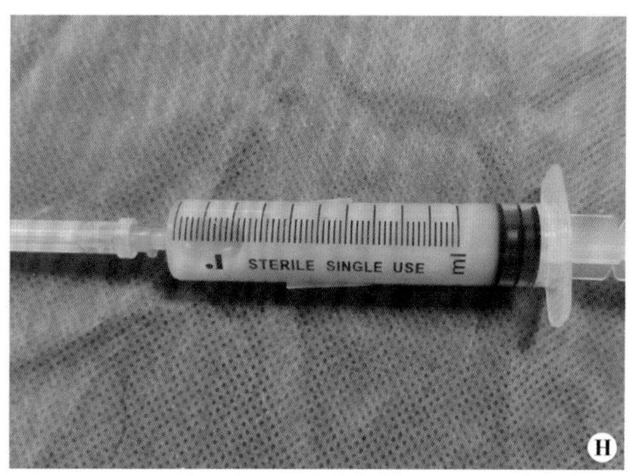

图 2-3-3 胸壁结核（2）

A、B. 右侧胸壁可见一混合回声团块，深部向肋间隙延伸，大小约 9.9cm×2.0cm，内部可见无回声区，透声差，可见细点状高回声；C ～ G. 团注造影剂后，7s 时混合回声团块边缘开始增强，11s 时团块边缘增强达峰，中央无增强，22s、36s、65s 时团块边缘造影剂廓清，中央仍无增强；H. 抽出脓液 12ml

实验室检查（脓液） Xpert MTB/RIF（+）。

病例 3

病史 患者，男性，28 岁，因“左侧后胸壁肿物 3 月余”就诊。体格检查：左肺呼吸音低，左侧后胸壁皮肤凸起，无颜色改变，无压痛。实验室检查：白细胞 4.8×10^9/L，红细胞 3.9×10^{12}/L，红细胞沉降率 33.0mm/1h。胸部 CT：左侧胸腔积液伴胸膜增厚，累及左侧后胸壁。

灰阶及多普勒超声 左侧后胸壁可见一混合回声团块，大小约 5.0cm×4.3cm×1.6cm，边界欠清，内部可见无回声区，透声差，可见絮状等回声。CDFI 示团块周边可见点状彩色血流信号（图 2-3-4A ～ C）。

超声造影 团注造影剂后，22s 时团块增强达峰，实性部分高增强，内见大片无增强区（图 2-3-4D）。

超声提示 左侧后胸壁混合回声团块，胸壁结核可能。

超声引导下行左侧胸壁穿刺抽液术及组织活检术，抽出脓液 6ml。

病理结果（胸壁穿刺组织） 慢性肉芽肿性炎伴炎性坏死，提示结核性病变，请结合临床及相关实验室检查；特殊染色结果：抗酸（－）、PAS（－）、PAM（－）、瑞吉染色（－）。

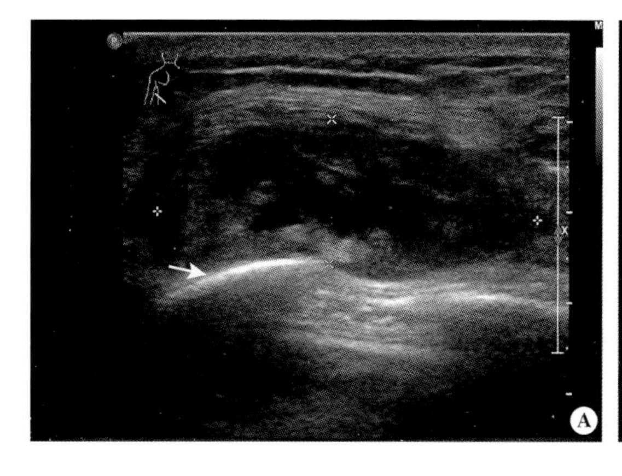

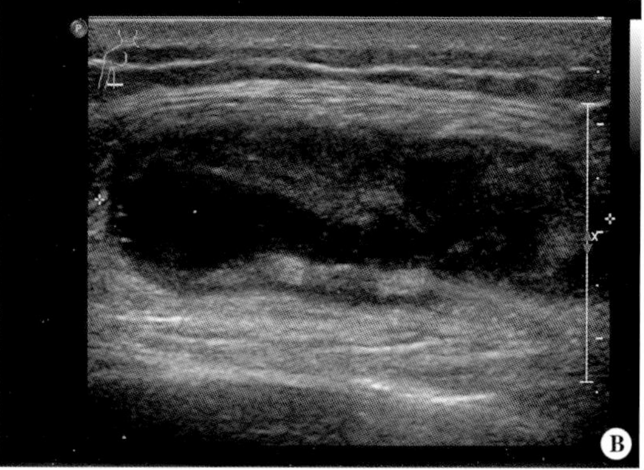

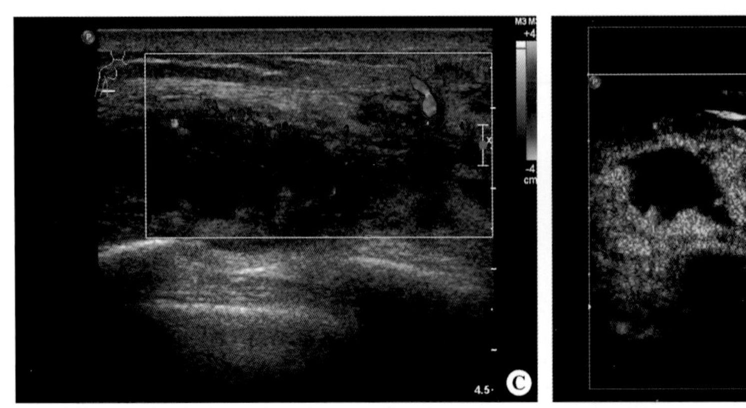

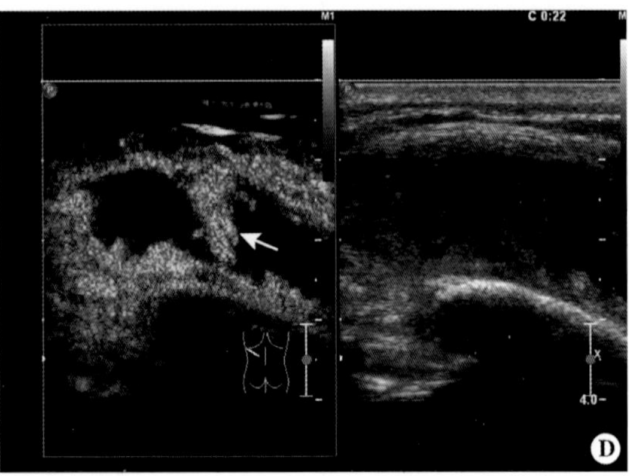

图 2-3-4 胸壁结核性脓肿

A、B. 左侧后胸壁肌层混合回声团块，边界欠清，内部回声不均匀，可见无回声及等回声，内部透声差，周围肌层受挤压抬高，回声增高，病灶紧贴肋骨（箭头）及肋间肌层；C. 混合回声团块内部无回声区未见明显彩色血流信号，周边及内部高回声区彩色血流信号较丰富；D. 超声造影示混合回声团块内部无增强区（坏死区）及分隔样增强区（箭头）

实验室检查（脓液） Xpert MTB/RIF（+）。

病例 4

病史 患者，男性，29 岁，因“咳嗽咳痰伴左侧胸壁肿块 3 个月”就诊。体格检查：左侧胸壁触及 10cm×8cm 肿块，皮肤无红肿、破溃，有波动感（图 2-3-5A、B）；浅表淋巴结未及肿大，胸廓无畸形，两肺叩诊清音，两肺呼吸音清，未及干湿啰音。T 36.2℃。实验室检查：白细胞 5.0×10^9/L，红细胞 4.2×10^{12}/L，血小板 308×10^9/L，C 反应蛋白 9.0mg/L，红细胞沉降率 10.0mm/h；结核菌素（PPD）试验强阳性伴水疱，T-SPOT.TB（–），结核抗体（+）。胸部 CT：两肺多发病灶伴左上肺空洞形成。

灰阶及多普勒超声 左侧胸壁可见一混合回声团块，边界清，累及多个肋间，大小约 11.6cm×9.8cm×3.1cm，内部透声差，充满细密点状高回声及絮状高回声。CDFI 示混合回声团块内见条状彩色血流信号，测得动脉频谱，阻力指数（RI）0.74（图 2-3-5C ～ F）。

超声造影 团注造影剂后，12s 时混合回声团块内部分隔可见增强，18s、28s 时团块边缘及分隔持续增强，31s 时达峰，边缘及分隔呈高增强，内部为大片无增强区，85s、121s 时团块内增强区域持续廓清（图 2-3-5G ～ L）。

超声提示 左侧胸壁混合回声团块，首先考虑胸壁结核。

超声引导下行左侧胸壁团块穿刺抽液术，抽出脓液 18ml（图 2-3-5M）。

病理结果（左侧胸壁肿块针吸） 涂片内见大量中性粒细胞、淋巴细胞及坏死样红染物，未见明确恶性依据。

实验室检查（脓液） Xpert MTB/RIF（+）。

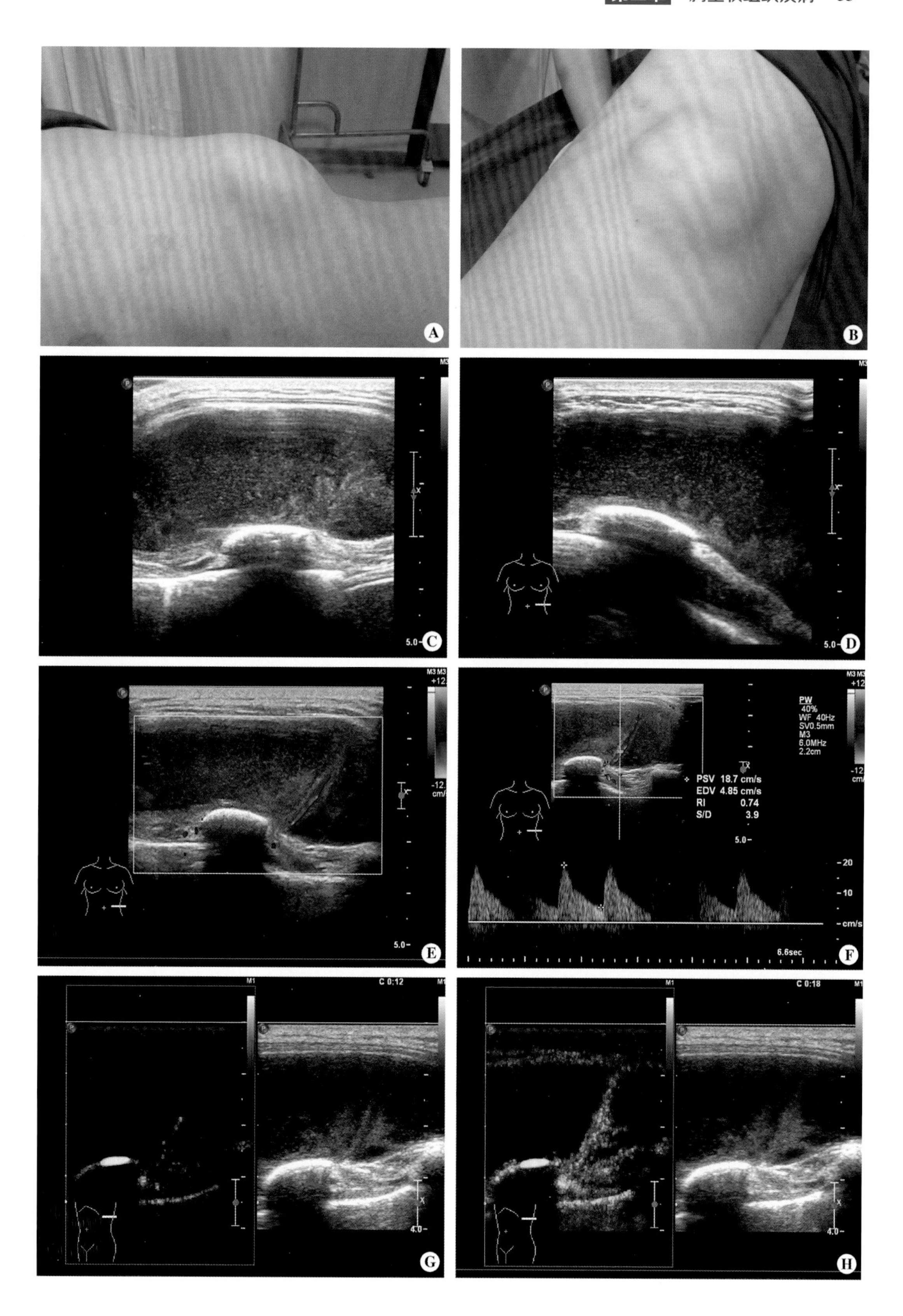
A
B
C
D
E
F
G
H
PW
40%
WF 40Hz
SV0.5mm
M3
6.0MHz
2.2cm
PSV 18.7 cm/s
EDV 4.85 cm/s
RI 0.74
S/D 3.9
6.6sec
C 0:12
C 0:18

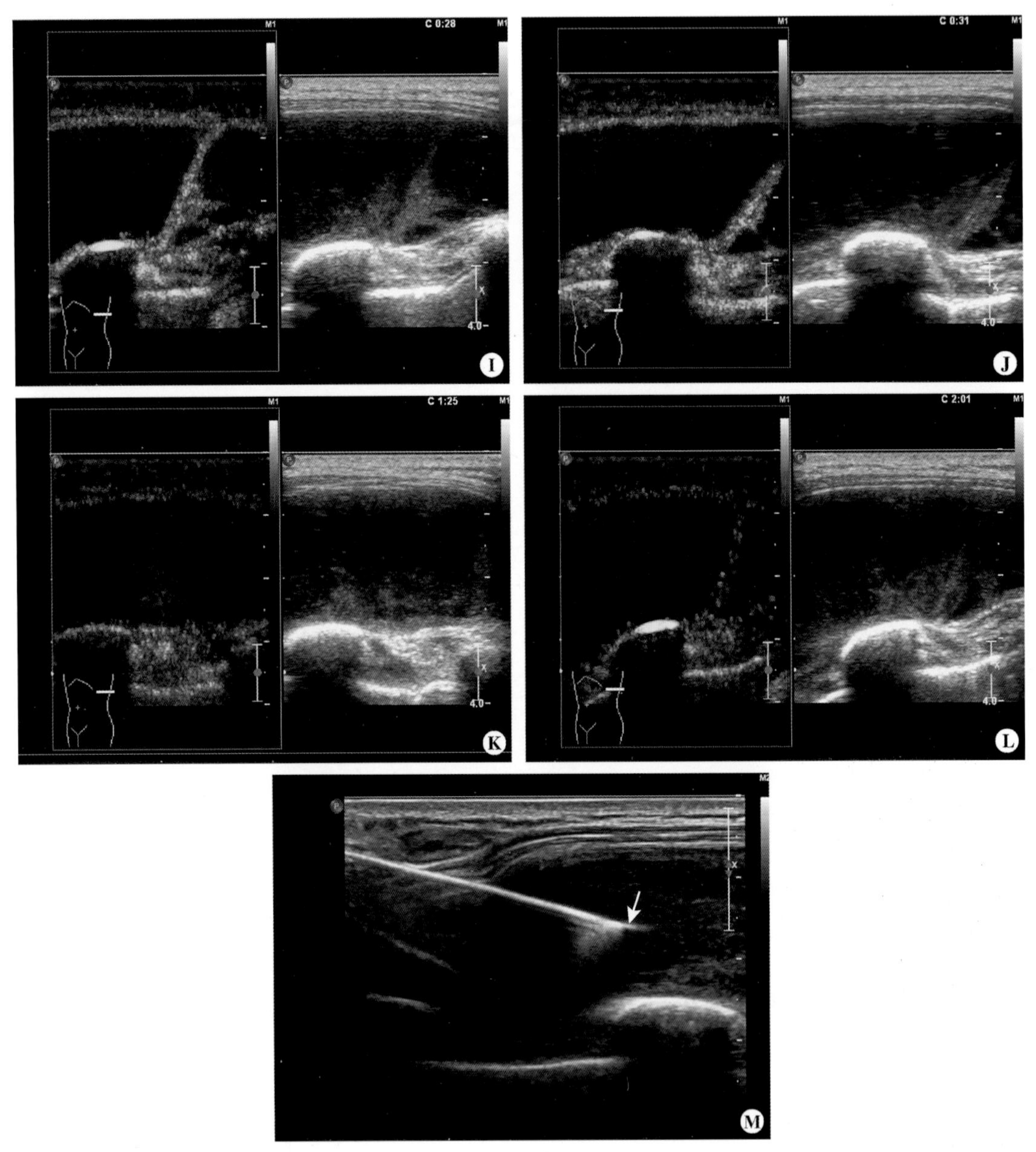

图 2-3-5 胸壁结核（3）

A、B. 左侧胸壁肿块，局部皮肤隆起，无红肿破溃；C ～ F. 左侧胸壁可见一混合回声团块，累及多个肋间，内部透声差，充满细密点状高回声及絮状高回声，CDFI 示混合回声团块内见条状彩色血流信号，测得动脉频谱，RI 0.74；G ～ L. 团注造影剂后，12s 时混合回声团块内见造影剂微泡进入，内部分隔可见增强，18s、28s 时团块边缘及分隔持续增强，31s 时达峰，边缘及分隔呈高增强，内部大片无增强，85s、121s 时团块内增强区域持续廓清；M. 超声引导下穿刺抽液术（箭头示活检针针尖）

病例 5

病史　患者，男性，32 岁，因“咳嗽咳痰 10 月余，伴左胸壁肿块 1 月余”就诊。体格检查：左侧季肋部触及鸭蛋大小肿块，皮肤无红、肿、热表现，压痛阳性，胸廓无畸形，两肺呼吸音清，未闻及干湿啰音。实验室检查：白细胞 3.3×10^9/L，红细胞 3.37×10^{12}/L，血小板 291×10^9/L，C 反应蛋白 9.0mg/L，红细胞沉降率 10.0mm/h，中性粒细胞 1.6×10^9/L，淋巴细胞 0.8×10^9/L，单核细胞 0.3×10^9/L。胸部 CT：两肺病灶，部分伴空洞形成。

灰阶及多普勒超声 左侧胸壁可见一混合回声团块，大小约 9.0cm×8.5cm×5.2cm，边界欠清，累及多个肋间，局部向肋间隙深部延伸，内部可见无回声区，透声差，内可见絮状高回声，加压探头后可见絮状高回声移动（图 2-3-6A、B）。

超声造影 团注造影剂后，9s 时团块内见造影剂微泡进入，12s 时增强达峰，内部见不规则无增强区，边缘增强，内部可见条状、团状增强；17s、26s、49s 时团块边缘增强区持续廓清，无增强区始终未见造影剂灌注（图 2-3-6C ～ G）。

超声提示 左侧胸壁混合回声，首先考虑胸壁结核。

超声引导下行左侧胸壁团块穿刺活检术及抽液术，抽出脓液 22ml（图 2-3-6H）。

病理结果（左侧胸壁肿物） 慢性肉芽肿性炎伴炎性坏死，考虑结核性，请结合临床及相关实验室检查；特殊染色：抗酸（-）、PAS（-）、PAM（-）、瑞吉染色（-）。

实验室检查（脓液） Xpert MTB/RIF（+）。

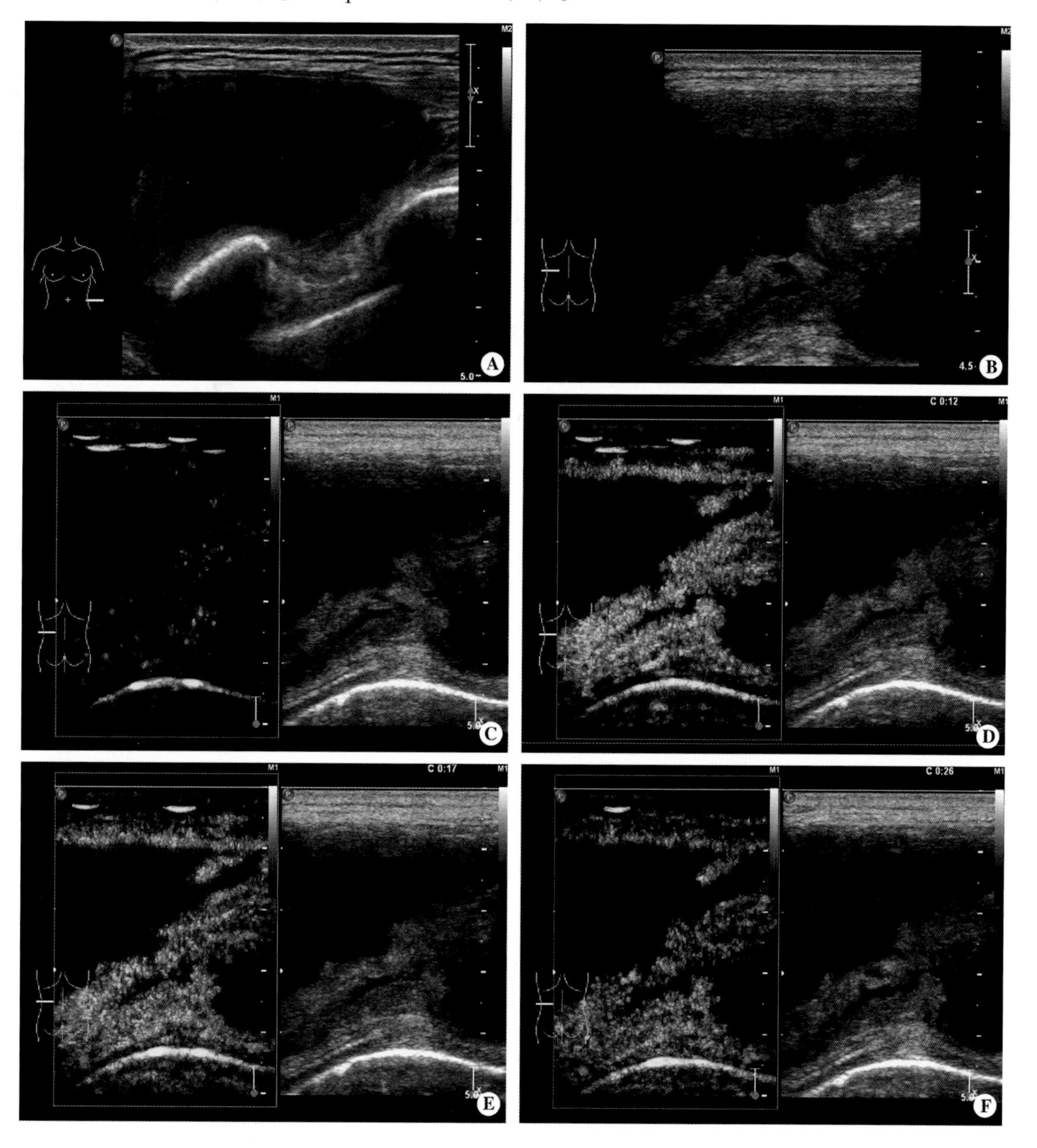

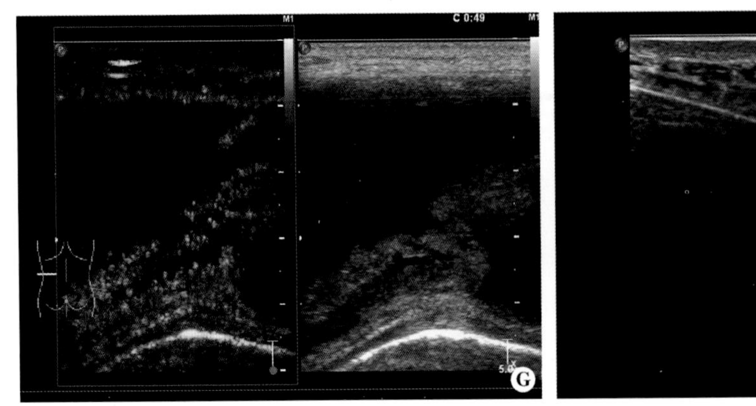

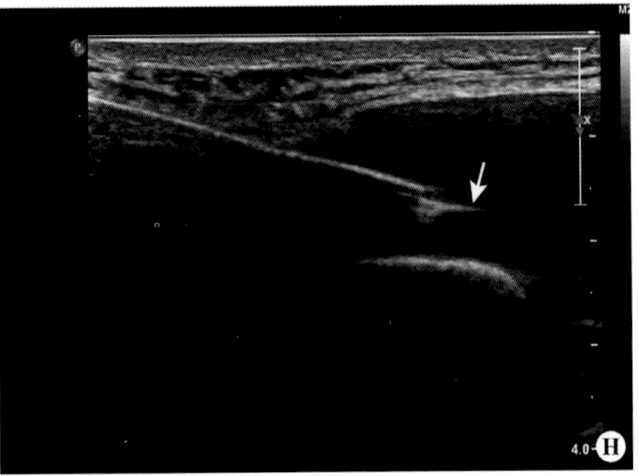

图 2-3-6 胸壁结核（4）

A、B. 左侧胸壁可见一混合回声团块，边界欠清，累及多个肋间，局部向肋间隙深侧延伸，内部可见无回声区，透声差，可见絮状高回声，加压探头后可见絮状高回声移动（箭头）；C ～ G. 团注造影剂后，9s 时团块内见造影剂微泡进入，12s 时增强达峰，内部见不规则无增强区，边缘环形增强；17s、26s、49s 时团块边缘增强区持续廓清，无增强区始终未见造影剂灌注；H. 超声引导下脓肿穿刺抽液术（箭头示活检针针尖）

病例 6

病史　患者，男性，84 岁，因“左侧胸壁肿物 2 月余，抗感染治疗 10 余天疗效不佳”就诊。体格检查：左侧胸壁触及核桃大小肿块，表面皮肤发红、破溃，无明显流脓渗液，双侧胸廓呼吸运动对称，双肺呼吸音清，未闻及干湿啰音，浅表淋巴结未扪及肿大。白细胞 5.1×10^9/L，红细胞 4.2×10^{12}/L，血小板 187×10^9/L，C 反应蛋白 23.0mg/L，红细胞沉降率 90.0mm/h，中性粒细胞 5.5×10^9/L，淋巴细胞 0.3×10^9/L，单核细胞 0.5×10^9/L；痰涂片找抗酸杆菌（-），血 TSPOT（+），抗原 A 孔 27，抗原 B 孔 12；胸部 CT 见右侧肺尖部钙化灶，提示陈旧性肺结核。

灰阶及多普勒超声　左侧前胸壁可见一混合回声团块，大小约 5.9cm×4.3cm×2.5cm，深部向肋间隙延伸，与胸膜紧贴，形态不规则，团块内部回声不均匀，可见多个点状强回声。CDFI：团块内见点状、条状彩色血流信号，测得动脉频谱，RI 0.64 ～ 0.80（图 2-3-7A ～ F）。

超声造影　团注造影剂后，16s 时团块内见造影剂微泡进入，20s 时造影剂持续灌注，23s 时增强达峰，呈高增强，内可见不规则无增强区；40s、59s、69s 时造影剂廓清（图 2-3-7G ～ L）。

超声提示　左侧前胸壁混合回声团块，首先考虑胸壁结核。

超声引导下行左侧前胸壁混合回声穿刺活检术及抽液术，抽出脓液 10ml（图 2-3-7M）。

病理结果（左侧胸壁肿物穿刺组织）　纤维横纹肌组织伴局灶性慢性炎性细胞浸润，合并凝固性坏死，小灶边缘处肉芽肿形成，请结合临床及实验室检查除外结核；特殊染色结果：抗酸（-）、PAS（-）、PAM（-）、瑞吉染色（-）。

实验室检查（脓液）　Xpert MTB/RIF（+）。

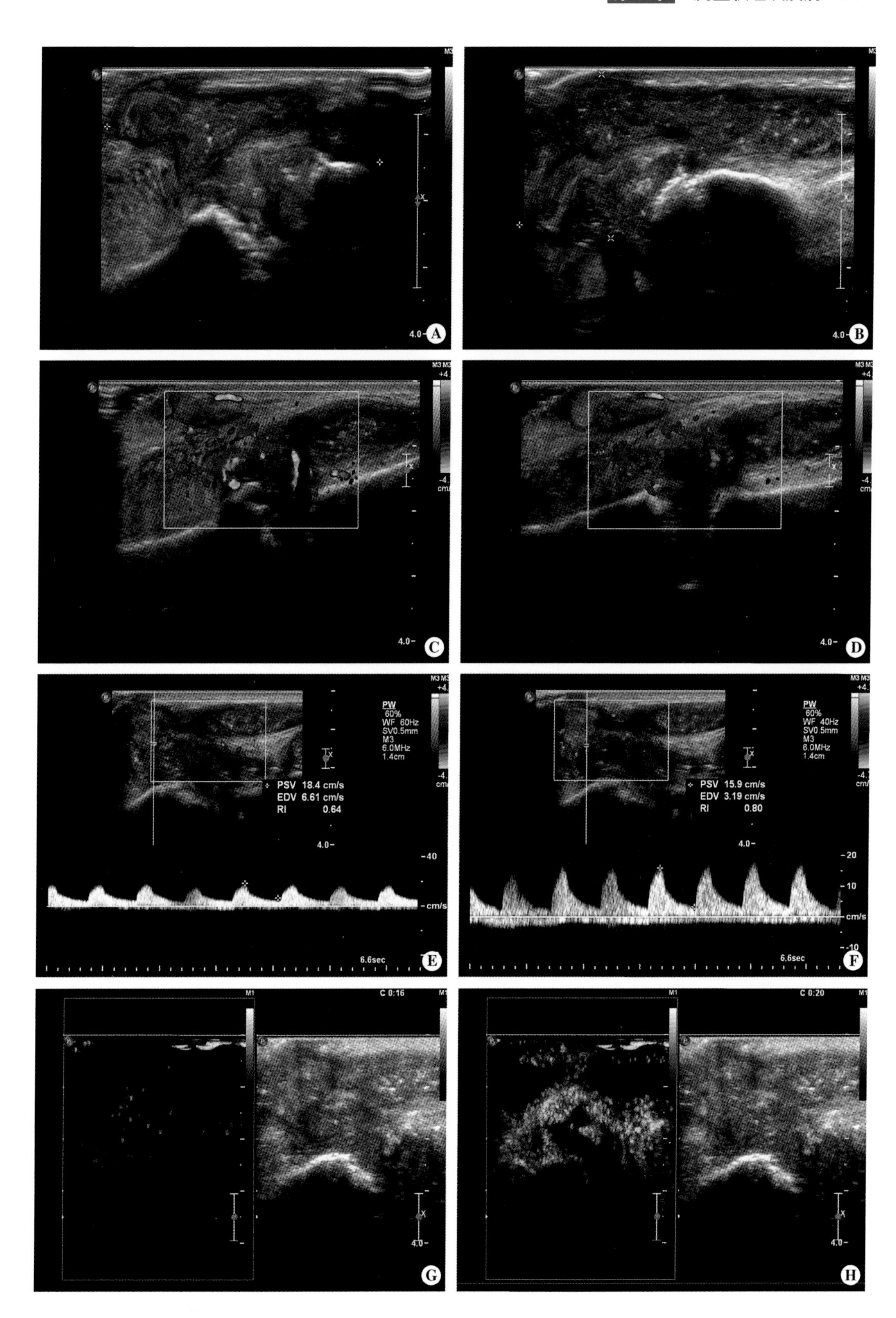

A
B
C
D
PW
60%
WF 60Hz
SV0.5mm
M3
6.0MHz
1.4cm
PSV 18.4 cm/s
EDV 6.61 cm/s
RI 0.64
6.6sec
E
PW
60%
WF 40Hz
SV0.5mm
M3
6.0MHz
1.4cm
PSV 15.9 cm/s
EDV 3.19 cm/s
RI 0.80
6.6sec
F
C 0:16
G
C 0:20
H

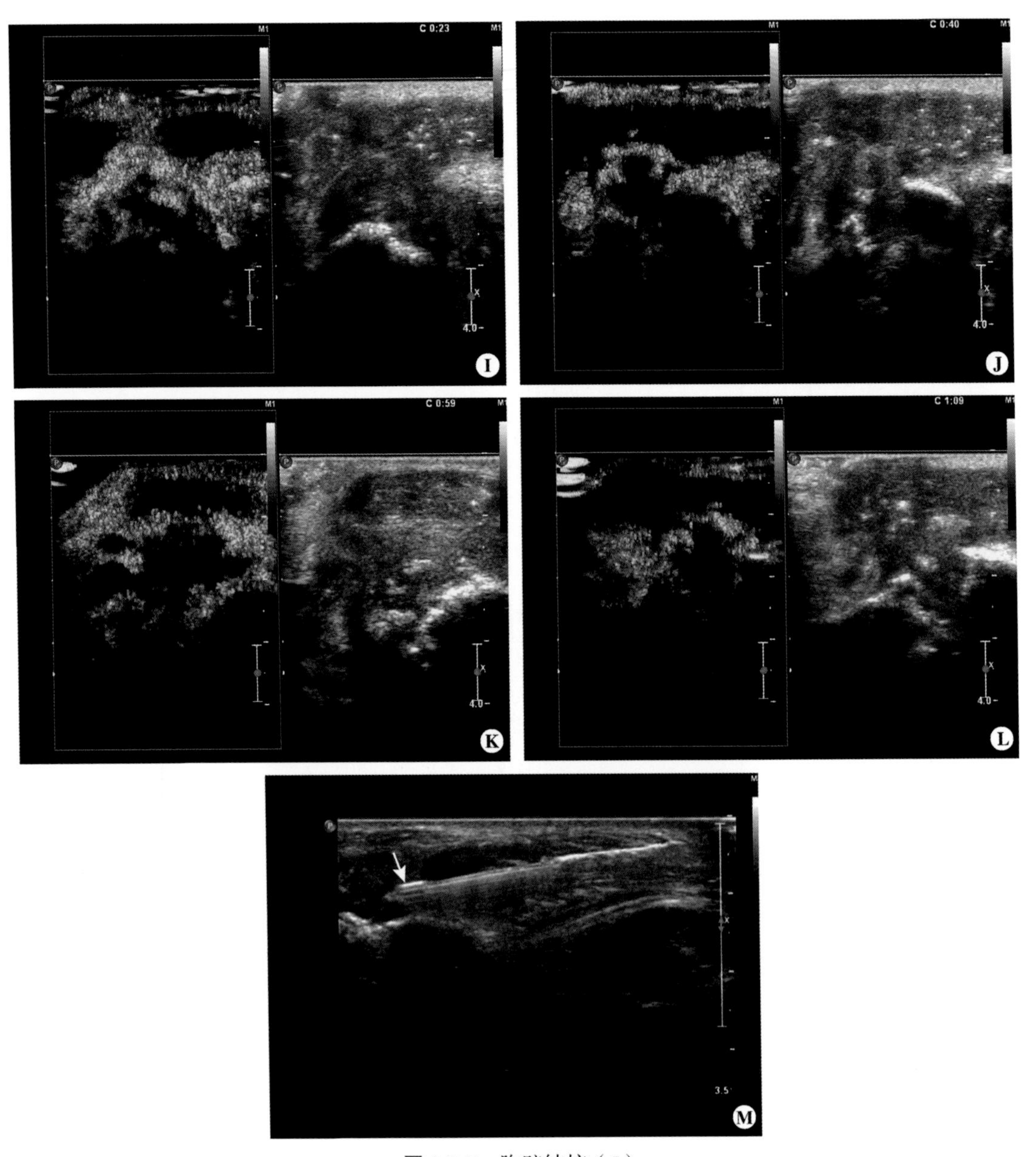

图 2-3-7 胸壁结核（5）

A ~ F. 左侧前胸壁可见一混合回声团块，深部向肋间隙延伸，与胸膜紧贴，形态不规则，内部回声不均匀，可见多个点状强回声；CDFI 示团块内见点状、条状彩色血流信号，测得动脉频谱，RI 0.64 ~ 0.80。G ~ L. 团注造影剂后，16s 时左侧胸壁团块内见造影剂微泡进入，20s 时造影剂持续灌注，23s 时增强达峰，呈高增强，内可见不规则无增强区；40s、59s、69s 时造影剂廓清。M. 超声引导下组织学活检（箭头示活检针针尖）

病例 7

病史　患者，男性，31 岁，因“左侧胸壁肿物 3 月余，皮肤破溃半月余”就诊。体格检查：左侧胸壁皮肤局部凸起，表面红肿破溃，见黄色组织突出皮肤表面（图 2-3-8A）。白细胞 5.4×10^9/L，红细胞 3.53×10^{12}/L，红细胞沉降率 11.0mm/1h；胸部 CT 见两肺结核伴上肺空洞，累及左侧胸壁。

灰阶及多普勒超声　左侧胸壁可见一混合回声团块，大小约 7.4cm×5.1cm×2.3cm，边界欠清，浅侧与皮肤相通，深部向肋间隙延伸，紧贴胸膜，分界不清，内部可见无回声区，透声差，可见絮状回声。CDFI：混合回声团块周边可见点状彩色血流信号（图 2-3-8B ～ D）。

超声造影　团注造影剂后，13s 时胸壁混合回声团块边缘开始增强，16s 时持续增强，27s 时增强达峰，内见不规则无增强区，40s、49s、60s 时造影剂廓清（图 2-3-8E ～ J）。

超声提示　左侧胸壁混合回声团块，首先考虑胸壁结核。

超声引导下行左侧胸壁混合回声团块穿刺抽液术及活检术（图 2-3-8K、L）。

病理结果（左侧胸壁团块）　横纹肌组织、纤维组织间见少量上皮样组织及凝固性坏死，结核不能除外，请结合临床及实验室检查。

实验室检查（穿刺脓液）　Xpert MTB/RIF（+）。

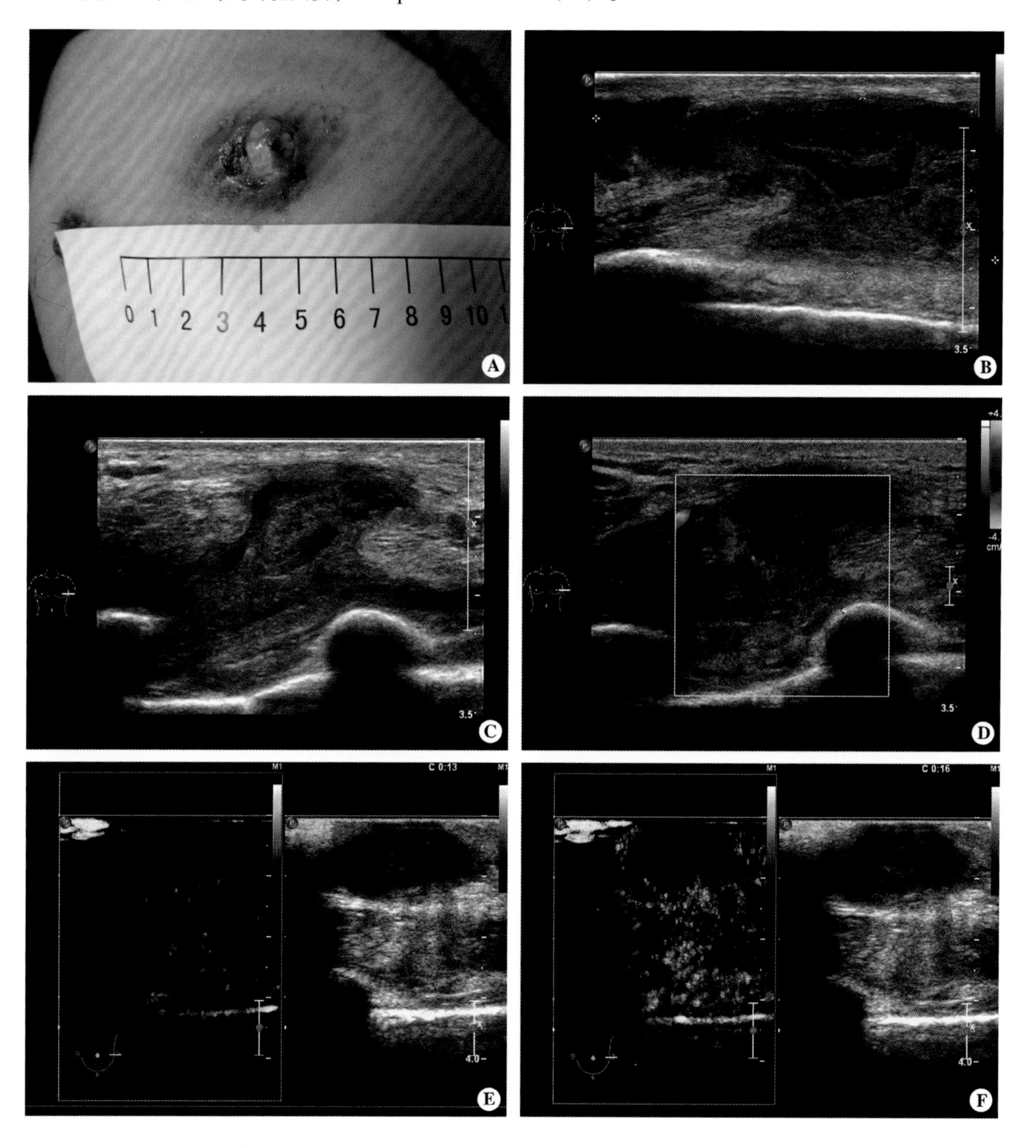

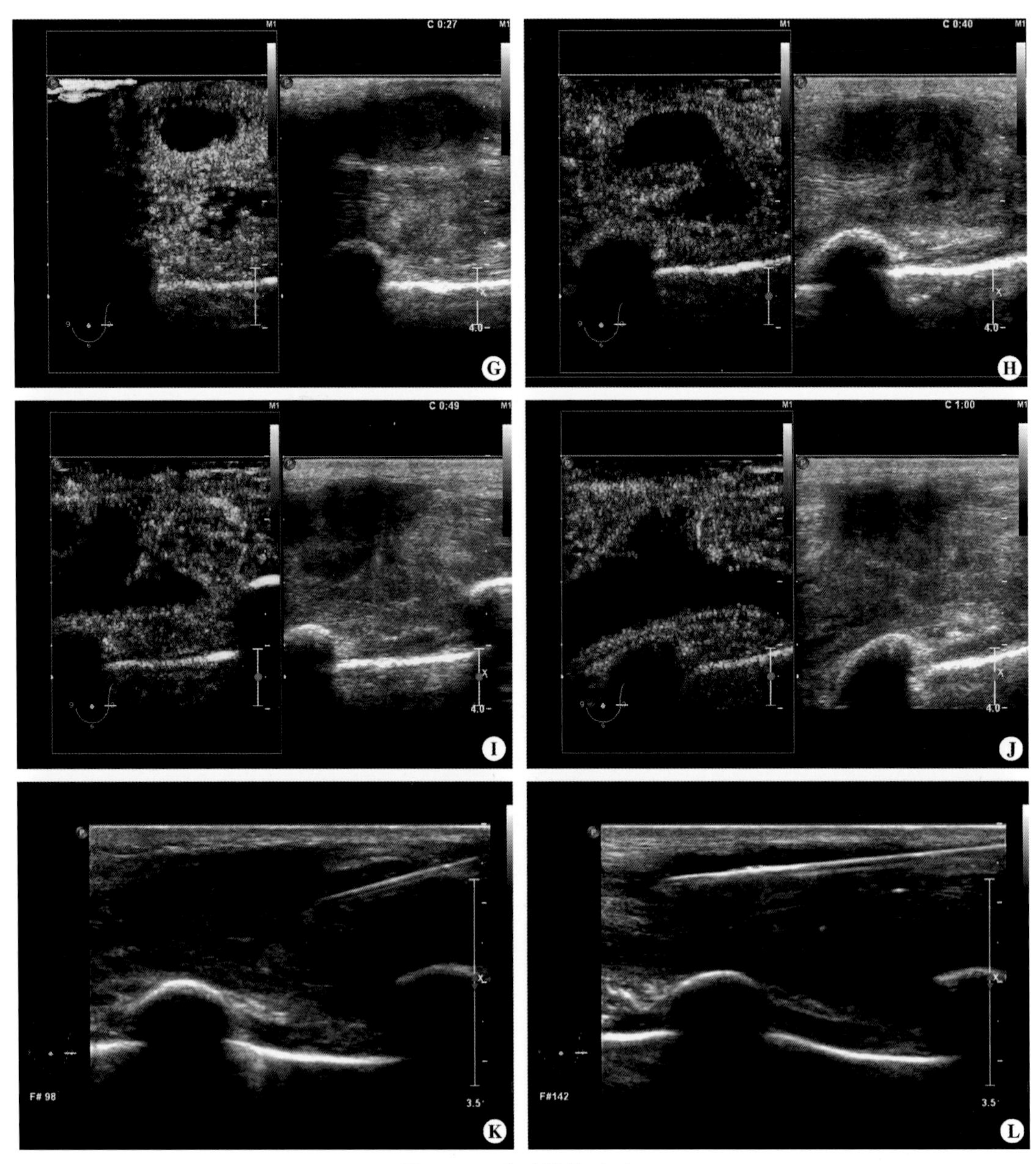

图 2-3-8 胸壁结核（6）

A. 左侧胸壁皮肤凸起，表面红肿破溃，见黄色组织突出皮肤表面。B ～ D. 左侧胸壁可见一混合回声团块，大小约 7.4cm×5.1cm×2.3cm，边界欠清，浅侧与皮肤相通，深部向肋间隙延伸，与胸膜紧贴，分界不清，内部可见无回声区，透声差，可见絮状等回声；CDFI 示混合回声周边可见点状彩色血流信号。E ～ J. 团注造影剂后，13s 时左侧胸壁混合回声团块边缘见造影剂微泡进入，16s 时团块持续增强，27s 时增强达峰，内见无增强区，40s、49s、60s 时造影剂廓清。K. 超声引导下抽液。L. 超声引导下组织活检

（张文智　李星云）

第四节 胸壁浅表血栓性静脉炎

胸壁浅表血栓性静脉炎又称 Mondor 病，多见于胸壁，是一种局部非感染性硬化性血栓闭塞性静脉炎及静脉周围炎。该病属于良性自限性疾病，好发于 30 ～ 50 岁女性。

【病因、发病机制与病理】

胸壁浅表血栓性静脉炎大多数与静脉创伤、受压迫引起血流淤滞及血栓形成有关，尤其是与局部损伤、外科操作及手术、感染、风湿性关节炎、绷带包扎等密切相关。病变累及的静脉内膜受到损害，静脉壁和周围结缔组织呈急性纤维素样变性和坏死，可有渗出，继之被胶原纤维所替代，可形成血栓，与静脉壁粘连紧密，不易脱落。待病程演变停止，炎症消退血栓机化，可能再通，静脉壁呈透明样变性。急性期组织学检查可见静脉壁水肿，炎性细胞浸润，内膜散在不规则破溃，并有血栓附着。炎症消退后，静脉的中膜和外膜有纤维组织增生，血栓机化再通。部分患者血栓可延伸至深静脉。

【临床表现】

胸壁浅表血栓性静脉炎以病变部位突发性疼痛和可触及的条索状肿物为主要临床特征，最易受累的部位是胸腹壁静脉、侧胸静脉等，通常为单侧发病。主要表现为病变区域突发疼痛和紧缩感，于抬高上肢、咳嗽、深呼吸及过度挺胸伸腰后加重，随后患部皮下可触及沿血管走行的长短不一的条索状物，发病迅速，1 ～ 3 天内即可由 1 ～ 2cm 发展为 10cm 左右，受累静脉可呈“串珠样”，突出于皮肤表面，质地较硬，病变部位疼痛感于 10 天左右可缓解，但条索状物可持续数周甚至数月，从发病至再通大约需要 2 周至 6 个月。

【超声表现】

皮下浅静脉显示为扩张与狭窄交替的管状无回声，形态呈“串珠样”改变，管壁不清晰，厚薄不均，内可探及节段性血栓，多数病变周边及后方回声略增强，挤压时不完全塌陷。CDFI 示扩张的浅静脉内无血流信号，在疾病恢复期可见不同程度的再通血流。

【病例】

病例 1

病史　患者，女性，42 岁，因“右乳条索状肿物伴轻微疼痛 10 余天”就诊。体格检查：右乳外下象限肉眼可见一条索状隆起，长约 3cm，皮肤无红肿，触诊可触及一条索状物，触痛明显，抬高右上肢疼痛加重。

灰阶及多普勒超声　右乳外下象限隆起处皮下可见管状无回声区，粗细不等，较宽处约 0.29cm，内透声差，部分节段内可见低回声，压之不可变形，CDFI 示局部管腔内可见少许血流信号（图 2-4-1）。

超声诊断　右侧胸壁浅表血栓性静脉炎。

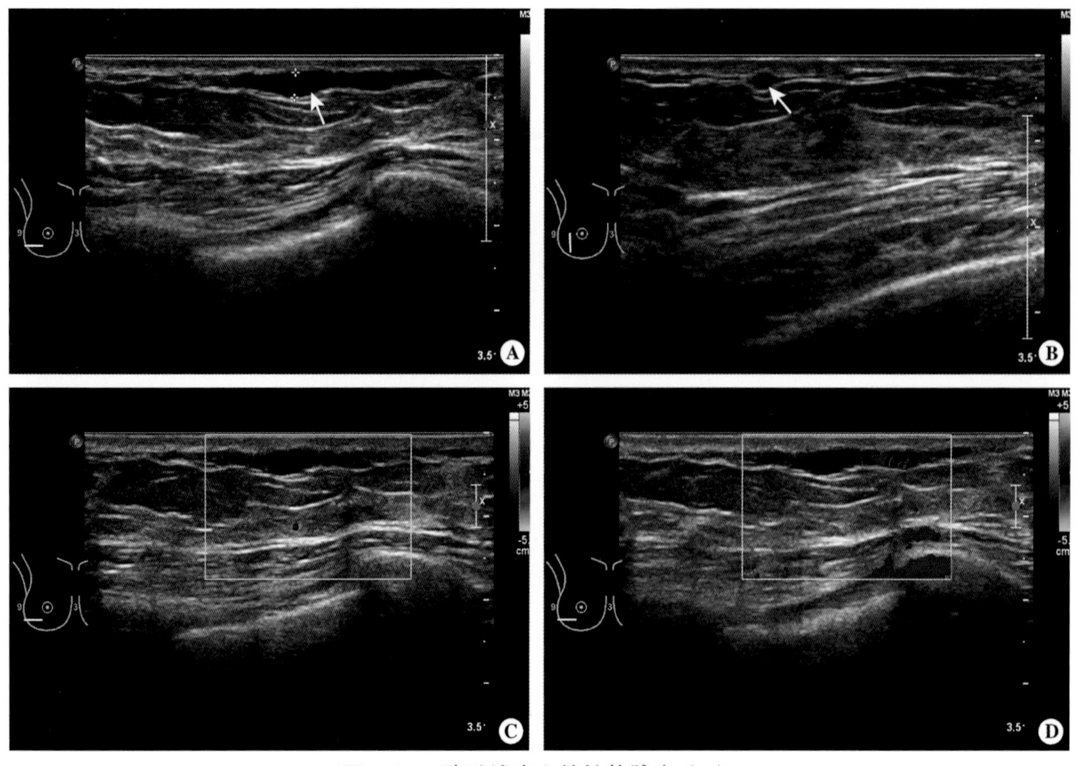

图 2-4-1 胸壁浅表血栓性静脉炎（1）

A. 右乳外下象限皮下可见管状无回声区（箭头），粗细不等，内透声差，部分节段内可见低回声；B. 管状无回声区横断面（箭头）；C. 大部分无回声区内未见血流信号；D. 局部无回声区内可见少许血流信号

病例 2

病史 患者，女性，40 岁，因“左侧胸部疼痛 3 天”就诊。体格检查：左乳内上象限可触及一质硬条索状物，触痛明显，压紧条索状物两端，在其中间走行区域出现沟状凹陷或嵴状隆起。

灰阶及多普勒超声 左乳外上象限（疼痛处）皮下可见管状无回声区，较宽处约 0.19cm，无回声区内透声欠佳，探头加压不可完全压扁，可变形，CDFI 示部分节段内见点状彩色血流信号，远段充盈良好，PW 示静脉频谱（图 2-4-2）。

超声诊断 左侧胸壁浅表血栓性静脉炎。

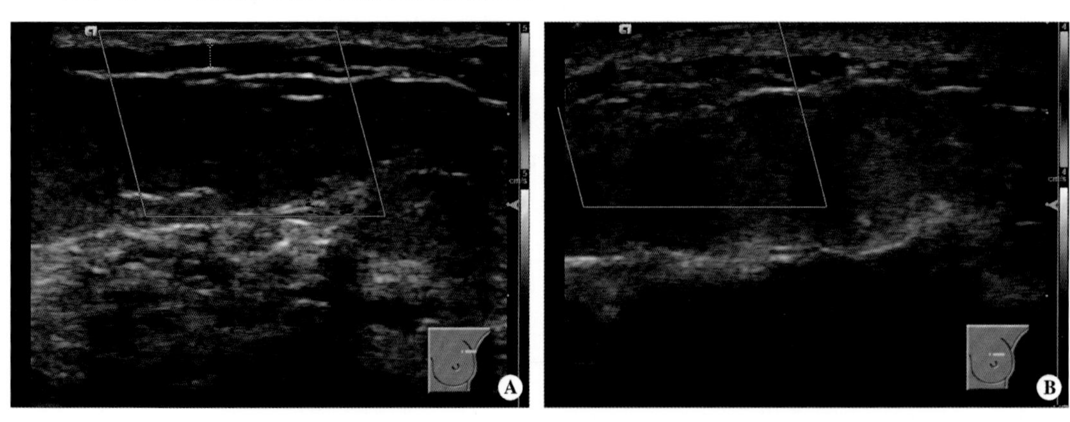

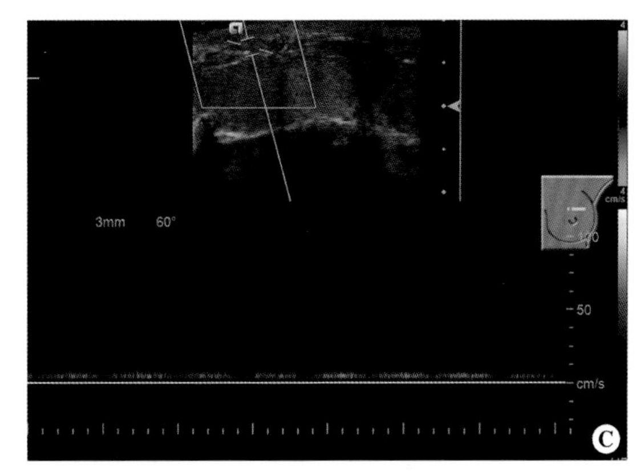

图 2-4-2 胸壁浅表血栓性静脉炎（2）

A、B. 左乳皮下可见管状无回声区，内透声欠佳，CDFI 示部分管腔内可见血流信号，远段充盈良好；C. PW 测及静脉频谱

病例 3

病史 患者，女性，39 岁，因“发现左乳肿块 1 周”就诊。体格检查：左乳内上象限可触及一质硬条索状物，长度约 1cm，边界清，触痛不明显，活动度差。

灰阶及多普勒超声 左乳上方皮下可见一条状无回声区，呈串珠状，最宽处内径约 0.4cm，局部透声差，探头加压时不可完全压瘪，CDFI 示局部可见点状血流信号（图 2-4-3）。

超声诊断 左乳皮下无回声，考虑左侧胸壁浅表血栓性静脉炎。

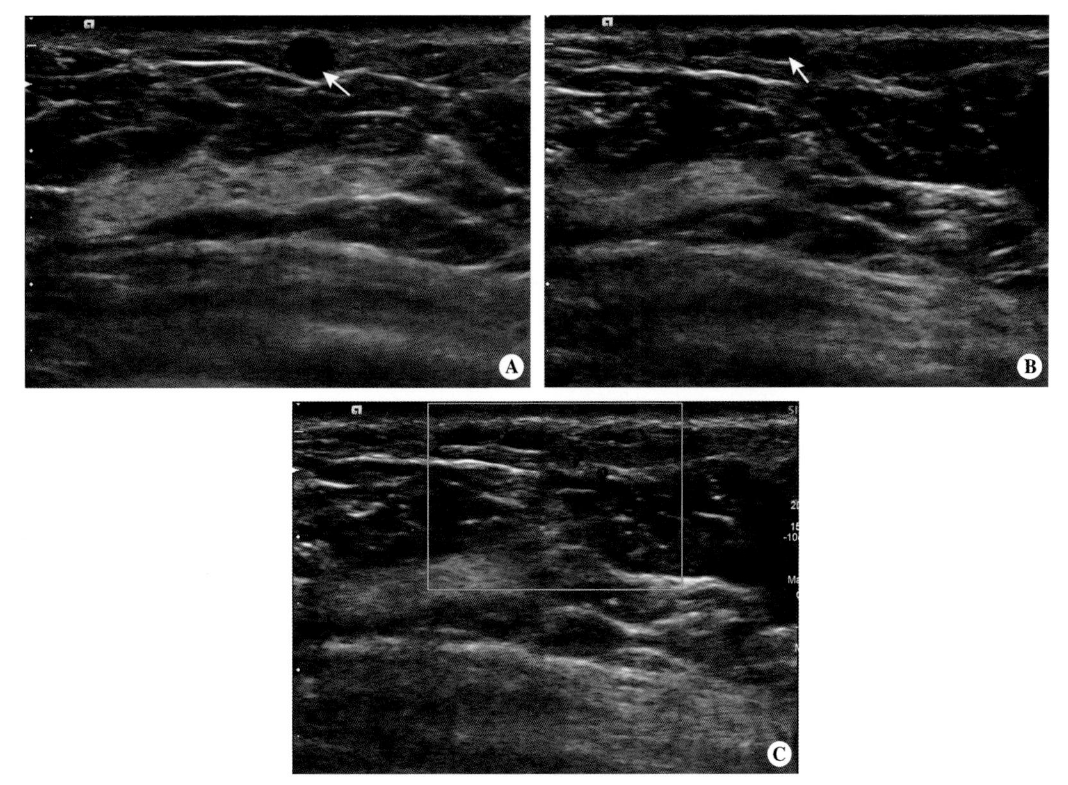

图 2-4-3 胸壁浅表血栓性静脉炎（3）

A、B. 左乳皮下可见无回声区（箭头），呈串珠状，不可完全压瘪，局部透声差；C. CDFI 示无回声区内可见点状血流信号

（肖淑君 张 丽）

参考文献

陈超，孙善松，赵爱民，等，2013. 不同类型浅表脂肪瘤的超声特点及诊断结果 . 白求恩军医学院学报，11（3）：280，281.

葛允茜，2016. 彩色多普勒超声对于 Mondor 病的诊断价值 . 临床医学研究与实践，1（11）：117.

惠海英，吴娜，张美芳，等，2013. Mondor 病 . 临床皮肤科杂志，42（2）：80-81.

李春梅，2012. 壁胸膜内巨大血肿超声表现 1 例 . 中国超声医学杂志，28（9）：855.

李亮，李琦，许邵发，等，2013. 结核病治疗学 . 北京：人民卫生出版社 .

李泉水，2017. 浅表器官超声医学 . 第 2 版 . 北京：科学出版社 .

李治安，2003. 临床超声影像学 . 北京：人民卫生出版社 .

刘奇，刘会宁，彭忠民，2007. 实用胸部肿瘤外科学 . 北京：军事医学科学出版社 .

罗俊，朱云柯，宋铁牛，等，2019. 自发性胸膜外血肿：病案报道及文献综述 . 中国胸心血管外科临床杂志，26（4）：408-410.

孟宪志，刘连新，2006. Mondor 病的诊治进展 . 中国普外基础与临床杂志，13（2）：244-246.

彭学姣，孙丹，许俊锋，等，2018. 成人甲状腺异位胸腺伴颈部异位胸腺 1 例报道 . 中国实验诊断学，22（8）：1421-1422.

蒲杨梅，印隆林，杨李，等，2019. 韧带样纤维瘤 CT 和 MRI 表现 . 中国医学影像学杂志，27（1）：50-54.

沈文佳，刘艳萍，陈卉，等，2013. 隆突性皮肤纤维肉瘤的超声表现 . 中国超声医学杂志，29（10）：947-950.

汤钊猷，2011. 现代肿瘤学 . 第 3 版 . 上海：复旦大学出版社 .

王伟奇，王书丰，束余声，等，2011. 类白血病反应致胸壁巨大血肿 1 例 . 实用临床医药杂志，15（13）：142-143.

王晓霞，蒋黎，张林川，2017. 侵袭性纤维瘤病 CT、MRI 强化特征及病理基础 . 中国医学影像学杂志，25（9）：666-670.

魏郑虎，宋琼，左汴京，2015. 异位胸腺 30 例超声表现分析 . 中国中西医结合影像学杂志，13（3）：349.

吴孟超，吴在德，黄家驷，2008. 外科学 . 第 7 版 . 北京：人民卫生出版社 .

吴照宇，2015. 四肢软组织脂肪肉瘤的影像学表现和病理组织学特征 . 中南大学学报（医学版），40（8）：928-933.

伍建林，路希伟，2011. 临床结核病影像诊断 . 北京：人民卫生出版社 .

习俊，徐晓霞，2014. 超声诊断皮下脂肪瘤的的临床价值分析 . 医学影像学杂志，24（7）：1232-1233.

谢勤，万泽铭，罗燕娜，等，2013. 脂肪肉瘤的超声表现和病理分析 . 中华临床医师杂志（电子版），7（6）：2693-2695.

熊华花，李泉水，许晓华，等，2009. 浅表脂肪瘤的超声分型及与病理对照的研究 . 临床超声医学杂志，11（7）：450-452.

徐振武，许春伟，徐倩，等，2018. 胸腺肿瘤的临床病理特征 . 临床与病理杂志，38（1）：61-68.

薛勤，汪娟，陈昱，等，2013. 隆突性皮肤纤维肉瘤的超声表现及临床病理分析 . 中国超声医学杂志，29（8）：723-725.

杨高怡，2016. 临床结核病超声诊断 . 北京：人民卫生出版社 .

杨建涛，2019. 胸腺瘤的影像学现状 . 实用医学影像杂志，20（2）：170-173.

杨洁，陈涛，赵一冰，等，2019. 肢体脂肪肉瘤的超声表现和病理分析 . 中国超声医学杂志，35（2）：164-167.

余松远，邓远，屈亚莉，等，2010. 超声造影在胸壁结核诊断中的价值 . 临床肺科杂志，15（9）：1341，1342.

袁晓露，刘原，向婉柳，等，2019. 102 例脂肪肉瘤病理学特征及复发病例分析 . 临床与病理杂志，39（8）：1628-1633.

张九龙，熊祚钢，张琳，等，2016. 隆突性皮肤纤维肉瘤的影像表现及病理基础 . 临床放射学杂志，35（7）：1074-1078.

张秋萍，孙宁，2008. 胸壁结核的高频超声表现 . 中华医学超声杂志（电子版），5（3）：492-494.

张新源，张文生，2012. 浅表神经鞘瘤超声表现分析 . 临床超声医学杂志，14（2）：140，141.

张莹，徐建平，何宁，等，2018. 高频超声检查对胸壁结核性脓肿的诊断价值 . 中华医学超声杂志（电子版），15（3）：209-212.

仉晓红，李迎新，单淑香，等，2009. 胸壁结核 53 例的超声影像学表现及临床分析 . 中国超声医学杂志，25（5）：458-461.

郑建勋，臧晓红，杨林，等，2005. 彩色多普勒超声对浅表脂肪瘤及脂肪坏死的鉴别诊断 . 中国超声诊断杂志，6（7）：511-513.

Bauerfeind I，Himsl I，Ruehl I，2006. Mondor's disease after bilateral axillary node biopsy. Arch Gynecol Obste，273（6）：374-377.

Bernathova M，Felfernig M，Rachbauer F，et al，2008. Sonographic imaging of abdominal and extra-abdominal desmoids. Ultraschall Med，29（5）：515-519.

Cantey EP，Walter JM，Corbridge T，et al，2016. Complications of thoracentesis：incidence，risk factors，and strategies for prevention. Curr Opin Pulm Med，22（4）：378-385.

Caroli G，Dell'Amore A，Cassanelli N，et al，2015. Accuracy of transthoracic ultrasound for the prediction of chest wall infiltration by lung cancer and of lung infiltration by chest wall tumours. Heart Lung Circ，24（10）：1020-1026.

Cataño J，Perez J，2014. Tuberculosis abscess of the chest wall. Am J Trop Med Hyg，91（4）：663.

Dragoumis DM，Katsohi LA，Amplianitis IK，et al，2010. Late local recurrence of dermatofibrosarcoma protuberans in the skin of female breast. World J Surg Oncol，8：48.

Hossain M，Azzad AK，Islam S，et al，2010. Multiple chest wall tuberculous abscesses. J Pak Med Assoc，60（7）：589-591.

Huang CC，Ko SF，Yeh MC，et al，2009. Aggressive fibromatosis of the chest wall：sonographic appearance of the fascial tail and staghorn patterns. J Ultrasound Med，28（3）：393-396.

Jo VY，Fletcher CDM，2014. WHO classification of soft tissue tumours：an update based on the 2013（4th）edition. Pathology，46（2）：95-104.

Milos RI，Moritz T，Bernathova M，et al，2015. Superficial desmoid tumors：MRI and ultrasound imaging characteristics. Eur J Radiol，84（11）：2194-2201.

Penel N，Coindre JM，Bonvalot S，et al，2016. Management of desmoid tumors：A nationwide survey of labelled reference centre networks in France. Eur J Cancer，58：90-96.

Smereczyński A，Kołaczyk K，Bernatowicz E，2017. Chest wall-a structure underestimated in ultrasonography.Part Ⅲ：Neoplastic lesions. J Ultrason，17（71）：281-288.

Xu H，Koo HJ，Lim S，et al，2015. Desmoid-type fibromatosis of the thorax：CT，MRI，and FDG PET characteristics in a large series from a tertiary referral center. Medicine（Baltimore），94（38）：e1547.

Youk JH，Kim EK，Kim MJ，et al，2008. Imaging findings of chest wall lesions on breast sonography. J Ultrasound Med，27（1）：125-138.

第三章 肋骨疾病

第一节 肋骨骨折

骨折是指骨或软骨组织因创伤或骨骼疾病，致其完整性和连续性中断。肋骨骨折是胸部钝性损伤最常见的形式，约占胸廓骨折的90%，可为单根单处、单根多处和多根多处骨折，可发生在一侧胸部，或同时发生在两侧胸部。肋骨骨折如伴主动脉破裂或气胸等，可能危及生命。

【病因、发病机制与病理】

肋骨骨折一般由外来暴力所致，此类又称为直接暴力骨折，骨折部位向内弯曲折断，可刺破内脏、胸膜或肺组织，产生血（气）胸等。发生在暴力作用以外的部位，称为间接暴力骨折，骨折端向外，容易损伤胸壁软组织，产生胸部血肿。骨骼疾病如骨质疏松、骨质软化、原发或转移性肋骨肿瘤引起的骨折，称为病理性肋骨骨折。终末期肾病患者易出现矿物质和骨代谢异常，导致骨质疏松，可造成骨痛、骨折。

【临床表现】

局部疼痛是肋骨骨折最显著的症状，尤其在深呼吸、咳嗽、打喷嚏或变换体位时加剧，若骨折刺破肺组织还可引起咯血。单纯性肋骨骨折，呼吸困难常不明显；严重的闭合性胸部损伤致范围较广泛的多根多处肋骨骨折可导致连枷胸，局部胸壁失去肋骨支撑而软化出现反常呼吸运动，即吸气时向内凹陷、呼气时向外凸出的异于正常胸壁的运动。

【超声表现】

（1）骨折处骨皮质线状强回声中断不连续，断端常有阶梯状错位或局限性凹陷、成角，后边缘深处可能伴有声影。根据断裂错位程度不同，可表现为“断裂征”、“分离征”、“隆起征”及“叠瓦征”，以“叠瓦征”多见。

（2）骨折处探头稍加压时可能触及骨擦感。

（3）当骨膜下血肿形成时，在隆起的骨膜与骨皮质间可见“丘状”无回声区。

（4）合并血胸时，胸腔内可见深度不等的无回声区。

（5）合并皮下气肿时，皮下软组织内可见气体反射，此时骨折断端常不能显示。

【病例】

病例 1

病史 患者，女性，86 岁，因“血肌酐升高 8 年，血液透析治疗 25 个月”就诊。体格检查：右侧前胸壁触及鸭蛋大小肿块，皮肤无红肿热，轻压痛。实验室检查：白细胞 6.8×10^9/L，淋巴细胞 0.8×10^9/L，CRP 12.0mg/L，肌酐 151.9μmol/L，K^+ 浓度 3.13mmol/L，甘油三酯 2.39mmol/L，总胆固醇 1.99mmol/L。胸部 CT：右侧肺尖陈旧性肺结核，右侧多发肋骨骨折（图 3-1-1A ～ D）。

灰阶及多普勒超声 右侧前胸壁第 2 肋骨骨皮质回声中断，呈“分离征”，断端间分离约 0.19cm，肋骨前方及后方软组织内可见范围约 2.5cm×2.4cm 混合回声团块包绕肋骨，边界清，CDFI 示混合回声周边可见点状彩色血流信号（图 3-1-1E ～ J）。

超声提示 右侧前胸壁第 2 肋骨骨折合并血肿。

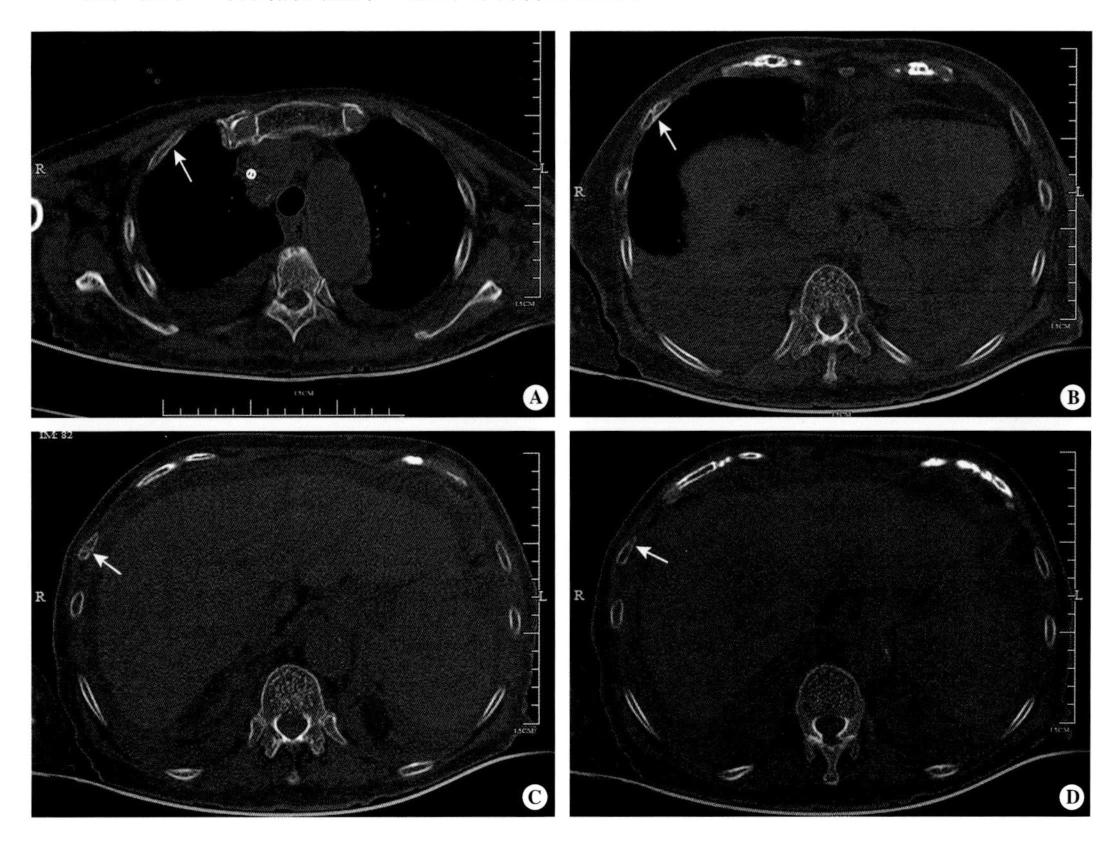

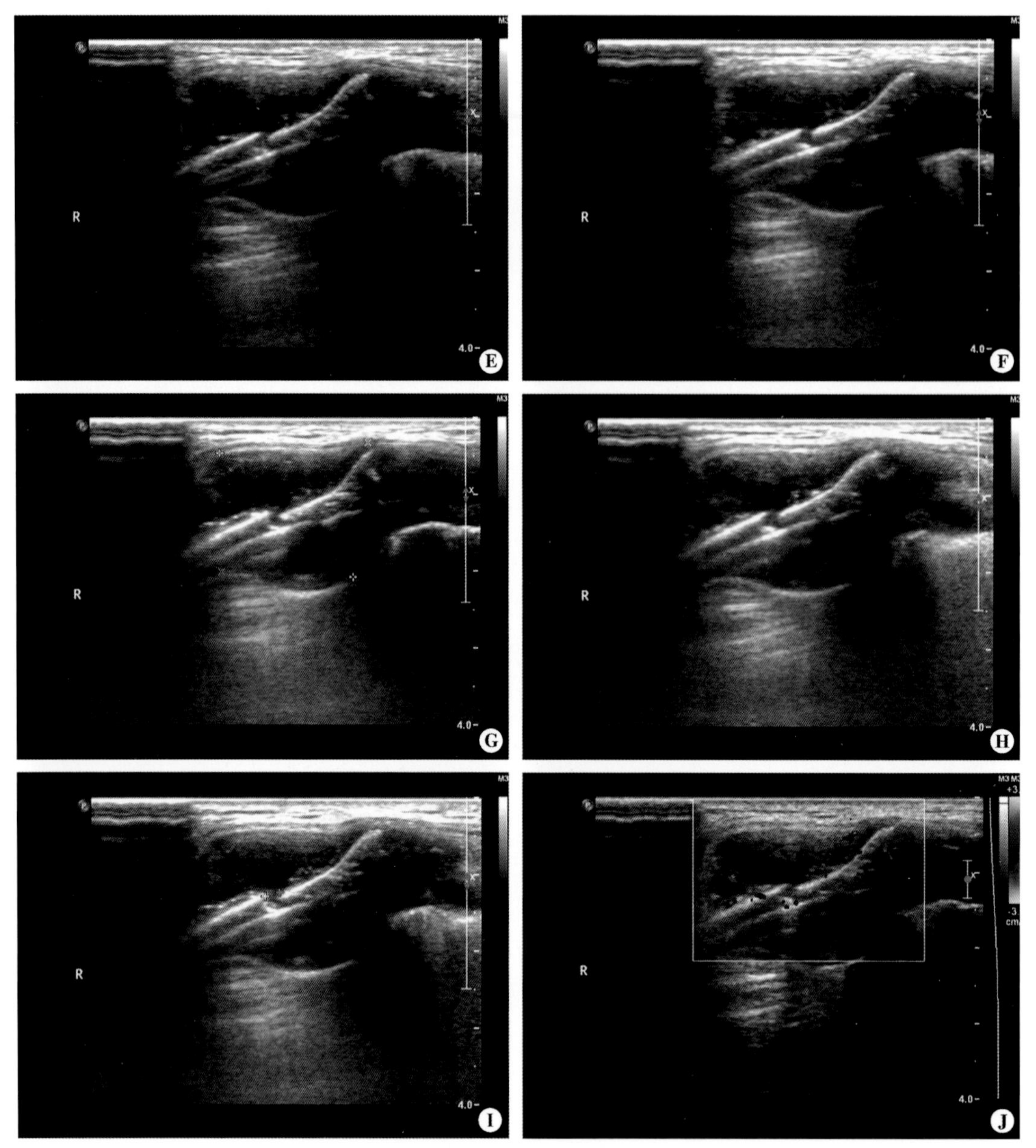

图 3-1-1 肋骨骨折（1）

A ～ D. CT 提示右侧第 2、6、7、8 肋骨骨折（箭头）；E ～ J. 超声示右侧前胸壁第 2 肋骨见回声中断，呈“分离征”，断端间分离约 0.19cm，合并周围软组织混合回声团块，边界清

病例 2

病史　患者，男性，81 岁，因“左侧肋缘处疼痛不适半个月”入院。体格检查：左侧胸壁疼痛处局部皮肤轻微隆起，无红肿，轻压痛。实验室检查：尿素氮 9.47mmol/L，肌酐 388.0μmol/L，总钙浓度 2.01mmol/L，磷浓度 0.56mmol/L。CT：肋骨平扫见左侧第 9 肋骨折（图 3-1-2A、B）。

灰阶及多普勒超声　左侧第 9 肋骨骨皮质回声中断，断端间错位呈“叠瓦征”，断端间距约 0.22cm（图 3-1-2C、D）。

超声提示　左侧第 9 肋骨骨折。

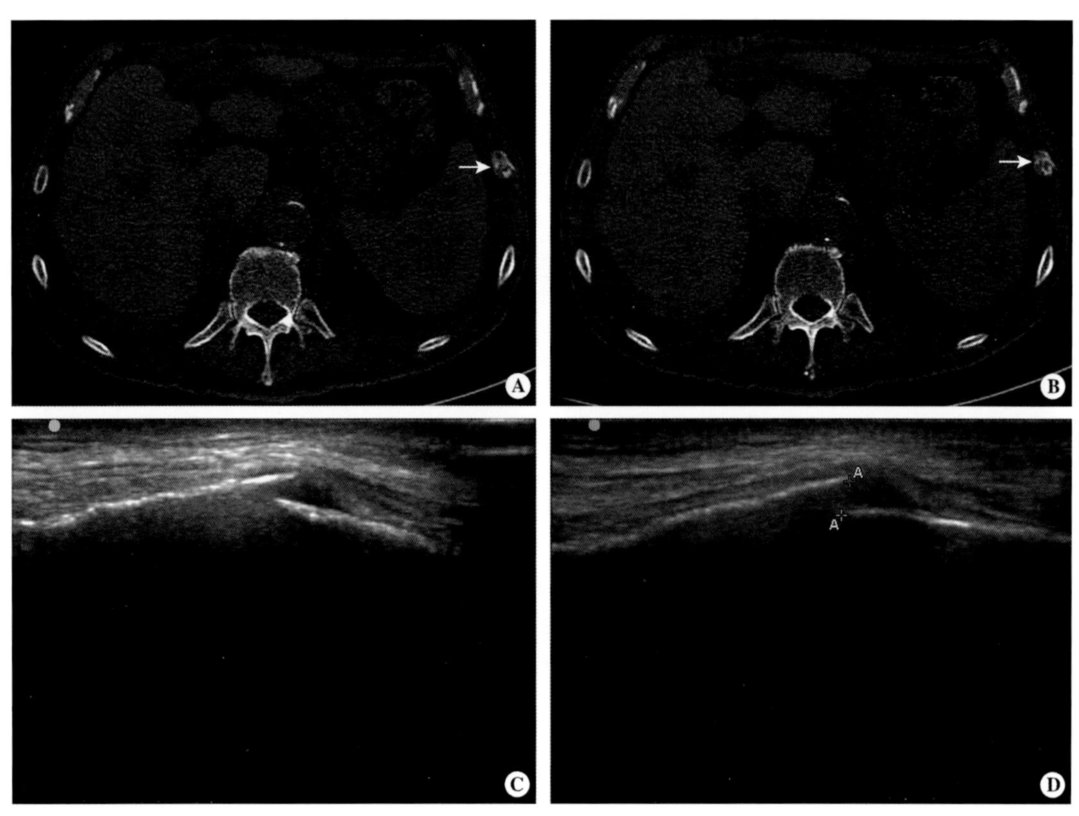

图 3-1-2 肋骨骨折（2）

A、B. CT 示左侧第 9 肋骨骨折（箭头）；C、D. 超声示左侧第 9 肋骨骨皮质回声中断，断端间错位呈“叠瓦征”，断端间距约 0.22cm

病例 3

病史　患者，男性，95 岁，因“外伤致左胸部疼痛 1 天”就诊。体格检查：左侧胸壁局部触诊疼痛。CT：肋骨平扫见左侧第 5 肋骨骨皮质断裂，断端稍错位，提示左侧第 5 肋骨骨折（图 3-1-3A ～ C）。

灰阶及多普勒超声　左侧第 5 肋骨骨皮质回声连续性中断，断端处错位呈“叠瓦征”，断端间距约 0.12cm。其前方可见范围约 0.9cm×0.4cm 的无回声区，其内彩色血流信号不明显（图 3-1-3D ～ H）。

超声提示　左侧第 5 肋骨骨折伴血肿。

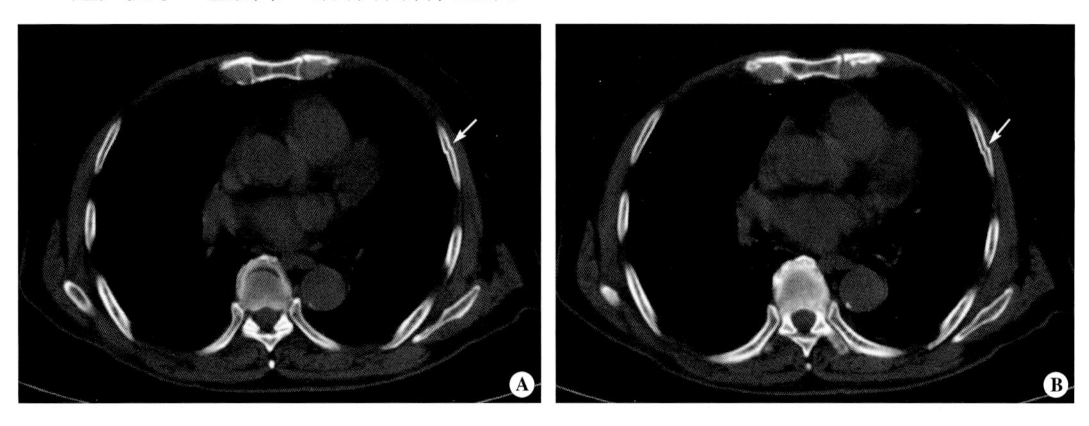

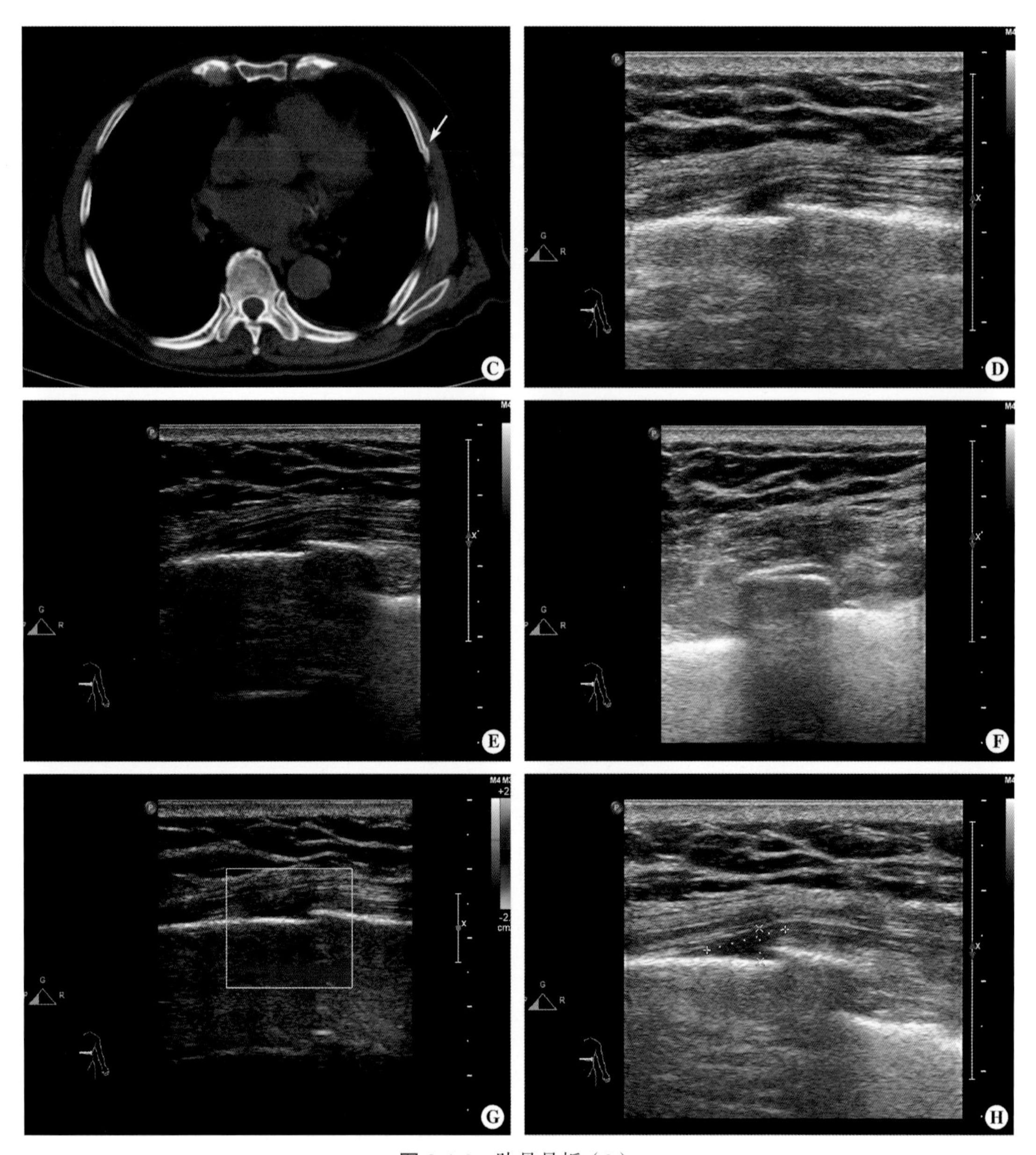

图 3-1-3 肋骨骨折（3）

A ～ C. CT 示左侧第 5 肋骨骨折（箭头）；D ～ G. 超声示左侧第 5 肋骨纵切面及横切面扫查，骨皮质回声连续性中断，断端错位呈“叠瓦征”，断端间距离约 0.12cm；H. 骨折断端前方血肿

病例 4

病史　患者，女性，62 岁，因“摔倒致左侧胸部疼痛 4 天”就诊。体格检查：左侧胸壁局部触诊疼痛。胸部 CT：骨窗平扫见左侧第 6 前肋骨皮质不连续，提示左侧第 6 前肋骨骨折（图 3-1-4A、B）。

灰阶及多普勒超声　左侧第 6 肋骨骨皮质连续性中断，断端错位呈“叠瓦征”，断端间距离约 0.079cm，周边软组织内未见彩色血流信号（图 3-1-4C ～ F）。

超声提示　左侧第 6 肋骨骨折。

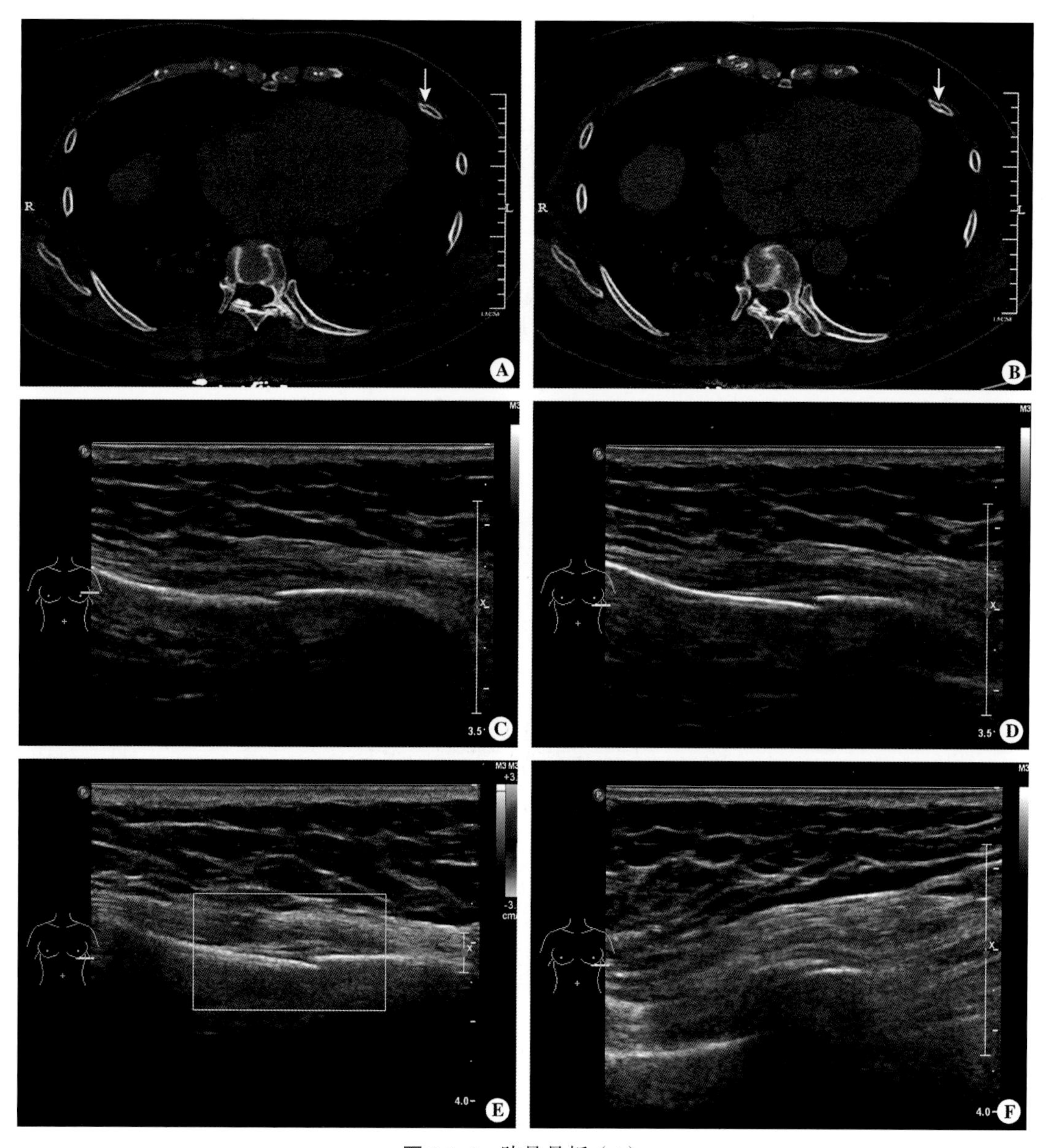

图 3-1-4　肋骨骨折（4）

A、B. CT 示左侧第 6 肋骨骨折（箭头）；C ～ F. 超声不同切面扫查示左侧第 6 肋骨骨皮质连续性中断，断端错位呈“叠瓦征”，断端间距离约 0.079cm

病例 5

病史　患者，女性，63 岁，因“摔跤致左侧胸壁疼痛 1 月余”就诊。体格检查：左侧胸壁局部触诊疼痛。胸部 CT：平扫骨窗见左侧第 12 肋骨骨皮质断裂，骨皮质不连续，少许骨痂形成（图 3-1-5A、B）。

灰阶及多普勒超声　左侧第 12 肋骨骨皮质连续性中断，断端呈“叠瓦征”（图 3-1-5C、D）。

超声提示 左侧第 12 肋骨骨折。

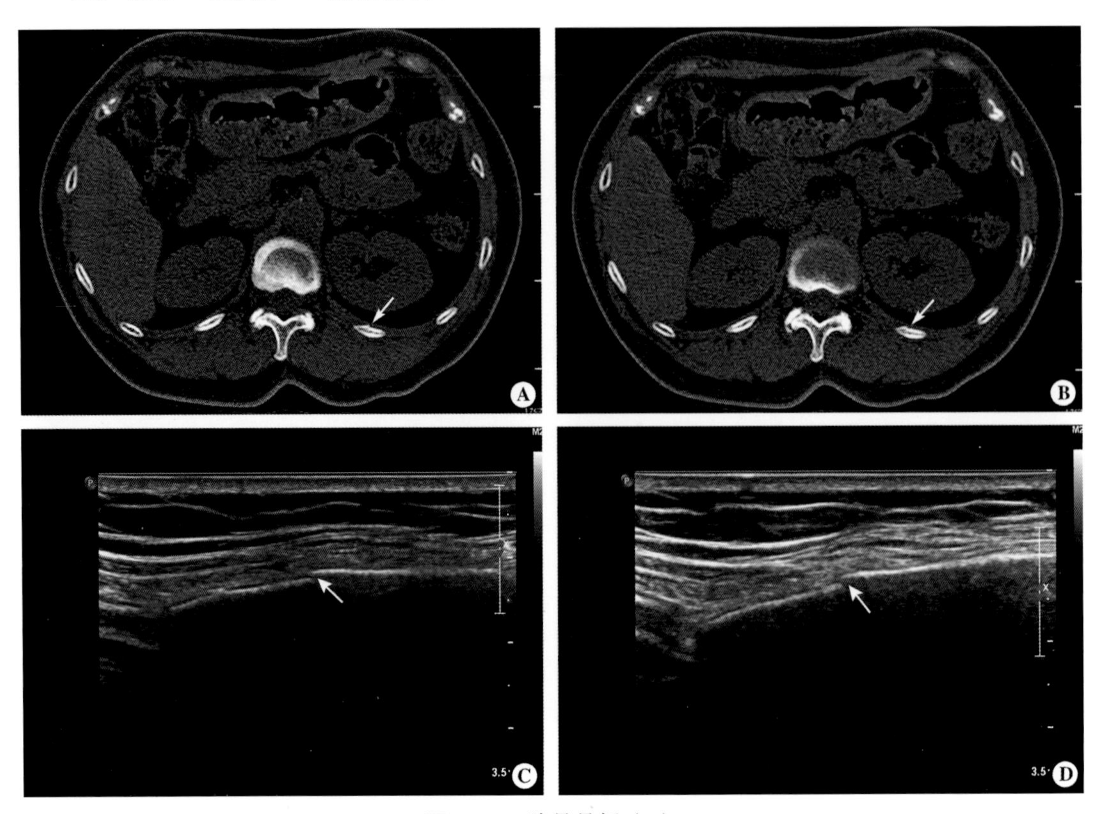

图 3-1-5 肋骨骨折（5）

A、B. 胸部 CT 示左侧第 12 肋骨骨折伴骨痂形成（箭头）；C、D. 超声示左侧第 12 肋骨骨皮质连续性中断（箭头）

（刘 丹 陈创华）

第二节 肋骨肿瘤

肋骨肿瘤包括原发性和继发性两大类，以继发性肿瘤多见。常见的肋骨原发良性肿瘤有骨软骨瘤、软骨瘤、肋骨巨细胞瘤等，原发恶性肿瘤有成骨肉瘤、软骨肉瘤及骨纤维肉瘤等。良性发病率略高于恶性，国内外报道基本相符。肋骨继发性肿瘤以肺肿瘤来源最为常见，约占全身骨转移瘤的 10%。

【病因、发病机制与病理】

肋骨原发性肿瘤可能与基因遗传、病毒感染、内分泌调节、化学元素或机体内外照射慢性刺激有关。肋骨继发性肿瘤可由任何组织器官的原发性肿瘤经直接蔓延、血液循环或淋巴系统转移而来，分为溶骨型、成骨型、混合型，其中溶骨型最常见，其机制为恶性肿瘤细胞侵入骨组织导致溶骨性破坏，同时骨基质释放的生长因子刺激肿瘤细胞不断生长，使溶骨性破坏加重，导致骨皮质逐渐变薄、断裂或完全溶解消失。

【临床表现】

肋骨原发性良性肿瘤早期多无明显症状，部分在体检或因其他疾病就诊时发现，其症状的轻重取决于肿瘤的部位、大小、组织类型、生长速度及其与周围组织器官的关系。原发性恶性及继发性肋骨肿瘤常表现为局限性持续疼痛，并有固定点压痛、叩击痛，局部疼痛出现较早，常在骨质破坏 1 ～ 2 个月出现，呈剧烈顽固性疼痛。若肿瘤压迫肋间神经，则可能出现较明显的肋间神经痛。

【超声表现】

（1）病变肋骨连续性中断，断端旁可见形态不规则的低回声或混合回声团块，多与周边正常软组织分界欠清，内部回声均匀或不均匀。骨皮质表面可凹凸不平呈“蚕蚀状”，死骨形成时可见点状、条状、片状强回声，部分伴声影。

（2）团块内通常彩色血流信号较丰富，血管走行纡曲、扭转，分支间可有交通支相连，呈“树枝状”、“分叶状”或“结节状”。

（3）超声造影：可表现为均匀或不均匀性增强，部分病灶内可见无增强区。

【病例】

病例 1

病史　患者，男性，35 岁，因“右侧胸部隐痛 10 余年，加重半个月”就诊。体格检查：右侧胸廓缩小、凹陷，肋间隙变窄（图 3-2-1A），右肺呼吸音低，局部叩诊浊音；全身皮肤黏膜未见黄染，无贫血貌，浅表淋巴结未扪及肿大。右侧前胸壁皮肤无红肿热，轻压痛。实验室检查：白细胞 8.3×10^9/L，红细胞 4.85×10^{12}/L，中性粒细胞 6.6×10^9/L，白蛋白 46.9g/L，球蛋白 33.1g/L，癌胚抗原 1.21μg/L，CA125 10.0kU/L，CA15-3 10.7kU/L，CA19-9 1.8kU/L，角蛋白 19 片段 1.71μg/L，鳞状细胞抗原 0.8ng/ml，痰结核分枝杆菌涂片（−）。胸部 CT：考虑右侧结核性脓胸，右侧胸廓畸形，右侧第 5、6 肋骨破坏（图 3-2-1B）。

灰阶及多普勒超声　右侧胸壁可见肋骨骨皮质中断，断端旁可见范围约 3.5cm×1.4cm 低回声团块，边界欠清，形态不规则，内部回声不均匀，可见点状、片状强回声，部分伴声影，CDFI 示团块内见点状彩色血流信号（图 3-2-1C ～ H）。

超声弹性成像　呈蓝绿相间，以蓝色为主（图 3-2-1I）。

超声造影　团注造影剂后，7s 时胸壁团块内见造影剂微泡进入，11s 时团块持续增强，16s 时增强达峰，呈不均匀性高增强，内见局灶性无增强区，59s、138s 时团块造影剂持续廓清（图 3-2-1J ～ N）。

超声提示　右侧胸壁肋骨破坏伴低回声团块，建议活体组织检查（图 3-2-1O）。

病理结果（胸壁占位穿刺组织） 梭形细胞为主恶性肿瘤，部分呈上皮样，结果提示未分化肉瘤，部分呈上皮样伴肌源性分化；免疫组化：SMA（-）、钙调理蛋白（++）、CD34（+）、CK（-）、EMA（-）、波形蛋白（+++）、肌红蛋白（-）、MyoD1（-）、S100（-）、HMB45（-）、WT-1（-）、CD68（++）、Ki67（+60%）、MC（-）、CR（-）、CD99（-）、BcL（-）、LCA（-）。

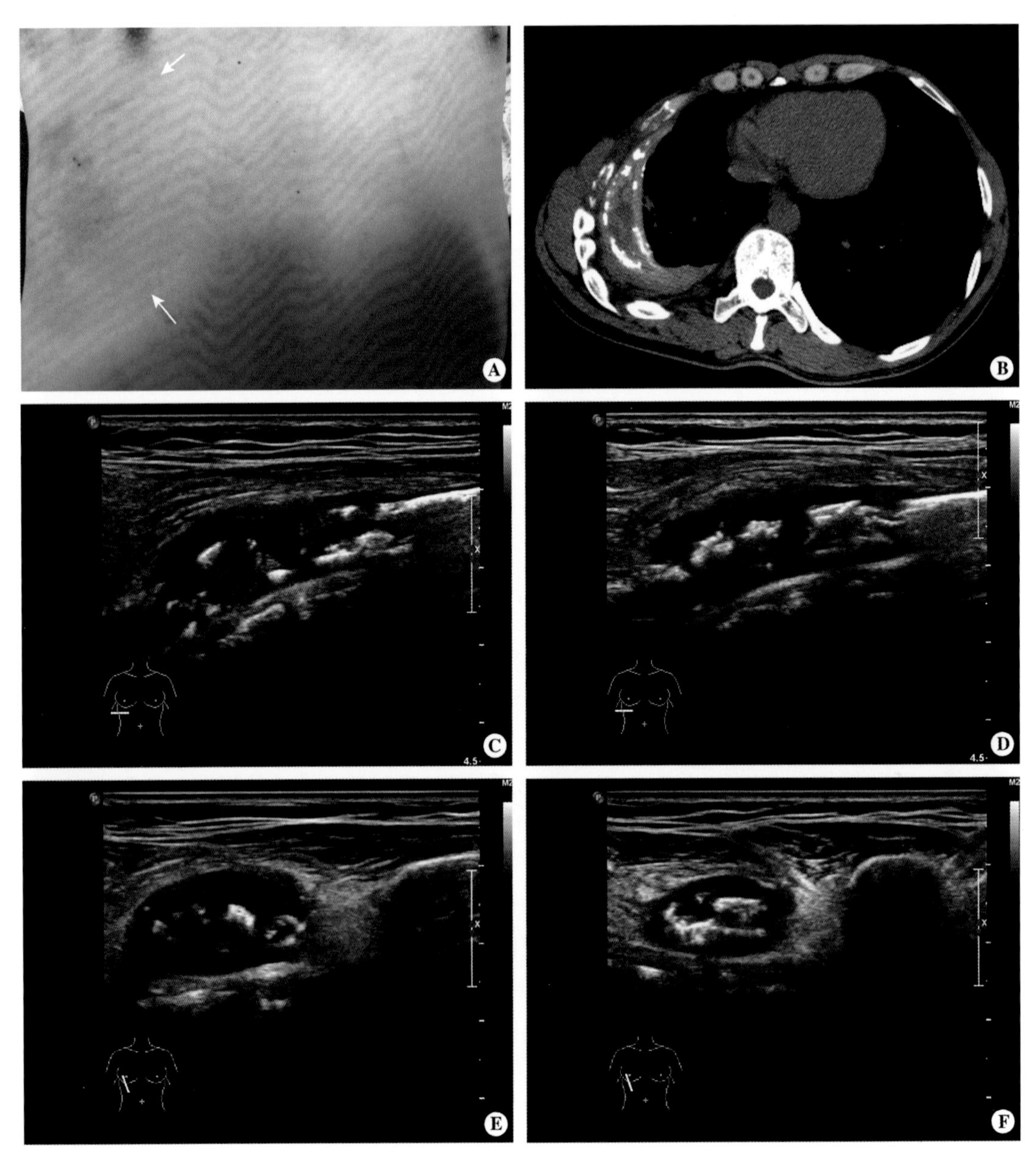

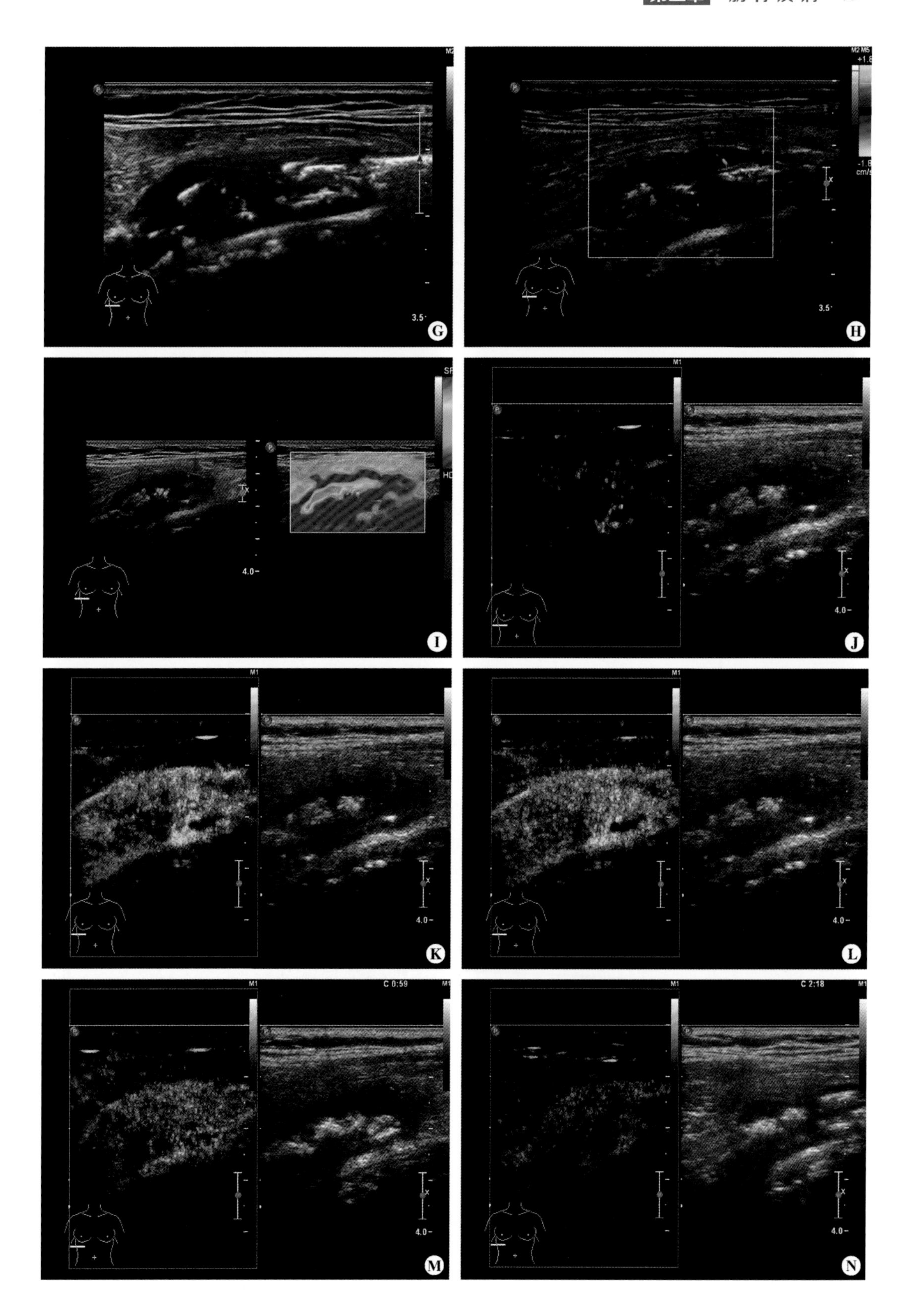

3.5
G
3.5
H
4.0
I
4.0
J
4.0
4.0
K
4.0
L
C 0:59
4.0
M
C 2:18
4.0
N

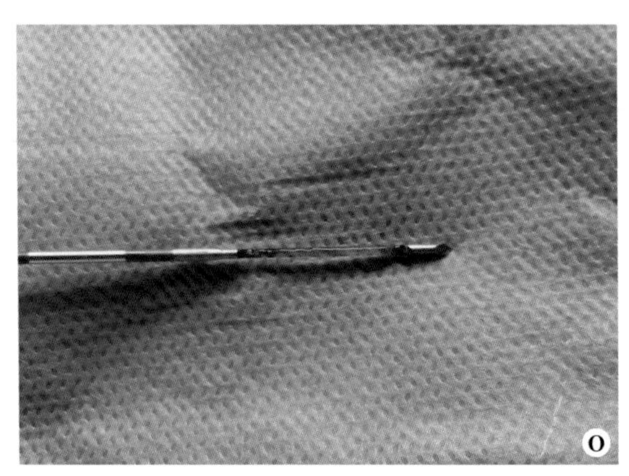

图 3-2-1 胸壁未分化肉瘤累犯肋骨

A. 右侧胸廓畸形，胸壁凹陷（箭头）；B. CT 示右侧胸壁占位，胸廓畸形，肋骨多处破坏；C ~ H. 右侧胸壁可见肋骨骨皮质中断，断端旁可见低回声团块，边界欠清，形态不规则，内部回声不均匀，可见点状、片状强回声，部分伴声影，CDFI 示团块内见点状彩色血流信号；I. 超声弹性成像呈蓝绿相间，以蓝色为主；J ~ N. 团注造影剂后，7s 时胸壁团块内见造影剂微泡进入，11s 时团块持续增强，16s 时增强达峰，呈高增强，内见少许无增强，59s、138s 时团块造影剂持续廓清；O. 超声引导下穿刺活检（穿刺针）

病例 2

病史　患者，男性，53 岁，因“右侧胸痛 1 月余，右侧胸壁肿物 4 天”就诊。既往史：5 个月前行肺癌手术。体格检查：右侧胸壁触及鸭蛋大小肿块，皮肤无红肿热，轻压痛。右肺呼吸音消失，未闻及干湿啰音，全身浅表淋巴结未及肿大。实验室检查：白细胞 10.9×10^9/L，红细胞 3.91×10^{12}/L，CRP 59.0mg/L，血小板 288×10^9/L，淋巴细胞 1.8×10^9/L，单核细胞 1.4×10^9/L，中性粒细胞 7.5×10^9/L，红细胞沉降率 91mm/h，生化白蛋白 27.3g/L，球蛋白 38.1g/L，CA125 97.40kU/L，CA15-3 85.3kU/L，角蛋白 19 片段 15.85μg/L，鳞状细胞抗原 10.70ng/ml。胸部 CT：右侧胸壁占位。

灰阶及多普勒超声　右侧胸壁隆起处扫查可见肋骨骨皮质回声中断，不连续，断端旁可见类圆形混合回声团块，大小约 5.1cm×4.9cm，边界清，内部回声不均匀，可见点状强回声，CDFI 示团块内点、条状彩色血流信号，并测得动脉频谱，RI 0.68（图 3-2-2A ~ F）。

超声造影　团注造影剂后，7s 时胸壁团块内见造影剂微泡进入，12s、17s 时团块持续增强，呈弥漫性增强，27s 时增强达峰，呈高增强，见小片低增强区，34s 时团块内造影剂开始廓清，214s 时团块呈低增强（图 3-2-2G ~ L）。

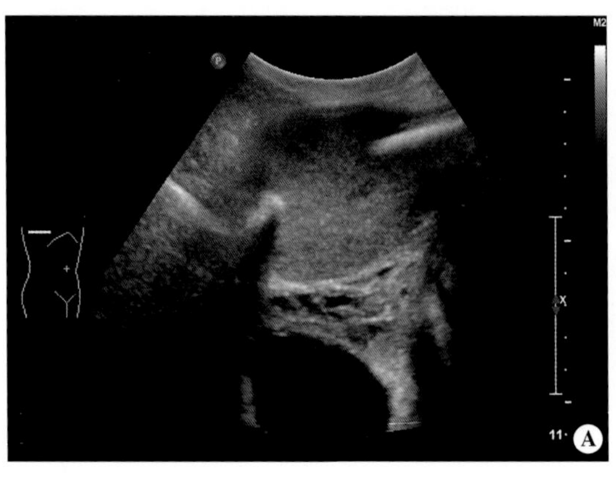

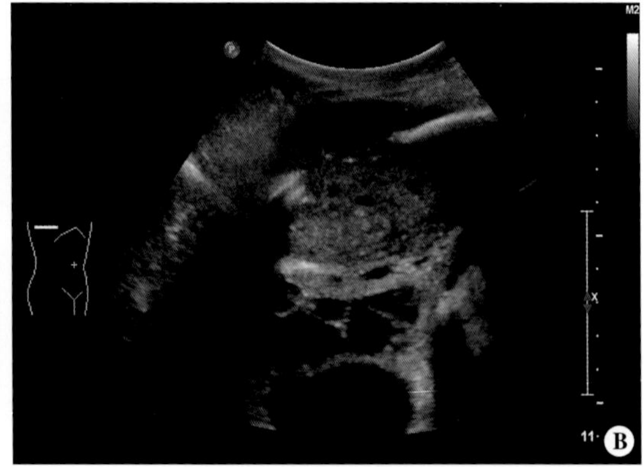

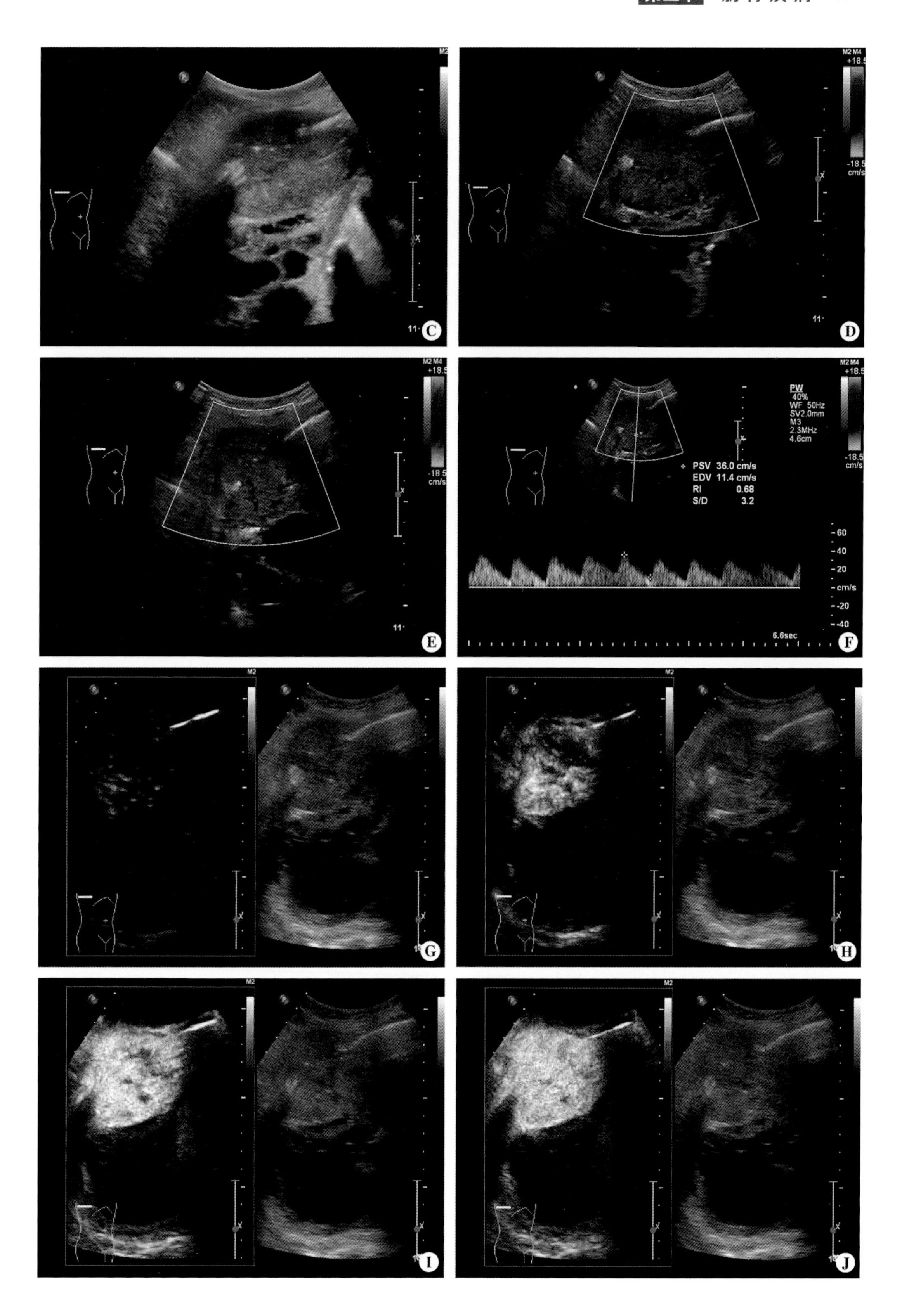
C
D
E
PW
40%
WF 50Hz
SV2.0mm
M3
2.3MHz
4.6cm
PSV 36.0 cm/s
EDV 11.4 cm/s
RI 0.68
S/D 3.2
6.6sec
F
G
H
I
J

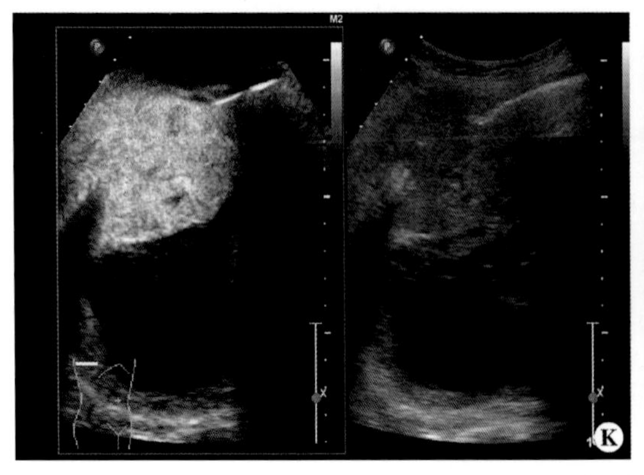

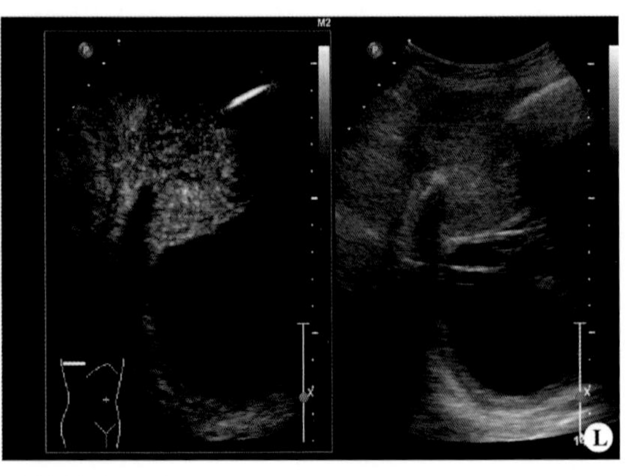

图 3-2-2 肋骨转移性肿瘤（1）

A ～ F. 右侧胸壁隆起处扫查可见肋骨骨皮质回声中断，不连续，断端旁可见类圆形混合回声团块，边界清，内部回声不均匀，可见点状强回声，CDFI 示团块内点、条状彩色血流信号，并测得动脉频谱，RI 0.68；G ～ L. 团注造影剂后，7s 时团块内见造影剂微泡进入，12s、17s 时团块持续增强，呈弥漫性增强，27s 时增强达峰，呈高增强，见小片低增强区，34s 时团块内造影剂开始廓清，214s 时团块呈低增强

超声提示 右侧胸壁低回声团块，结合病史，考虑肺癌转移，肋骨侵袭。

病理结果（胸壁团块） 破碎鳞状上皮中 – 重度异型伴（疣状）癌变倾向、肋骨转移；免疫组化：CK5/6（+++）、CK7（–）、P53（+++）、P63（+++）、TTF-1（–）、SOX-2（+++）、P40（+++）、Ki67（++）、突触蛋白（–）。

病例 3

病史 患者，男性，53 岁，因“咯血及发现左背部肿块 4 天”就诊。体格检查：全身皮肤巩膜无黄染，浅表淋巴结未及肿大，左下肺呼吸音低，未闻及干湿啰音，左侧背部触及肿块，质硬，活动度差，皮肤无红肿热，压痛。咯血 4 天，每天咯血量 30 ～ 60ml，色鲜红。实验室检查：白细胞 6.6×10^9/L，红细胞 2.71×10^{12}/L，血红蛋白 78g/L，淋巴细胞 0.7×10^9/L，总蛋白 56.0g/L，白蛋白 25.8g/L，球蛋白 30.2g/L。灌洗液结核分枝杆菌培养（–），痰结核分枝杆菌培养（–）。胸部 CT：考虑左肺门及左肺下叶肺癌，左侧第 9 ～ 11 肋骨、胸膜、胸壁软组织转移，第 9 肋病理性骨折。

灰阶及多普勒超声 左侧后胸壁可见肋骨骨皮质回声中断、不连续，断端可见错位，周边可见一混合回声团块自胸壁延续至胸腔，大小约 11.1cm×7.9cm，边界欠清，形态不规则，团块内部回声不均匀，可见强回声。CDFI 示团块内血流信号丰富，可见粗大纡曲条状彩色血流信号，并测得动脉频谱，RI 0.51 ～ 0.61（图 3-2-3A ～ I）。

超声造影 团注造影剂后，11s 时团块内见造影剂微泡进入，15s、26s 时持续增强，呈不均匀性增强，29s 时增强达峰，呈高增强，内见无增强区，76s、99s 时持续廓清（图 3-2-3J ～ O）。

超声提示 左侧后胸壁肋骨破坏伴周边低回声团块，恶性病变考虑。超声引导下行穿刺活检术（图 3-2-3P）。

病理结果（左侧后胸壁占位） 高分化鳞状细胞癌，累犯左侧胸壁软组织及肋骨。抗酸染色（-）、PSA（-）、PAM（-）、瑞吉染色（-）。

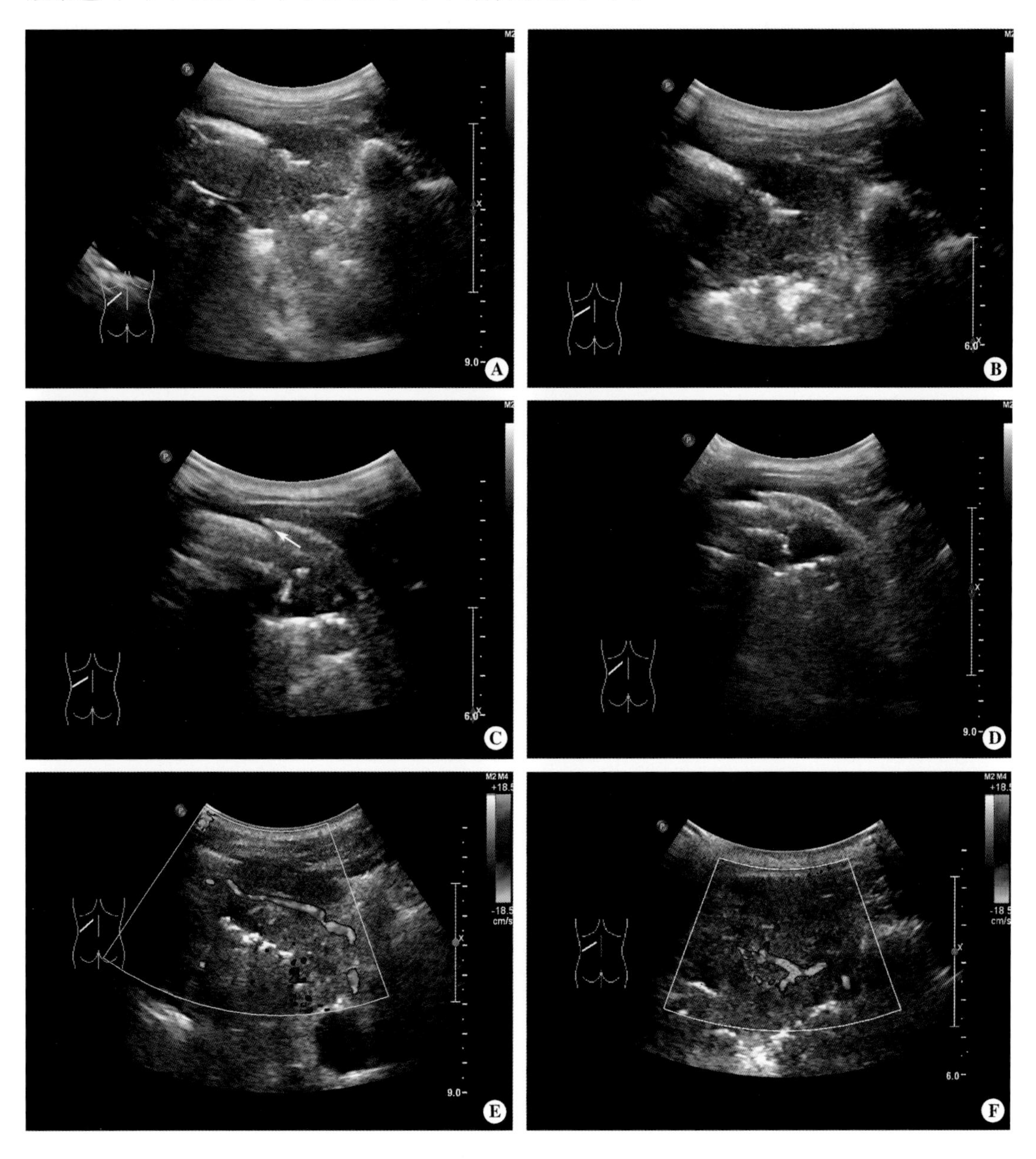

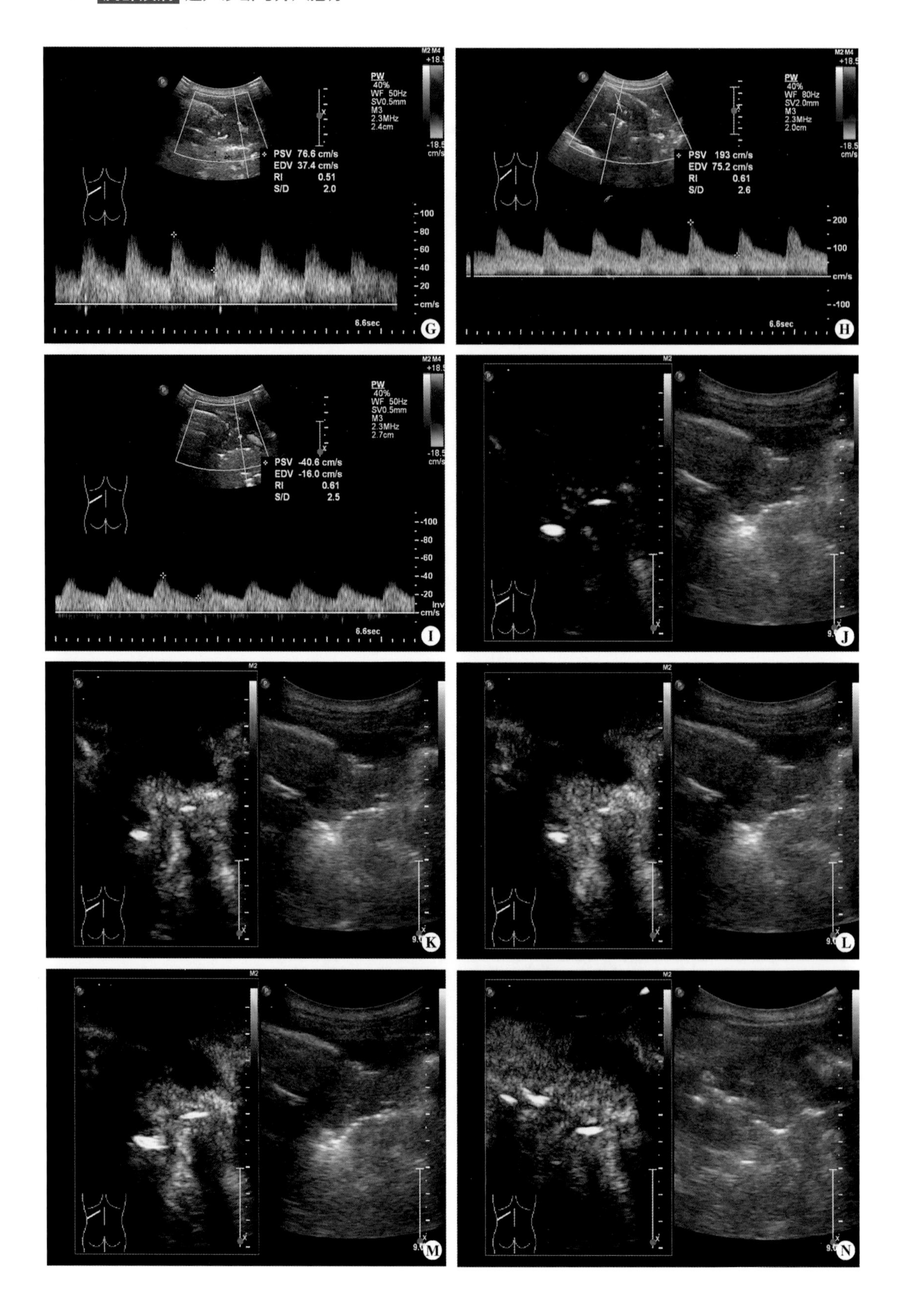
PW
40%
WF 50Hz
SV0.5mm
M3
2.3MHz
2.4cm
PSV 76.6 cm/s
EDV 37.4 cm/s
RI 0.51
S/D 2.0
6.6sec
G
PW
40%
WF 80Hz
SV2.0mm
M3
2.3MHz
2.0cm
PSV 193 cm/s
EDV 75.2 cm/s
RI 0.61
S/D 2.6
6.6sec
H
PW
40%
WF 50Hz
SV0.5mm
M3
2.3MHz
2.7cm
PSV -40.6 cm/s
EDV -16.0 cm/s
RI 0.61
S/D 2.5
6.6sec
I
J
K
L
M
N

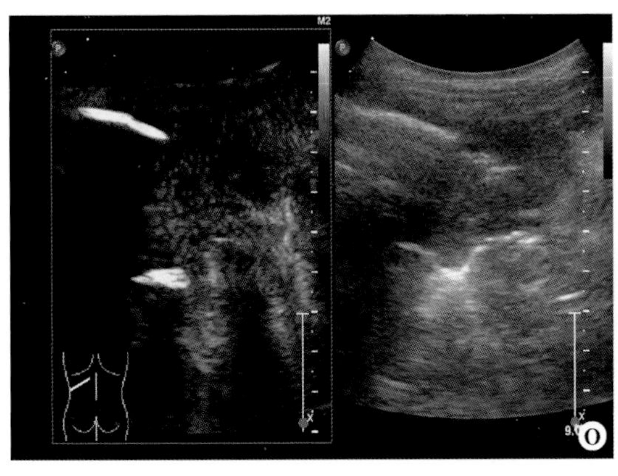
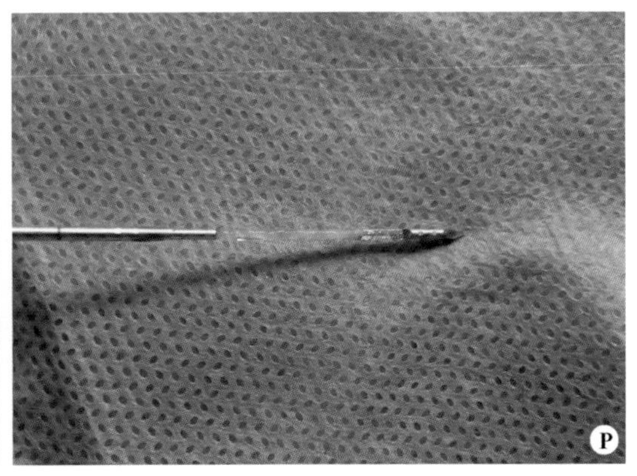

图 3-2-3 肋骨转移性肿瘤（2）

A ～ D. 左侧后胸壁可见肋骨骨皮质回声中断、不连续，断端可见错位（箭头），周边可见一混合回声团块自胸壁延续至胸腔，大小约 11.1cm×7.9cm，边界欠清，形态不规则，团块内部回声不均，可见强回声；E ～ I. CDFI 示低回声团块内部见条状彩色血流信号，测得动脉频谱，RI 0.51 ～ 0.61；J ～ O. 团注造影剂后，11s 时团块内见造影剂微泡进入，15s、26s 时持续增强，呈不均匀性增强，29s 时增强达峰，呈高增强，内见无增强区，76s、99s 时持续廓清；P. 超声引导下穿刺活检术（穿刺针）

病例 4

病史　患者，女性，57 岁，因“左侧胸部隐痛 1 月余”就诊。体格检查：T 37.0℃，气管居中，两侧呼吸运动对称，触诊语颤对称，胸部叩诊清音，双肺呼吸音清。左乳较右乳略大，左胸有压痛。CT：左肺下叶占位伴两侧部分肋骨破坏（图 3-2-4A、B）。

灰阶及多普勒超声　左乳房后方胸壁混合性回声团块，范围 6.8cm×3.1cm×2.7cm，似与肋骨关系密切，团块内以实性低回声为主，见多个不规则强回声团及不规则无回声区，CDFI 未见明显血流信号（图 3-2-4C、D）。右肋间（位于右肩胛下角下）可见相似低回声团块，范围广，内见不规则强回声，CDFI 未见明显血流信号（图 3-2-4E、F）。

弹性成像　左乳房后方团块以红色为主，质地较硬（图 3-2-4G）

超声提示　双侧胸壁团块伴肋骨骨质破坏，肋骨来源肿瘤可能。超声引导下行左侧胸壁低回声团块穿刺活检术（图 3-2-4H）。

病理结果　左胸壁团块穿刺组织为低 – 中分化腺癌，结合临床考虑来源于肺。

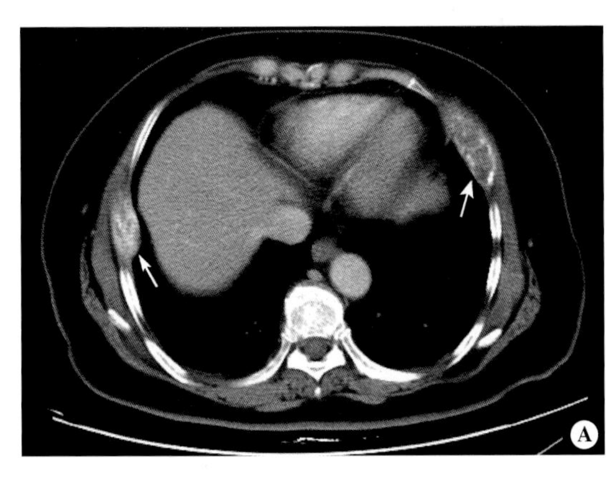
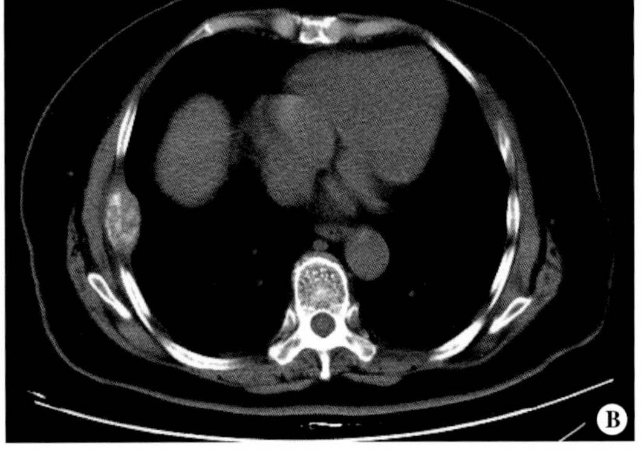

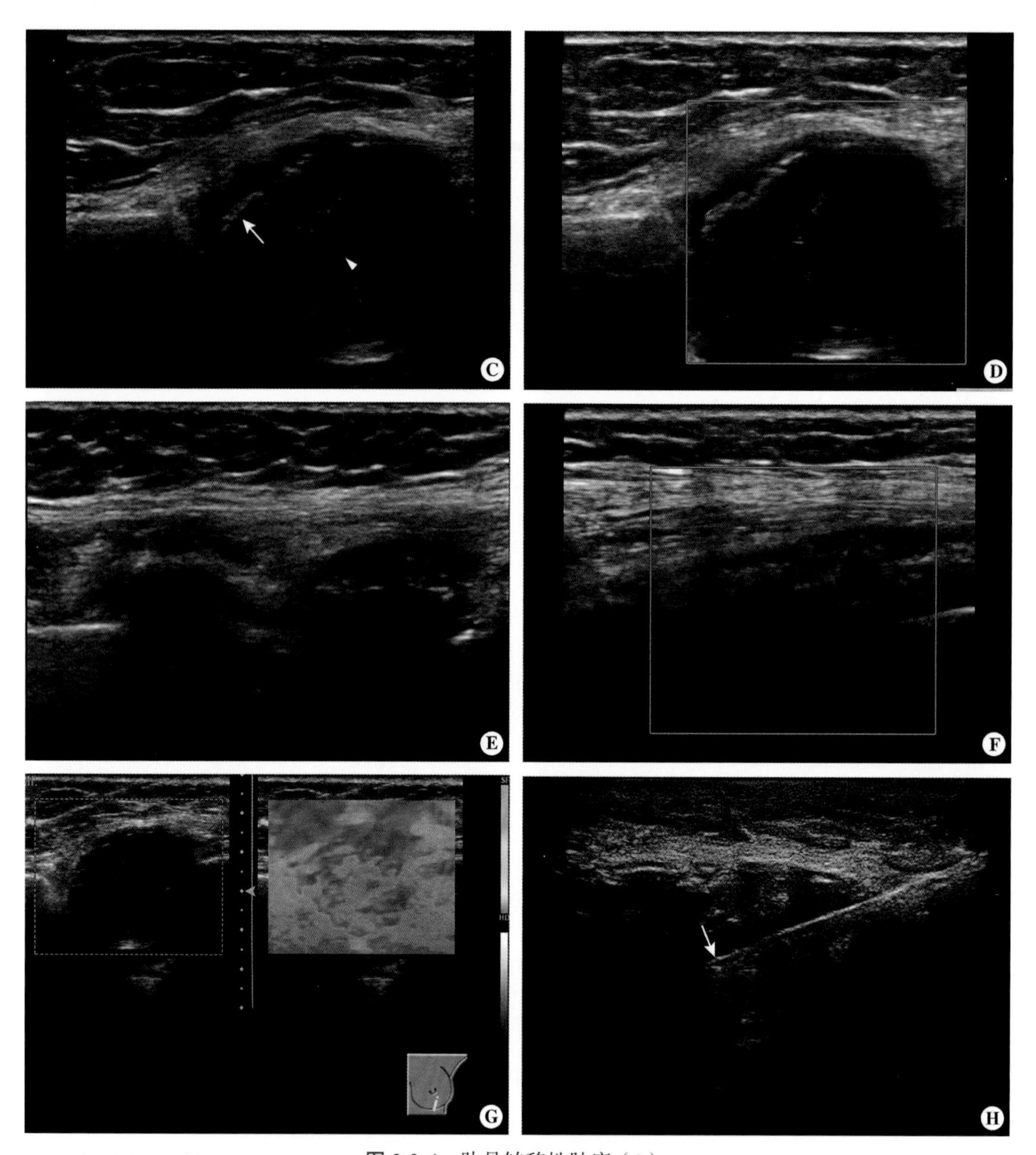

图 3-2-4 肋骨转移性肿瘤（3）

A、B. CT 示两侧部分肋骨破坏（箭头）；C、D. 左乳房后方胸壁内（肋间）混合性回声团块，以实性低回声为主，见多个不规则强回声团（箭头）及不规则无回声区（三角形箭头），CDFI 未见明显血流信号；E、F. 右肋间（位于右肩胛下角下）可见类似低回声，范围广，内见不规则强回声，CDFI 未见明显血流信号；G. 左乳后方弹性成像以红色为主；H. 超声引导下左肋骨肿块穿刺活检术（箭头示穿刺针针尖）

（徐建平　楼　军　杨高怡）

第三节　肋骨多发性骨髓瘤

多发性骨髓瘤（multiple myeloma，MM）是一种浆细胞单克隆恶性增生性疾病，来源于终末未分化的B淋巴细胞。其特征是骨髓被恶性浆细胞取代，骨质被破坏和异常免疫球蛋白大量生成，并通过多种机制产生一系列临床症状与体征。多发性骨髓瘤发病率在血液系统肿瘤中占10%～15%，仅次于非霍奇金淋巴瘤。本病好发于中老年人，男性多于女性，发病部位多为中轴骨及松质骨丰富的扁骨，如颅骨、肋骨及骨盆等。

【病因、发病机制与病理】

大多数病例表现为原发性骨髓瘤，小部分由意义未明单克隆球蛋白病进展而来。电离辐射或接触化学毒物、慢性抗原刺激、自身免疫性疾病、遗传和病毒（人类疱疹病毒8型）感染等均可能与发病有关。多发性骨髓瘤存在多步骤、多阶段的复杂发病机制，近年来的研究主要集中在细胞遗传学异常、骨髓微环境与骨髓瘤细胞相互作用，以及NF-KB和Notch信号通路及耐药机制等方面。骨髓涂片显示浆细胞可表现为不成熟至成熟的多种形态，分布方式包括间质型、结节型、弥漫型或几种类型相混合。

【临床表现】

多数多发性骨髓瘤患者起病隐匿，表现主要与骨髓瘤细胞增生和M蛋白血症有关。主要表现为骨痛、贫血、感染，肾损害可作为首发症状之一，出血倾向、高黏滞血症、高尿酸血症、高钙血症、多发性神经病变、器官浸润也是表现之一。

【超声表现】

单发或多发圆形、椭圆形或梭形低回声团块，局部骨皮质连续性中断，表面凹凸不平，发生病理性骨折时可见骨折端移位、重叠；若病变较小，肋骨未被破坏时，超声不易发现。CDFI示团块内可见彩色血流信号，血管走行纡曲；超声造影多表现为弥漫性不均匀性增强，内见纡曲的血管。

【病例】

病例1

病史 患者，女性，47岁，因“咳嗽、胸痛1个月”就诊。体格检查：神志清，精神可，全身皮肤、黏膜无黄染，无贫血貌，浅表淋巴结未扪及肿大。双肺听诊未闻及异常。实验室检查：白细胞5.6×10^9/L，淋巴细胞0.8×10^9/L，红细胞1.2×10^{12}/L，血红蛋白44g/L，D-二聚体4020μg/L，网织红细胞7.0%，叶酸7.1μg/L，免疫球蛋白IgA 0.1g/L，免疫球蛋白IgG 98.9g/L，免疫球蛋白IgM 0.43g/L，补体C3 0.62g/L，补体C4 0.04g/L，总T淋巴细胞CD3 82.9%，总B淋巴细胞CD19 4.4%，抑制/细胞毒细胞CD8 46.8%，辅助/诱导T淋巴细胞CD4 28.3%，CD4/CD8 0.60，β_2微球蛋白6.20mg/L，抗心磷脂抗体IgG 26.0GPLU/ml，抗心磷脂抗体IgM 9.0MPLU/ml。骨髓穿刺组织：骨髓造血组织增生活跃，有核成分约占90%，以弥漫性成片浆细胞样细胞为主，残留少量红系、粒系及巨核细胞。免疫组化：CD3（+，3%～5%）、CD20（偶见）、CD138（+++，90%）、CD117（+，个别细胞）、CD79α（+，2%巨核细胞）、CD33（－）、CD34（－）、CD43（+，5%）、CD14（+，

70%）、CD61（+，3%）、CD235α（+，15%）、LCA（+，7%）、MPO（+，10%）、HLA-DR（+，5%）、CD38（+++，90%）、MUM1（+++）、CD19（-）、Kappa（±）、Lamba（++）、Ki-67（+，20%）。

灰阶及多普勒超声　右侧胸壁见一范围约 6.9cm×3.0cm 混合回声团块，边界欠清，内可见肋骨强回声，骨皮质回声中断不连续。CDFI 示团块内见点、条状彩色血流信号，走行纡曲（图 3-3-1A ～ D）。

超声造影　团注造影剂后，6s 时团块开始增强，12s、17s 时团块持续增强，呈弥漫性增强，21s 时增强达峰，呈高增强，局部可见偏低增强区，中央可见纡曲的增强血管，29s、55s 时团块造影剂持续廓清（图 3-3-1E ～ J）。

超声提示　右侧胸壁低回声团块伴肋骨破坏，建议活检（图 3-3-1K）。

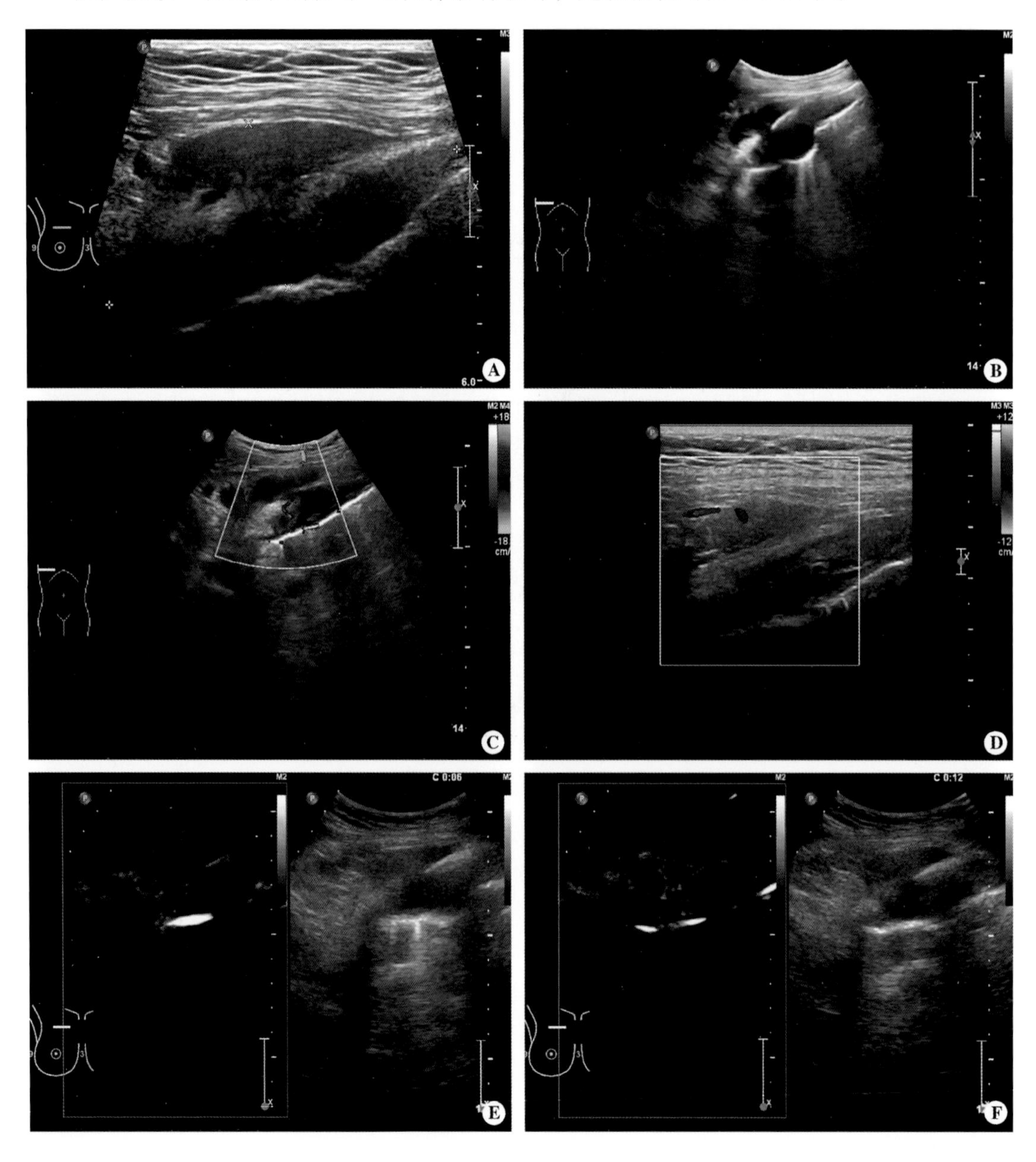

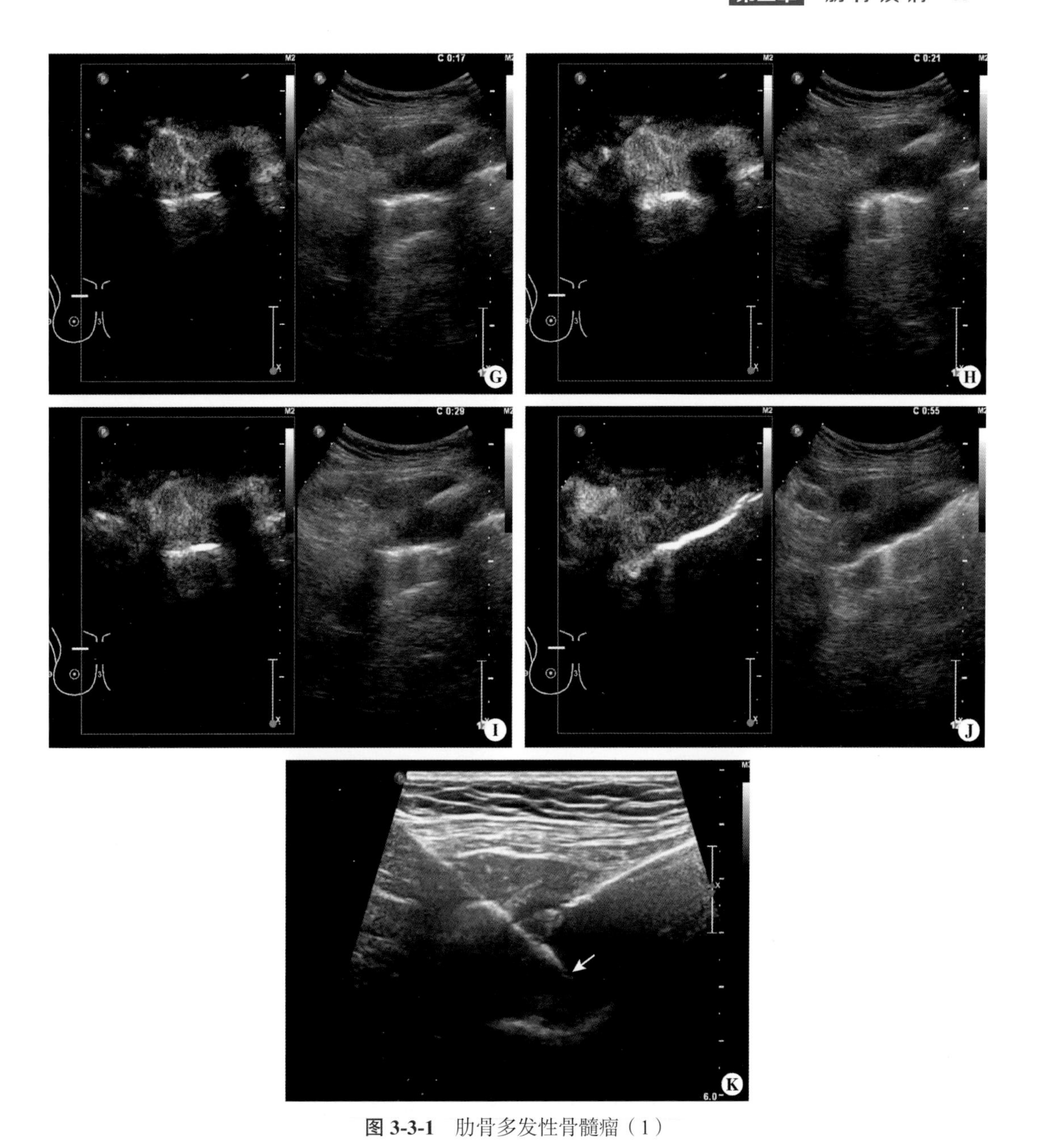

图 3-3-1 肋骨多发性骨髓瘤（1）

A ～ D. 右侧胸壁低回声团块，边界清，内可见肋骨强回声，骨质回声中断。CDFI 示团块内见点、条状彩色血流信号，走行纡曲。E ～ J. 团注造影剂后，6s 时胸壁团块内见造影剂微泡进入，12s、17s 时团块持续增强，呈弥漫性增强，21s 时增强达峰，呈高增强，局部可见偏低增强区，中央可见纡曲的增强血管，29s、55s 时团块造影剂持续廓清。K. 超声引导下胸壁团块穿刺活检术（箭头示穿刺针针尖）

病理结果（右胸壁穿刺组织） 异型类圆形肿瘤细胞浸润。免疫组化：CK（-）、CK7（-）、CA125（+）、CA15-3（+）、ER（-）、PR（-）、GATA3（-）、CerbB-2（-）、Ki-67（+，30%）、CD79α（++）、CD138（+++）、Kappa（+）、Lamba（++），提示浆细胞骨髓瘤浸润。

病例 2

病史　患者，女性，54 岁，因“出现下颌处麻木伴疼痛 1 年余”就诊。体格检查：腰背部酸痛，伴有活动障碍，自感体力明显下降。无张嘴受限，胸廓无畸形，两侧呼吸运动对称，胸骨轻压痛，腹平软，无压痛及反跳痛，肝脾肋下未触及。肋骨及胸骨 CT 平扫 + 三维重建：左侧第 7、9 肋骨，右侧第 3、9 肋骨局部呈膨胀性改变，边缘可见硬化边，左侧为著；胸椎及胸骨内见多发片状低密度灶，界清。右侧前胸壁第 3 前肋处软组织肿块影，其后侧胸膜丘状增厚。左侧第 7、9 肋骨走行区后壁胸膜丘状增厚（图 3-3-2A ～ D）。胸椎 MRI 平扫：胸部部分椎体可疑结节状稍长 T_1 异常信号。腰椎 MRI 平扫：所见诸椎体及附件多发信号异常；颅脑 MRI 平扫 + 弥散成像：两侧颅板骨质异常信号影；荧光原位杂交（FISH）检查：IGH（+），余阴性。实验室检查：免疫球蛋白 IgG 95.2g/L，血 $β_2$ 微球蛋白 3240μg/L。骨髓象：有核细胞增生明显活跃，红系以中、晚为主，部分成熟红细胞可见缗钱状排列，浆细胞比例增高，占 42%，其中原浆细胞 + 幼浆细胞占 34%。

灰阶及多普勒超声　右侧前胸壁可见一低回声团块，大小约 5.9cm×5.0cm，边界欠清，内部回声不均匀，可见条状强回声，CDFI 示血流信号不丰富（图 3-3-2E ～ G）。

超声提示　右侧前胸壁低回声团块。

病理结果　肋骨多发性骨髓瘤。

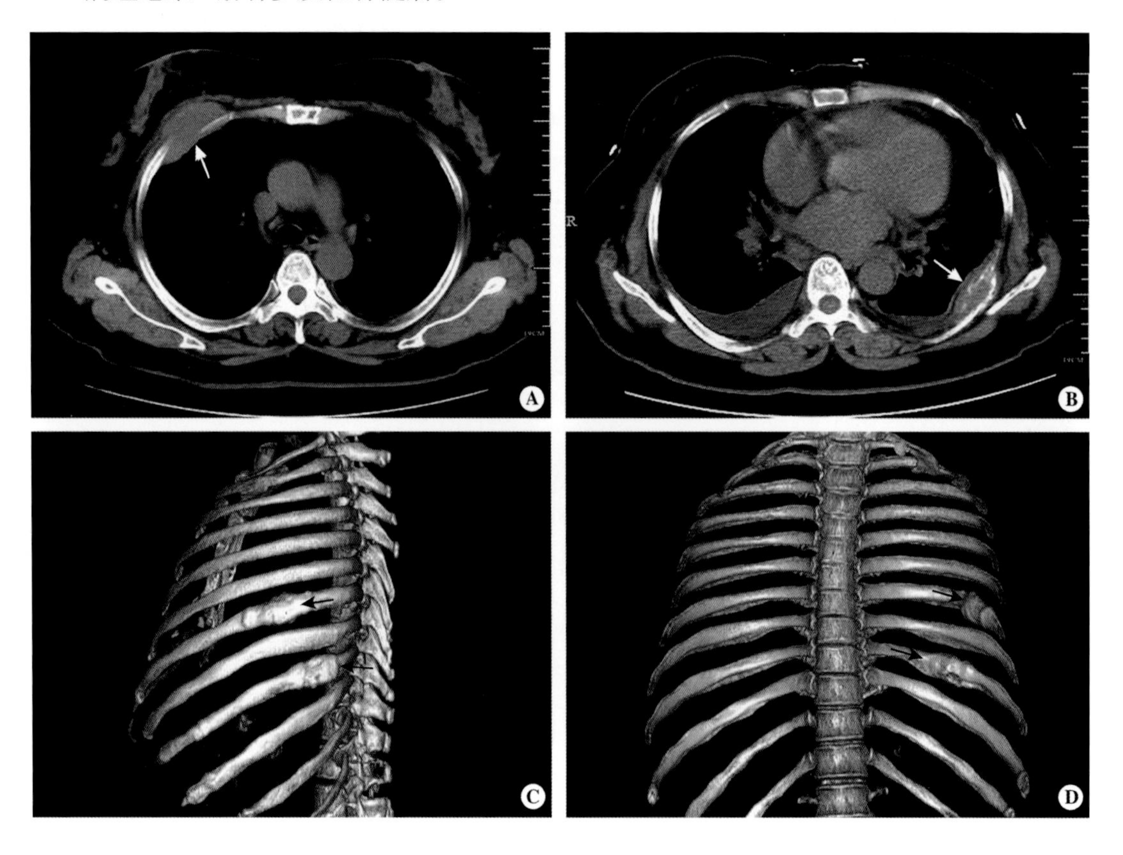

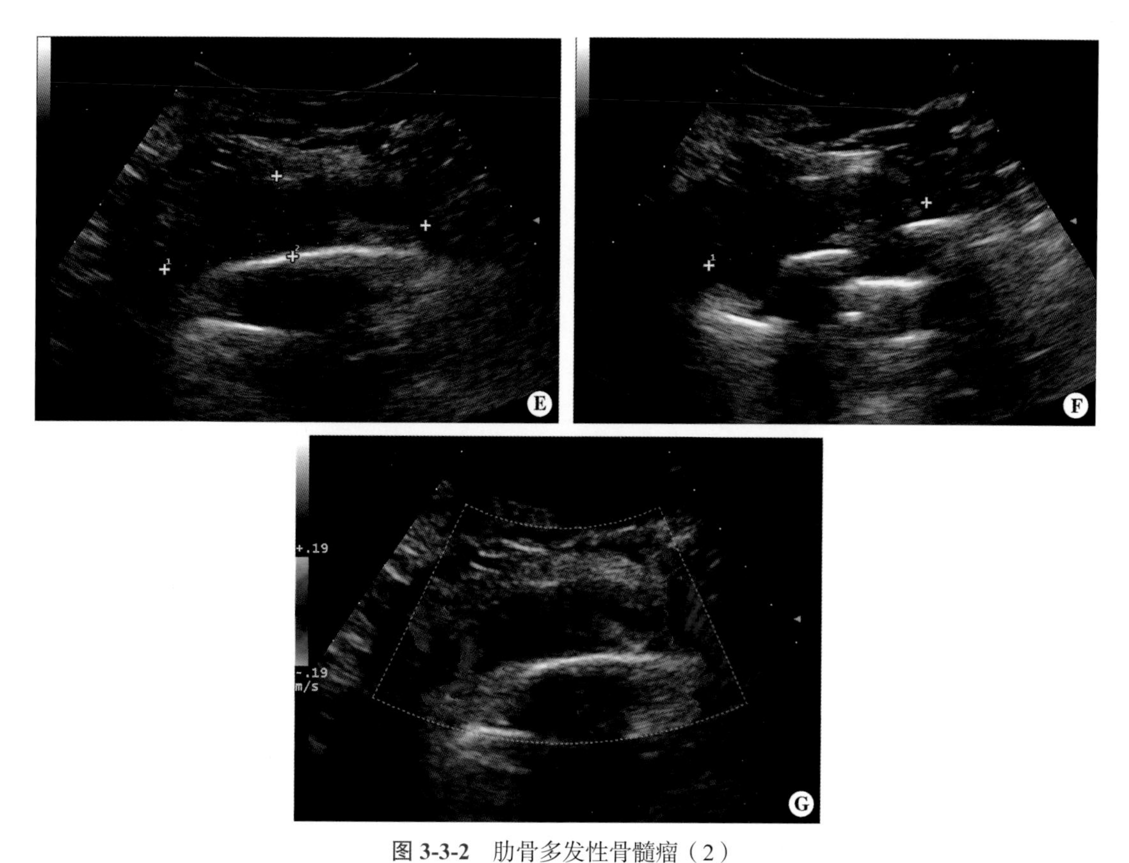

图 3-3-2 肋骨多发性骨髓瘤（2）

A～D. CT 及三维重建显示胸壁多发团块及肋骨骨质破坏（箭头）；E、F. 右侧前胸壁可见一低回声团块，大小约 5.9cm×5.0cm，边界欠清，内部回声不均匀，可见条状强回声；G. CDFI 示血流信号不丰富

（张 林 章美武）

第四节 肋骨结核

骨结核（skeletal tuberculosis）多继发于肺、淋巴结或肠道结核，占全身结核病的 5%～10%，其中肋骨结核约占全身骨结核的 1.7%。肋骨结核好发于肋骨骨干、肋骨与肋软骨交界处，以单发为主，大多继发于胸腔脏器结核。

【病因、发病机制与病理】

结核分枝杆菌可经血行、淋巴播散，或由胸膜结核病灶直接蔓延引起慢性胸骨、肋骨炎症。单纯性骨结核分为松质骨结核和密质骨结核，前者多为坏死型，以骨坏死及浸润为主，死骨与其周围活骨分离后，形成游离死骨，吸收或排出后局部遗留空洞；后者为增生型，病变骨周围大量新骨增生。骨皮质结核病变多自骨髓腔开始，呈局限溶骨性破坏，形成骨膜下脓肿和骨膜葱皮样新骨形成，一般不形成大块死骨。骨结核绝大多数为骨溶解破坏，骨坏死产生死骨和脓肿，脓肿穿破骨皮质和骨膜后，形成周围软组织脓肿，脓肿向前外方穿破，形成脓肿，并沿筋膜间隙向远处流注，最后穿破皮肤形成窦道或瘘孔，脓肿排出后形成空洞，也可侵犯邻近关节，引起关节结核。

【临床表现】

肋骨结核发病进展缓慢，早期症状轻微，随着病情发展也可能出现疼痛伴局部软组织肿胀，形成冷脓肿，脓肿破溃可见窦道或瘘；后期可出现局部胸壁疼痛或压痛，严重者可出现不同程度的结核中毒症状，如低热、盗汗、乏力、体重减轻、贫血等。

【超声表现】

（1）骨皮质连续性中断、缺损，骨膜可增厚，有死骨形成时，可见点状、团状强回声。如形成脓肿，肋骨周围软组织出现混合回声团块，常呈梭形，边界清或不清，内部回声不均匀，脓肿穿透软组织及皮肤，可形成窦道，亦可穿破胸膜流入胸腔，表现为胸腔积液。

（2）CDFI：病变周围脓肿可见点、条状彩色血流信号。

（3）超声造影：病变常呈不均匀增强，内部液化坏死区呈无增强。

【病例】

病例 1

病史　患者，男性，51 岁，因“右前胸壁肿块 1 月余，抗感染治疗 10 余天无明显缩小”就诊。体格检查：右侧胸壁内侧皮肤凸起，活动度差，无波动感，无明显压痛，皮肤无红肿破溃，无畏寒发热，无胸闷气促，浅表淋巴结未触及肿大。实验室检查：白细胞 5.6×10^9/L，红细胞 4.98×10^{12}/L，中性粒细胞 3.8×10^9/L，单核细胞 0.50×10^9/L，淋巴细胞 1.2×10^9/L，CRP 4.0mg/L，血小板 261×10^9/L。

灰阶及多普勒超声　右侧前胸壁内侧皮下见低回声团，边界不清，形态不规则，多角度扫查见第 3 肋骨骨皮质与肋软骨交界处肋骨皮质回声中断、不连续，并见多枚点状、片状强回声；CDFI 示低回声团块内见点、条状彩色血流信号，测得动脉频谱，RI 0.79（图 3-4-1A ～ F）。

超声造影　团注造影剂后，10s 时胸壁团块内见造影剂微泡进入，13s 时团块持续增强，20s 时增强达峰，呈不均匀性高增强，局部可见无增强区，47s、82s 时造影剂持续廓清（图 3-4-1G ～ K）。

超声提示　右侧胸壁皮下低回声团块伴肋骨破坏。

病理结果（右胸壁肿物细针穿刺）　涂片内未见恶性细胞。

实验室检查（脓液）　Xpert MTB/RIF（+）。

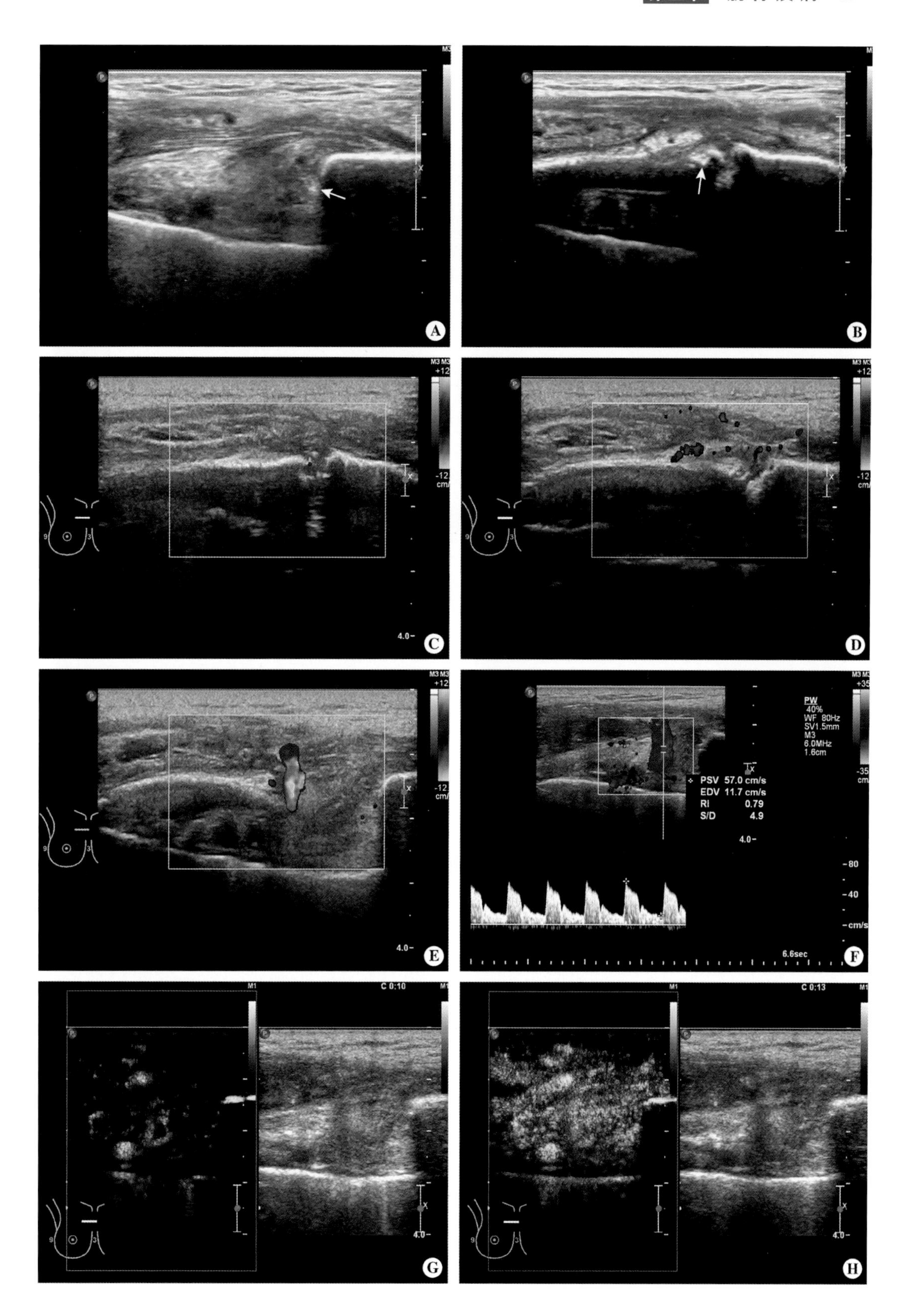
A
B
C
D
E
PW
40%
WF 80Hz
SV1.5mm
M3
6.0MHz
1.6cm
PSV 57.0 cm/s
EDV 11.7 cm/s
RI 0.79
S/D 4.9
6.6sec
F
C 0:10
G
C 0:13
H

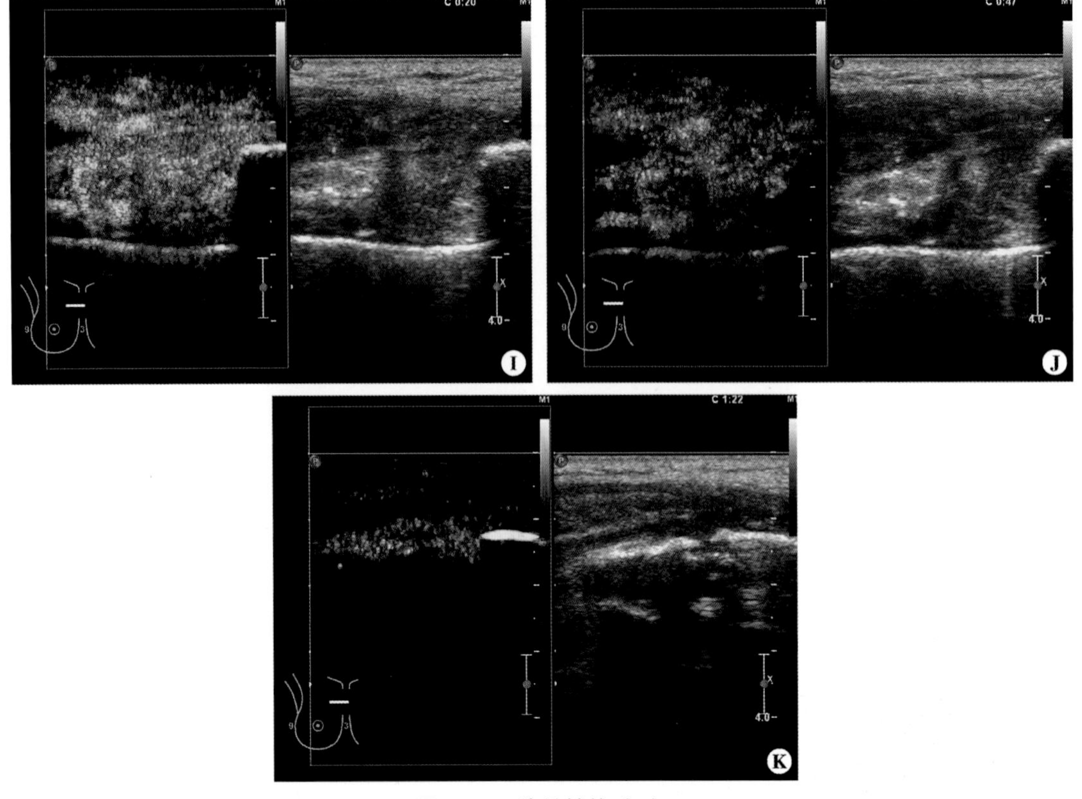

图 3-4-1 肋骨结核（1）

A、B. 多切面扫查显示右侧前胸壁低回声团块，第 3 肋骨骨皮质与肋软骨交界处旁见肋骨皮质回声中断、不连续，并见多枚坏死骨（箭头）；C ～ F. CDFI 示低回声团块内见点、条状彩色血流信号，测得动脉频谱，RI 0.79；G ～ K. 团注造影剂后，10s 时胸壁团块内见造影剂微泡进入，13s 时团块持续增强，20s 时增强达峰，呈不均匀性高增强，局部可见无增强区，47s、82s 时造影剂持续廓清

病例 2

病史　患者，女性，32 岁，因“发现胸壁肿块 3 月余”就诊。体格检查：右侧胸壁触及鸡蛋大小肿块，活动度差，无明显压痛，皮肤无红肿破溃，无畏寒发热，无胸闷气促。实验室检查：白细胞 4.3×10^9/L，红细胞 4.14×10^{12}/L，CRP 1.48mg/L，血小板 189×10^9/L，淋巴细胞 2.13×10^9/L，单核细胞 0.35×10^9/L，中性粒细胞 1.74×10^9/L，红细胞沉降率 8.0mm/h。胸部 CT 示右侧胸壁占位。

灰阶及多普勒超声　右侧胸壁可见一混合回声团块，大小约 5.1cm×4.9cm，边界清，形态不规则，长轴切面扫查显示肋骨局部骨皮质增厚伴回声不均，肋骨前方及后方可见无回声区。CDFI 示团块内彩色血流信号不丰富（图 3-4-2A、B）。

超声造影　团注造影剂后，9s 时胸壁团块边缘见造影剂微泡进入，11s 时团块持续增强，病变肋骨可见造影剂灌注，呈高增强，14s 时增强达峰，呈高增强，肋骨前后方无增强，20s、48s、53s 时造影剂持续廓清（图 3-4-2C ～ H）。

超声提示　右侧胸壁混合回声团块伴肋骨骨质回声改变。

实验室检查（右侧胸壁穿刺脓液）　Xpert MTB/RIF（+）。

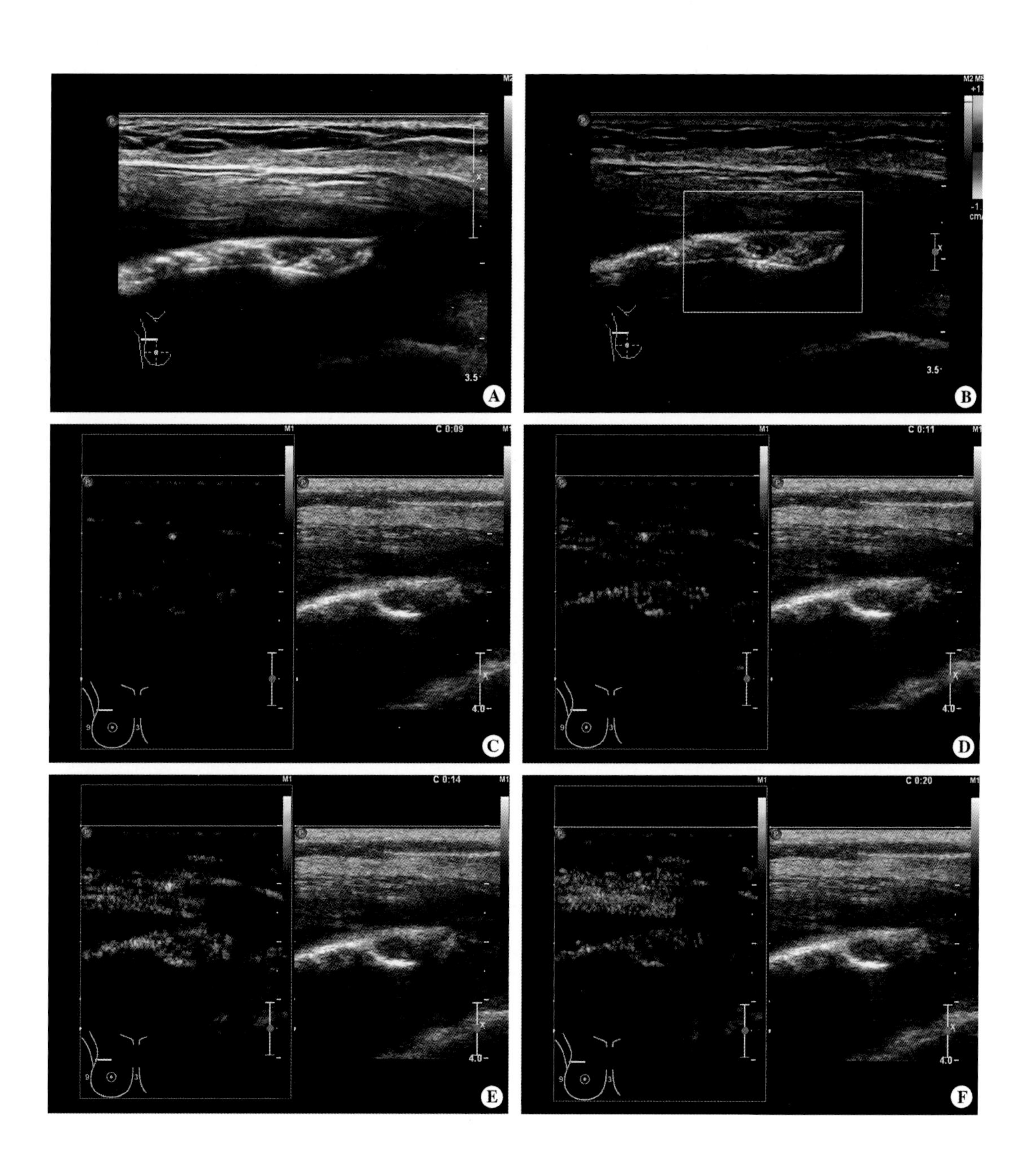
3.5
A
3.5
B
C 0:09
4.0
C
C 0:11
4.0
D
C 0:14
4.0
E
C 0:20
4.0
F

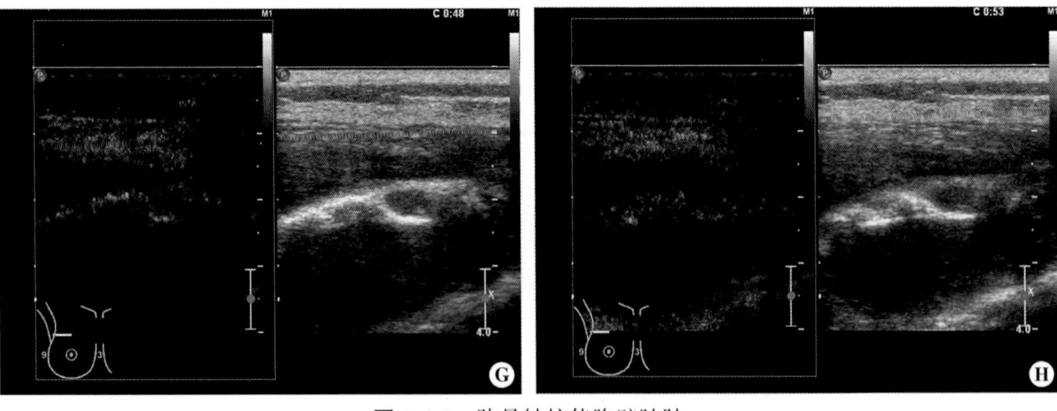

图 3-4-2 肋骨结核伴胸壁脓肿

A、B. 右侧胸壁混合回声团块，长轴切面扫查显示肋骨局部骨皮质增厚伴回声不均匀，肋骨前方及后方可见无回声区。CDFI 示团块内彩色血流信号不丰富；C ～ H. 团注造影剂后，9s 时胸壁团块边缘见造影剂微泡进入，11s 时团块持续增强，病变肋骨呈高增强，14s 时增强达峰，呈高增强，肋骨前后方无增强，20s、48s、53s 时造影剂持续廓清

病例 3

病史 患者，女性，59 岁，因“发现右侧胸壁突起 10 余天”就诊。体格检查：右侧胸壁触及鸭蛋大小肿块，活动度差，无明显压痛，皮肤无红肿破溃，无畏寒发热，无胸闷气促。实验室检查：白细胞 5.3×10^9/L，红细胞 4.6×10^{12}/L，血小板 232×10^9/L，淋巴细胞 2.4×10^9/L，单核细胞 0.4×10^9/L，中性粒细胞 2.4×10^9/L，红细胞沉降率 10mm/1h；胸部 CT 示右侧胸壁占位。

灰阶及多普勒超声 右侧胸壁可见一混合回声团块，大小约 6.3cm×3.8cm，边界不清，形态不规则，团块内可见肋骨回声，多切面扫查显示骨皮质回声中断或不连续，其旁可见点状、条状强回声，CDFI 示团块内点状彩色血流信号（图 3-4-3A ～ E）。

超声造影 团注造影剂后，11s 时胸壁团块内见造影剂微泡进入，17s 时团块持续增强，22s 时增强达峰，呈高增强，周围软组织内见少许无增强区，30s 时团块内造影剂廓清，108s 时造影剂持续廓清（图 3-4-3F ～ J）。

超声提示 右侧胸壁混合回声团块伴肋骨骨质破坏。

病理结果（右侧胸壁肿块穿刺组织） 纤维组织及横纹肌间见慢性肉芽肿性炎伴凝固性坏死，提示结核可能，建议结合临床及相关实验室检查。

实验室检查（穿刺组织） Xpert MTB/RIF（+）。

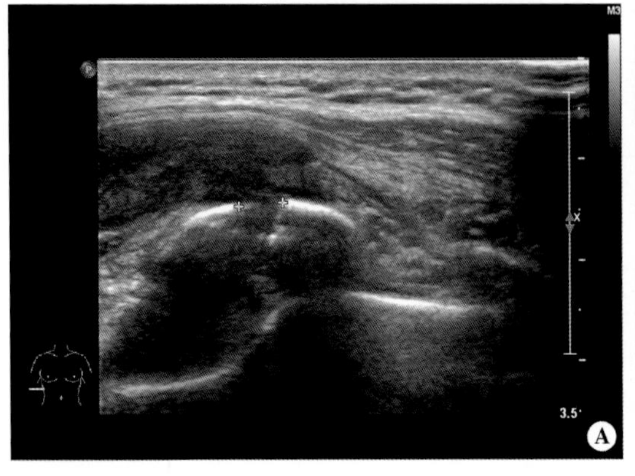

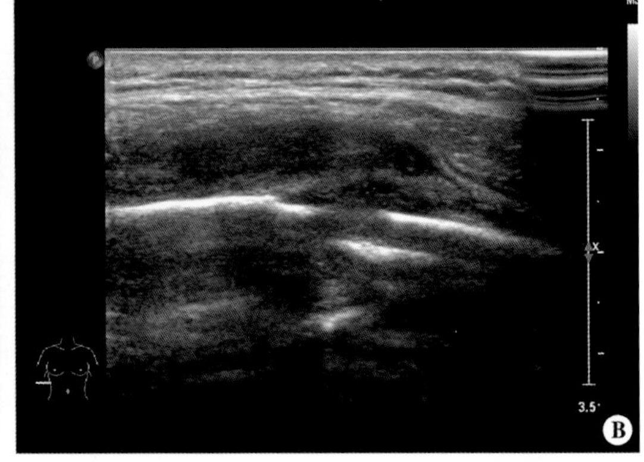

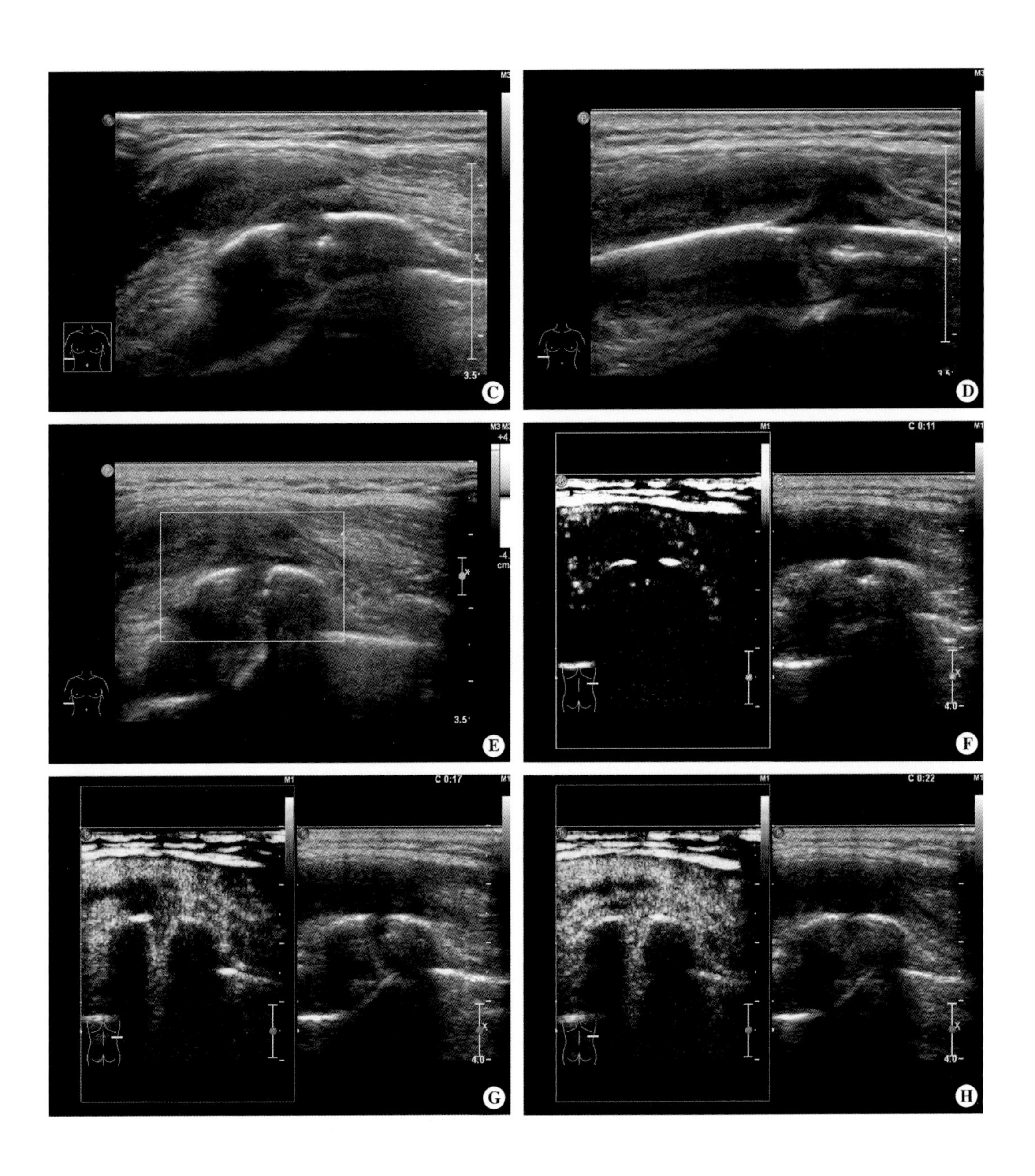
C
D
E
C 0:11
F
C 0:17
G
C 0:22
H

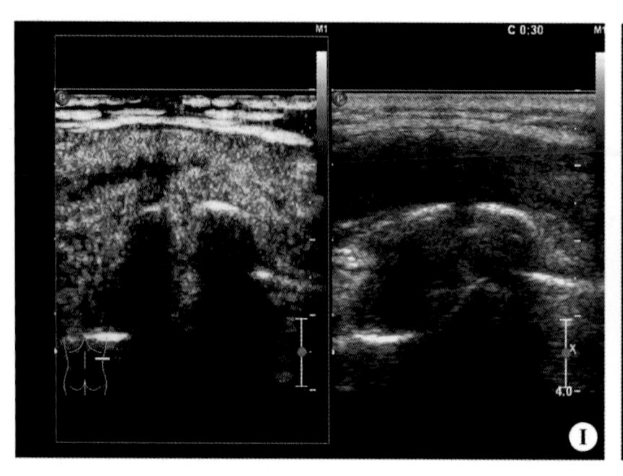
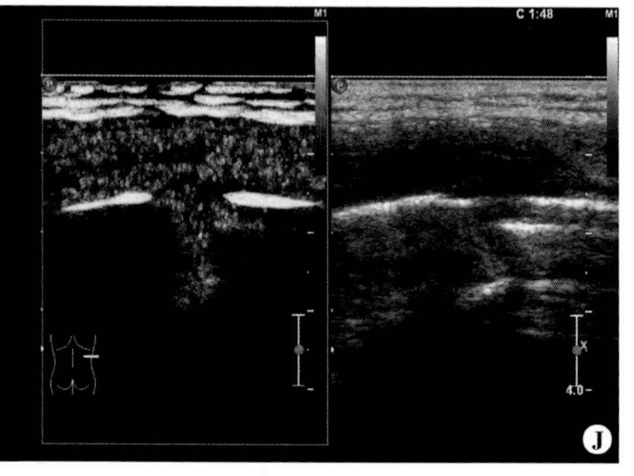

图 3-4-3　肋骨结核（2）

A ～ E. 右侧胸壁混合回声团块，内可见肋骨回声，多切面扫查显示骨皮质回声中断或不连续，其旁可见点状、条状强回声，CDFI 示团块内点状彩色血流信号；F ～ J. 团注造影剂后，11s 时胸壁团块内见造影剂微泡进入，17s 时团块持续增强，22s 时增强达峰，呈高增强，周围软组织内见少许无增强区，30s 时团块内造影剂廓清，108s 时造影剂持续廓清

病例 4

病史　患者，女性，63 岁，因“发现右侧胸壁肿块 1 月余”就诊。体格检查：右侧胸壁乳头下方触及鸭蛋大小肿块，活动度差，无明显压痛，皮肤无红肿破溃，无畏寒发热，无咳嗽咳痰，无胸闷气促；两肺呼吸音清，未闻及干湿啰音。实验室检查：白细胞 5.7×10^9/L，红细胞 4.6×10^{12}/L，CRP 4.0mg/L，血小板 213×10^9/L，淋巴细胞 1.1×10^9/L，单核细胞 0.5×10^9/L，中性粒细胞 3.9×10^9/L，红细胞沉降率 23mm/1h。胸部 CT：右肺结核伴右肺门及纵隔淋巴结肿大，右侧胸壁脓肿，右侧第 6 肋骨骨质破坏。

灰阶及多普勒超声　右侧胸壁可见一混合回声团块，边界清，呈类圆形，团块内可见肋骨回声，多切面扫查显示肋骨骨皮质回声中断或不连续。CDFI 示团块内条状彩色血流信号，并测得动脉频谱，RI 0.58（图 3-4-4A ～ D）。

超声造影　团注造影剂后，13s 时胸壁团块周边见造影剂灌注，14s 时团块持续增强，18s时增强达峰，呈高增强，内见大片无增强区，24s、29s、36s、43s 时造影剂缓慢持续廓清（图 3-4-4E ～ K）。

超声提示　右侧胸壁混合回声团块伴肋骨骨质破坏。

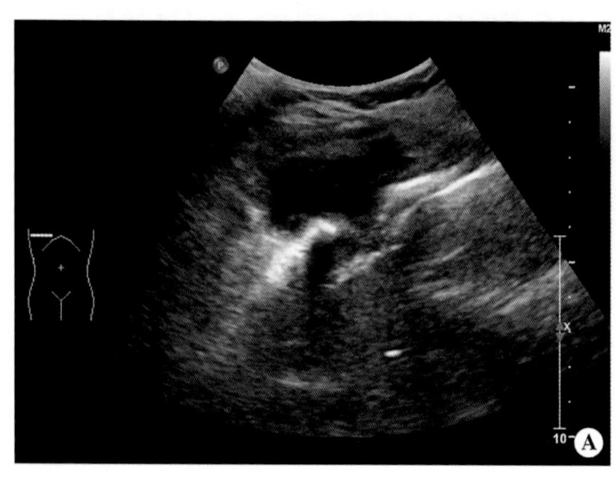
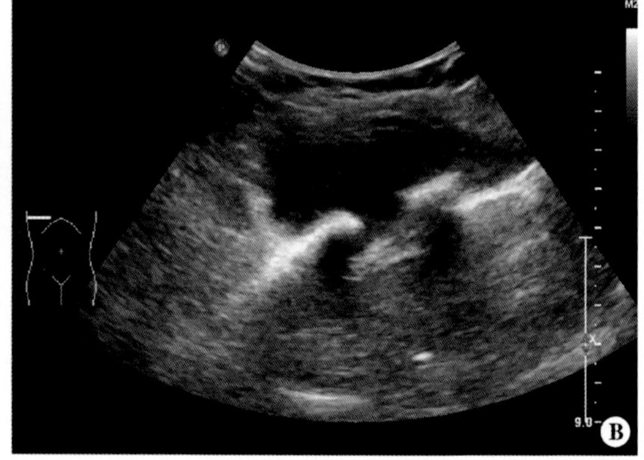

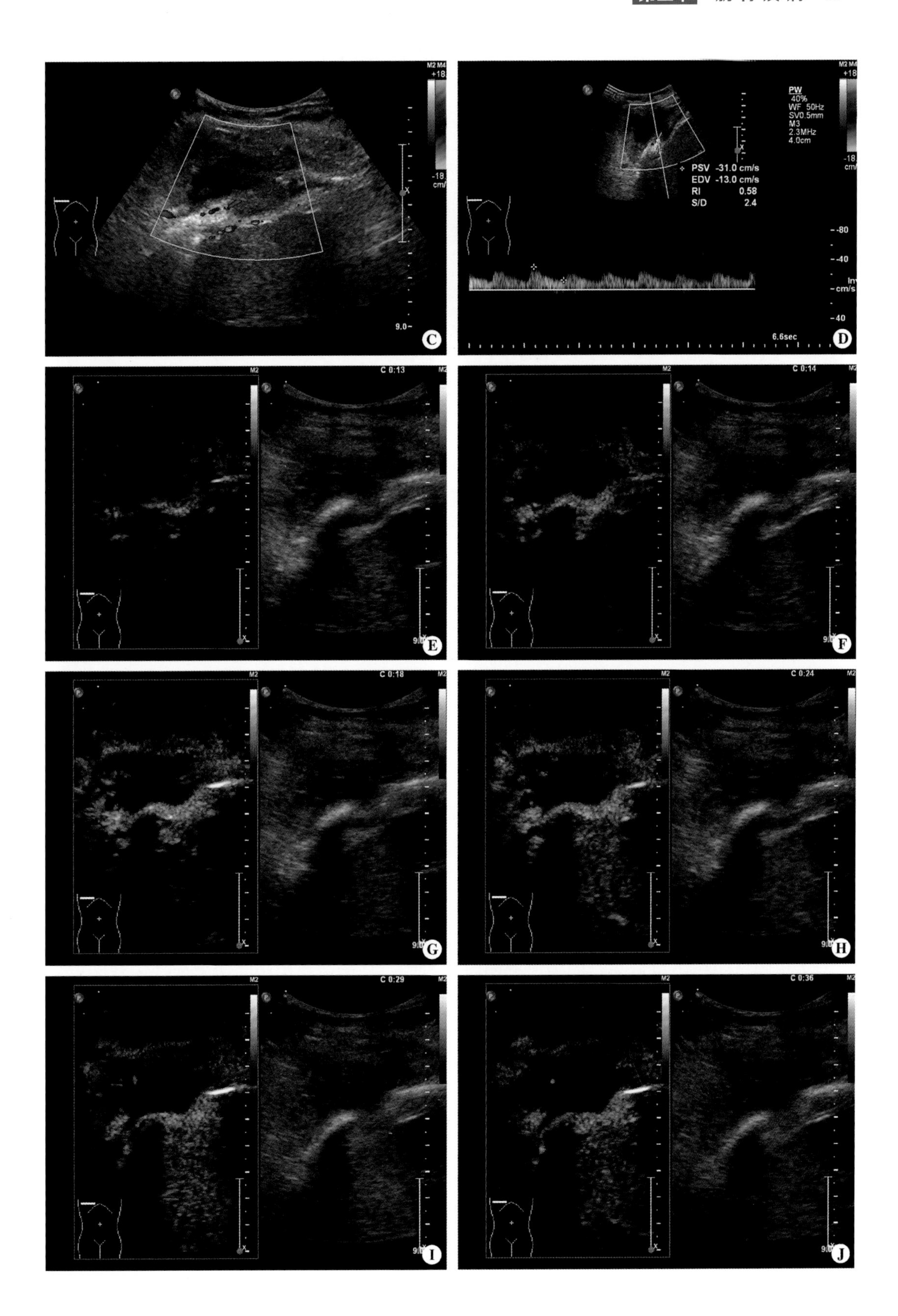

M2 M4
+18
-18
cm/
9.0
C
PW
40%
WF 50Hz
SV0.5mm
M3
2.3MHz
4.0cm
PSV -31.0 cm/s
EDV -13.0 cm/s
RI 0.58
S/D 2.4
-80
-40
cm/s
-40
6.6sec
D
C 0:13
E
C 0:14
F
C 0:18
G
C 0:24
H
C 0:29
I
C 0:36
J

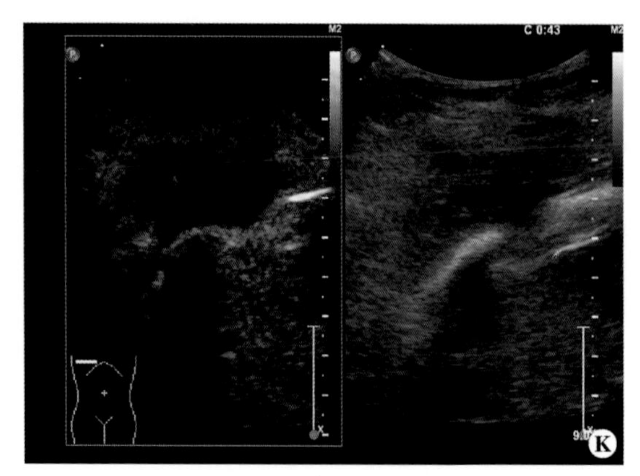

图 3-4-4 肋骨结核（3）

A ~ D. 右侧胸壁混合回声团块，内可见肋骨回声，骨皮质回声中断或不连续，CDFI 示团块内条状彩色血流信号，RI 0.58；E ~ K. 团注造影剂后，13s 时团块周边见造影剂灌注，14s 时团块持续增强，18s 时增强达峰，呈高增强，内见大片无增强区，24s、29s、36s、43s 时造影剂缓慢持续廓清

病理结果（右侧胸壁穿刺组织） 病变呈慢性肉芽肿性炎伴坏死，首先考虑结核性炎；特殊染色结果：抗酸染色（－）、PAS（－）、PAM（－）、瑞吉染色（－）。

实验室检查（脓液） Xpert MTB/RIF（＋）。

病例 5

病史 患者，男性，67 岁，因“抗结核治疗 7 月余，发现右侧胸壁肿块 3 月余”就诊。体格检查：右侧胸壁触及鹅蛋大小肿块，活动度差，无明显压痛，皮肤无红肿破溃，无畏寒发热，无胸闷气促。实验室检查：右侧胸腔积液常规示李凡他试验阳性，有核细胞 2570/μl，中性粒细胞 15%，淋巴细胞 65%，间皮细胞 2%，白细胞 9.5×10^9/L，红细胞 4.68×10^{12}/L，CRP ＜ 1.0mg/L，血小板 229×10^9/L，淋巴细胞 2.4×10^9/L，单核细胞 0.8×10^9/L，中性粒细胞 5.6×10^9/L，红细胞沉降率 25mm/h，生化白蛋白 27.3g/L，球蛋白 38.1g/L。肿瘤标志物：CA125 15.5kU/L，CA15-3 11.2kU/L，甲胎蛋白 1.78μg/L，癌胚抗原 2.52μg/L。胸部 CT：右侧结核性胸膜炎；右侧胸壁结核，第 4 肋骨前肋局部骨质破坏（图 3-4-5A）。

灰阶及多普勒超声 右侧胸壁可见一混合回声团块，大小约 7.5cm×3.1cm，边界不清，形态不规则，团块内可见肋骨回声，多切面扫查显示骨皮质回声中断或不连续，其旁可见点状、短棒状强回声，可随探头加压往返移动，CDFI 示肋骨回声中断处彩色血流信号不丰富（图 3-4-5B ~ F）。

超声提示 右侧胸壁混合回声团块伴肋骨骨质破坏。

病理结果（右侧胸壁组织） 慢性肉芽肿性炎伴坏死，考虑结核性炎（图 3-4-5G）。

实验室检查（胸壁组织） Xpert MTB/RIF（＋）。

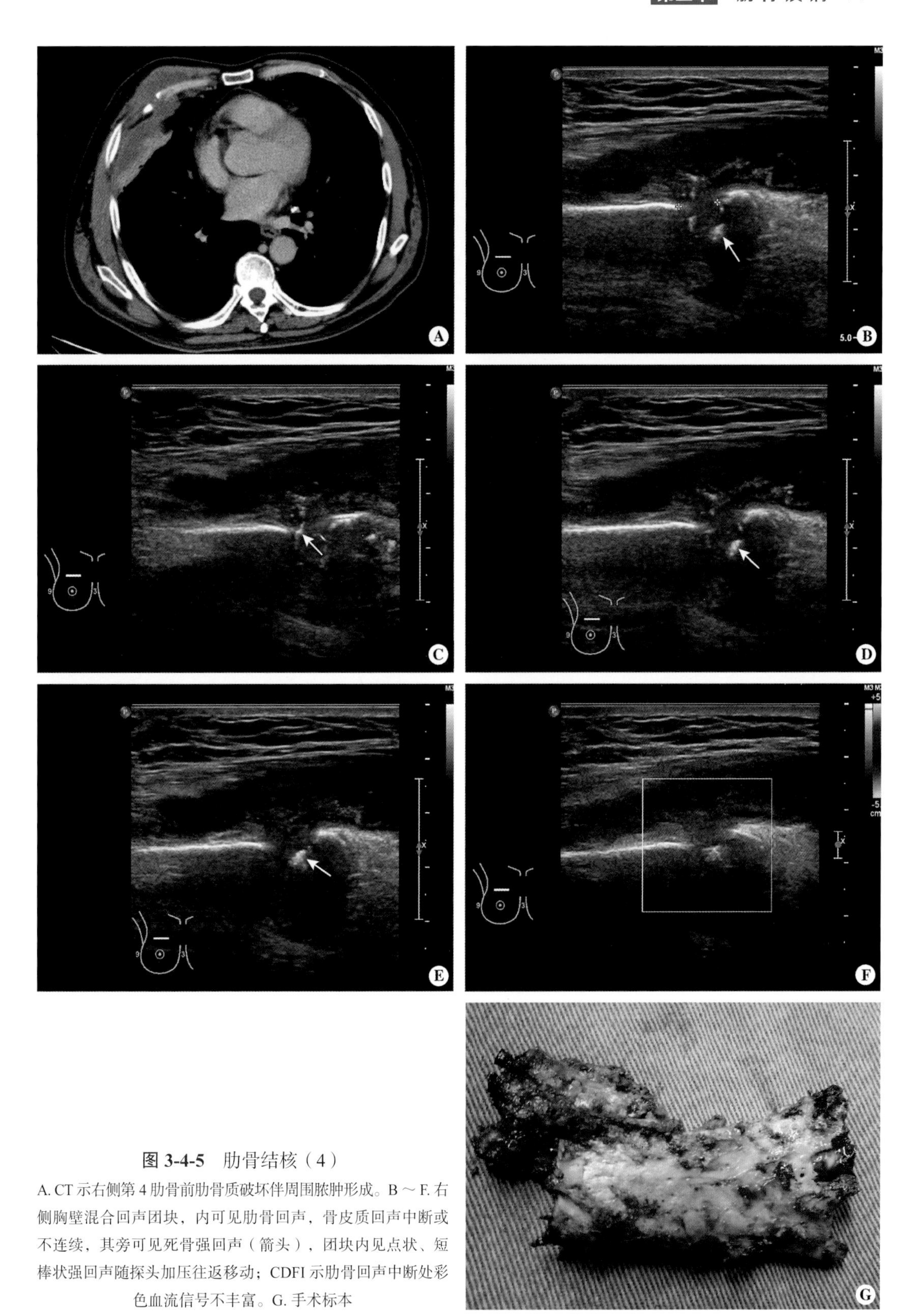

图 3-4-5 肋骨结核（4）

A. CT 示右侧第 4 肋骨前肋骨质破坏伴周围脓肿形成。B ～ F. 右侧胸壁混合回声团块，内可见肋骨回声，骨皮质回声中断或不连续，其旁可见死骨强回声（箭头），团块内见点状、短棒状强回声随探头加压往返移动；CDFI 示肋骨回声中断处彩色血流信号不丰富。G. 手术标本

（蒋慧青　彭成忠）

第五节　肋骨骨髓炎

肋骨骨髓炎是肋骨的感染性疾病，大多为继发性感染，原发性感染极为少见。急性骨髓炎始发于骨内，发病 3 ～ 4 天以后，骨髓腔内的脓液蔓延至骨膜下形成骨膜下脓肿，如不及时治疗，常导致严重的并发症或转为慢性骨髓炎。

【病因、发病机制与病理】

胸部术后感染、胸廓开放性损伤感染、胸壁软组织感染均可导致肋骨骨髓炎的发生，危险因素还包括消耗性疾病、放射治疗、恶性肿瘤、糖尿病、血液透析及静脉用药等。金黄色葡萄球菌为常见致病菌，真菌和分枝杆菌感染者通常表现为无痛性的慢性感染。感染途径：血源性播散、邻近感染病灶的直接蔓延、手术后伤口种植。骨髓炎的病理变化取决于临床分期，急性期可见大量中性粒细胞浸润，48 小时后逐渐出现大量慢性炎性细胞，引发破骨细胞活性增加、肉芽组织增生、纤维化和新骨形成等修复反应。慢性骨髓炎可形成骨折和窦道。

【临床表现】

急性肋骨骨髓炎起病急，胸壁局部出现红肿热痛，炎症严重时可出现发热、寒战等全身脓毒症症状，伴全身不适、烦躁不安、不能入眠等症状。治疗不及时脓肿可向外穿破皮肤形成窦道，向内穿破胸膜形成脓胸。慢性肋骨骨髓炎可缓慢发作或长期潜伏，症状包括发热、疼痛、红肿或局部流脓。

【超声表现】

（1）骨质破坏，肋骨皮质强回声带连续性中断或呈“虫蚀样”破坏，可见死骨强回声。骨膜外周及软组织脓肿形成，为急性骨髓炎的典型征象。

（2）肋骨周围软组织增厚，边缘不清，结构紊乱，内部呈不均质回声，形成软组织脓肿时，表现为透声较差的无回声区，内见点状强回声浮动，分布在不同软组织层面。

（3）窦道形成，病灶周边可见低或无回声区向体表延伸，部分可见点状强回声，周围软组织结构中断。

（4）CDFI：病灶软组织内血流信号较丰富，窦道形成时，周边可见点状、条状血流信号。

（5）超声造影：多表现为弥漫性高增强，达峰时常为均匀性高增强，如发生坏死时，可出现无增强区。

【病例】

病史　患者，女性，12 岁，因“左侧前胸壁肿物”就诊，外院抗感染治疗 1 周余，无明显好转。体格检查：左侧前胸壁可见一鸽子蛋大小肿块，因患者配合不佳触诊不满意，较软，皮肤深红，肿胀，表皮部分脱落，表面有渗液（图 3-5-1A），轻压痛。白细胞 8.6×10^9/L。胸部 CT：左侧前胸壁肋骨部分骨质破坏伴周边软组织低密度影。

灰阶及多普勒超声 左侧前胸壁可见一混合回声团块，边界清，深部向肋间隙延伸，两者分界不清，大小约3.5cm×1.0cm，内部可见死骨强回声；CDFI示混合回声内部及周边可见彩色血流信号较丰富，RI 0.51（图3-5-1B～E）。

超声弹性成像 整体显示为蓝绿相间的马赛克状（图3-5-1F）。

超声造影 团注造影剂后，7s时胸壁混合回声团块内开始增强，较周围组织增强明显，9s时增强达峰，呈均匀高增强，31s时造影剂持续廓清（图3-5-1G～I）。

超声提示 左侧前胸壁混合回声团块炎性病变可能性大，骨髓炎伴周围脓肿形成可能性大，建议CT检查。

病理结果（超声引导下混合回声团块穿刺活检术） 成片脓细胞及少量炎性肉芽伴散在成熟浆细胞浸润（图3-5-1J）。

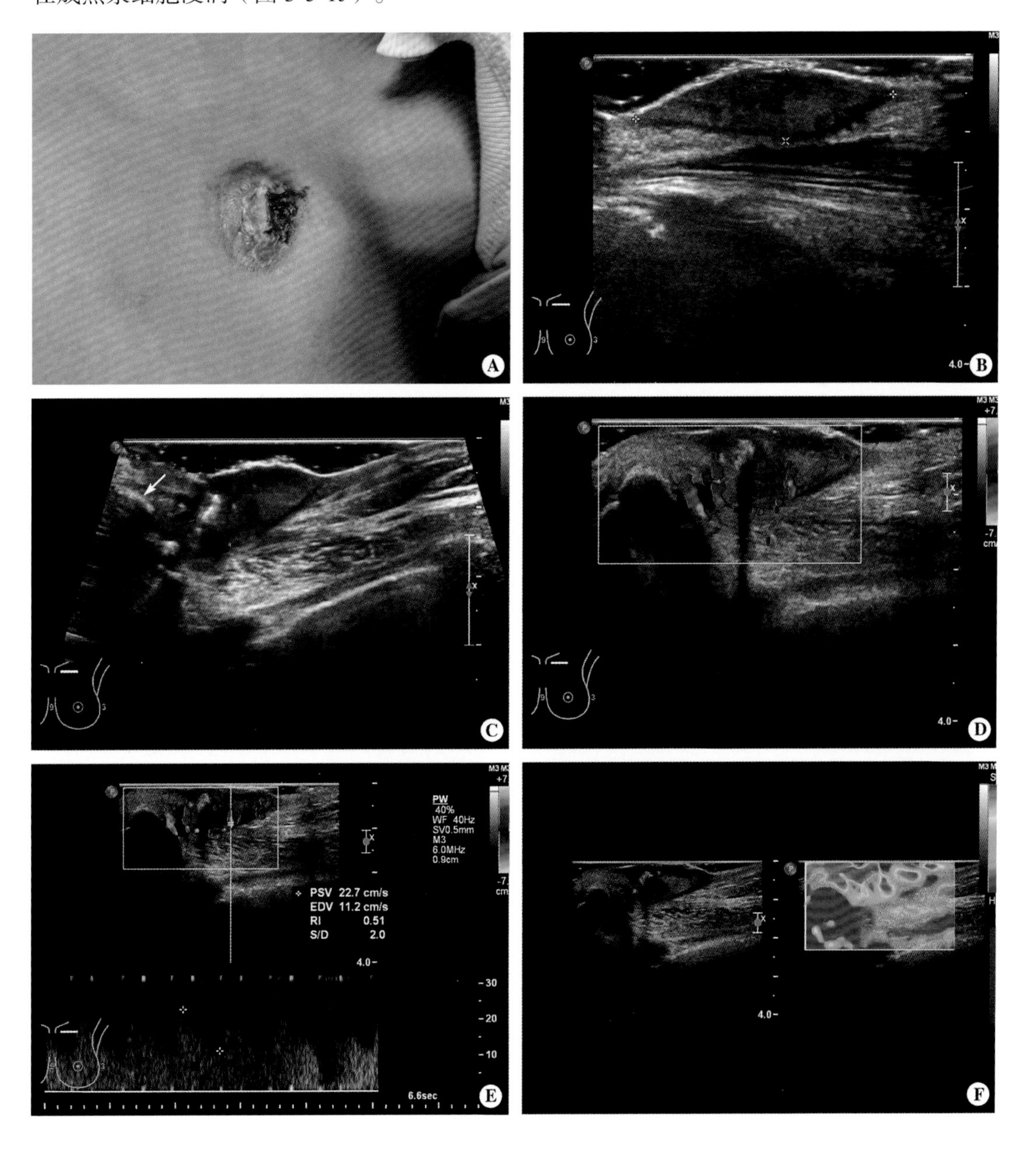

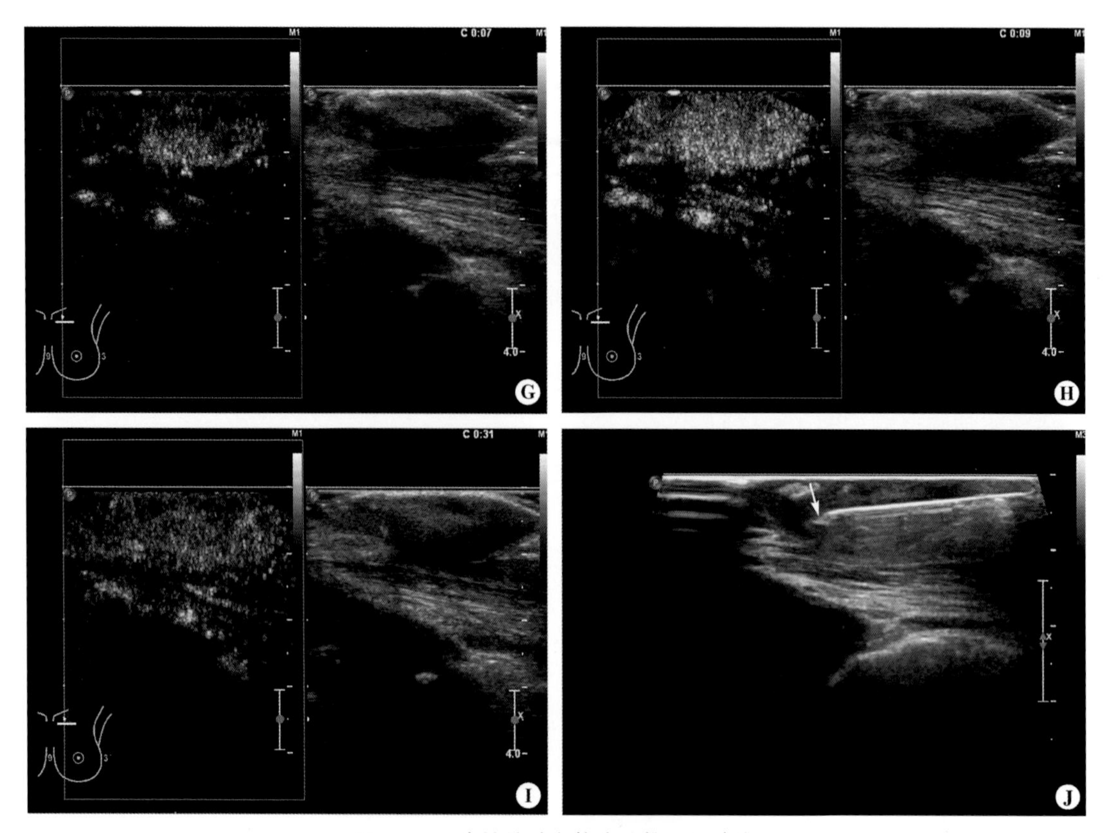

图 3-5-1 肋骨骨髓炎伴胸壁软组织感染

A. 皮肤颜色变深，有渗液；B、C. 不同切面显示左前胸壁病灶为混合回声，边界清，内部回声不均匀，与肋骨（箭头）紧贴，肋骨与病灶接触面不规则、不连续，混合回声有向肋骨深部延伸的趋势；D、E. 混合回声内彩色血流信号较丰富，并测得动脉频谱；F. 弹性超声示混合回声病灶质地较软；G. 超声造影示混合回声病灶 7s 时快速增强；H. 9s 时增强达峰，整体呈均匀高增强；I. 31s 时廓清明显；J. 超声引导下混合回声结节穿刺活检术（箭头示穿刺针针尖）

（闻波平　孟祥宇　蒋天安）

参考文献

常洪波，李炳辉，刘颖，等，2000. 高频率超声诊断轻微错位肋骨骨折的探讨 . 中国超声医学杂志，16（7）：545-547.

陈灏珠，林果为，王吉耀，2013. 实用内科学 . 第 14 版 . 北京：人民卫生出版社 .

陈丽莉，张小威，周素娥，等，2008. 超声诊断肋骨转移性恶性肿瘤 1 例 . 中华超声影像学杂志，17（9）：792.

陈世伦，武永吉，2004. 多发性骨髓瘤 . 北京：人民卫生出版社 .

陈文明，黄晓军，李娟，2010. 多发性骨髓瘤现状与进展 . 北京：人民军医出版社 .

高东梅，胡玉兰，伊莲花，等，1999. 胸壁骨肿瘤的超声诊断（附 48 例分析）. 白求恩医科大学学报，25（6）：777，778.

郭兰敏，范全心，邹承伟，2019. 实用胸心外科手术学 . 第 3 版 . 北京：科学出版社 .

郭瑞军，王明花，于振武，等，2004. 介入超声在肌肉骨骼系统感染性疾病中的应用 . 中华医学超声杂志（电子版），1（6）：246-248.

赫捷，2013. 胸部肿瘤学 . 北京：人民卫生出版社 .

黄丽，高峰，罗庆华，2018. 高频超声在急诊肋骨及肋软骨骨折中的临床应用 . 中国医学物理学杂志，35（1）：106-109.

姜林森，冯胜，卢颖，2015. 尿毒症腹膜透析患者骨质疏松及危险因素 . 中国骨质疏松杂志，21（6）：715-718.

李婷婷，崔拓，朴美英，等，2016. 婴儿急性骨髓炎 3 例临床分析 . 临床儿科杂志，34（12）：954，955.

李文波，张超，石杰，等，2017. 慢性骨髓炎感染复发诱因的研究进展 . 实用骨科杂志，23（12）：1099-1102.

梁晓璐，2018. 小儿急性骨髓炎超声诊断和X线、CT 对照分析 . 中国中西医结合儿科学，10（1）：59-61.
梁燕，梁萍，李树森，等，2007. 高频彩超诊断骨肿瘤的临床应用探讨 . 四川医学，28（8）：894，895.
刘金锋，解晓谱，郭红娟，等，2016. 高频超声在肋骨骨折内固定术中的应用价值 . 中华超声影像学杂志，25（4）：364，365.
秦世炳，宋言峥，董伟杰，2013. 骨关节结核临床诊断与治疗进展及其规范化专题研讨会纪要 . 中国防痨杂志，35（1）：81-84.
吴孟超，吴在德，黄家驷，2008. 外科学 . 第 7 版 . 北京：人民卫生出版社.
杨高怡，2016. 临床结核病超声诊断 . 北京：人民卫生出版社.
袁培沛，2019. 连枷胸合并血气胸的急诊处理临床研究 . 临床医药文献电子杂志，6（56）：60.
张蕾，王丽，唐华，等，2011. 彩色多普勒超声在辅助诊断多发性骨髓瘤中的应用价值 . 中华医学超声杂志（电子版），8（1）：135-142.
张秋萍，孙宁，2008. 胸壁结核的高频超声表现 . 中华医学超声杂志（电子版），5（3）：492-494.
张延龄，吴肇汉，2012. 实用外科学 . 第 3 版 . 北京：人民卫生出版社.
仉晓红，李迎新，单淑香，等，2009. 胸壁结核 53 例的超声影像学表现及临床分析 . 中国超声医学杂志，25（5）：458-461.
庄俊玲，武永吉，钟玉萍，等，2004. 多发性骨髓瘤 218 例临床分析 . 中国实用内科杂志，24（2）：108-110.
Nestor L，Muller C，Isabela S，et al，2015. 胸部影像学 . 史景云，费苛，孙鹏飞，译 . 上海：上海科学技术出版社.
Aydoğdu K，Findik G，Agackiran Y，et al，2009. Primary tumors of the ribs；experience with 78 patients. Interact Cardiovasc Thorac Surg，9（2）：251-254.
Bedetti B，Wiebe K，Ranft A，et al，2015. Local control in Ewing sarcoma of the chest wall：results of the EURO-EWING 99 trial. Ann Surg Oncol，22（9）：2853-2859.
Chan SS，2009. Emergency bedside ultrasound for the diagnosis of rib fractures. Am J Emerg Med，27（5）：617-620.
Chawla G，Dutt N，Deokar K，et al，2019. Chest pain without a clue-ultrasound to rescue occult multiple myeloma：A case report. World J Radiol，11（12）：144-148.
Chen KC，Wu CT，Pan CT，et al，2007. Metachronous multiple chest wall osseous hemangiomas. J Thorac Cardiovasc Surg，133（3）：838，839.
Johansen IS，Nielsen SL，Hove M，et al，2015. Characteristics and Clinical Outcome of Bone and Joint Tuberculosis From 1994 to 2011：A retrospective register-based study in denmark . Clin Infect Dis，61（4）：554-562.
Kyle RA，Gertz MA，Witzig TE，et al，2003. Review of 1027 patients with newly diagnosed multiple myeloma. Mayo Clin Proc，78（1）：21-33.
Lee RK，Griffith JF，Ng AW，et al，2015. Sonography of the chest wall：A pictorial essay. J Clin Ultrasound，43（9）：525-537.
Lee WS，Kim YH，Chee HK，et al，2012. Ultrasonographic evaluation of costal cartilage fractures unnoticed by the conventional radiographic study and multidetector computed tomography. Eur J Trauma Emerg Surg，38（1）：37-42.
Malghem J，Vande Berg B，Lecouvet F，et al，2001. Costal cartilage fractures as revealed on CT and sonography. Am J Roentgenol，176（2）：429-432.
Meuwly JY，Gudinchet F，2004. Sonography of the thoracic and abdominal walls. J Clin Ultrasound，32（9）：500-510.
Mori T，Suzuki M，2011. Chest wall tumor，rib tumor. Kyobu Geka，64（8 Suppl）：725-732.
Paik SH，Chung MJ，Park JS，et al，2005. High-resolution sonography of the rib：can fracture and metastasis be differentiated?. Am J Roentgenol，184（3）：969-974.
Talbot BS，Gange CP Jr，Chaturvedi A，et al，2017. Traumatic rib injury：patterns，imaging pitfalls，complications，and treatment. Radiographics，37（2）：628-651.
Thomas M，Shen KR，2017. Primary tumors of the osseous chest wall and their management. Thorac Surg Clin，27（2）：181-193.
Tomos I，Tziolos N，Raptakis T，et al，2018. Thoracic ultrasound for the detection of rib metastases of non-small cell lung cancer. Adv Respir Med，86（2）：101，102.

第四章　胸膜疾病

第一节　胸腔积液

胸腔积液（pleural effusion）是指胸腔内液体的异常积聚。正常情况下，胸膜腔含有少量的液体，以利于肺的扩张及减小摩擦。胸液来源于壁胸膜毛细血管滤过，进入胸膜腔后最终由壁胸膜淋巴管吸收，其壁胸膜淋巴管微孔具有活瓣样作用，以保证胸液单向流出胸膜腔，生理状态下每小时交换量约为 0.15ml/kg，当胸液滤过量增加时，壁胸膜淋巴管内的吸收也随之增加，维持动态平衡，保持胸液量恒定状态。若由于全身或局部病变破坏了此平衡，液体滤过量超过其重吸收时，则导致胸腔积液。

【病因、发病机制与病理】

胸腔积液按病因分为感染性、肿瘤性、自身免疫性、物理性和化学性积液；按积液性质可分为血性、乳糜性、胆固醇性和脓性等积液；按发生机制分为漏出性胸腔积液和渗出性胸腔积液。胸膜毛细血管内静水压增高及胶体渗透压降低、胸膜通透性增加、壁胸膜淋巴回流障碍及胸部损伤等，均可引起胸腔积液。漏出性胸腔积液常见病因包括充血性心力衰竭、缩窄性心包炎、肝硬化、上腔静脉综合征、肾病综合征等；渗出性胸腔积液常见病因包括胸膜和肺的感染或恶性肿瘤、结缔组织疾病等。

【临床表现】

初期可有明显的胸痛，吸气时加重，当积液增多时胸膜脏层和壁层分开，胸痛可减轻或消失。中等至大量胸腔积液时，可出现胸闷、气短、心悸、呼吸困难，甚至端坐呼吸，并伴有发绀，患侧呼吸运动受限，呼吸浅快，肋间隙丰满，气管向健侧移位，患侧语音震颤减弱或消失，积液区上方呼吸音增强，有时可听到支气管呼吸音。纤维素性胸膜炎患者可闻及胸膜摩擦音或触及胸膜摩擦感。

【超声表现】

胸腔内液体积聚，胸膜的壁层与脏层分离，超声显示无回声区，这是胸腔积液最基本、最重要的超声征象。两层胸膜分离范围及宽度与积液量有关，站立位或坐位扫查时，膈肌与胸膜间 5ml 的积液即可显示。超声图像大致可分为游离性积液、分隔性积液及包裹性积液。

1. 游离性积液

（1）少量积液：因重力作用常位于胸腔底部，在肺底与膈肌之间呈现无回声区，在后侧肋膈窦无回声区呈三角形（图 4-1-1），其形态和范围可随呼吸而变动，吸气时肺下叶膨胀，液体被挤压分散，肋膈窦液体区变小或消失；呼气时又重现或增大，健侧卧位时液体流向内侧，外侧液体区变小或消失。肺底积液从肋缘下扫查容易显示，无回声区在肺底与膈之间呈条带状或扁平状，凸向膈面，膈面一侧边缘清晰，肺底一侧边缘回声增强。无回声区最深径在 1.0 ～ 3.0cm 时，临床抽液在 30 ～ 500ml，为少量积液。无回声区的最深径 < 1cm 时不宜穿刺抽液，易伤及肺组织。

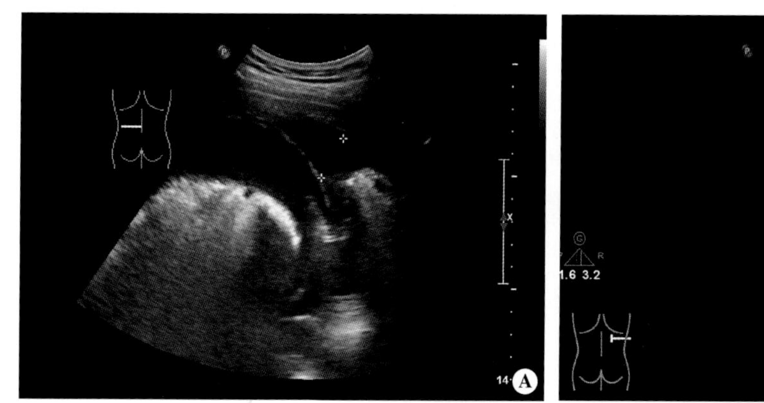

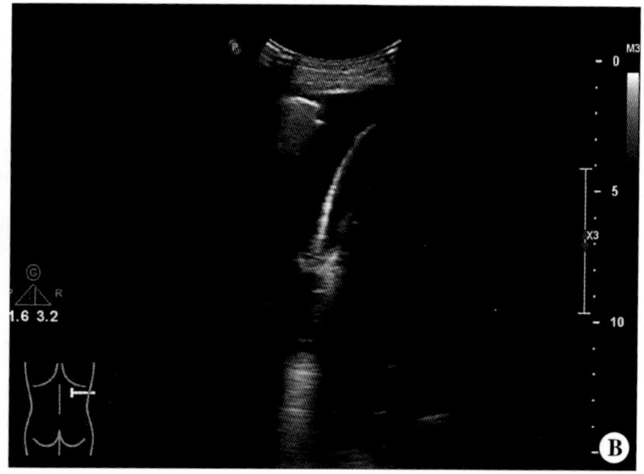

图 4-1-1　少量游离积液

A. 左侧胸腔见深约 2.0cm 无回声区；B. 右侧胸腔见条带状无回声区

（2）中等量积液：坐位扫查时，由于重力作用液体呈上窄下宽分布。呼吸及体位变动时，无回声区的形态和范围也随之改变，吸气时胸廓下部无回声区增宽，胸廓上部无回声区变小；呼气时则相反。由坐位改为仰卧位，液体移动至背侧，肺上浮，因此腋后线无回声区最大，腋中线及腋前线无回声区减少或消失。胸腔无回声区最宽径在 3.0 ～ 5.0cm，胸腔积液上界不超过第 6 肋后肋水平，抽液在 500 ～ 1000ml（图 4-1-2）。

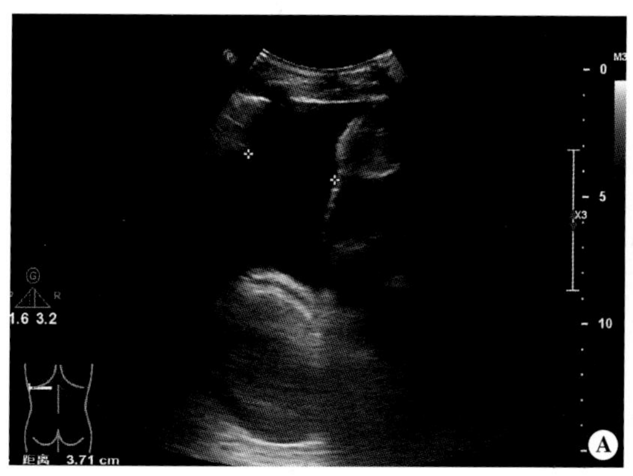

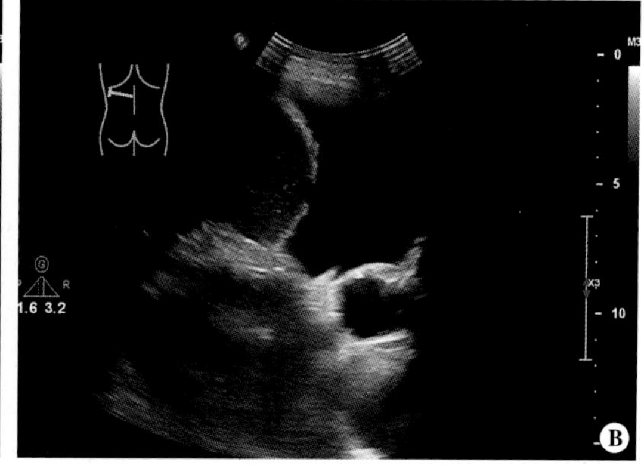

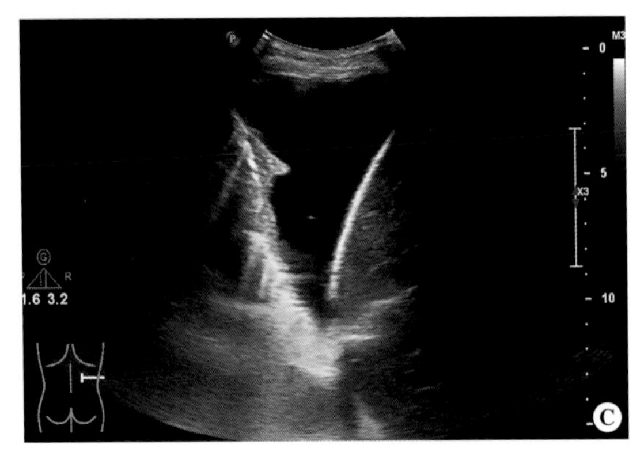

图 4-1-2　中等量游离积液

超声示胸腔内见中等量无回声区，图 C 部分肺组织膨胀不全

（3）大量积液：大部分胸腔呈无回声区（图 4-1-3），内透声好，当纤维蛋白及细胞成分较多时可见密集点状、絮状等回声或高回声漂浮，此时呼吸和体位改变，对无回声区范围无影响或变化甚微，心脏向健侧移位。肺组织膨胀不全时呈条状或三角形的均匀等回声（图 4-1-4），内部常可见支气管气象。胸腔内无回声区的最宽径大于 5.0cm，胸腔积液上界超过第 6 肋后肋水平，抽液达 1000ml 以上。

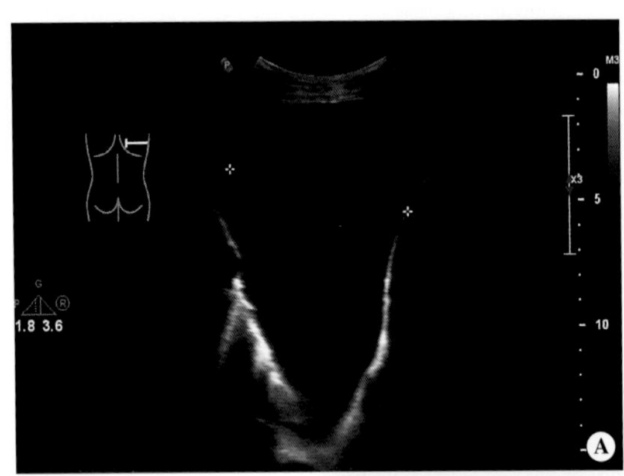

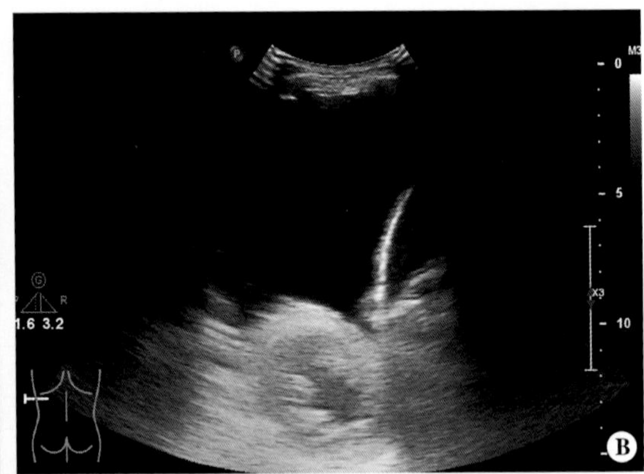

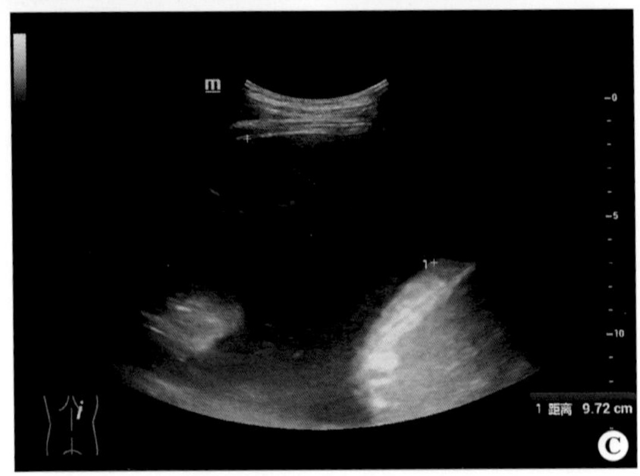

图 4-1-3　大量游离积液

超声示胸腔内见大片无回声区

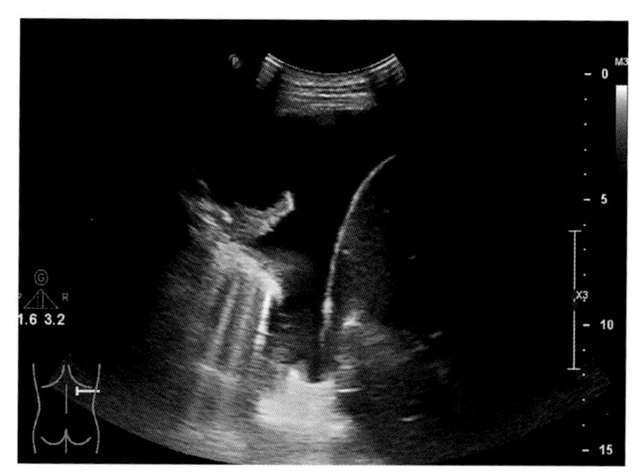

图 4-1-4 大量游离积液伴肺膨胀不全

超声示右侧胸腔内见大片无回声区，部分肺组织膨胀不全

2. 分隔性积液 胸腔无回声区内见一条或多条带状、网状或分枝状高回声飘动，可表现为“丝带样”“水草样”，也可分隔成多个大小不等的腔，呈“多房样”分隔（图 4-1-5）。结核性胸腔积液较易出现分隔，且纤维带显示率与病程成正比，后期可呈“蜂窝状”或“网格状”，胸膜多规则增厚。

3. 包裹性积液 由于渗出液与周围胸膜发生粘连，在胸壁与肺之间可见大小不等的圆形、卵圆形、半月形或三角形无回声区，近胸壁侧基底较宽，两端呈锐角。无回声区不随体位移动，腔壁增厚，内壁多不光滑。有时无回声区可见点状等回声或强回声，穿刺时常抽出浑浊的液体，部分也可表现为囊实性的混合回声，无回声区内透声不一，可见粗大点

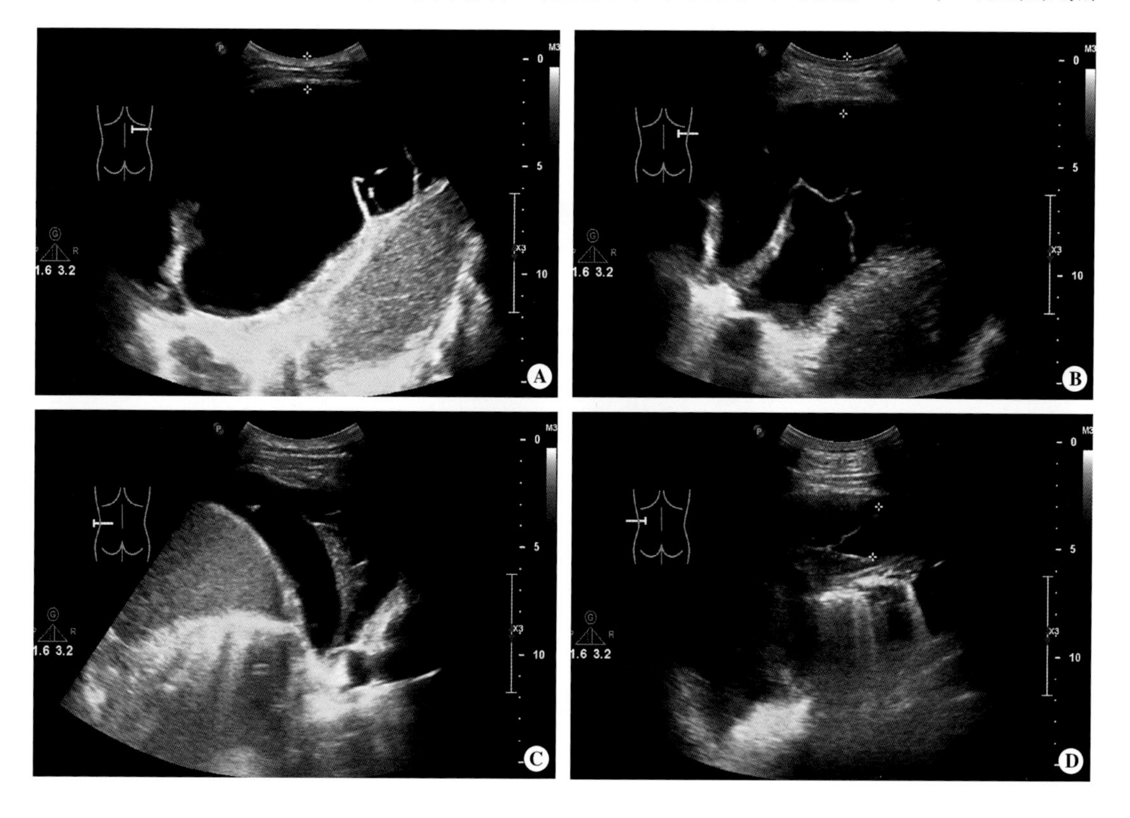

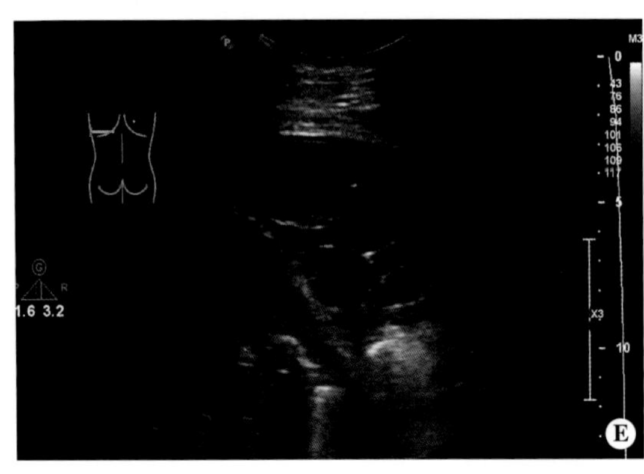

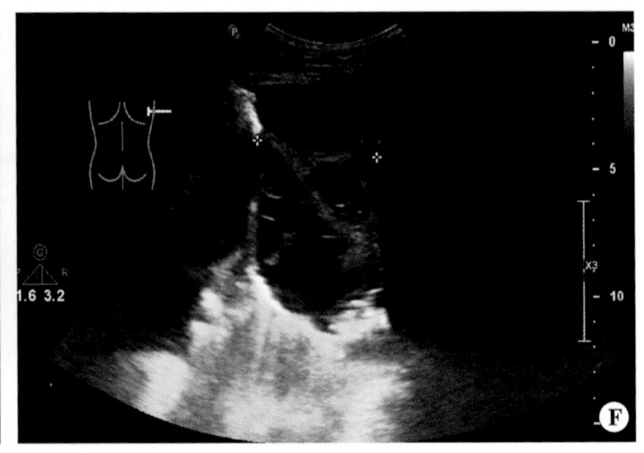

图 4-1-5 分隔性积液

A ～ F. 胸腔内大片无回声区内见多条带状高回声，表现为“丝带样”“水草样”，分隔成多个大小不等的腔

状或条索状高回声，呈“网格状”“蜂窝状”。后期可因液体吸收，肉芽组织的增多及胸膜增厚而呈低回声。CDFI：实性部分可见条状彩色血流信号。超声造影多为边缘增强内部无增强，如出现分隔，部分分隔可见增强（图 4-1-6 ～图 4-1-10）。

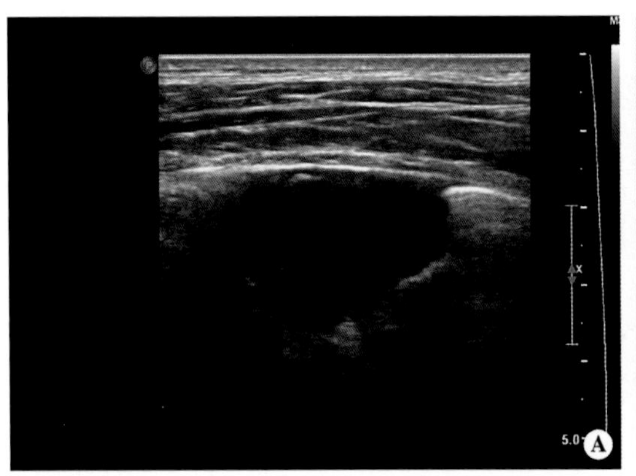

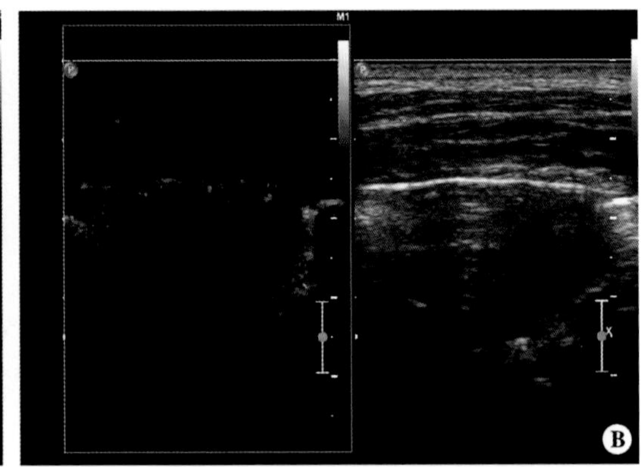

图 4-1-6 包裹性积液（1）

A. 胸腔内见无回声区；B. 超声造影示内部无增强

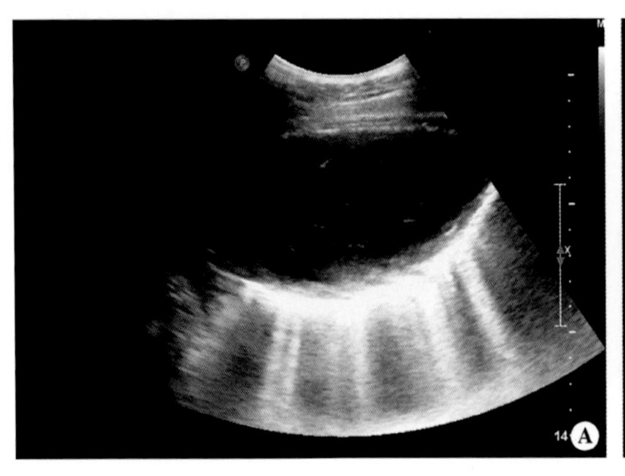

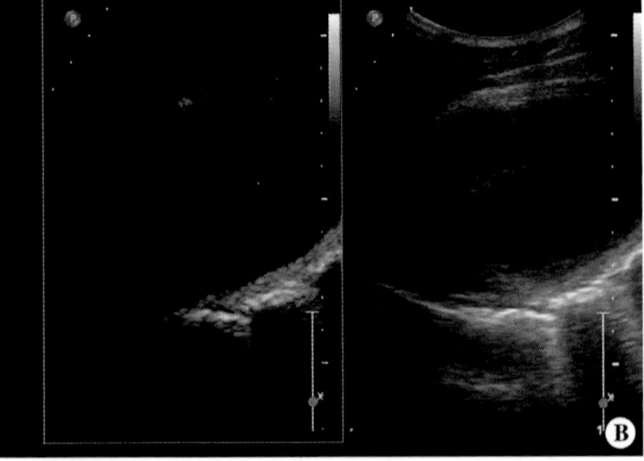

图 4-1-7 包裹性积液（2）

A. 胸腔内见无回声区，透声差，可见条状分隔呈多房状；B. 超声造影示分隔未见增强

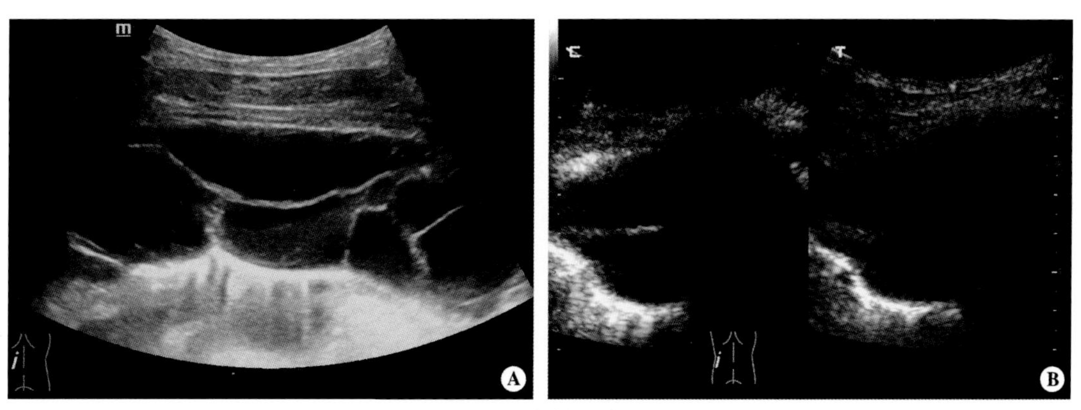

图 4-1-8 包裹性积液（3）

A. 左侧胸腔内见无回声区，内呈多房样分隔，透声差，胸膜未见增厚；B. 超声造影示分隔增强

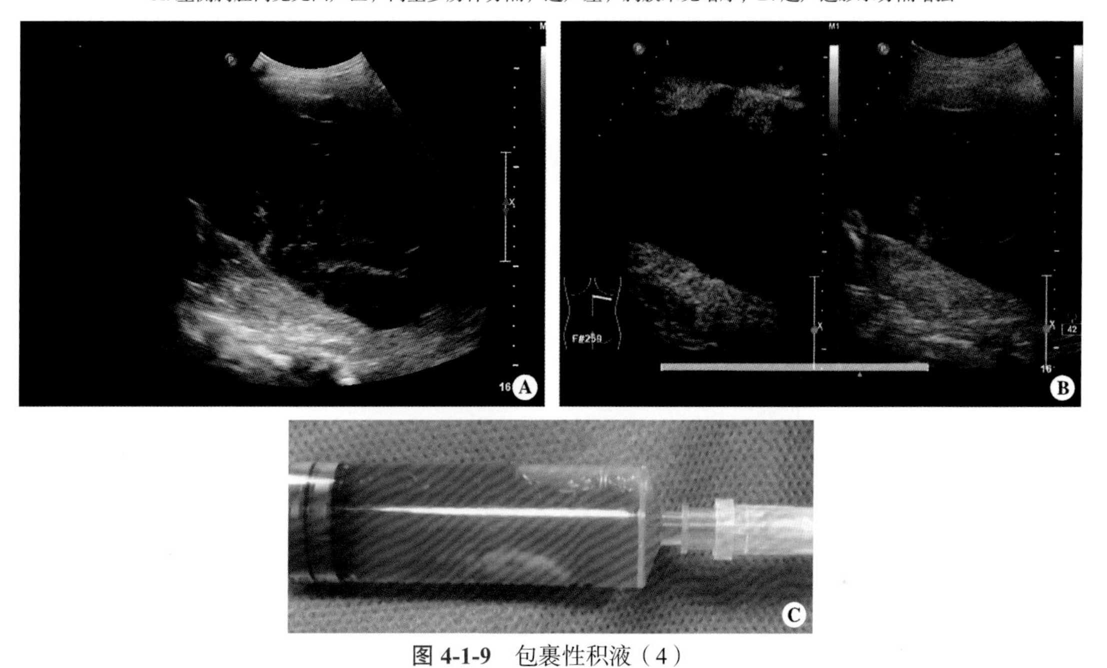

图 4-1-9 包裹性积液（4）

A. 右侧胸腔内片状无回声区，透声差，可见粗细不一的分隔，胸膜增厚；B. 超声造影示无回声区未见明显增强；C. 穿刺抽液后胸腔积液内可见絮状物

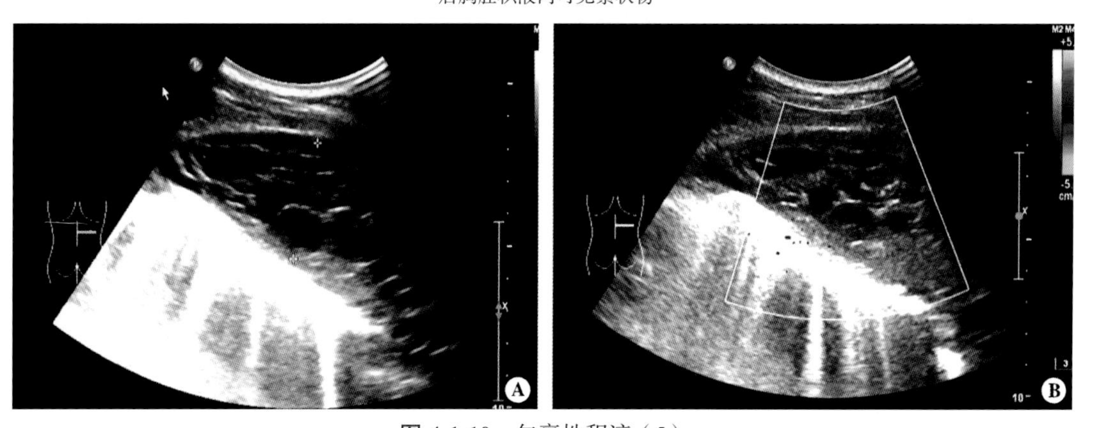

图 4-1-10 包裹性积液（5）

A. 胸腔内见混合回声，无回声区呈“蜂窝状”，胸膜增厚；B. 混合回声内未见明显彩色血流信号

【病例】

病例 1

病史　患者，女性，28 岁，因“低热、乏力、盗汗 2 月余，伴咳嗽咳痰 1 周”就诊。体格检查：T 37.8℃，左侧胸腔叩诊浊音。CT：双肺炎性病变，左侧胸腔积液。

灰阶及多普勒超声　左侧胸腔片状无回声区，可见肺不张，胸膜增厚（图 4-1-11A），肺不张区可见点状彩色血流信号（图 4-1-11B）。

超声造影　团注造影剂后，12s 时可见肺不张区增强，28s 时无回声区内分隔可见增强，43s 时分隔增强廓清（图 4-1-11C ～ E）。

超声提示　左侧胸腔积液伴分隔，提示结核性胸腔积液。

病理结果　胸腔镜下胸膜活检证实结核性胸膜炎，胸腔积液涂片内未见恶性细胞。

胸腔积液生化　总蛋白 63.7g/L，乳酸脱氢酶 455U/L，腺苷脱氨酶 48U/L。

胸腔积液常规　白细胞 10×10^9/L，淋巴细胞 76.0%，中性粒细胞 10.0%，李凡他试验（+）。

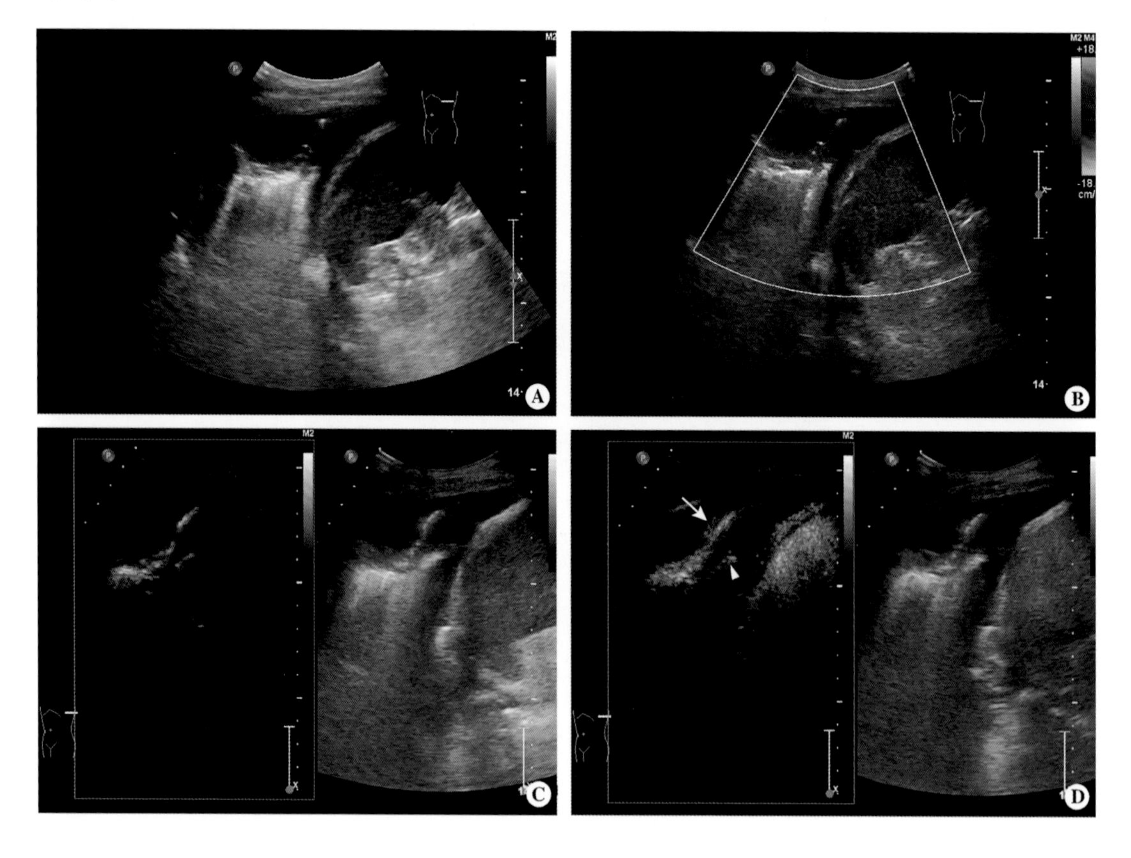

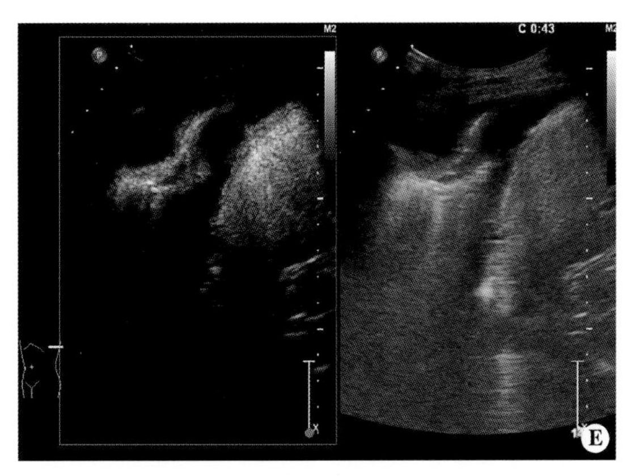

图 4-1-11 胸腔积液（1）

A. 左侧胸腔可见片状无回声，可见肺不张，胸膜增厚；B. 肺不张区可见点状彩色血流信号；C. 超声造影 12s 时肺不张区可见增强，无回声区未见增强；D. 28s 时肺不张区持续增强（箭头），无回声区内分隔可见增强（三角形箭头）；E. 43s 时分隔造影剂廓清

病例 2

病史 患者，女性，28 岁，因“确诊肺结核 1 个月，伴胸腔积液 2 周”入院，体格检查：T 37.8℃，右侧胸腔叩诊浊音。CT：双肺炎性病变，右侧胸腔积液。

灰阶及多普勒超声 右侧胸腔内大片无回声区，内可见条状分隔呈“水草样”（图 4-1-12A、B）。

超声造影 注入超声造影剂后右侧胸腔无回声区分隔全程无增强（图 4-1-12C ～ E）。

超声提示 右侧胸腔积液伴分隔，提示结核性胸腔积液。

病理结果 胸腔镜下胸膜活检证实结核性胸膜炎，胸腔积液涂片内未见恶性细胞。

胸腔积液生化 总蛋白 54.9g/L，乳酸脱氢酶 1251U/L，腺苷脱氨酶 56.1U/L。

胸腔积液常规 白细胞 20.8×10^9/L，淋巴细胞 51.0%，中性粒细胞 18.0%，李凡他试验（+）。

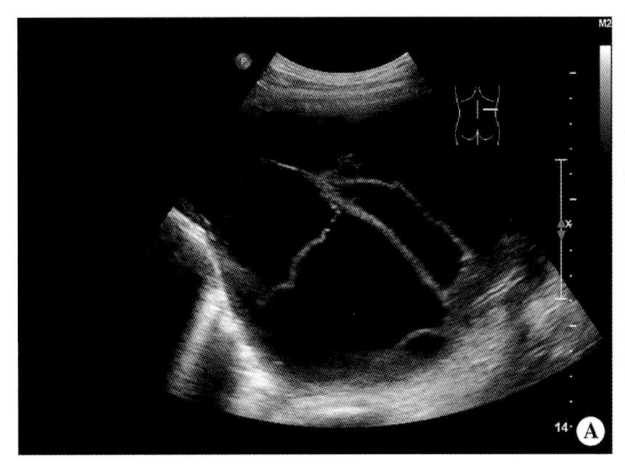

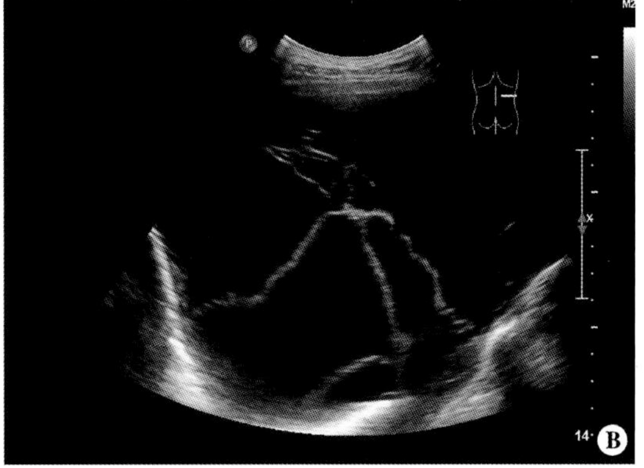

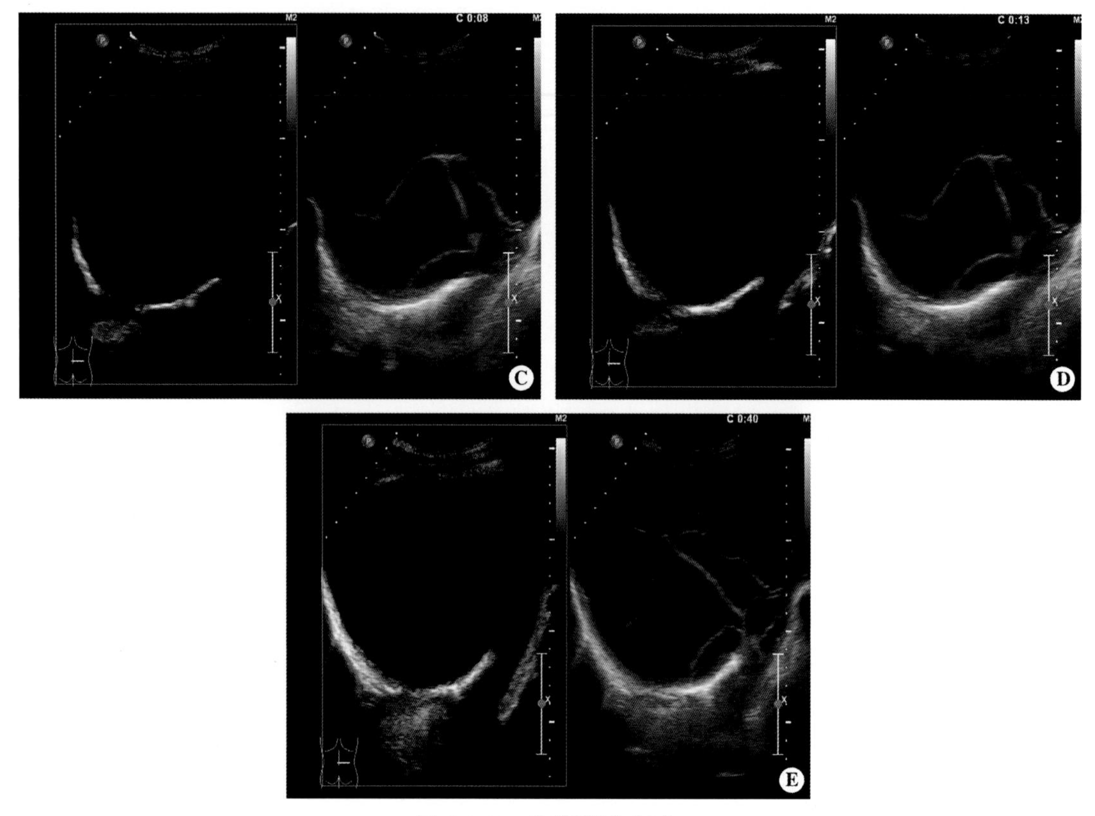

图 4-1-12 胸腔积液（2）

A、B. 多切面观察右侧胸腔内大片无回声区，内可见条状分隔呈“水草样”；C ～ E. 右侧胸腔无回声区及分隔全程无增强

病例 3

病史　患者，女性，33 岁，因“结核病史 1 年，伴胸腔积液 2 个月”入院，体格检查：T 37.8℃，右侧胸腔叩诊浊音。CT：双肺炎性病变，右侧胸腔积液伴胸膜增厚。

灰阶及多普勒超声　右侧胸腔可见无回声区，内可见团状等回声，形态不规则，边界不清（图 4-1-13A）。CDFI 示无回声区及等回声区内未见明显彩色血流信号（图 4-1-13B）。

超声造影　注入超声造影剂后 11s、17s 时无回声区及等回声区未见明显增强（图 4-1-13C、D），49s 时等回声区基本无增强（图 4-1-13E）。

超声提示　右侧胸腔积液伴团状等回声（超声造影呈无增强，提示坏死物），结核性胸腔积液可能性大。

病理结果　胸膜穿刺活检证实结核性胸膜炎，胸腔积液涂片内未见恶性细胞。

胸腔积液生化　总蛋白 57.4g/L，乳酸脱氢酶 673U/L，腺苷脱氨酶 57U/L。

胸腔积液常规　白细胞 18.1×10^{9}/L，淋巴细胞 69.0%，中性粒细胞 12.0%，李凡他试验（+）。

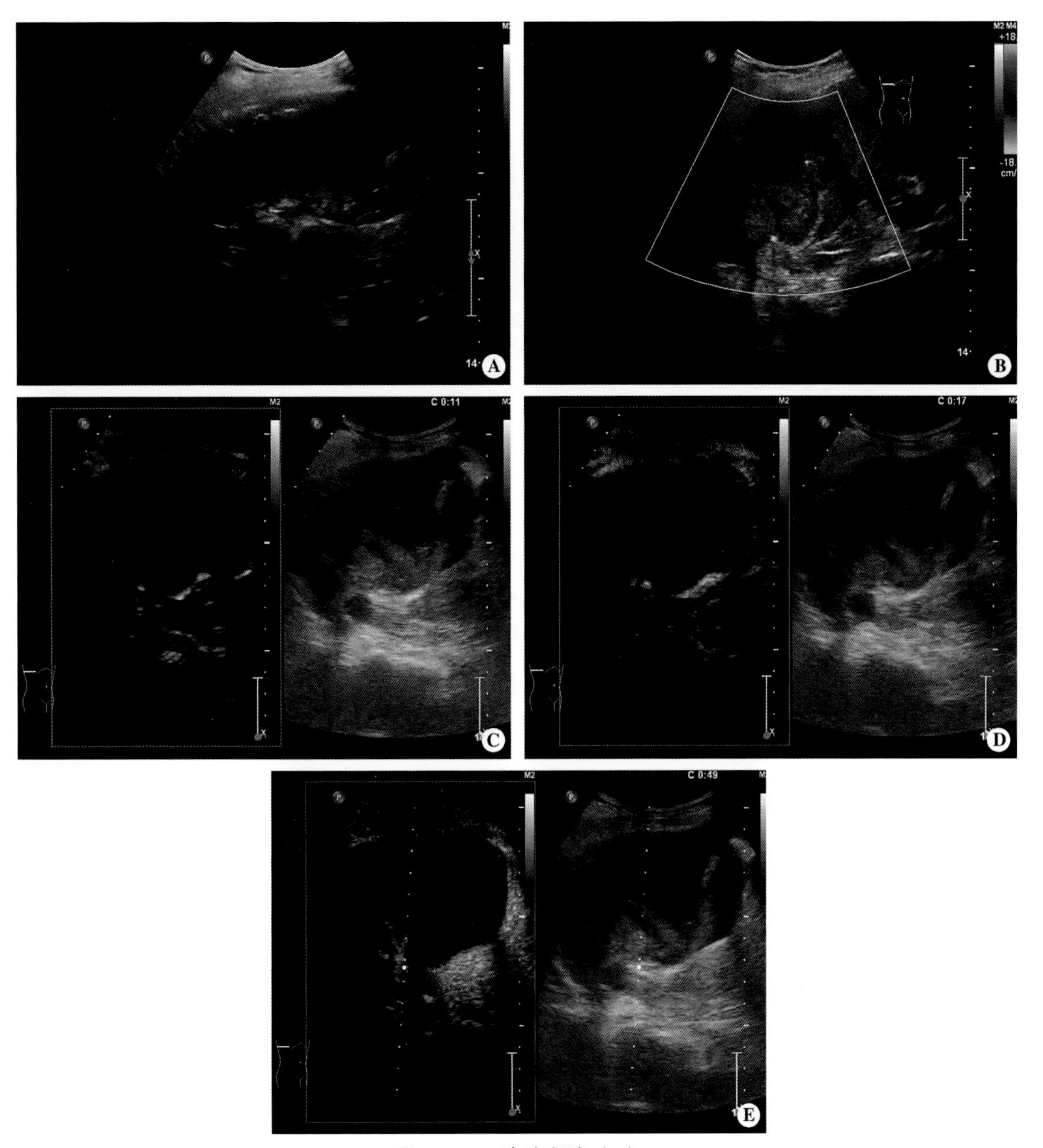

图 4-1-13　胸腔积液（3）

A. 右侧胸腔可见无回声区，内可见团状等回声，形态不规则，边界不清；B. CDFI 示无回声区及等回声区内未见明显彩色血流信号；C、D. 注入超声造影剂 11s、17s 时无回声区及等回声区未见明显增强；E. 49s时等回声区基本无增强

病例 4

病史　患者，女性，70 岁，因“确诊肺癌 6 月余，胸腔积液 1 周”就诊。体格检查：T 37.4℃，右侧胸腔叩诊浊音，未触及浅表淋巴结肿大。CT：右肺占位，右侧胸腔积液（图 4-1-14A、B）。

灰阶及多普勒超声　右侧胸腔可见片状无回声区，透声欠佳，未见分隔（图 4-1-14C）；右侧胸腔置管引流术后 10 天复查胸腔积液（图 4-1-14D）。

超声提示　右侧胸腔积液，结合病史考虑癌性胸腔积液。

病理结果（胸腔积液沉渣）　内见异型细胞，结合免疫组化提示肺来源的腺癌细胞。

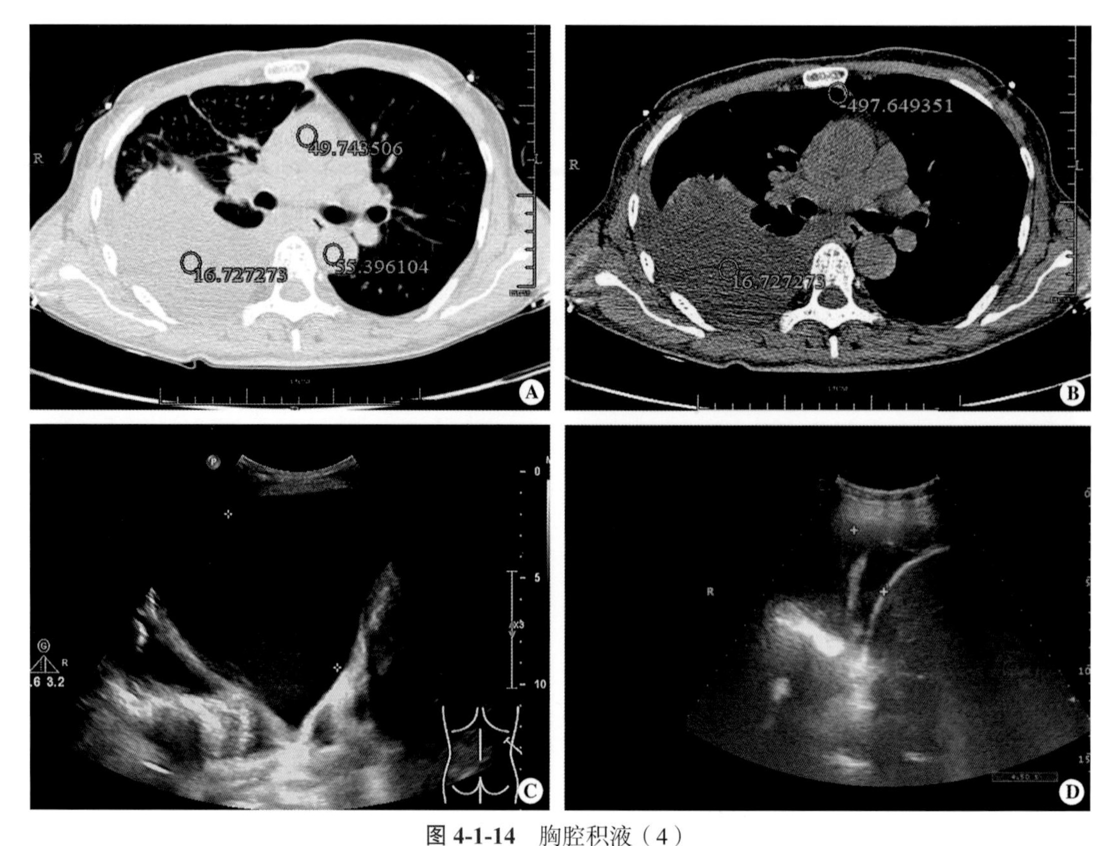

图 4-1-14 胸腔积液（4）

A、B. 右侧胸腔可见片状低密度影，CT 值 16.7HU；C. 右侧胸腔可见片状无回声区，透声欠佳，未见分隔；D. 置管引流术后 10 天复查胸腔积液

病例 5

病史 患者，男性，51 岁，因“确诊肝癌半年余，发现双肺多发占位 2 个月，胸腔积液 1 周”就诊。体格检查：T 37.3℃，右侧胸腔叩诊浊音，未触及浅表淋巴结肿大。临床诊断：肝恶性肿瘤介入术后，肺转移；多浆膜腔积液。CT：双肺多发占位，考虑转移癌，右侧胸腔积液（图 4-1-15A、B）。

灰阶及多普勒超声 右侧胸腔可见片状无回声区，透声佳，未见分隔（图 4-1-15C）；左侧胸腔可见少量无回声区（图 4-1-15D）。

超声提示 双侧胸腔积液。

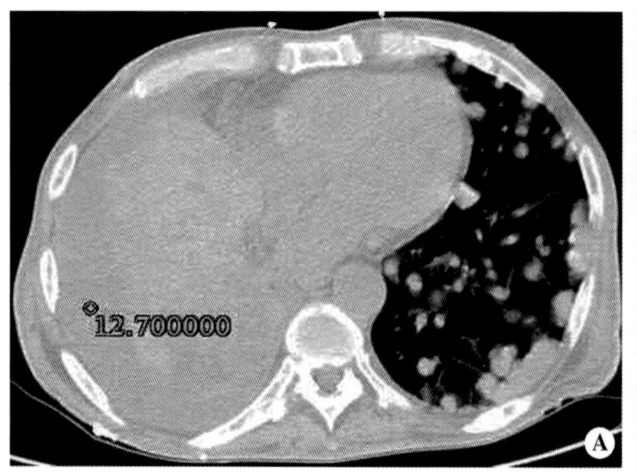

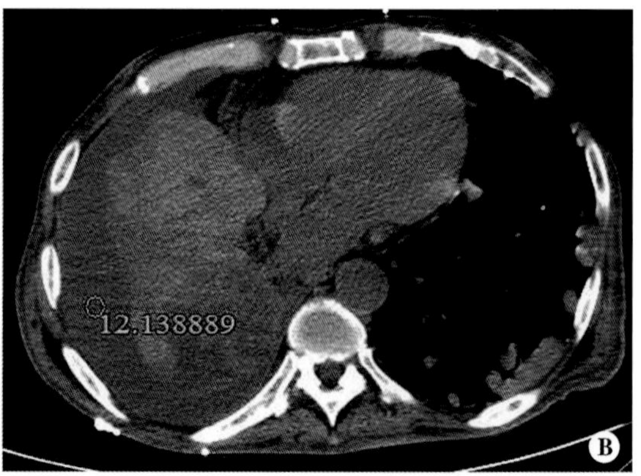

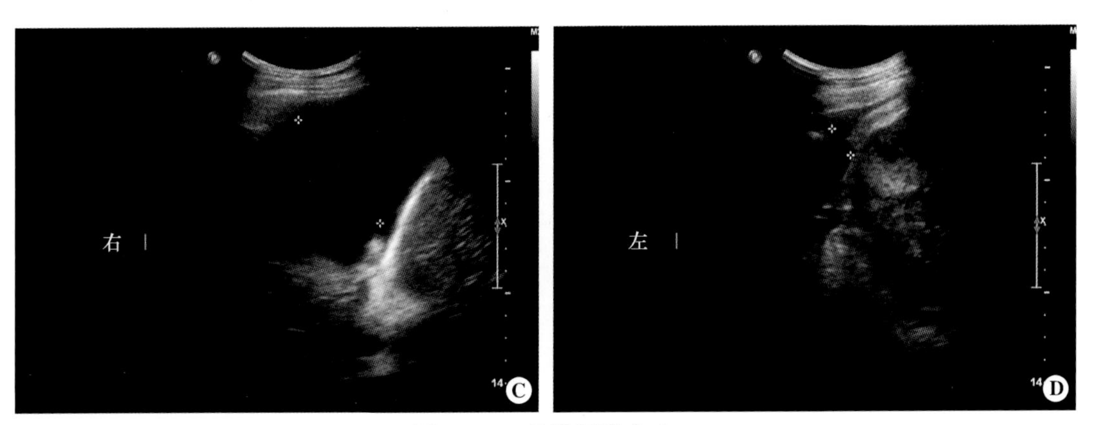

图 4-1-15 胸腔积液（5）

A、B. 右侧胸腔见片状液体密度影，CT 值 12.1HU，双肺内多发占位；C. 右侧胸腔可见片状无回声区，透声佳，未见分隔；D. 左侧胸腔可见少量无回声区

病例 6

病史　患者，男性，69 岁，因“横结肠占位 1 周”入院，术前检查示双侧胸腔未见明显积液，横结肠占位切除术后第 2 天，体温升高。体格检查：T 38.1℃，双侧胸腔未闻及干湿啰音。CT：双侧胸腔少量积液，CT 值 8HU（图 4-1-16A、B）。

灰阶及多普勒超声　右侧胸腔可见小片无回声区，透声尚可，胸膜不增厚（图 4-1-16C），左侧胸腔小片无回声区，透声尚可，胸膜不增厚（图 4-1-16D）。

超声提示　双侧胸腔积液。

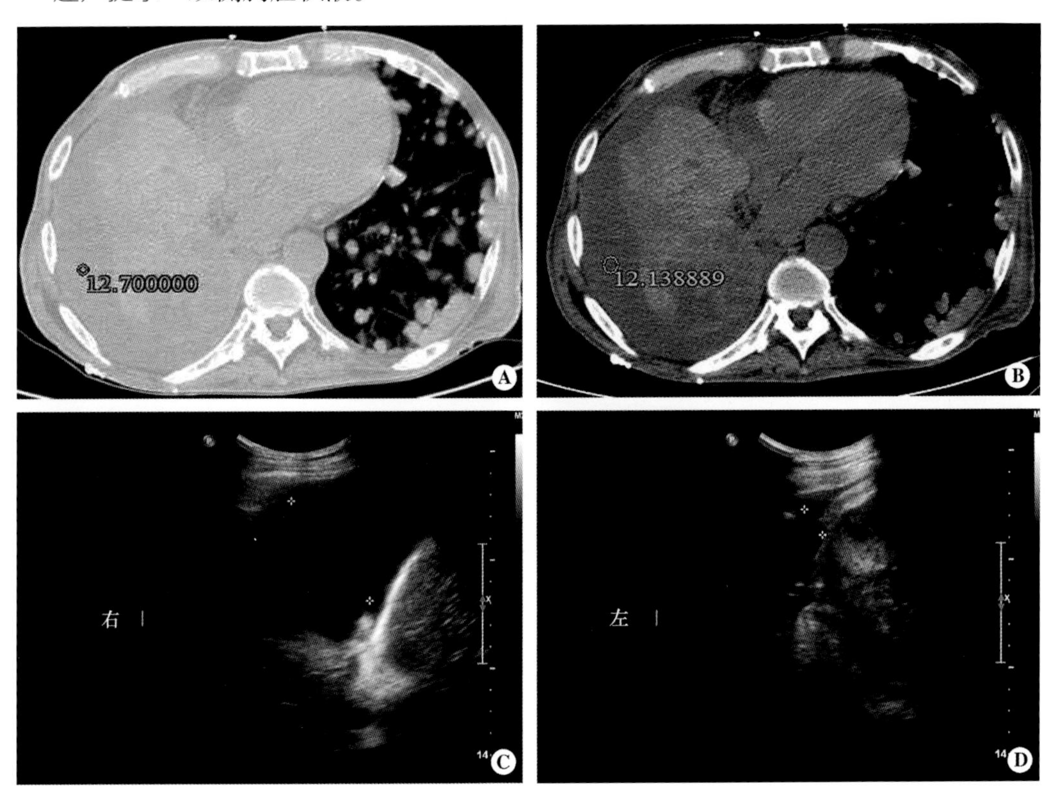

图 4-1-16 胸腔积液（6）

A、B. 双侧胸腔少量弧形液体密度影，CT 值 8HU；C. 右侧胸腔少量无回声区；D. 左侧胸腔少量无回声区

病例 7

病史　患者，男性，74 岁，因“左侧肺部占位伴左侧胸腔包裹性积液 1 周”就诊。体格检查：T 37.4℃，左侧胸腔叩诊浊音，未触及浅表淋巴结肿大。CT：左侧包裹性胸腔积液（图 4-1-17A、B）。

灰阶及多普勒超声　左侧胸腔可见包裹性无回声区，透声欠佳，内见团状高回声区（图 4-1-17C）。CDFI：未见明显彩色血流信号（图 4-1-17D）。

超声造影　团注造影剂后无回声区全程无增强，周边肺组织增强（图 4-1-17E ~ G）。

超声提示　左侧胸腔包裹性积液，首先考虑胸腔积血。

超声引导下行左侧胸腔积液置管引流术（图 4-1-17H），引流出陈旧性血性液体（图 4-1-17I）。术后 2 小时超声检查：左侧胸腔积液明显减少，超声造影示无回声区内部无增强，提示内部无持续出血（图 4-1-17J、K）。

病理结果　手术证实为左肺腺癌伴胸腔积血。

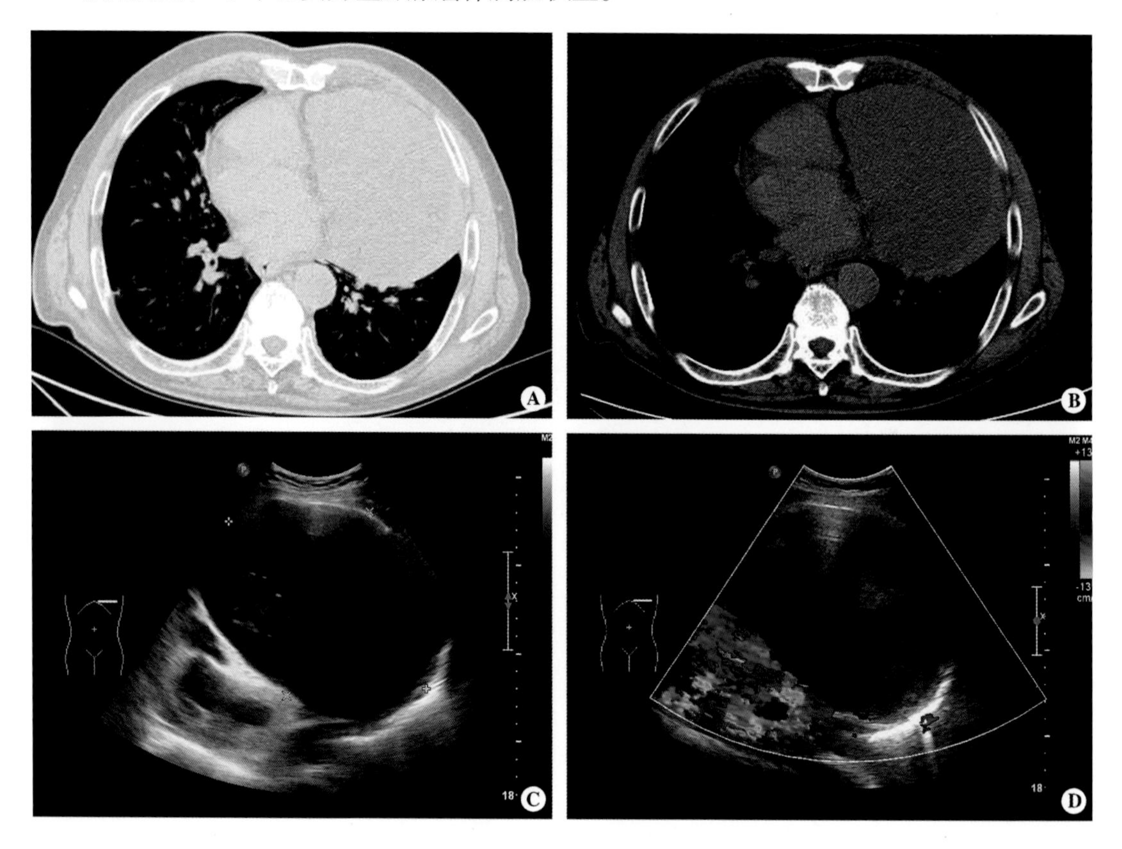

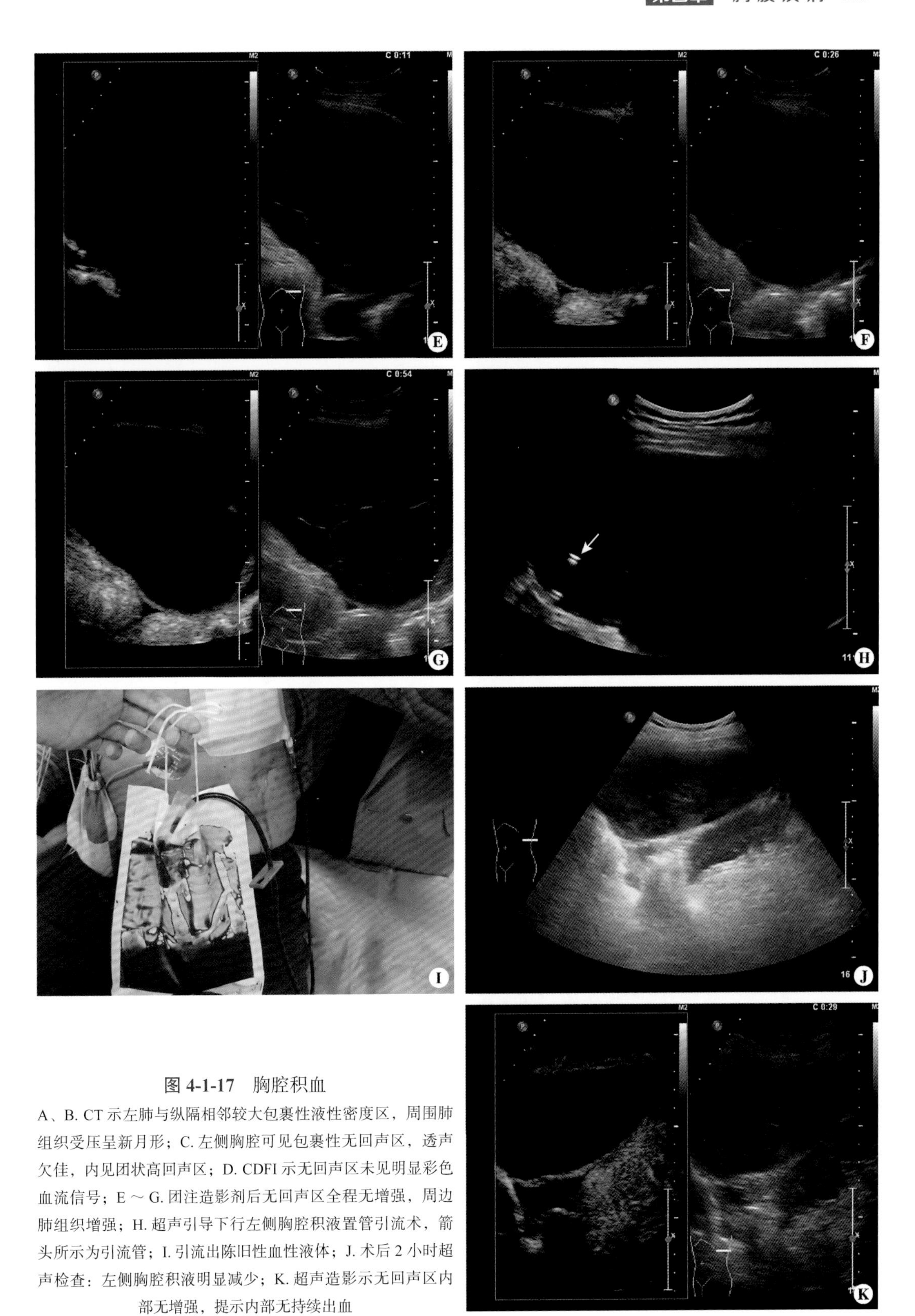

图 4-1-17　胸腔积血

A、B. CT 示左肺与纵隔相邻较大包裹性液性密度区，周围肺组织受压呈新月形；C. 左侧胸腔可见包裹性无回声区，透声欠佳，内见团状高回声区；D. CDFI 示无回声区未见明显彩色血流信号；E ~ G. 团注造影剂后无回声区全程无增强，周边肺组织增强；H. 超声引导下行左侧胸腔积液置管引流术，箭头所示为引流管；I. 引流出陈旧性血性液体；J. 术后 2 小时超声检查：左侧胸腔积液明显减少；K. 超声造影示无回声区内部无增强，提示内部无持续出血

（王彩芬　安晓玲）

第二节 胸 膜 炎

胸膜炎（pleurisy）是由于感染、肿瘤、创伤或变态反应等多种因素导致的胸膜炎症。由感染导致的胸膜炎中以结核分枝杆菌感染最常见，在结核病流行地区占比可达 50% 以上，目前已被纳入肺结核疾病范畴。

【病因、发病机制与病理】

胸膜炎的致病因素包括细菌、真菌、病毒、寄生虫、肿瘤等，胸膜在遭受致病因素侵犯后会发生毛细血管充血、渗出、炎性细胞浸润等一系列炎性反应。在一般细菌引起的胸膜炎中，胸膜类上皮细胞肉芽肿及纤维组织增生可能导致淋巴管阻塞，减少胸腔积液的重吸收，同时可能破坏间皮细胞与淋巴微孔之间形成的回吸收通路，导致胸腔积液的形成。特殊性致病菌如结核分枝杆菌感染的发生目前认为与两个因素有着重要的关系，即胸膜对结核菌及其代谢产物产生针对其抗原成分的变态反应，以及发生迟发型超敏反应（DTH）。随着病情发展，局部组织和毛细血管的通透性增加，胸膜充血水肿。此时积液通常清亮无菌，细胞分类以中性粒细胞为主，pH 正常，乳酸脱氢酶活性＜ 1000U/L。

若渗出液未能及时清除，大量纤维蛋白沉积于胸膜表面，形成纤维素后则进入纤维化脓期，形成纤维状隔膜，进而可使胸膜腔产生分隔。此期积液为脓性，以中性粒细胞和降解细胞（脓细胞）为主，细菌培养阳性。这种胸腔积液的酶活性较高，常表现为 pH ＜ 7.2，乳酸脱氢酶活性＞ 1000U/L。

当病变发展至最后阶段，强烈的胸膜炎症反应可导致胸腔积液中渗液、纤维蛋白及中性粒细胞，甚至脓细胞逐渐增多，纤维蛋白沉积在壁层及脏层增厚的胸膜表面，数天或数月后，逐渐开始机化，韧性增强，形成一层坚厚的纤维板状结构，与胸膜紧密粘连融合，故称为胸膜纤维板。常见的胸膜纤维化的病因主要有石棉相关性胸膜纤维化、结核性胸膜炎、类风湿性胸膜炎、尿毒症性胸膜炎、冠状动脉搭桥术后、血胸、药物诱发等。

【临床表现】

不同病因所致的胸膜炎可伴有相应疾病的临床表现，大多数渗出性胸膜炎主要表现为胸痛、咳嗽、胸闷、气急，甚至呼吸困难，同时会出现胸腔积液的体征，可伴有低热。

胸痛为胸膜炎最常见的临床症状，多由壁胸膜受累引起，疼痛程度差异大，可为不明确的不适或严重的刺痛，或仅在患者深呼吸或咳嗽时出现，也可持续存在并因深呼吸或咳嗽而加剧。胸腔积液对胸膜的刺激可引起反射性干咳，体位变动时更为明显，少量积液时仅有胸闷、气促，大量积液时压迫肺、心脏和纵隔，则可发生呼吸困难。积液产生和聚集越快、越多，呼吸困难越明显，甚至可有端坐呼吸和发绀。查体可闻及胸膜摩擦音。

【超声表现】

1. 胸腔积液 胸膜炎最常见的超声表现为胸腔积液，详见本章第一节。

2. 脓胸 多为胸腔积液吸收不完全或引流不畅感染的结果，详见本章第三节。

3. 胸膜增厚、胸膜纤维板形成 正常胸膜超声无法显示，当发生胸膜炎时，胸膜可增厚，以壁胸膜明显，表现为位于胸腔积液与胸壁之间或覆盖于肺表面的条状低回声，厚度通常在 2 ～ 15mm。

胸膜纤维板形成时表现为胸膜明显增厚呈低回声，低回声内有时可见线状高回声的分层现象，后期可能发生钙化，常见于结核性胸膜炎的中后期。CDFI 示内部可探及彩色血流信号，频谱多普勒可测得动脉或静脉血流频谱。胸膜纤维板超声所见线状高回声的形成原因：①中间线状高回声为增厚的胸膜与后期形成的纤维板之间的分界；②因病程反复，纤维蛋白多次沉积、机化，形成纤维板，形成时间差异导致成分略有不同。

4. 胸膜结节 常位于壁胸膜，脏胸膜较为少见，可见单个或多个圆形或扁平形结节状突起，近胸壁侧基底较宽。结节常呈不均匀的低回声或等回声，有时可表现为无回声区或强回声，当结节较大或在胸腔积液背景下较易显示。

【病例】

病例 1

病史 患者，男性，46 岁，因“咳嗽、气短、偶有低热 1 个月”入院，体格检查：T 36.8℃，右侧胸腔叩诊浊音。CT：右侧胸腔积液。

灰阶及多普勒超声 右侧胸腔可见不规则无回声区，测得较深处约 7.4cm，内透声尚可，可见多个条状分隔，呈网格样，胸膜增厚（图 4-2-1A）。左侧胸腔未见明显异常。

超声提示 右侧胸腔积液，右侧胸膜增厚。

胸腔镜探查 右侧胸腔内可见多束隔膜样白色纤维素网（图 4-2-1B）。

超声引导下行经皮胸腔积液穿刺引流术，术中抽出液体 150ml 送检，注射尿激酶 20 万 U，留置引流袋，超声复查积液明显减少（图 4-2-1C、D）。

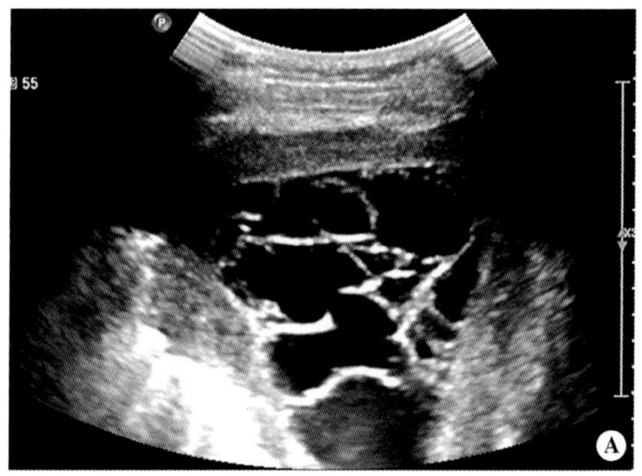

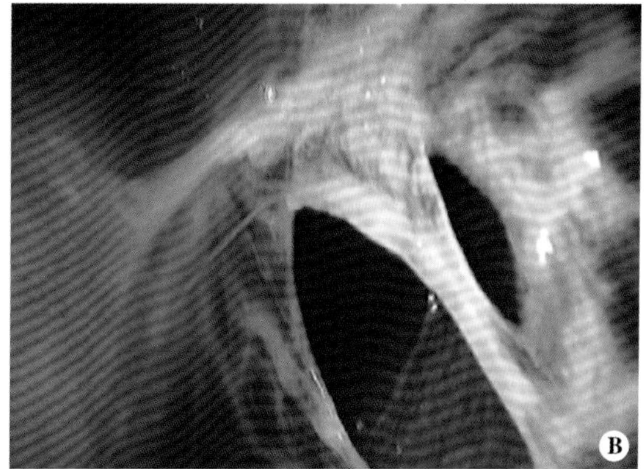

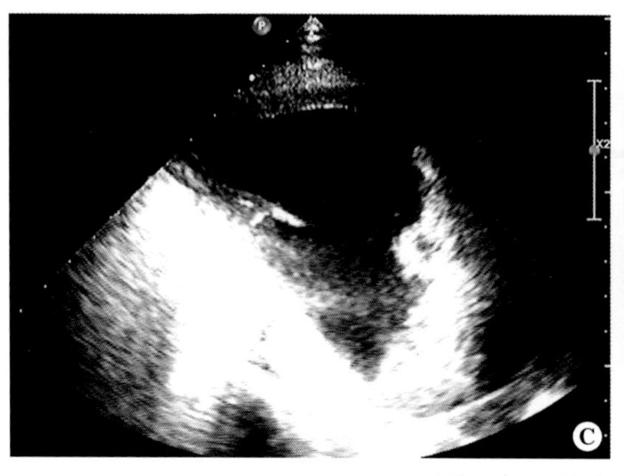
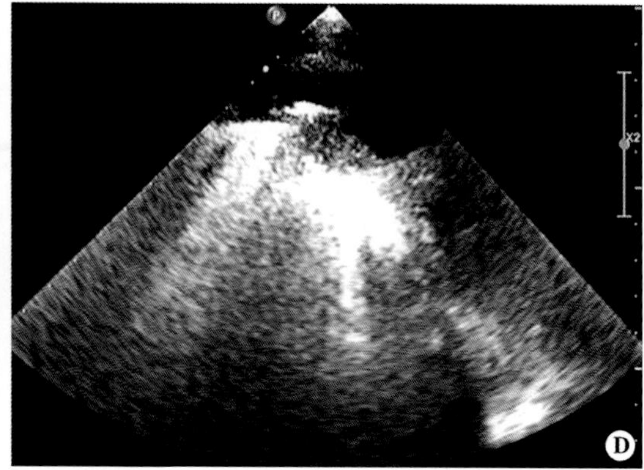

图 4-2-1 胸腔积液、胸膜增厚

A. 右侧胸腔积液，多条分隔呈网格状；B. 胸腔镜示胸腔内分隔；C. 注射 20 万 U 尿激酶后 2 小时，分隔溶解；D. 引流 800ml 胸腔积液后，胸腔积液明显减少

病例 2

病史 患者，女性，23 岁，因“咳嗽伴右侧胸部隐痛、气短 2 周”入院。曾自行服用感冒药，效果不佳。体格检查：T 37.6℃，右侧胸腔叩诊浊音。胸部 X 线示右侧胸腔积液。

灰阶及多普勒超声 右侧胸腔可见不规则无回声区，测得较深处约 4.8cm，内透声好，未见明显带状分隔，胸膜增厚（图 4-2-2A）；左侧胸腔未见胸膜增厚（图 4-2-2B）。

超声提示 右侧胸腔积液，右侧胸膜增厚。

超声引导下行经皮胸腔积液穿刺引流术，术中抽出液体 150ml 送检，留置引流袋。

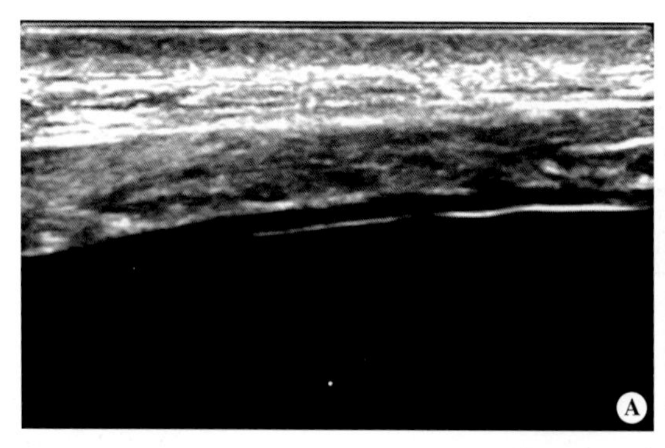
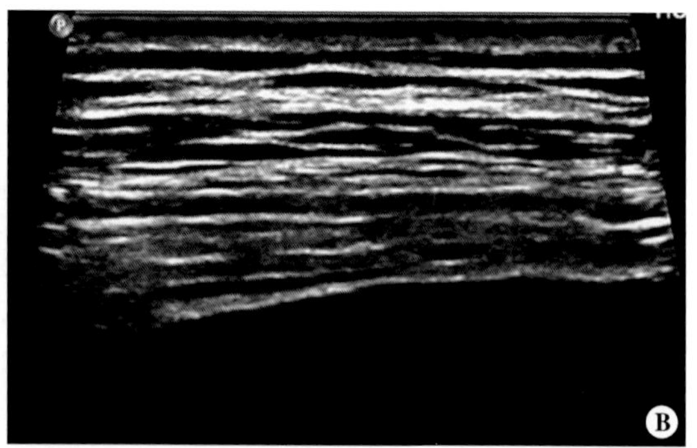

图 4-2-2 胸膜增厚（1）

A. 右侧壁胸膜增厚；B. 左侧胸腔未见胸膜增厚

病例 3

病史 患者，男性，70 岁，主诉“发热、咳嗽、气短 3 个月，加重 2 周”，3 个月前无明显诱因出现咳嗽，伴午后发热，咳白痰，感气短、胸闷，活动后明显，伴有左侧胸部隐痛。胸部 CT 示“左侧胸腔积液”。

灰阶及多普勒超声 左侧胸腔可见不规则无回声区，测得较深处约 1.1cm，内透声欠佳，可见多条带状分隔，呈网格状，胸膜局限性增厚，测得壁胸膜较厚处 0.78cm，脏胸膜较厚处 0.26cm，CDFI 示分隔及胸膜内可见条状血流信号，RI 0.65；其旁胸壁软组织内可见类圆形及椭圆形低回声，测得大小约 0.5cm×0.3cm×0.4cm；右侧胸腔可见不规则无回声区，测得较深处约 0.4cm，可见分隔，胸膜局限性增厚，较厚处 0.15cm，可见条状血流信号（图 4-2-3A ～ C）。

超声提示 双侧胸腔积液，双侧胸膜局限性增厚，左侧大部分包裹机化，胸壁软组织内可见肿大淋巴结，建议外科手术治疗。

胸腔镜探查 左侧脏胸膜、壁胸膜上可见多个散在白色纤维素堆积，部分连接成片（图 4-2-3D）。

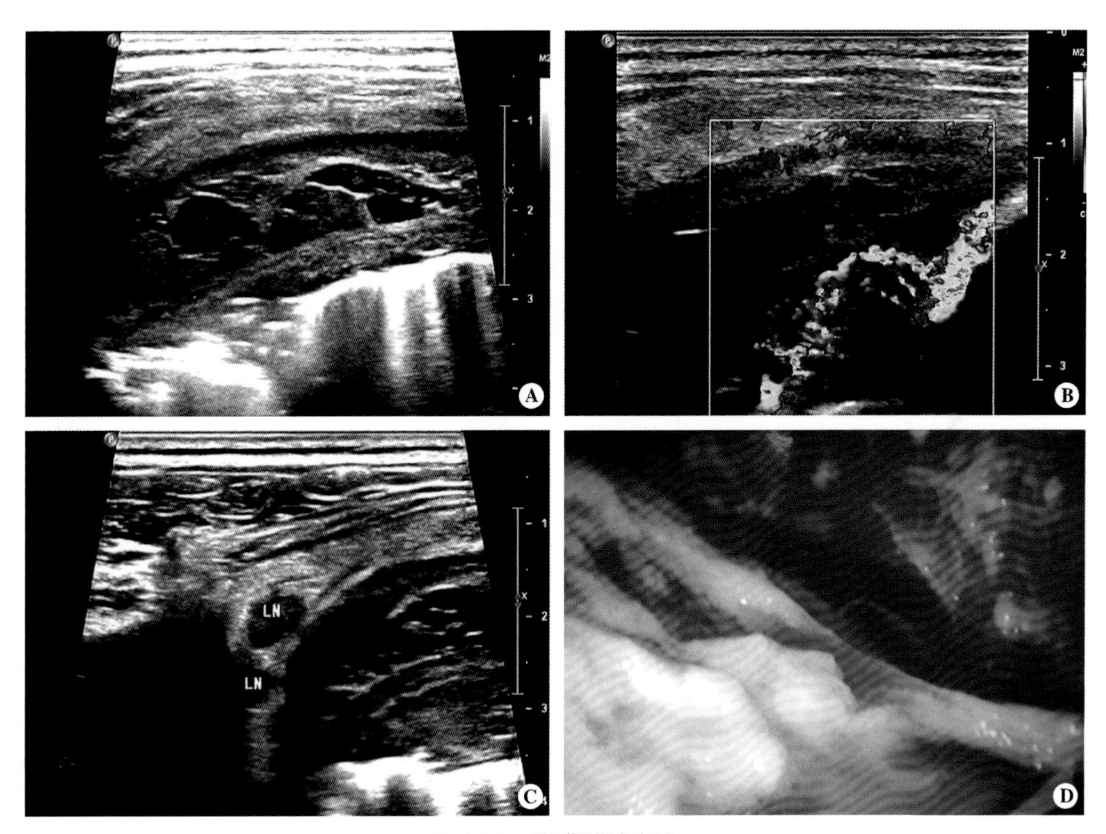

图 4-2-3 胸膜增厚（2）

A. 左侧胸腔积液，大部分包裹机化，胸膜增厚；B. 左侧胸膜及分隔内有新生血管形成；C. 胸壁软组织可见肿大淋巴结；D. 胸腔镜下增厚的脏胸膜

病例 4

病史 患者，女性，68 岁，因“间断咳嗽、气短 3 周”入院，体格检查：T 37.5℃，右侧胸腔叩诊浊音。CT：右侧胸腔积液。

灰阶及多普勒超声 右侧胸腔可见不规则无回声区，测得较深处约 4.2cm，内透声尚可，可见少量带状分隔，胸膜局限性增厚，测得壁胸膜较厚处 0.38cm，膈胸膜可见一等回声结节，测得大小约 0.3cm×0.3cm（图 4-2-4A）。

超声提示 右侧胸腔积液，右侧胸膜局限性增厚。

胸腔镜探查 右侧膈胸膜上可见一乳黄色结节样凸起（图 4-2-4B）。

超声引导下行经皮胸腔积液穿刺引流术，术中抽出液体 150ml 送检，留置引流袋。

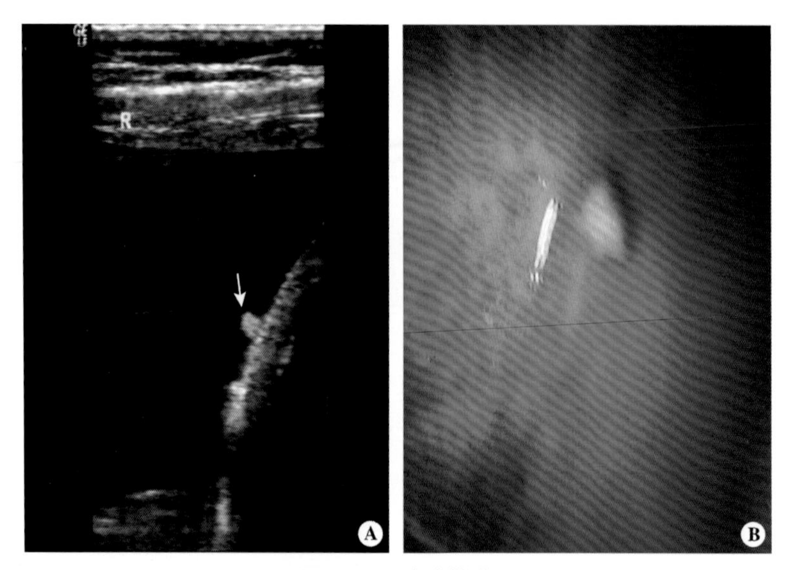

图 4-2-4 胸膜结节

A. 壁胸膜局限性增厚，可见一等回声结节（箭头）；B. 胸腔镜下胸膜结节

（黄 毅 王思翰）

第三节 脓 胸

胸膜腔化脓性感染后的脓液积聚，称为脓胸。脓胸的液体为高比重的混浊液，含有变性白细胞、坏死组织残骸和细菌。按照致病菌则可分为化脓性、结核性和特殊病原性脓胸。按照病灶波及的范围分为全脓胸和局限性脓胸。

【病因、发病机制与病理】

脓胸根据病程长短分为急性脓胸和慢性脓胸，引起急性脓胸的病因有肺部感染、邻近组织化脓性病灶、医源性脓胸、血源性感染、胸部创伤等。当急性脓胸 6 ～ 8 周后，即逐渐转入慢性期，慢性脓胸大部分由急性脓胸治疗不及时或不恰当引起，亦可由术后支气管胸膜瘘或食管瘘、胸腔毗邻慢性感染病灶、胸腔内异物存留、结核性病灶破溃及其他耐药菌感染等引起。

脓胸的发生发展分为三个阶段：渗出期、纤维素脓性渗出期、脓胸机化期。当急性脓胸反复发作超过 6 周至 3 个月，胸膜逐渐增厚，胸膜纤维层瘢痕机化，甚至钙化是形成胸膜纤维板的重要条件（详见本章第二节）。

【临床表现】

急性脓胸主要症状为高热、胸痛，偶有出汗、寒战、不同程度的呼吸困难、脉快、食欲不振、全身乏力等全身非特异性感染症状，严重者可出现发绀和休克。

慢性脓胸表现为慢性中毒症状和长期慢性消耗造成的低热、乏力、消瘦、贫血、低蛋白等，并有慢性咳嗽、咳痰、气短、胸痛，活动时呼吸困难。如果合并支气管胸膜瘘，患者健侧卧位时呛咳加重。

脓胸诊断标准：①抽取或引流的胸腔积液培养出相同病原菌大于 1 次。②有典型的感染症状，如 T ＞ 38.3℃、外周血白细胞计数＞ 10^{10}/ L、血降钙素原（PCT）＞ 0.5ng/ml 等。③患者从其他标本中，如血液、痰液或灌洗液中培养出相同病原菌。④患者有明确的胸膜炎或脓胸的影像学依据。

【超声表现】

胸腔内见无回声区，可呈游离性、分隔性或包裹性，无回声区透声差，内可见细点状强回声漂浮及粗细不一的多条分隔，可随呼吸摆动。包裹性积液无回声区较局限，内分隔较多，呈“网格状”、“多房状”或“蜂窝状”，多见于慢性脓胸，不随体位改变移动，脓液稠厚处，呈不均匀低回声或高回声，可出现分层或分层随体位改变消失的现象。

胸膜增厚可表现为胸腔积液与胸壁之间的条状低回声，或胸壁与肺组织强回声之间的条状低回声，覆盖于肺的强回声表面。增厚的胸膜可见分层现象，表现为低回声内见线状高回声，低回声内常可见彩色血流信号。

典型脓胸常表现为梭形或椭圆形的厚壁脓肿，脓肿壁即为增厚的胸膜纤维板，内壁相对较规则，有时可见表面的强回声钙化，CDFI 示脓肿壁可探及点状血流信号。

【病例】

病例 1

病史　患者，男性，54 岁，因“咳嗽、咳痰伴右侧胸痛 3 周，发热 1 周”就诊。体格检查：体温（T）37.3℃，脉搏（P）85 次 / 分，呼吸（R）20 次 / 分，血压（BP）103/63mmHg；胸廓对称无畸形，两肺叩诊清音，未闻及干湿啰音。实验室检查：白细胞 1.1×10^9/L，中性粒细胞 50.8%，嗜酸性粒细胞 36.4%，淋巴细胞 27.4%，单核细胞 13.4%，总蛋白 62.1g/L，白蛋白 32.4g/L。肺平扫 + 增强 CT：考虑右侧包裹性脓胸（图 4-3-1A）。

灰阶及多普勒超声　右侧胸腔可见深约 5.9cm 的无回声区，透声欠佳（图 4-3-1B）。

超声造影　右侧胸腔无回声区全程边缘增强，内部无增强，超声造影提示周边富血供（图 4-3-1C、D）。

超声提示　右侧胸腔积液。

超声引导下穿刺抽液，抽出黄褐色脓性液体 5ml（图 4-3-1E）。胸腔积液细菌培养：恶臭假单胞菌（+）。

治疗后 3 个月复查，右侧胸腔积液深约 2.2cm，右侧胸膜增厚，厚约 0.8cm（图 4-3-1F、G）。

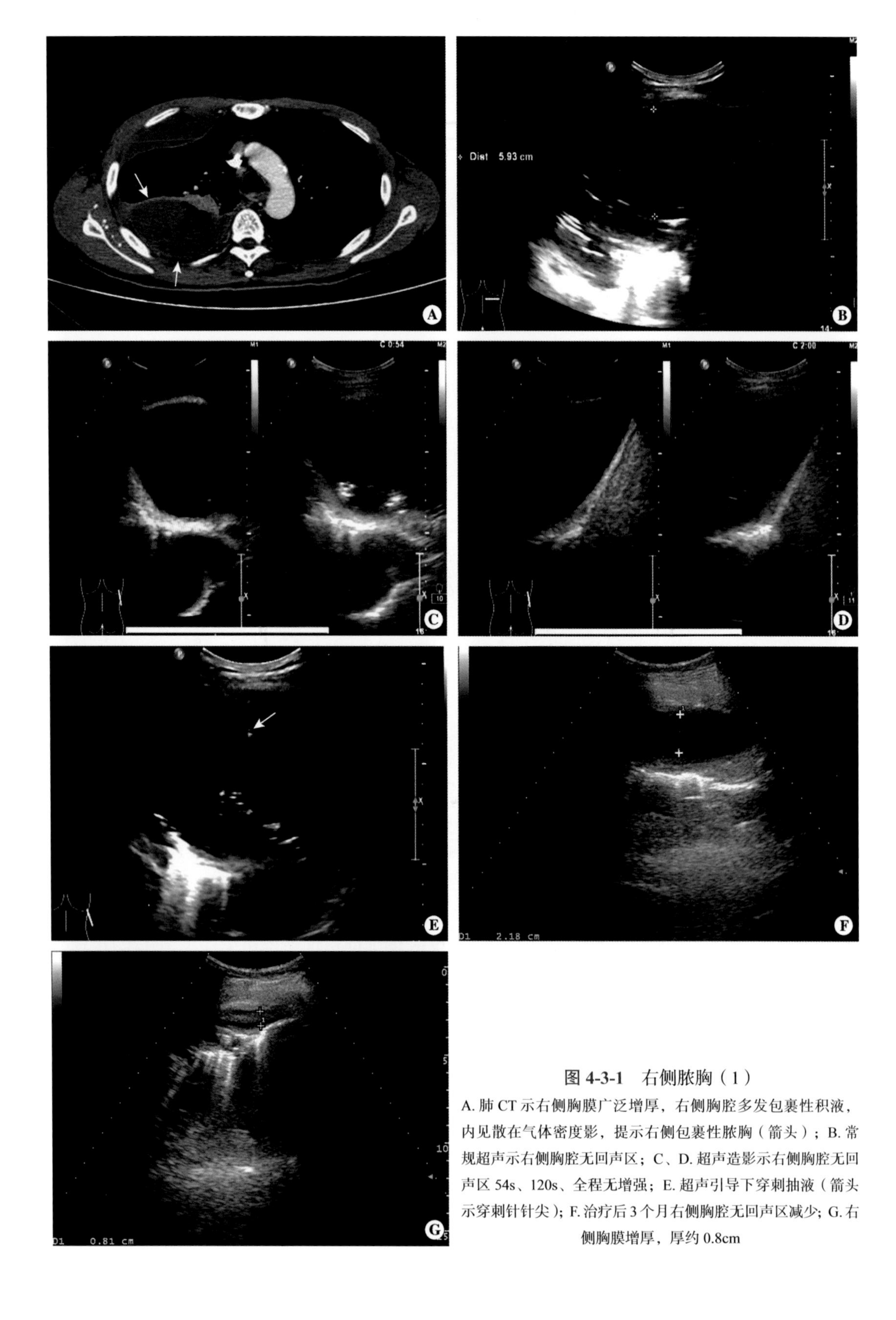

图 4-3-1 右侧脓胸（1）

A. 肺 CT 示右侧胸膜广泛增厚，右侧胸腔多发包裹性积液，内见散在气体密度影，提示右侧包裹性脓胸（箭头）；B. 常规超声示右侧胸腔无回声区；C、D. 超声造影示右侧胸腔无回声区 54s、120s、全程无增强；E. 超声引导下穿刺抽液（箭头示穿刺针针尖）；F. 治疗后 3 个月右侧胸腔无回声区减少；G. 右侧胸膜增厚，厚约 0.8cm

病例 2

病史 患者，男性，83 岁，因“胸闷气促 20 余天”就诊，临床诊断考虑“肺部感染伴慢性阻塞性肺疾病”入院。体格检查：T 37.1℃，P 62 次 / 分，R 22 次 / 分，BP 134/63mmHg；气管居中，桶状胸，双侧呼吸运动尚一致，听诊两肺呼吸音偏低，未闻及明显干湿啰音。实验室检查：中性粒细胞 77.90%，单核细胞 1.80%。X 线：右侧液气胸（图 4-3-2A）。CT：右肺上叶炎症，右侧胸腔少量积液，两肺多发肺大疱（图 4-3-2B）。

灰阶及多普勒超声 右侧胸腔片状无回声区，最宽约 4.7cm，内见密集分隔（图 4-3-2C、D）。

病理结果（胸腔积液） 涂片内未见恶性细胞。

胸腔积液细菌培养 肺炎克雷伯菌（+），肺炎支原体（+），李凡他试验（+）。

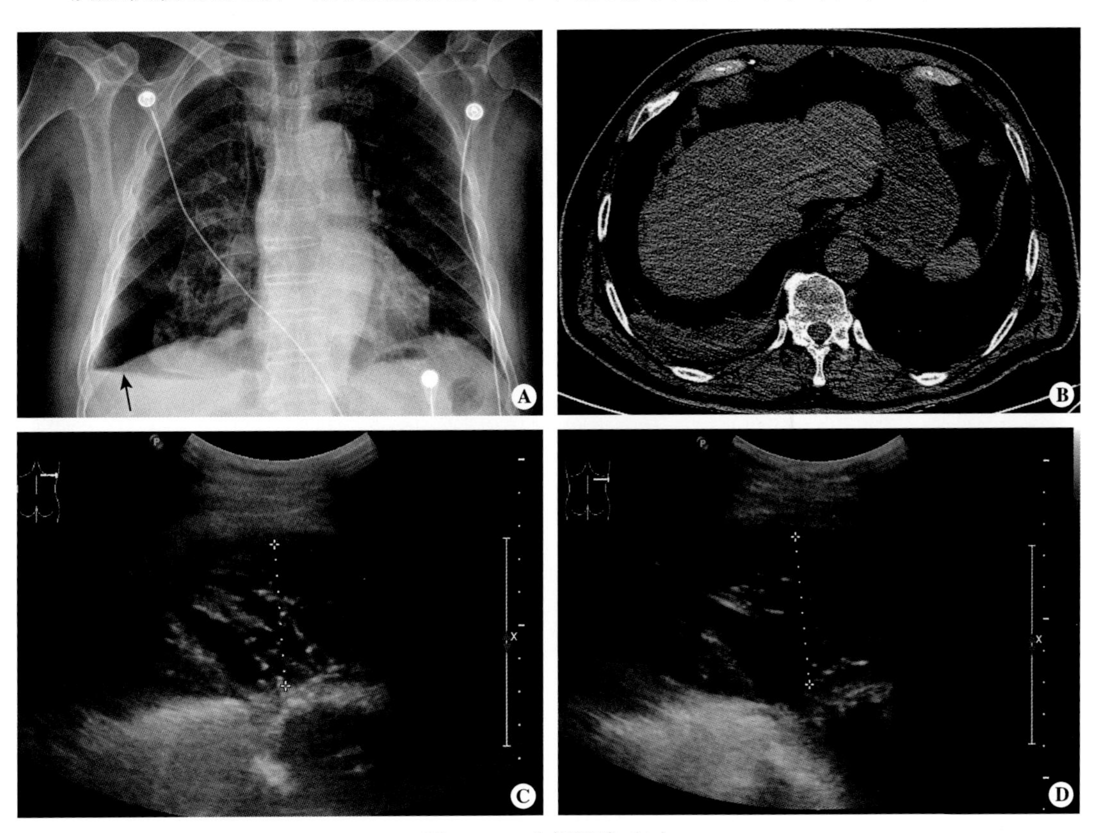

图 4-3-2 右侧脓胸（2）

A. 胸部 X 线片示右侧肋膈角区可见液气平面（箭头），提示右侧液气胸；B. CT 示右侧胸腔积液；C、D. 右侧胸腔无回声区

病例 3

病史 患者，女性，48 岁，因“胸痛气促半月”就诊，既往患有陈旧性肺结核，临床考虑“结核性脓胸”入院。体格检查：T 37.3℃，P 85 次 / 分，R 20 次 / 分，BP 103/63mmHg；胸廓对称无畸形，两肺叩诊清音，未闻及干湿啰音。实验室检查：白细胞 5.4×10^9/L，嗜酸性粒细胞 2.9%，淋巴细胞 33.10%，单核细胞 8.20%，总蛋白 83.2g/L，白蛋白 48.8g/L。CT：左肺陈旧结核，左侧结核性胸膜炎，左侧胸膜肥厚，左侧胸腔包裹性积液。

灰阶及多普勒超声　左侧胸腔可见低回声区，范围约 7.6cm×1.6cm，边界清，内见小片无回声区（图 4-3-3A、B）。

超声造影　左侧胸腔低回声区周边造影剂快速灌注，内部无增强，此后低回声区周边造影剂廓清（图 4-3-3C、D）。

超声提示　考虑左侧胸腔包裹性积液。

超声引导下穿刺抽液，左侧胸腔无增强区抽出 3ml 黄色脓性液体（图 4-3-3E、F）。

实验室检查　结核感染 T 淋巴细胞（+），抗原 A 孔（+），抗原 B 孔（+）。

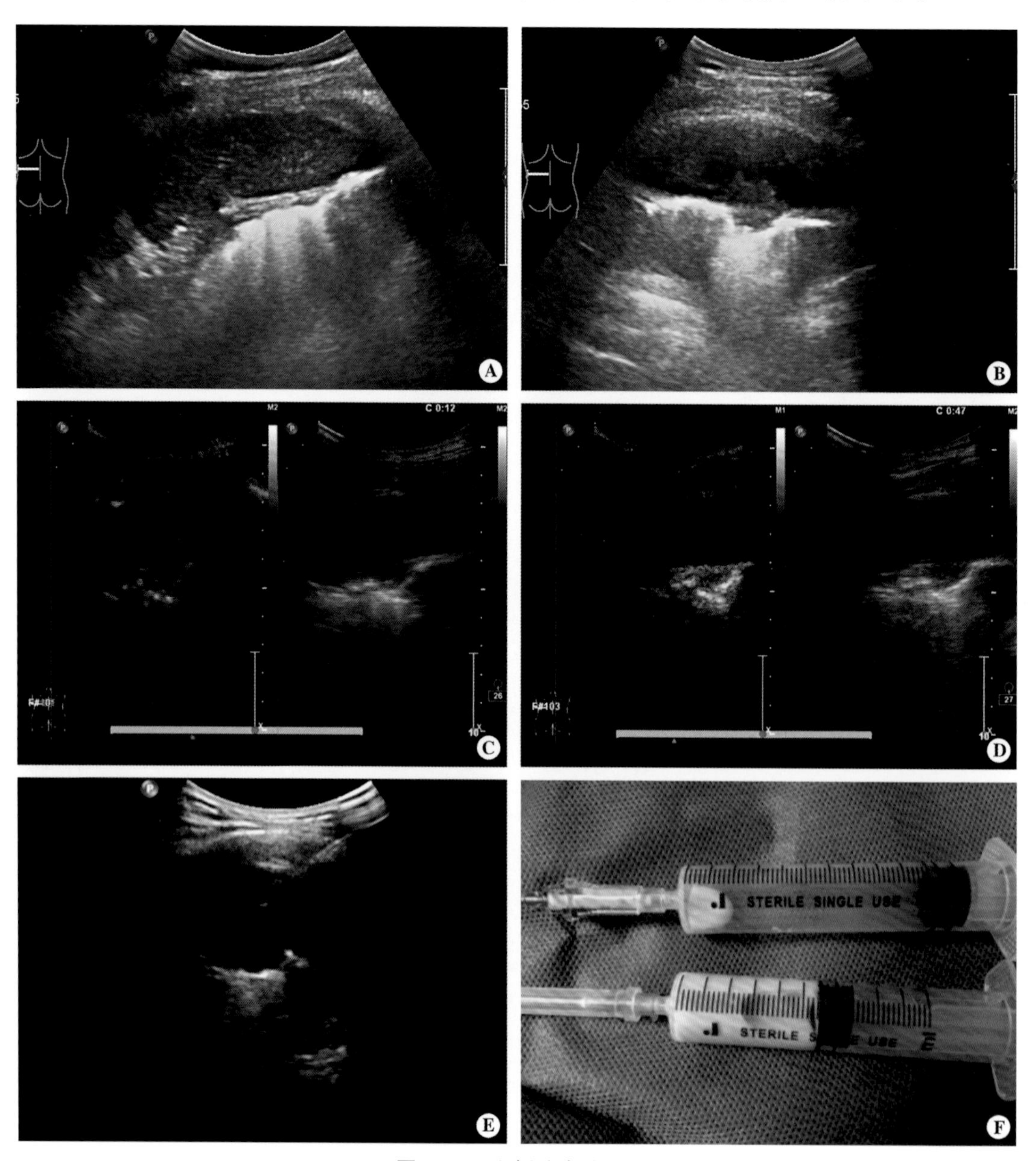

图 4-3-3　左侧脓胸（1）

A、B. 超声示左侧胸腔低回声区；C. 超声造影 12s 时；D. 超声造影 47s 时；E、F. 超声引导下穿刺抽液，抽出黄白色浑浊液体

病例 4

病史 患者，男性，86 岁，因“发热伴咳嗽 1 周”入院，临床诊断考虑“肺部感染”。体格检查：T 38.6℃，P 89 次 / 分，R 19 次 / 分，BP 132/69mmHg；胸廓对称无畸形，两肺叩诊清音，两肺呼吸音粗，右上肺闻及少量湿啰音。实验室检查：降钙素原（PTC）＞ 0.11ng/ml，白细胞 8.7×10^9/L，中性粒细胞 44.9%，嗜酸性粒细胞 3.8%，淋巴细胞 3.5×10^9/L，单核细胞 0.90×10^9/L，总蛋白 61.9g/L，白蛋白 30.3g/L。CT：两肺结核（左上肺毁损），两侧胸腔积液。床边超声引导下抽液送检。

灰阶超声 治疗后复查，双侧胸腔均可见狭窄无回声区，右侧最宽约 0.4cm，左侧最宽约 0.8cm（图 4-3-4A、B）。

超声提示 双侧胸腔少量积液。

胸腔积液细菌培养 大肠埃希杆菌（+），分枝杆菌培养 10 天生长非结核分枝杆菌，李凡他试验（+）。

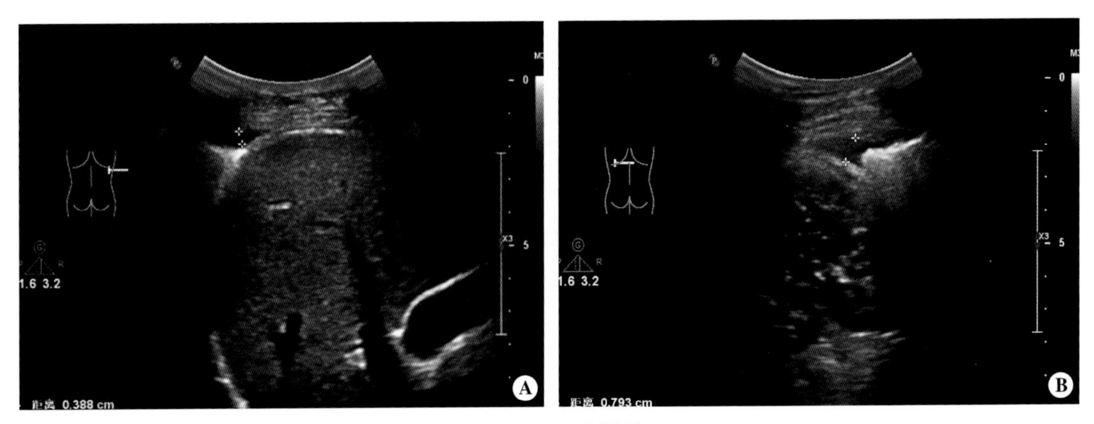

图 4-3-4 双侧脓胸

A. 右侧胸腔无回声区，最宽处约 0.4cm；B. 左侧胸腔无回声区，最宽处约 0.8cm

病例 5

病史 患者，男性，76 岁。因“胸闷气急 2 个月，加重 1 天”就诊，临床考虑“肺部感染”入院。体格检查：T 36.9℃，P 94 次 / 分，R 19 次 / 分，BP 109/55mmHg；桶状胸，右肺呼吸音低，左肺呼吸音粗，未闻及干湿啰音。实验室检查：白细胞 7.6×10^9/L，中性粒细胞 76.2%，嗜酸性粒细胞 4.7%，淋巴细胞 12.3%，单核细胞 0.90×10^9/L，总蛋白 58.2g/L，白蛋白 35.6g/L；CT 示两肺结核（左上肺毁损），右侧胸腔积液，心包少量积液。

灰阶及多普勒超声 右侧胸腔可见片状无回声区，最宽约 5.9cm（图 4-3-5A、B）。

超声提示 右侧胸腔积液。

胸腔积液细菌培养 铜绿假单胞菌（+），李凡他试验（+）。

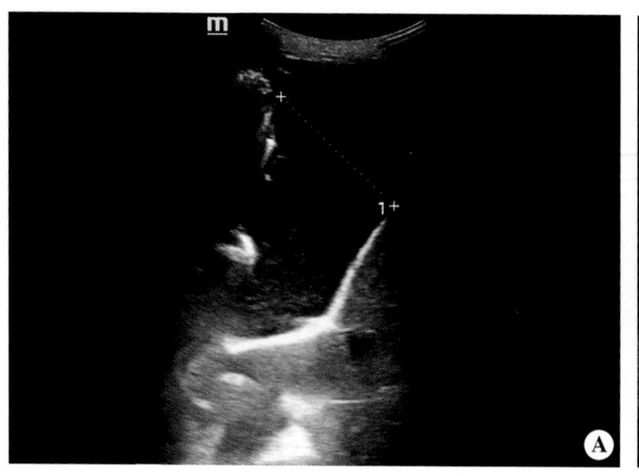

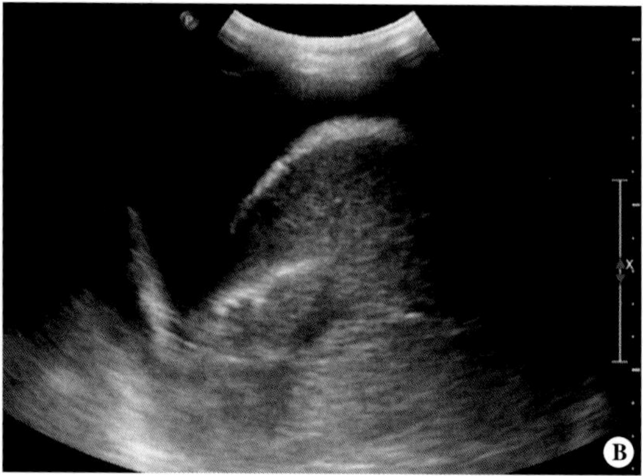

图 4-3-5 右侧脓胸（3）

右侧胸腔片状无回声区，最宽处约 5.9cm

病例 6

病史　患儿，5 岁，因“发热、咳嗽 1 个月”入院。患儿 1 个月前无明显诱因出现无规律发热，最高体温 40.1℃，伴少量咳嗽，白色黏痰。胸部 CT：左肺阴影，左侧胸腔积液。实验室检查：白细胞 14.4×10^9/L，支原体抗体（+），PTC 19.53ng/ml，红细胞沉降率 109mm/h，临床给予头孢甲肟、阿奇霉素等抗感染治疗，并抽胸腔积液治疗，胸腔积液白细胞计数 2.4×10^9/L，李凡他试验（+），提示渗出性改变，结核相关实验室检查均为阴性，气管镜检查未明确诊断，治疗中出现肝功能异常。胸部 CT 复查：左侧肺部病灶加重。临床给予升级抗生素美罗培南、甲泼尼龙治疗，仍无好转，咳嗽加重，加用万古霉素仍无好转，考虑结核可能。

灰阶超声　左侧胸腔内可见不规则无回声区，最深处约 3.9cm，内可见带状分隔及细小点状回声漂浮，胸膜局限性增厚（图 4-3-6A ～ C）。

超声提示　左侧脓胸，左侧胸膜局限性增厚。

超声引导下左侧胸膜活检，取出红白相间长条组织 2 条；超声引导下左侧胸腔置管，术中抽出黄白色混浊液体 30ml，注入 10 万 U 尿激酶，术后 4 小时引流出 150ml 黄白色混浊液体（图 4-3-6D）。

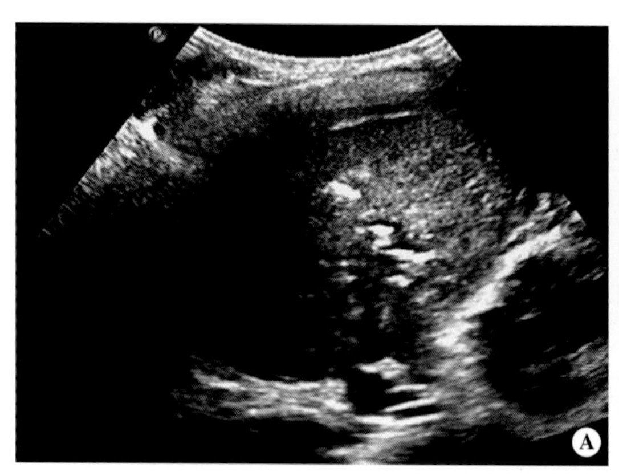

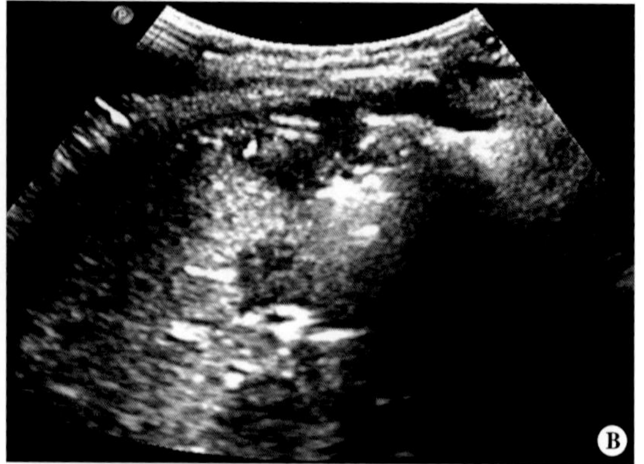

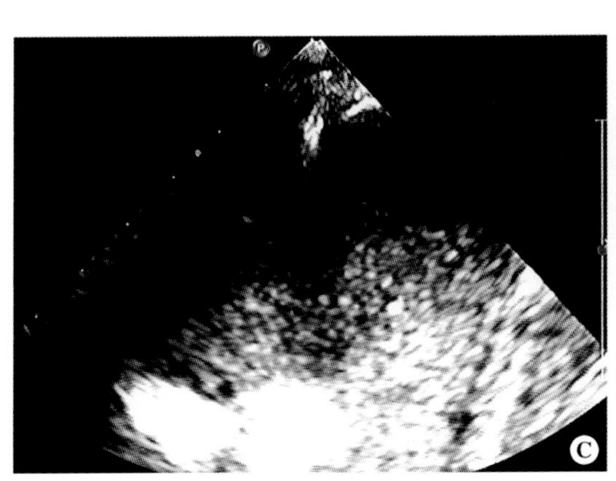

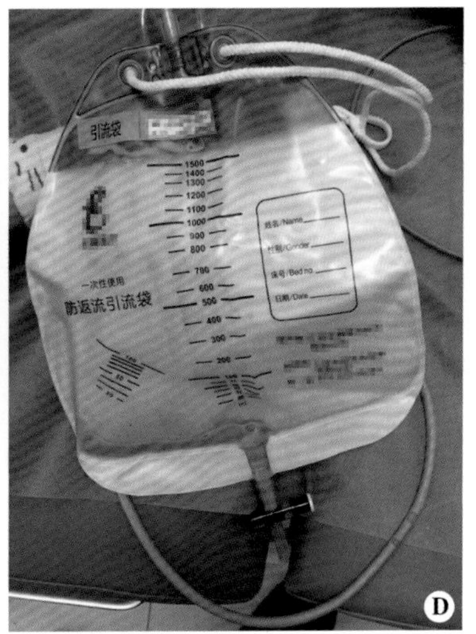

图 4-3-6 左侧脓胸（2）

A ～ C. 左侧胸腔内可见不规则无回声区，最深处约 3.9cm，内可见带状分隔及细小点状回声漂浮，胸膜局限性增厚；D. 置入引流管术后引流出黄白色浑浊液体

病例 7

病史 患者，男性，63 岁，因“持续高热 3 日”就诊。体格检查：T 39.5℃，右侧胸痛伴气促、咳嗽、咳痰，右侧胸部呼吸受限，胸廓饱满，叩诊浊音，听诊呼吸音减弱或消失，未见杵状指。胸部 CT：考虑右侧包裹性脓胸（图 4-3-7A、B）。

灰阶及多普勒超声 右侧胸腔可见一无回声区，内透声差，可见点状强回声（图 4-3-7C）。超声引导下置管引流，抽出脓性液体 50ml（图 4-3-7D）。

胸腔积液细菌培养 星座链球菌（+）。

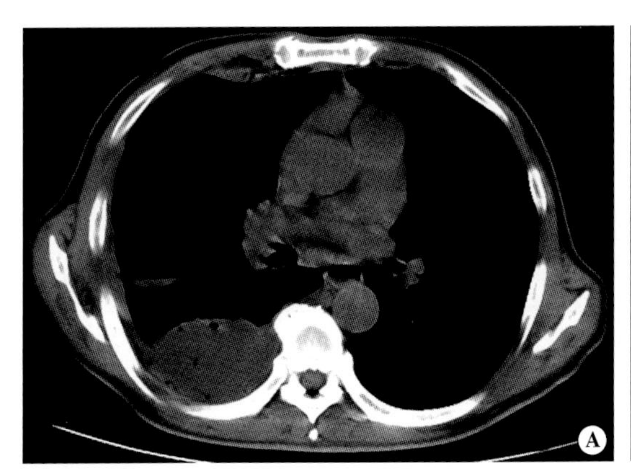

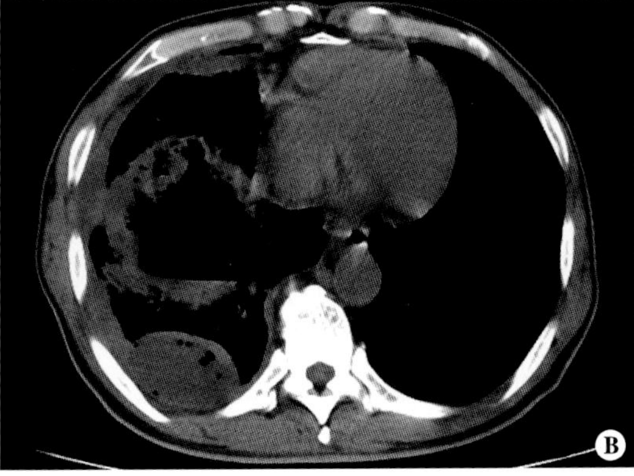

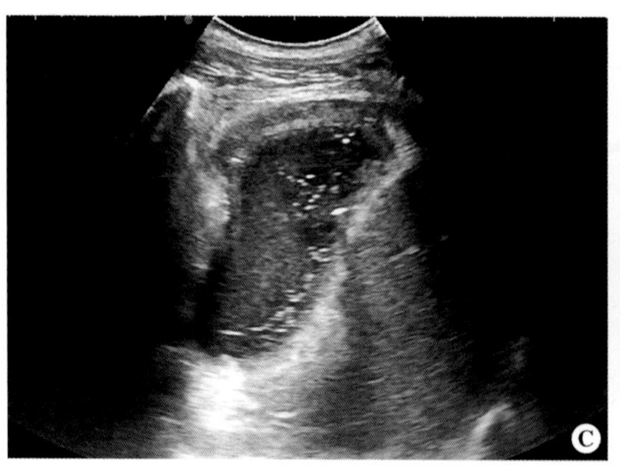

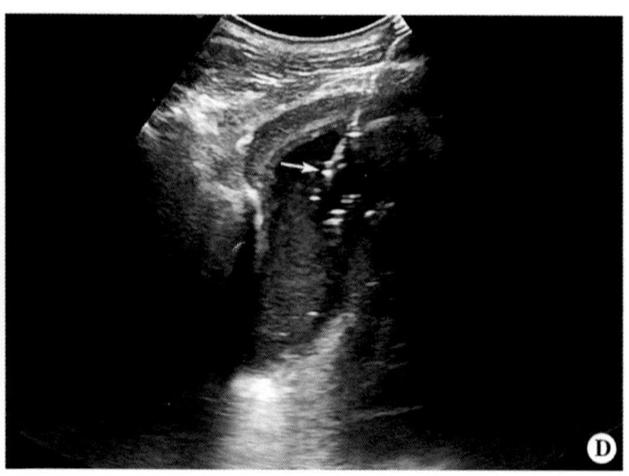

图 4-3-7 右侧脓胸（4）

A、B. 肺 CT 示右侧胸腔包裹性积液，内见气体密度影，考虑右侧包裹性脓胸；C. 右侧胸腔无回声区，透声差，可见点状强回声；D. 超声引导下穿刺抽液（箭头示穿刺针针尖）

病例 8

病史 患者，男性，12 岁，因“抗结核治疗 5 月余”就诊，临床考虑“结核性脓胸”入院。体格检查：T 36.8℃，P 79 次 / 分，R 19 次 / 分，BP 109/72mmHg；胸廓对称，左肺呼吸音低，右肺呼吸音清，两肺未闻及干湿啰音，左肺叩诊浊音。实验室检查：总蛋白 67.0g/L，白蛋白 40.5g/L。超敏 CRP 15.00mg/L，Xpert MTB/RTF（+），结核抗体 -38KDa（+），结核抗体 -LAM（+）。CT：左肺上叶结核；左侧胸膜病变，考虑包裹性积液（图 4-3-8A）。

灰阶及多普勒超声 左侧胸腔内可见范围约 2.7cm×2.2cm 的混合回声结节，边界欠清，内部回声不均匀，随呼吸变化移动（图 4-3-8B、C）。

超声提示 左侧胸腔内混合回声结节。

超声造影 左侧胸腔混合回声边缘见环状增强区，内可见不规则无增强区。此后结节内造影剂廓清（图 4-3-8D ～ F）。

病理结果 慢性肉芽肿性炎伴大片干酪样坏死及小灶钙化，符合结核性炎改变。

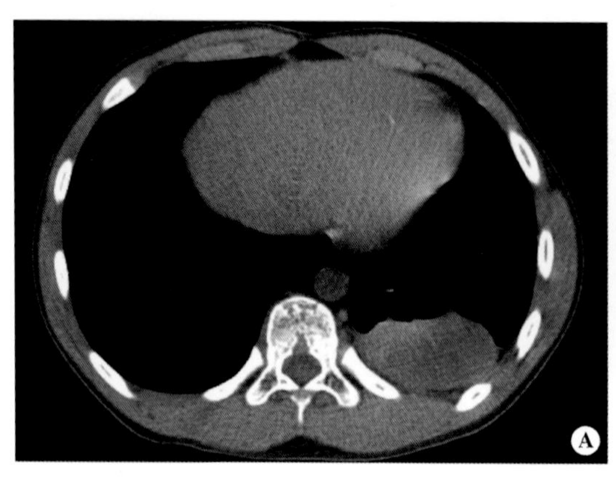

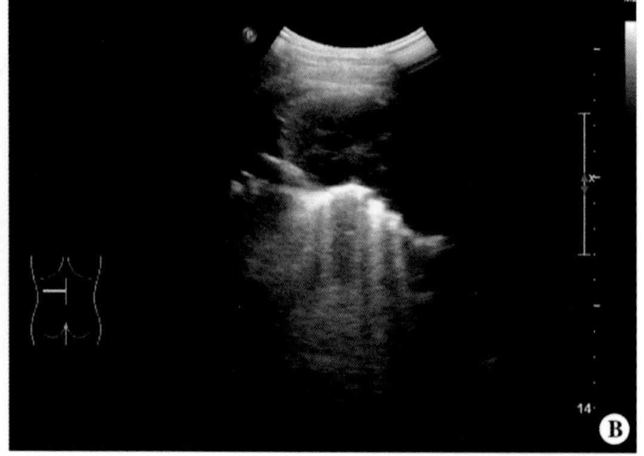

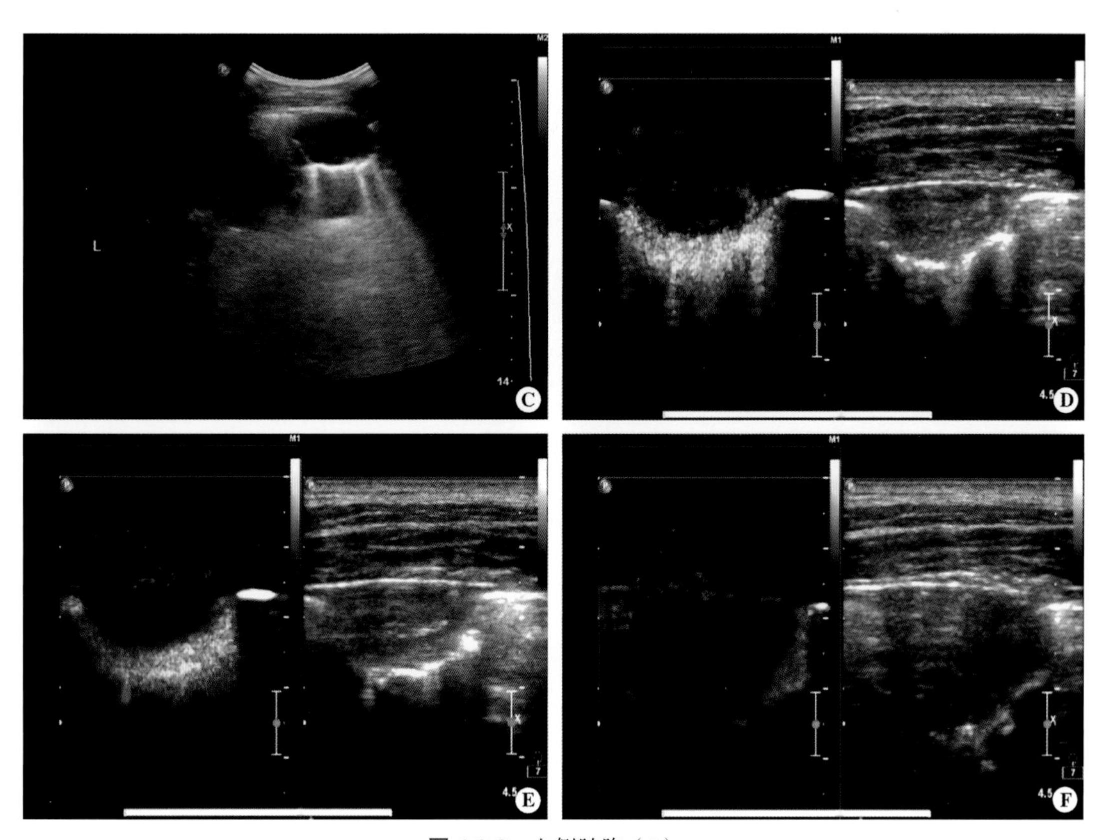

图 4-3-8 左侧脓胸（3）

A. CT 示左侧胸膜病变，提示包裹性积液；B. 左侧胸腔混合回声区；C. 左侧胸腔混合回声内见无回声区；D ～ F. 超声造影示 31 ～ 35s 混合回声区边缘环状增强，内部无增强

病例 9

病史　患者，男性，37 岁，因“发现胸腔积液 2 周”入院。体格检查：T 37℃，P 85 次 / 分，R 20 次 / 分，BP 138/66mmHg；神志清，呼吸平稳，口唇无发绀，气管居中，左侧胸廓略缩窄，左下肺呼吸音减弱，余肺呼吸音清，两肺未闻及干湿啰音，心律齐，四肢无水肿。实验室检查：总蛋白 64.7g/L，白蛋白 36.9g/L。超敏 CRP 15.0mg/L，Xpert MTB/RIF（－），T-SPOT.TB（＋）。X 线提示左侧胸腔包裹性积液（图 4-3-9A）。

灰阶及多普勒超声　左侧胸腔可见范围约 13.2cm×5.5cm 的囊实性回声团，内部回声不均匀。左侧胸膜增厚，厚约 1.0cm（图 4-3-9B）。

超声造影　左侧胸腔囊实性团块周边造影剂快速灌注，内部可见无增强区，此后造影剂廓清（图 4-3-9C ～ E）。

超声提示　左侧胸腔囊实性团块，超声造影提示内部坏死。

行超声引导下穿刺活检术，取出 3 条长 1.0 ～ 1.5cm 的组织，抽出血性液体 60ml（图 4-3-9F）。

病理结果（左侧胸腔）　纤维组织增生，胶原化及局灶变性坏死，坏死区周边大量组织细胞反应，未见明确肉芽肿性改变。

细菌培养　脓液培养苛养颗粒链菌（++），痰液培养肺炎克雷伯菌（++）。

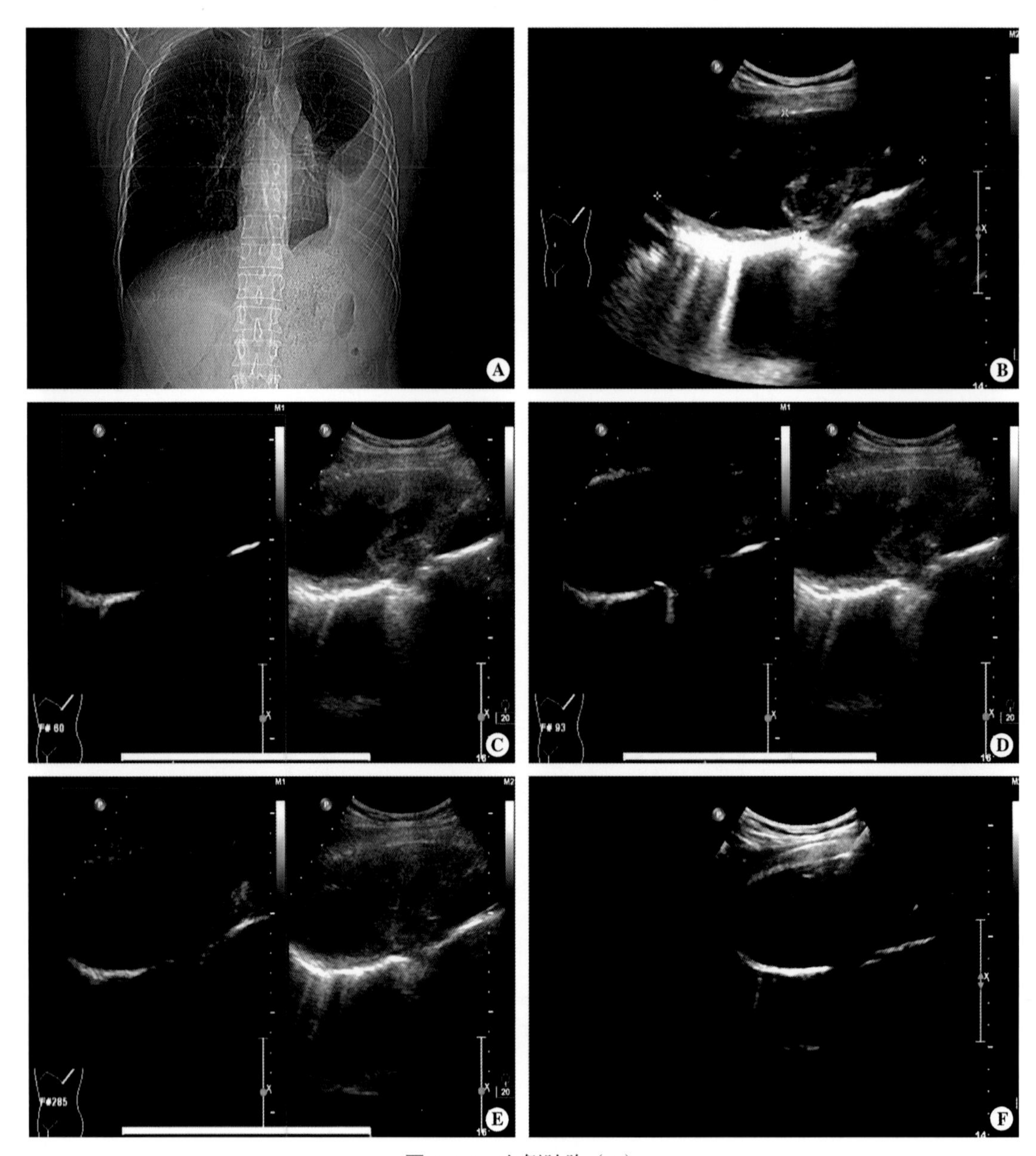

图 4-3-9 左侧脓胸（4）

A. X 线提示左侧胸膜增厚伴包裹性积液形成；B. 左侧胸腔囊实性团块；C. 超声造影 10s；D、E. 超声造影 14s、39s 时团块边缘环状增强，内部全程无增强；F. 超声引导下穿刺活检及抽液

病例 10

病史 患者，男性，62 岁，因“活动后气促 3 个月”入院。体格检查：T 36.9℃，P 80 次 / 分，R 20 次 / 分，BP 123/75mmHg；神志清，精神尚可，左侧呼吸运动减弱，左肺呼吸音低，未闻及明显啰音，左肺叩诊呈浊音，腹软，无压痛及反跳痛，未及明显肿块，双下肢无水肿。实验室检查：总蛋白 69.6g/L，白蛋白 28.5g/L。超敏 CRP 全血快速定量 23.00mg/L，红细胞沉降率 69.00mm/h。胸腔积液细菌培养未找到抗酸杆菌。分枝杆菌培养未见分枝杆菌生长。肺部 CT 示左侧胸腔大量积液伴左肺下叶局部膨胀不全（图 4-3-10A）。

灰阶及多普勒超声 左侧胸腔可见片状无回声区，最深约 5.5cm，内可见分隔。左侧胸膜增厚，厚约 0.7cm（图 4-3-10B ～ D）。

超声提示 左侧胸腔积液伴胸膜增厚。

病理结果（左侧胸腔） 纤维组织慢性肉芽肿性炎伴坏死，考虑结核性炎。抗酸染色（-）。

左侧脓胸清除术 + 纤维板剥除术 术中见脓腔大小约 20cm×15cm×8cm，内有黄色脓性液体，纤维板增厚 0.5 ～ 2.0cm。给予吸净脓液，并剥除纤维板（图 4-3-10E ～ G）。

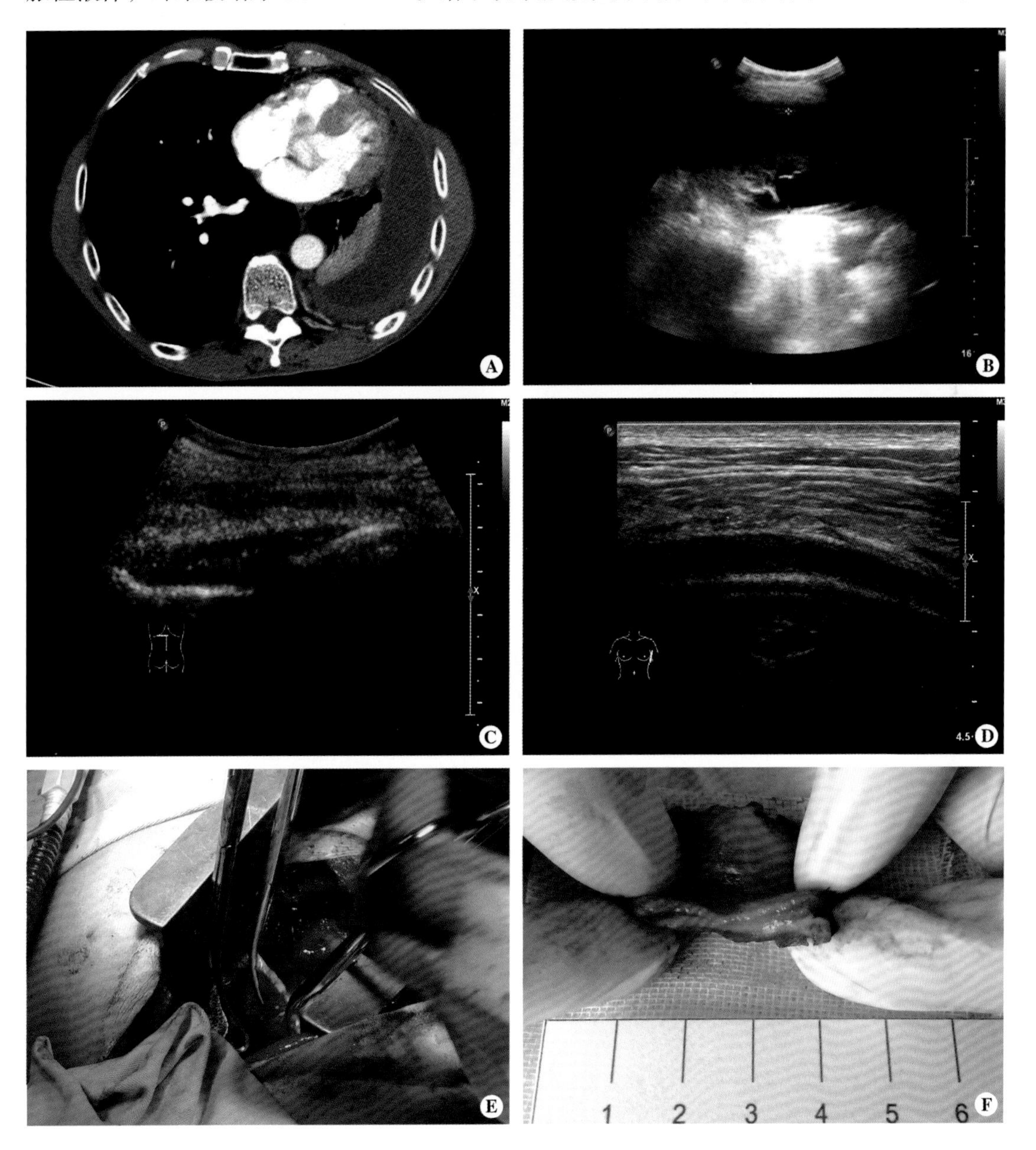

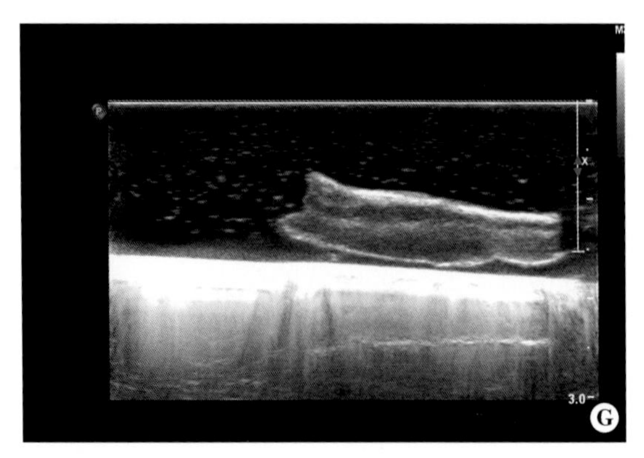

图 4-3-10 左侧脓胸（5）

A. 肺部 CT 示左侧胸腔厚壁包裹积液形成伴左肺下叶局部膨胀不全；B. 左侧胸腔可见片状无回声区，最深约 5.5cm，内可见分隔；C. 术前常规凸阵低频探头观察纤维板；D. 术前常规线阵高频探头观察纤维板；E. 纤维板剥除术中表现；F. 纤维板术后标本；G. 纤维板术后标本超声表现

（褚 洁 孙 洋）

第四节 气 胸

正常胸膜腔为不含气体且具有负压的腔隙，任何原因使胸膜或胸壁破损，导致气体进入胸膜腔形成积气，称为气胸。气胸通常分为创伤性气胸、自发性气胸和人工气胸。气胸发生的同时伴有胸腔积液，称为液气胸。

【病因、发病机制与病理】

创伤性气胸是由钝挫伤或贯通伤导致的胸膜腔积气，依据胸壁是否完整分为闭合性、开放性两种类型。闭合性损伤多因肋骨骨折断端刺破脏胸膜、肺组织致肺内气体进入胸膜腔；开放性损伤因利器穿破胸壁、壁胸膜致空气经创口进入胸膜腔。

自发性气胸多是胸膜下或脏胸膜表面肺大疱破裂所致，如胸膜下病灶或空洞破入胸腔；结核病灶纤维化或瘢痕化导致肺大疱破裂。自发性气胸亦可发生于未受到创伤和无潜在性肺部疾病的健康人中，与体形消瘦、先天性遗传因素及基因、末梢支气管炎、吸烟等风险因素有关。

人工气胸是为诊治胸内疾病而人为将气体注入胸膜腔。

【临床表现】

胸膜腔内积气量不多者，患者可无自觉症状，积气量较多者可感觉胸闷、胸痛、呼吸困难等，但有时症状与积气量不一定呈平行关系。自发性气胸多在静息状态下起病，少数可能发生在剧烈运动或胸腔内压力急剧上升（如打喷嚏）后，通常表现为骤然发作性、急性的胸背部疼痛及胸闷、气急、呼吸不畅等症状。开放性气胸呼吸活动时空气进出创口可产生响声，患者可出现极度呼吸困难，出汗、烦躁或神志不清，发绀明显，脉搏细弱，血压下降等症状。

【超声表现】

（1）胸膜滑动征消失：由于气体将脏胸膜和壁胸膜隔开，声波不能穿透气体探测到脏胸膜及深方的肺组织。M 型超声表现为“平流层征”、“沙滩征”消失或“沙滩征”与“平流层征”交替出现（详见第一章）。

（2）出现肺点：即气胸与正常含气肺组织的交界点（图 4-4-1）。通过观察到肺点，可以获得如下信息：①准确定位轻 – 中度气胸时气体边界所在的位置，重度气胸时肺点无法探及主要是因为胸腔气体太多，肺整体压缩远离胸壁，并无交界点存在；②通过肺点的分布规律，可以快速判断气胸的范围边界，并可估计其容积；③指导气胸置管及负压引流。

（3）胸膜间隙消失：脏胸膜与壁胸膜间的低回声线消失。

（4）存在液气胸时，气 – 液平面可随患者体位改变移动，液体内的气泡呈高回声反射。

【病例】

病例 1

病史　患者，女性，67 岁，因“咳嗽、咳痰 2 个月”入院，住院期间行支气管镜检查后有胸闷、气短，自觉左侧胸部微痛。胸部 CT：左侧胸腔内可见气体密度影，左侧肺组织受压，左肺下叶可见不规则软组织密度影，边缘见分叶改变，邻近胸膜局限性增厚粘连，左侧肺门影明显增大（图 4-4-1A）。

灰阶及多普勒超声　右侧肺组织可见肺滑动，A 线存在；左侧肺组织局部肺滑动消失，可见肺点（图 4-4-1B、C）。

超声提示　左侧胸腔气胸。

超声引导下行经皮胸腔积气穿刺置管术，术中抽出气体 350ml（图 4-4-1D ～ F）。

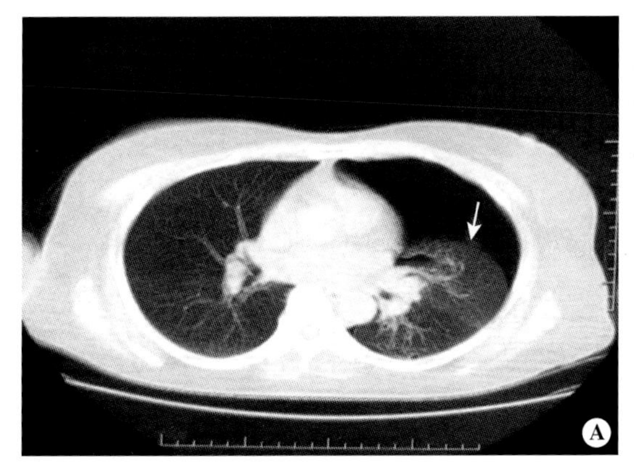

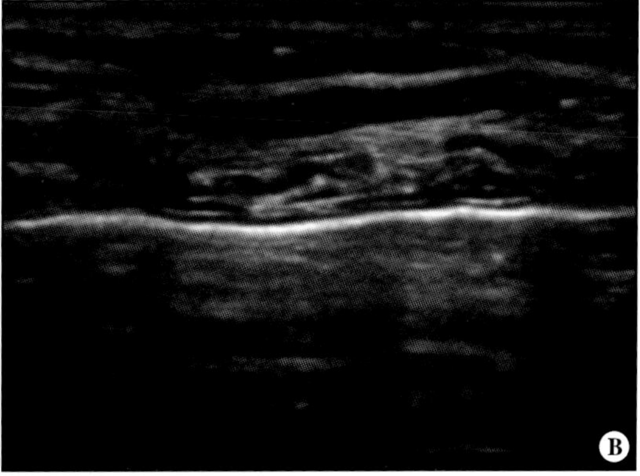

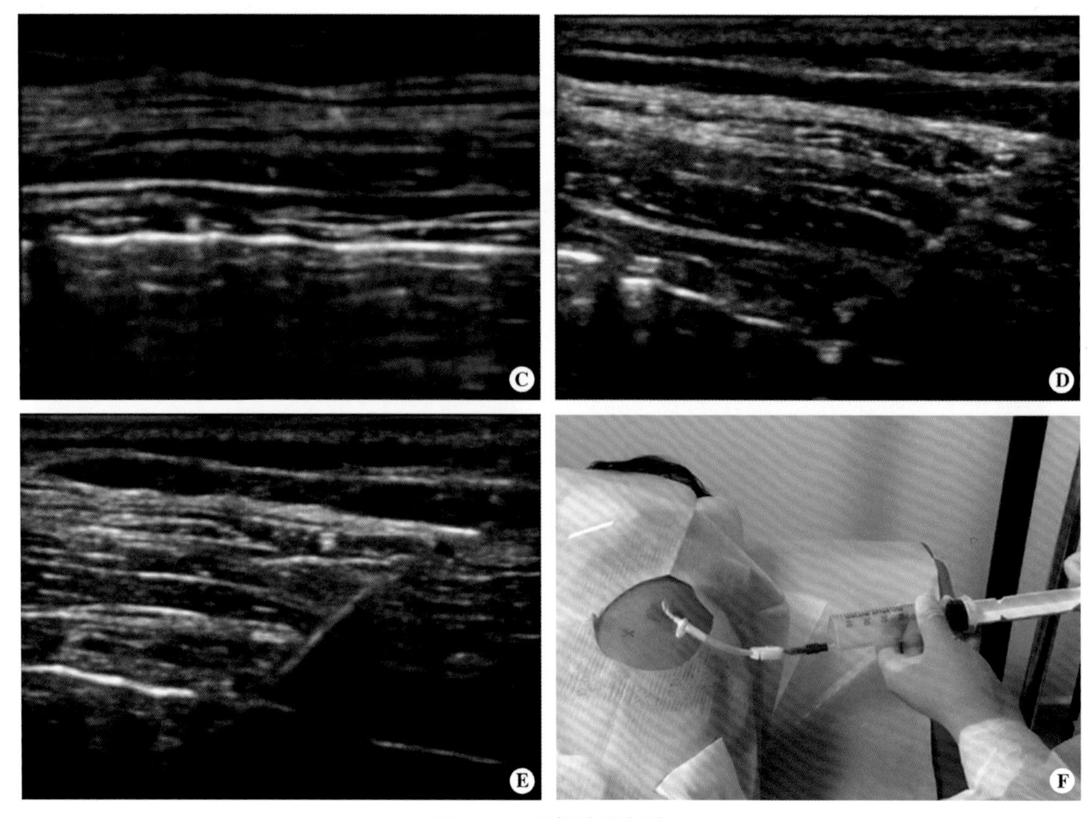

图 4-4-1 左侧胸腔气胸

A. 左侧胸腔内可见气体密度影，左侧肺组织受压（箭头）；B. 正常右肺图像，A 线存在；C. 左肺气胸图像：实时观察下，局部肺滑动消失，存在肺点；D. 超声引导下胸腔积气穿刺进针；E. 超声引导下胸腔积气穿刺置管；F. 抽出气体

病例 2

病史　患者，男性，48 岁，因“气短、乏力 10 天”入院。胸部 CT：左侧胸腔积液、积气，肺部受压 90%，肺膨胀不良；右肺见斑片状密度增高影及粟粒结节影，多发空洞影，考虑右肺继发性肺结核；心包少量积液（图 4-4-2A、B）。

灰阶及多普勒超声　左侧锁骨中线扫查胸腔内可探及气体样强回声，左侧胸腔肩胛线扫查可见不规则无回声区，内部回声不均匀，见细小气体样回声漂浮，测得无回声区较深处约 3.8cm（图 4-4-2C、D）。

超声提示　左侧胸腔液气胸。

超声引导下行经皮胸腔穿刺置管术（图 4-4-2E），术中抽出液体、气体 150ml。

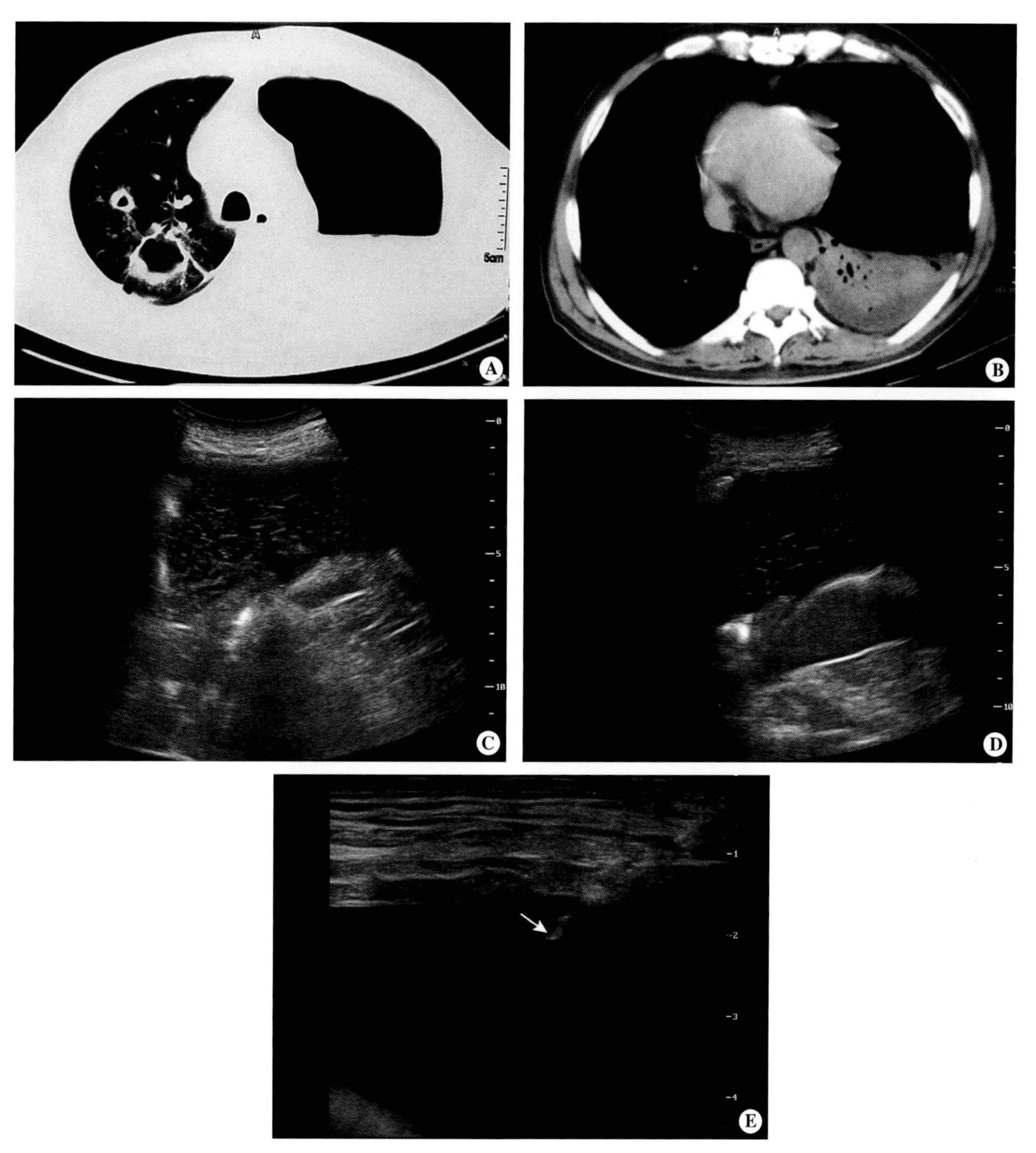

图 4-4-2 左侧胸腔液气胸

A、B. 胸部 CT 示左侧胸腔内肺组织实变，见大片气体密度影及气液平面；C、D. 常规超声显示左侧胸腔积液内见大量气体样回声漂浮；E.（肋膈角区）超声引导下胸腔穿刺置管，抽出积液及气体

（张 莹 范晓翔）

第五节 胸膜肿瘤

胸膜肿瘤分为原发性和继发性两大类，原发性肿瘤主要包括间皮瘤、神经鞘瘤、孤立性纤维瘤等，其他较罕见的肿瘤包括肉瘤样癌、胸膜淋巴瘤、未分化多形性肉瘤、胸膜肺母细胞瘤等。继发性肿瘤为胸膜转移瘤，主要来源于肺癌、乳腺癌、女性生殖系统癌、胃

肠道肿瘤等。

一、胸膜间皮瘤

胸膜间皮瘤（malignant pleural mesothelioma）是一种来源于胸膜脏层和壁层间皮细胞、纤维细胞的胸膜原发性肿瘤，多见于脏胸膜，50 岁左右为发病高峰年龄。根据病变的分布情况，分为局限型和弥漫型。局限型源自胸膜下方结缔组织，大多为良性或低度恶性，弥漫型则源自胸膜间皮细胞，发病率及恶性程度较高。

【病因、发病机制与病理】

胸膜间皮瘤的发生与慢性炎性反应、放射线及化学物质等多种致病因素有关。恶性胸膜间皮瘤主要病因是石棉刺激，发病过程漫长（30 ～ 40 年），其发病率有逐年增长和发病年轻化的趋势。

胸膜间皮细胞具有多形性及明显的分化功能，在受到内外致病因素的刺激后，间皮细胞前体异常增殖，形成间皮瘤。由于间皮瘤细胞形态的多样性，光镜下恶性间皮瘤组织学分型尚不统一，大致可分为上皮样、肉瘤样和双相性三种主要亚型。其中，上皮样间皮瘤包括多种形态学变型，肉瘤样间皮瘤包括促结缔组织增生性间皮瘤和伴有异源性分化的间皮瘤。

【临床表现】

胸膜间皮瘤首发症状以胸痛、咳嗽和气短常见，亦有以发热、出汗或关节痛为主诉症状者，其中 50% 以上患者伴有大量胸腔积液及严重气短。恶性胸膜间皮瘤 60% ～ 80% 以进行性加重性胸痛为主要表现，多伴有呼吸困难、体重减轻、咳嗽、痰中带血、低热及胸腔积液等。

【超声表现】

局限性胸膜间皮瘤多为类圆形或扁平状的单发低回声结节，形态尚规则，内部回声均匀，邻近胸膜无明显增厚；有恶变倾向时，向周围胸膜和肺侵袭，形态不规则，边界不清晰，内部回声不均匀，后方伴回声衰减；CDFI 示病变区血流较丰富。源于壁胸膜的间皮瘤可通过观察病变与受压肺组织之间存在胸腔积液，或呼吸时肺与病变存在相对运动而与肺肿瘤相鉴别。

弥漫性胸膜间皮瘤多为胸膜弥漫性增厚，沿胸膜分布的多发结节状或不规则低回声，内部回声不均匀，可伴无回声区及钙化灶，病灶大多与胸壁分界不清，基底较宽；CDFI 示病变区血流信号丰富；多伴胸腔积液、肋间隙变窄，可向心包、横膈、肝脏等处转移。

【病例】

病例 1

病史　患者，女性，68 岁，主因“咳嗽，右胸、右上腹疼痛 2 个月”入院。患者

2个月前无明显诱因出现咳嗽，不剧烈，无痰，偶有气短，同时伴右胸疼痛，程度轻，可耐受，伴厌食、乏力。CT：右下肺可见软组织密度影，内部密度不均匀，可见部分坏死，与周围组织分界不清，邻近肺组织受压不张，周围见包裹性低密度影，边界清晰，右侧胸腔可见液性低密度影。

灰阶及多普勒超声　右侧胸腔可见不规则混合回声团块，范围较大，约9.3cm×8.3cm×8.6cm，边界不清，形态不规则，内部回声不均匀，内可见片状强回声及不规则低回声区（图4-5-1A）。

超声造影　团注造影剂19s后可见造影剂进入右肺动脉，22s时病灶开始增强，41s时增强达峰，呈不均匀增强，内可见不规则无增强区（图4-5-1B、C）。

超声提示　右侧胸腔占位性病变，恶性可能性大，建议穿刺避开坏死区域。

行超声引导下经皮胸腔不规则混合回声包块穿刺活检术（图4-5-1D），得到红白相间组织3条。

病理结果（右侧胸腔包块穿刺活检）　小块梭形细胞为主肿瘤组织，可见核分裂，提示孤立性纤维性肿瘤，肉瘤型间皮瘤。病理会诊结果：小块双相性恶性肿瘤，形态与免疫组化提示胸膜恶性间皮瘤可能。

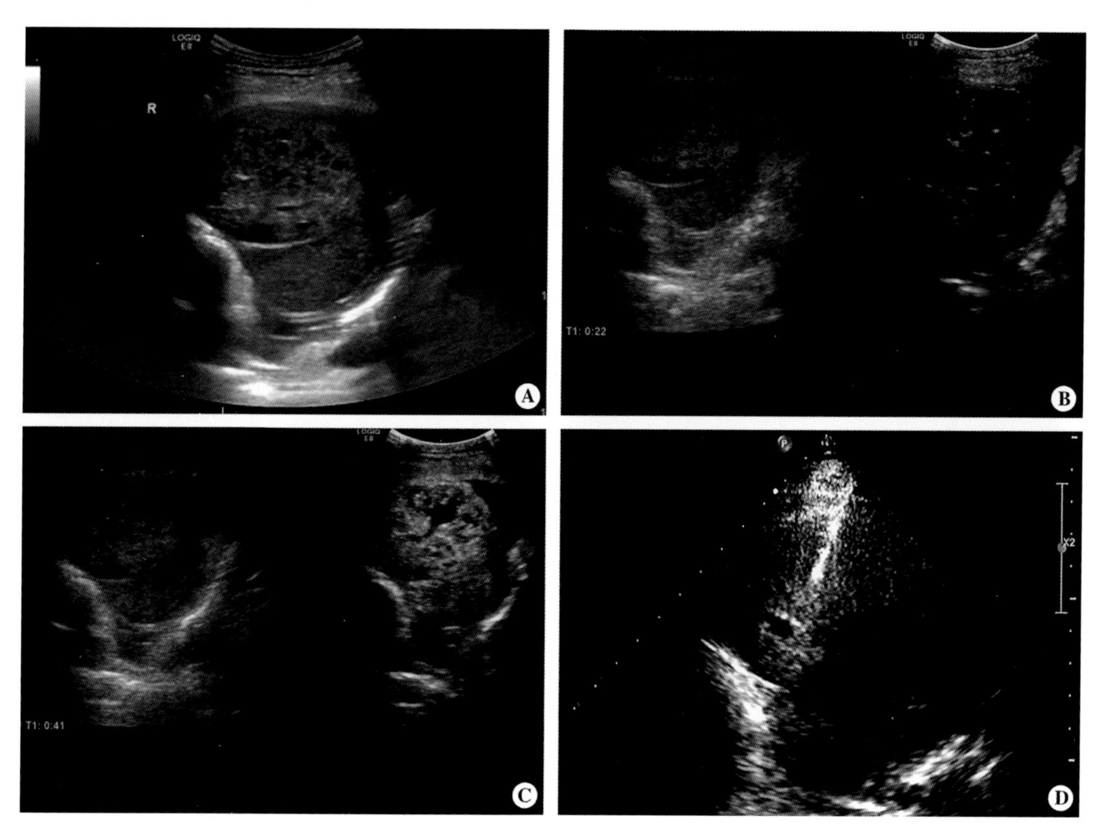

图4-5-1　胸膜间皮瘤（1）

A. 右侧胸腔可见不规则混合回声团块；B. 22s时病灶开始增强；C. 病灶区域呈不均匀性等增强，其内可见不规则无增强区；D. 超声引导下经皮胸腔不规则混合回声包块穿刺活检

病例 2

病史　患者，男性，43 岁，因“抗 HIV 确认阳性 1 年，咳嗽 5 个月，胸痛伴干咳 1 个月”入院。体格检查：神志清，精神差，两肺呼吸音减弱，未闻及干湿啰音，心律齐，未闻及杂音。实验室检查：白细胞 9.09×10^9/L，$CD4^+$ T 淋巴细胞 351 个 /μl。入院诊断：获得性免疫缺陷综合征；肺肿瘤待排。胸部 CT：右下胸膜不规则增厚，右肺叶不张，容积缩小，右下肺团块状实变影及多发小结节影。CT 提示右侧胸膜间皮瘤及肺转移可能（图 4-5-2A）。

灰阶及多普勒超声　右下背侧胸膜增厚；其后方肺部可见一大小约 7.4cm×5.2cm 稍低回声团块，形态欠规则，与胸膜分界不清，内部回声欠均匀，后方回声无衰减，CDFI 示其内见少量血流信号（图 4-5-2B）；右胸腔下部见深径 1.6cm 无回声区。

超声提示　右下胸膜增厚；右下肺实性团块（肺癌）；右侧胸腔少量积液。超声引导下行右侧增厚胸膜及右肺团块穿刺活检术（图 4-5-2C、D），各获取 3 条淡白色组织条。

病理结果　符合胸膜间皮瘤并肺转移。

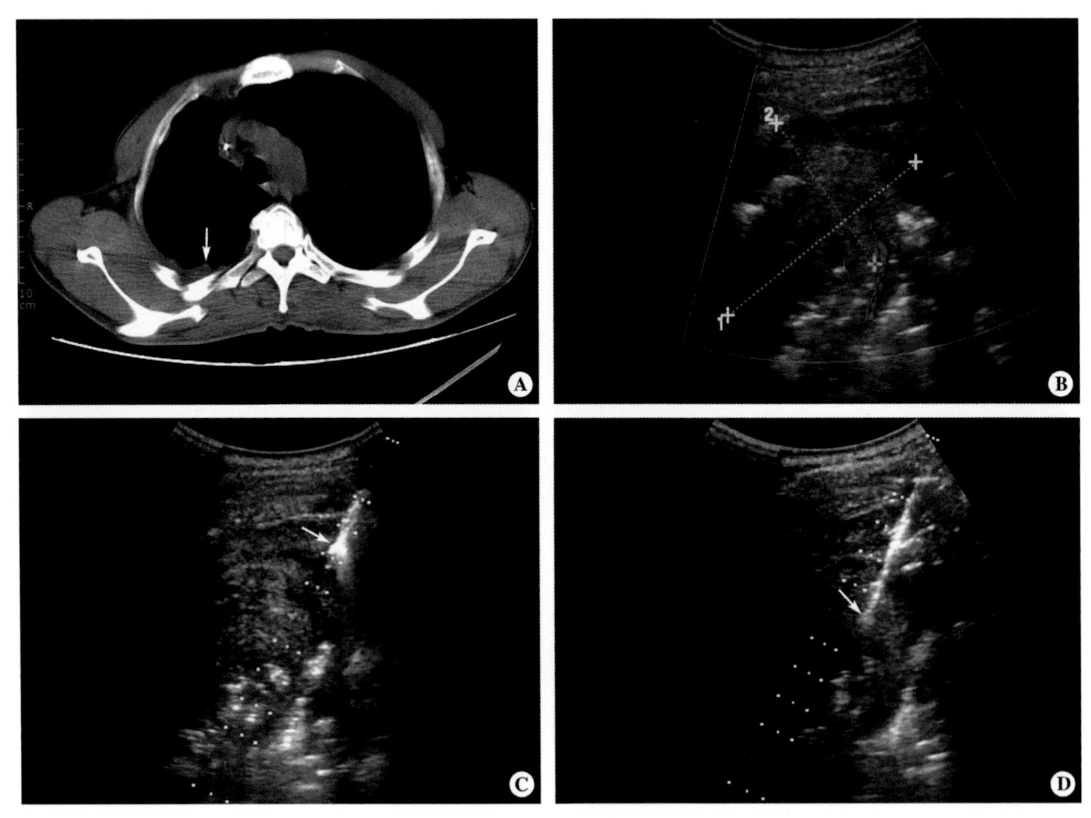

图 4-5-2　胸膜间皮瘤（2）

A. 胸部 CT 示右下胸膜不规则增厚（箭头）。B. 超声显示右下背侧胸膜增厚，其后方肺部见一稍低回声团块，CDFI 示其内可见少量血流信号；右侧胸腔少量积液。C、D. 超声引导下右侧胸膜及右肺团块穿刺活检术（箭头示穿刺针针尖）

病例 3

病史 患者，男性，50 岁，因“阵发性胸痛”就诊。体格检查：T 36.6℃，P 83 次 / 分，R 20 次 / 分，BP 108/75mmHg；胸廓对称，左侧呼吸运动减弱，左侧季肋部可闻及胸膜摩擦音，左侧胸壁有压痛，全身浅表淋巴结未触及肿大。胸部 CT：两肺少许感染伴左侧胸腔积液，胸膜多发结节。行左侧胸膜病变剥脱术 + 活检术。

灰阶及多普勒超声 左侧胸腔可见范围约 4.4cm×2.0cm 的低回声团块，边界不清，内部回声不均匀，CDFI 内见点状彩色血流信号（图 4-5-3A、B）。

超声造影 团注造影剂后，团块内造影剂快速灌注，15s 时开始增强，33s 时增强达峰，呈不均匀高增强，此后团块内造影剂缓慢廓清（图 4-5-3C ～ E）。

超声提示 左侧胸腔低回声团块内血供丰富，建议穿刺活检。

病理结果（左侧胸腔低回声团块穿刺活检） 左侧胸膜弥漫性间皮瘤（上皮型）（图 4-5-3F）。

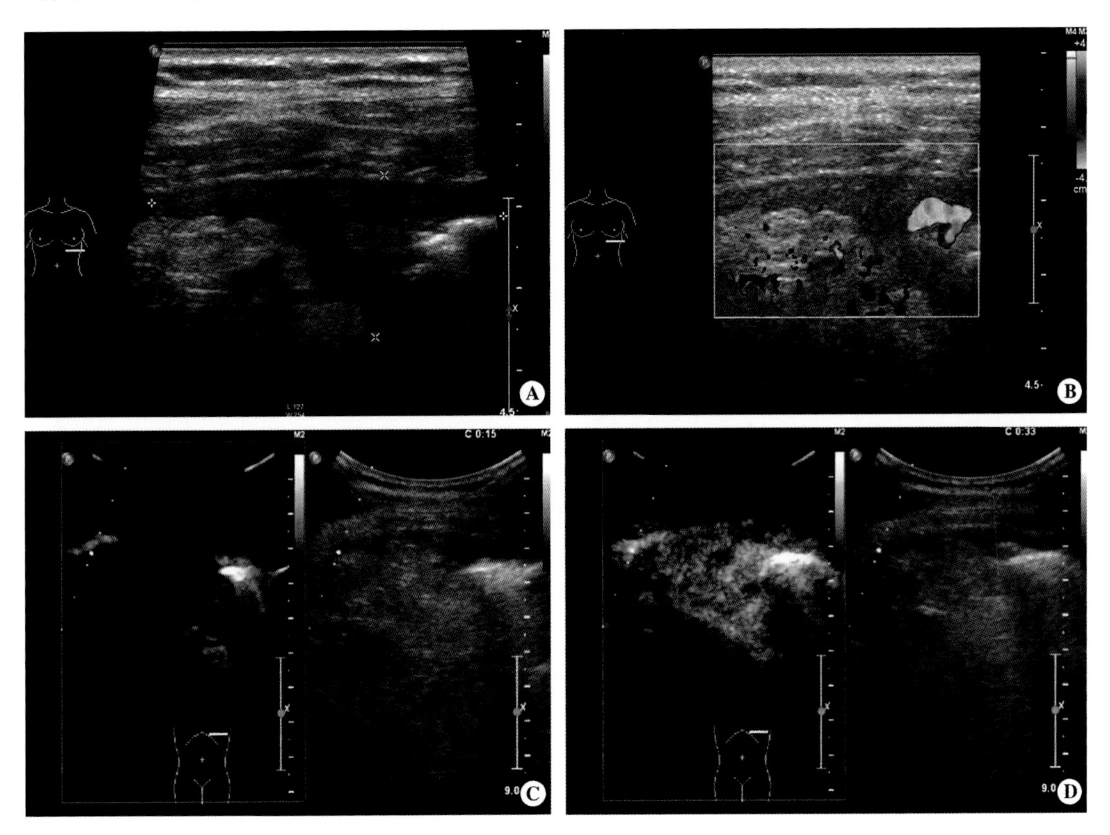

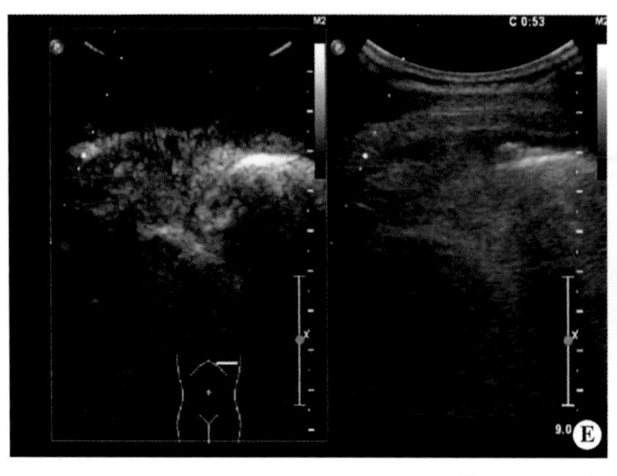

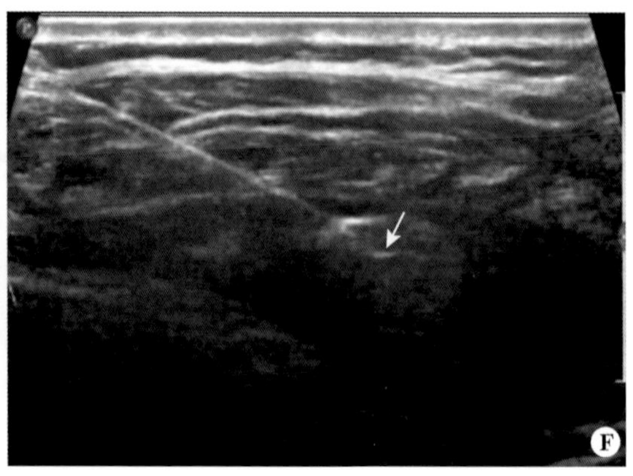

图 4-5-3 胸膜间皮瘤（3）

A、B. 左侧胸腔内可见范围约 4.4cm×2.0cm 的低回声团块，边界不清，内部回声不均匀，CDFI 示低回声团块内见点状彩色血流信号；C ～ E. 团注造影剂后，15s 时团块内开始增强，33s 时增强达峰，呈不均匀高增强，53s 时造影剂持续廓清；F. 超声引导下行左侧胸腔低回声团块穿刺活检术（箭头示穿刺针针尖）

二、胸膜神经鞘瘤

神经鞘瘤是一种来源于神经鞘细胞的肿瘤，可发生于任何有神经纤维分布的组织和器官。其中，周围神经源性肿瘤多见，发生于胸膜者罕见，多起源于脊神经及肋间神经，良性居多，生长缓慢，罕有恶性报道。

【病因、发病机制与病理】

胸膜神经鞘瘤是胸膜原发肿瘤，多起源于神经的施万细胞，神经鞘瘤的病理形态：①束状区，细胞呈梭形，境界不清，排列呈栅栏状或不完全的漩涡状；②网状区，细胞稀少，呈稀疏的网状结构，细胞间有较多液体及小囊腔形成，两区交替分布，比例因病例而异，两区之间可见移行，也可以有清晰的分界。

【临床表现】

胸膜神经鞘瘤多见于 30 ～ 50 岁青壮年，临床上多无特殊症状，肿瘤较小时症状多不明显，可有胸部不适或隐痛，部分可出现肋间神经痛及肩背部放射痛，随肿瘤生长增大，可能出现胸闷、胸痛及气促等压迫症状。

【超声表现】

胸膜神经鞘瘤超声表现多为单发低回声结节，呈类圆形或不规则形，边界清晰，内部回声均匀，内部血流信号不丰富。超声造影以不均匀增强多见。

【病例】

病例 1

病史　患者，女性，58 岁，因“间断性右侧胸痛 2 个月，加重 1 周”就诊。体格检查：

胸廓无畸形，两侧呼吸运动对称，腹平软，无压痛及反跳痛，肝脾肋下未及，移动性浊音阴性，未见杵状指。胸椎 MRI 平扫 + 增强：胸 8、胸 9 脊椎右侧肿块，右侧第 8 肋骨部分骨质吸收变薄（图 4-5-4A、B）。

灰阶及多普勒超声　右上肺近胸壁处可及一偏低回声团块，范围约 5.5cm×3.7cm×3.7cm，边界清，呈分叶状，内部回声均匀，CDFI 示团块内未见明显血流信号（图 4-5-4C、D）。

超声造影　团注造影剂后，10s 时团块开始增强，以血管增强为主，早于周围肺实质，后大部分快速增强，25s 时增强达峰，整体呈不均匀增强，大部分为高增强，边缘可见少许无增强区，随后快速廓清（图 4-5-4E、F）。

超声提示　右肺近胸壁富血供团块伴少许坏死。

行超声引导下穿刺活检术（图 4-5-4G），取出长 1.5 ～ 2.0cm 苍白色组织 3 条。

病理结果（胸膜活检）　结合免疫组化，符合神经鞘瘤。免疫组化：CK（-）、Vim（+）、S100（+）、PGP9.5（+）、SMA（-）、Ki-67（+，1%）。

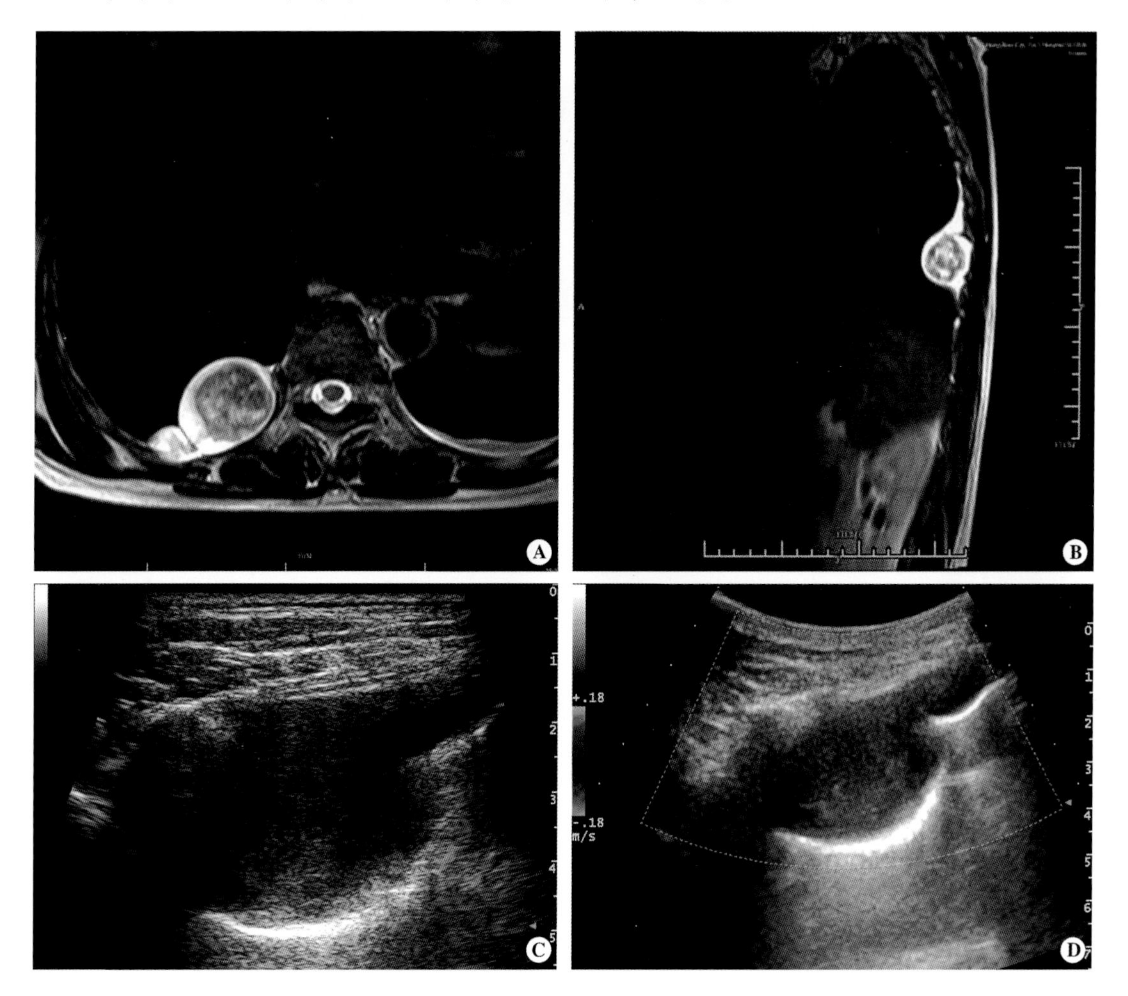

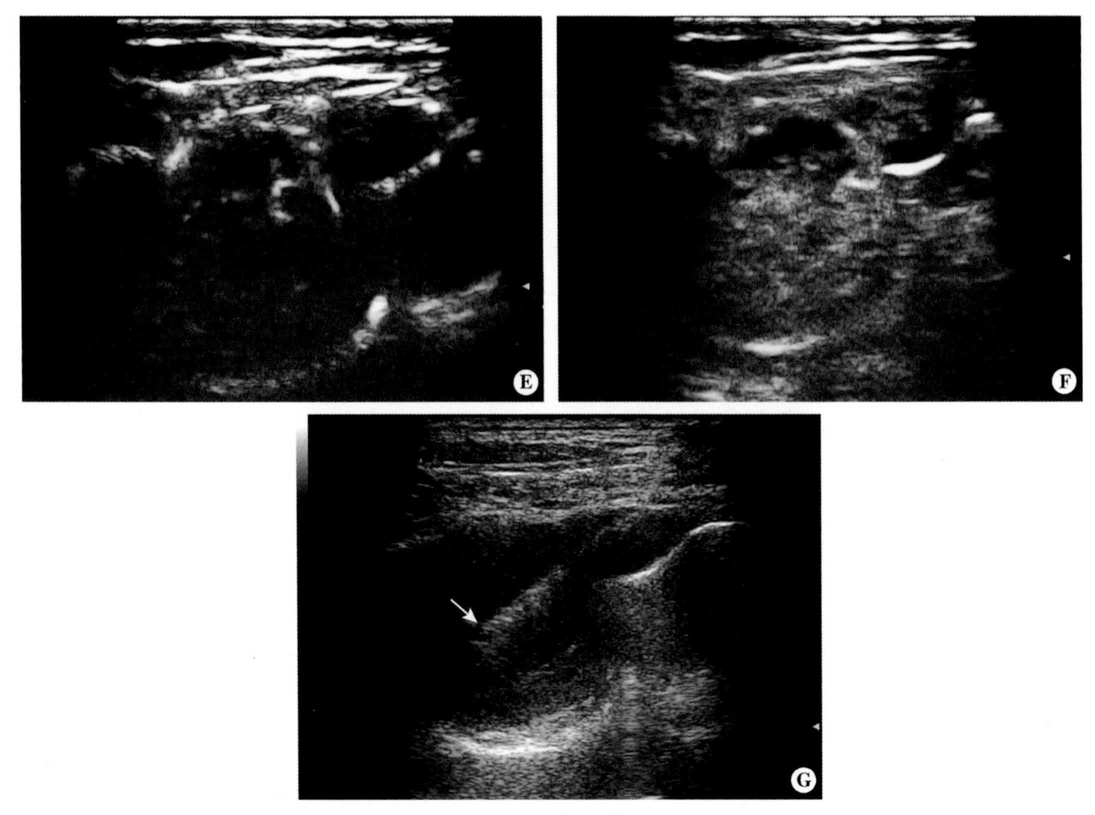

图 4-5-4 胸膜神经鞘瘤（1）

A、B. 胸 8、胸 9 脊椎右侧见团块状异常信号影，其内以不均匀稍长 T_1 稍长 T_2 信号为主，边缘环绕长 T_1 长 T_2 信号影，增强扫描后呈不均匀强化，邻近胸膜略增厚；C、D. 右侧胸腔低回声团块，边界清晰，内部回声均匀，CDFI 示低回声团块内部血流信号不明显；E、F. 超声造影：低回声团块内不均匀高增强，边缘可见无增强区，团块轮廓清晰；G. 超声引导下穿刺活检术（箭头示穿刺针针尖）

病例 2

病史　患者，男性，65 岁，因“干咳 1 月余”就诊。体格检查：胸廓无畸形，两侧呼吸运动对称，腹平软，无压痛及反跳痛，肝脾肋下未触及，移动性浊音阴性，未见杵状指。胸部 CT：右上胸膜占位性病变，考虑良性病变可能（图 4-5-5A）。

灰阶及多普勒超声　右上肺近胸膜处见一偏低回声团块，形态规则，边界清，内部回声均匀，CDFI 示团块内未见明显血流信号（图 4-5-5B、C）。

超声造影　团注造影剂后，病灶不均匀低增强，之后缓慢廓清（图 4-5-5D、E）。

病理结果（右胸膜）　免疫组化结果支持神经鞘瘤的诊断。免疫组化：S-100（+）、NSE（−）、CD34 部分（+）、钙网膜蛋白（−）、SMA（−）、Ki-67（+，＜ 1%）、热点区（+，10%）。

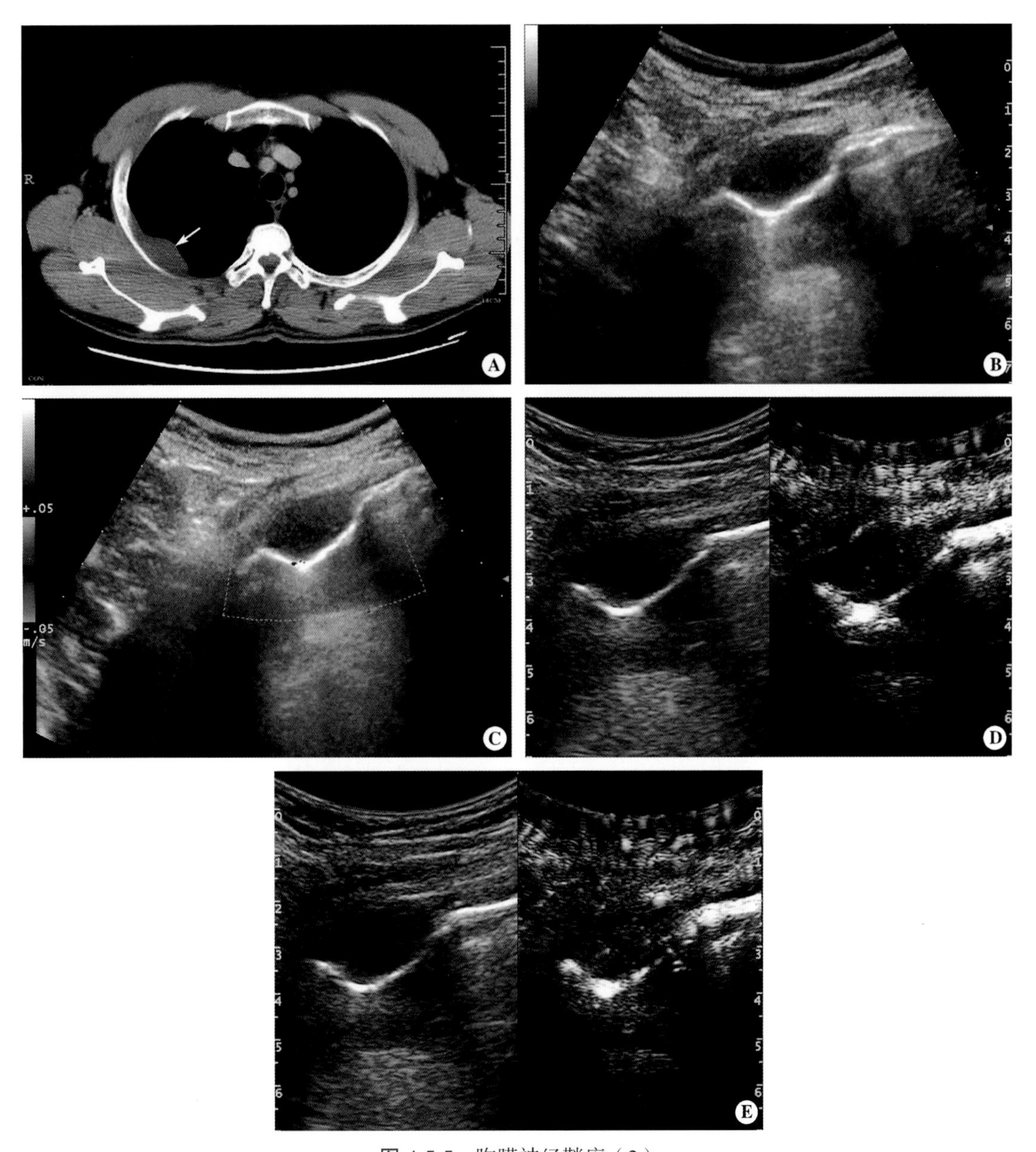

图 4-5-5 胸膜神经鞘瘤（2）

A. 右上胸膜见椭圆形隆起影（箭头），界尚清，边缘光滑，邻近第 3 肋骨骨质吸收改变；B、C. 左侧胸腔低回声团块，边界清晰，内部回声均匀，CDFI 示低回声团块内部血流信号不明显；D、E. 超声造影示低回声团块内不均匀低增强

三、胸膜转移瘤

胸膜转移瘤是临床常见胸膜肿瘤，表现为胸膜结节或恶性胸腔积液。以肺、乳腺来源多见，其次是胃、卵巢、胰腺等，其转移方式为经血行、淋巴道和直接侵犯。

【病因、发病机制与病理】

胸膜转移瘤多来源于肺癌或乳腺癌，经血液或淋巴途径转移，也可为直接侵犯胸膜，主要表现为血性胸腔积液。

胸膜转移瘤主要病理变化为胸膜转移性结节，且多伴有胸腔积液。产生积液的主要原因是肿瘤直接侵犯或胸膜的广泛转移，导致壁胸膜小孔阻塞，淋巴引流受损，肿瘤侵犯胸膜引起炎性反应和渗出等多种因素，导致胸膜正常的滤过和重吸收的平衡过程被破坏。

【临床表现】

胸膜转移瘤的临床表现随胸膜转移病灶的范围、胸腔积液量及原发病灶的不同而变化，主要表现为胸膜转移引起的胸痛及进行性呼吸困难，如合并感染时，可有发热等全身症状。同时，可有原发肿瘤引起的全身或局部相关症状，如肺癌引起的胸膜转移瘤，可有咳嗽、痰中带血或骨转移的相应症状或体征。

【超声表现】

胸膜转移瘤超声表现常为胸膜局限性不规则增厚或呈饼状增厚，亦可表现为形态不规则的实性低回声团块，基底部可较宽，边界清晰或不清，内部回声不均匀，部分可伴有胸腔积液。CDFI 示彩色血流信号多不丰富。超声造影以不均匀增强多见。

【病例】

病例 1

病史　患者，男性，40 岁，因“反复咳嗽、咳痰 2 年余，再发半月”就诊。既往史：2 年前因恶性胸腺瘤给予放化疗治疗后好转。体格检查：T 36.5℃，P 110 次 / 分，R 18 次 / 分，BP 106/71mmHg；左肺呼吸音稍低，可闻及散在湿啰音；浅表淋巴结未及肿大。胸部 CT：左侧胸膜广泛增厚，增强扫描后轻度强化，考虑胸膜转移可能性大。

灰阶及多普勒超声　左侧胸腔可见范围约 9.7cm×4.4cm 的低回声团块，边界不清，内部回声不均匀，CDFI 可见点状彩色血流信号（图 4-5-6A、B）。

超声造影　团注造影剂后，8s 开始团块内造影剂快速灌注，呈弥漫性增强，20s 时增强达峰，呈不均匀增强，内见低增强区，29s 时团块内造影剂缓慢廓清（图 4-5-6C ～ E）。

超声提示　左侧胸腔富血供占位，建议行超声引导下穿刺活检术。

病理结果　左侧胸膜梭形上皮样细胞肿瘤，结果提示上皮源分化性肿瘤，考虑胸腺来源（图 4-5-6F）。

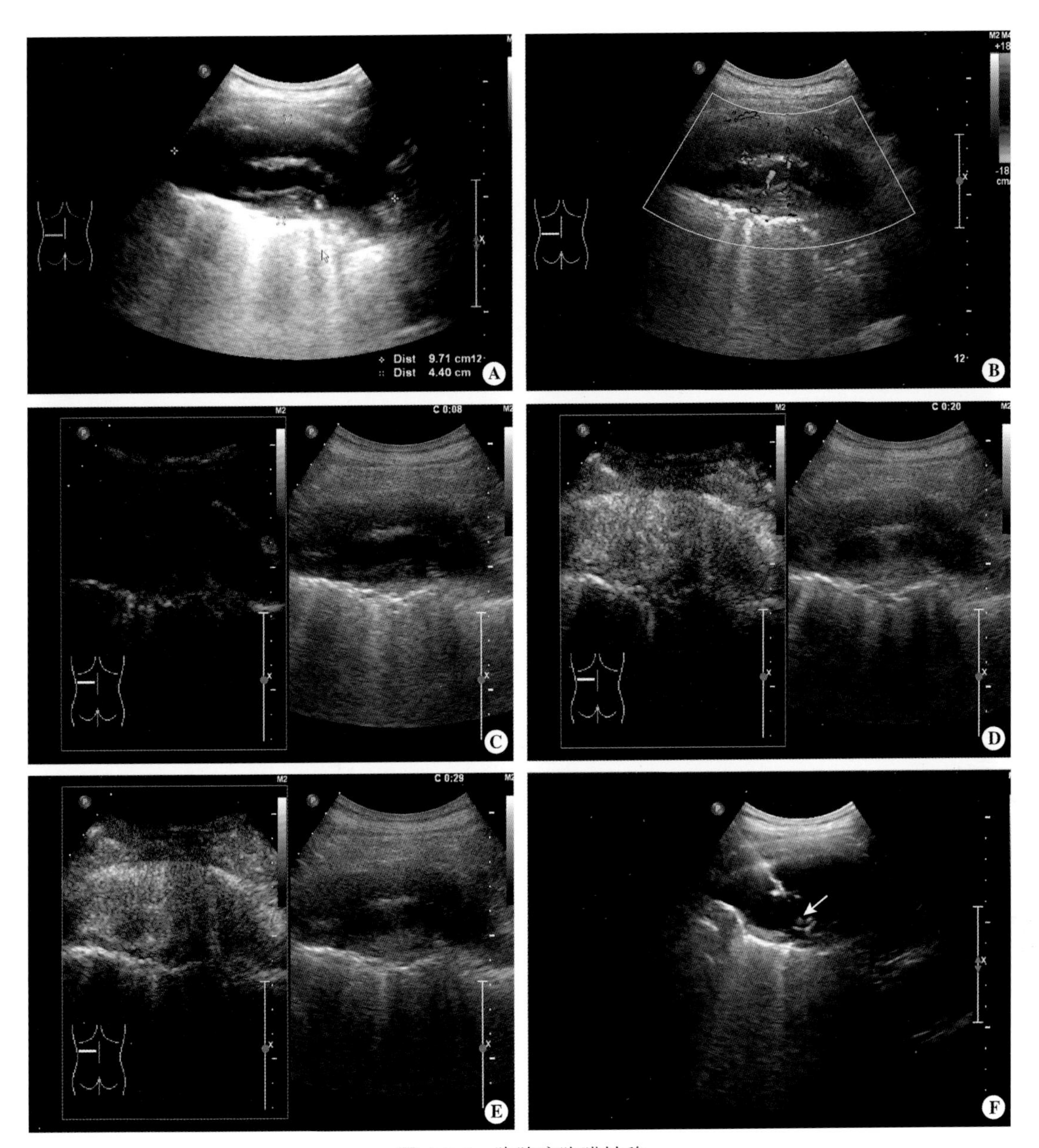

图 4-5-6 胸腺癌胸膜转移

A、B. 左侧胸腔可见范围约 9.7cm×4.4cm 的低回声团块，边界不清，内部回声不均匀，CDFI 示低回声团块内见点状彩色血流信号；C ～ E. 超声造影 8s 开始团块内造影剂快速灌注，呈弥漫性增强，20s 时增强达峰，呈不均匀增强，内见低增强区，29s 时团块内造影剂缓慢廓清；F. 超声引导下左侧胸腔内低回声团块穿刺活检术（箭头示穿刺针针尖）

病例 2

病史 患者，女性，39 岁，因“右侧乳腺癌术后 2 年余，右侧胸腔积液 3 天”就诊。体格检查：右侧肺部呼吸音减弱，右乳术后改变，右胸壁未触及明显肿块，无压痛。胸部 CT：右侧胸膜多发结节样增厚伴胸腔积液。

灰阶及多普勒超声　右侧胸膜局部增厚呈低回声结节，大小约 0.8cm×0.4cm×0.3cm，边界不清，CDFI 示结节内可见短棒状彩色血流信号（图 4-5-7A、B）。

超声造影　团注造影剂后，胸膜结节呈高增强，考虑转移性胸膜结节（图 4-5-7C）。

超声提示　右侧胸膜增厚伴结节，转移?

行超声引导下穿刺活检术（图 4-5-4D），取出 3 条 0.5 ～ 1.0cm 组织条。

病理结果（右侧胸膜活检）　腺癌，结合病史和免疫组化结果，符合乳腺癌转移。

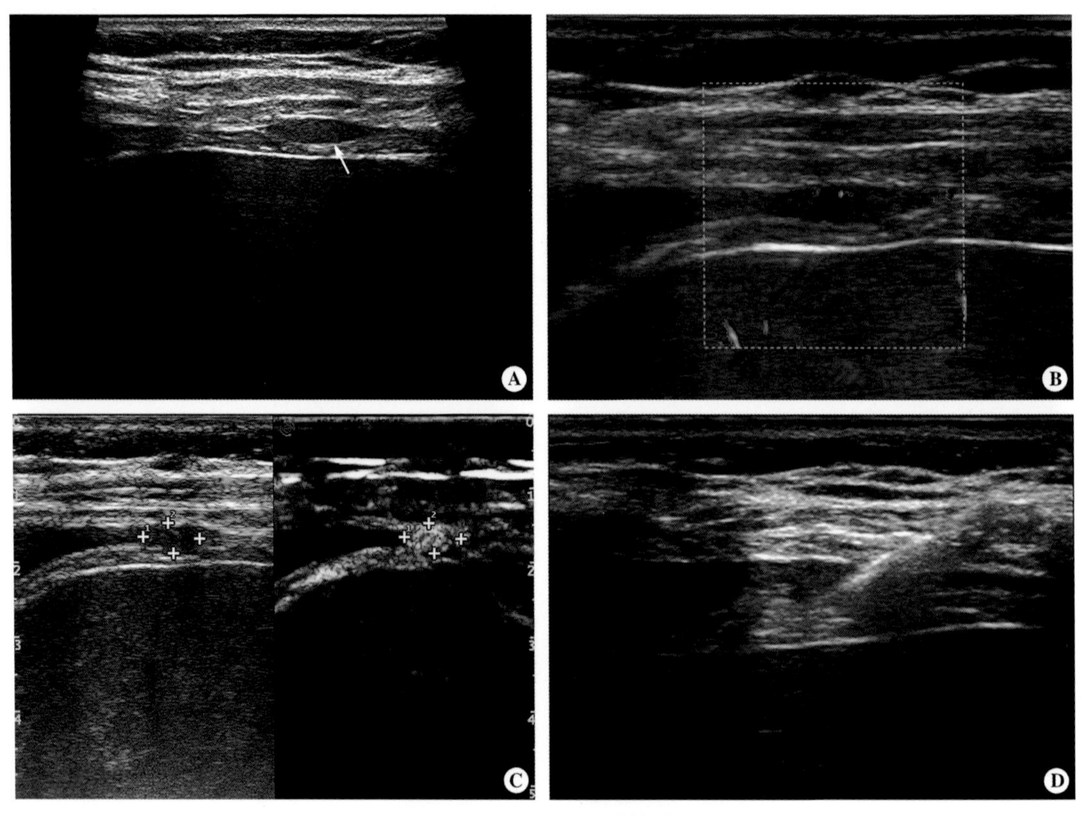

图 4-5-7　乳腺癌胸膜转移

A、B. 右侧胸膜呈低回声，局部增厚，可见一结节（箭示），边界欠清，分界不清，CDFI 示结节内可及短棒状彩色血流信号；C. 超声造影结节高增强，较灰阶图像增大；D. 超声引导下穿刺活检术

病例 3

病史　患者，女性，55 岁，因“盆腔侵袭性血管黏液瘤术后 2 年余，腹胀胸闷 10 余天”就诊，体格检查：左肺呼吸音清，右侧肺部呼吸音减弱，右侧胸腔叩诊浊音。全腹平软，未及异常包块，无压痛及反跳痛，可见陈旧性手术瘢痕，愈合佳。实验室检查：红细胞 3.34×10^{12}/L，血红蛋白 106g/L，肿瘤标志物：CA125 77.4kU/L。胸部 CT：右侧胸膜腔转移性肿瘤，右侧胸腔大量积液（图 4-5-8A、B）。

灰阶及多普勒超声　右侧胸腔可见大量积液，内见偏强回声团块，最大切面大小约

8.4cm×6.7cm，形态不规则，内部回声不均匀，未见明显无回声。CDFI示包块内可见点状血流信号（图4-5-8C ~ F）。

超声提示 右侧胸腔偏强回声团块伴积液，建议穿刺活检。

病理结果（右侧胸腔团块穿刺） 纤维组织增生伴多量纤维素样坏死及黏液样变，并少量慢性炎性细胞浸润，根据病史，侵袭性血管黏液瘤复发不除外，建议肿物完整切除进一步明确（图4-5-8G）。

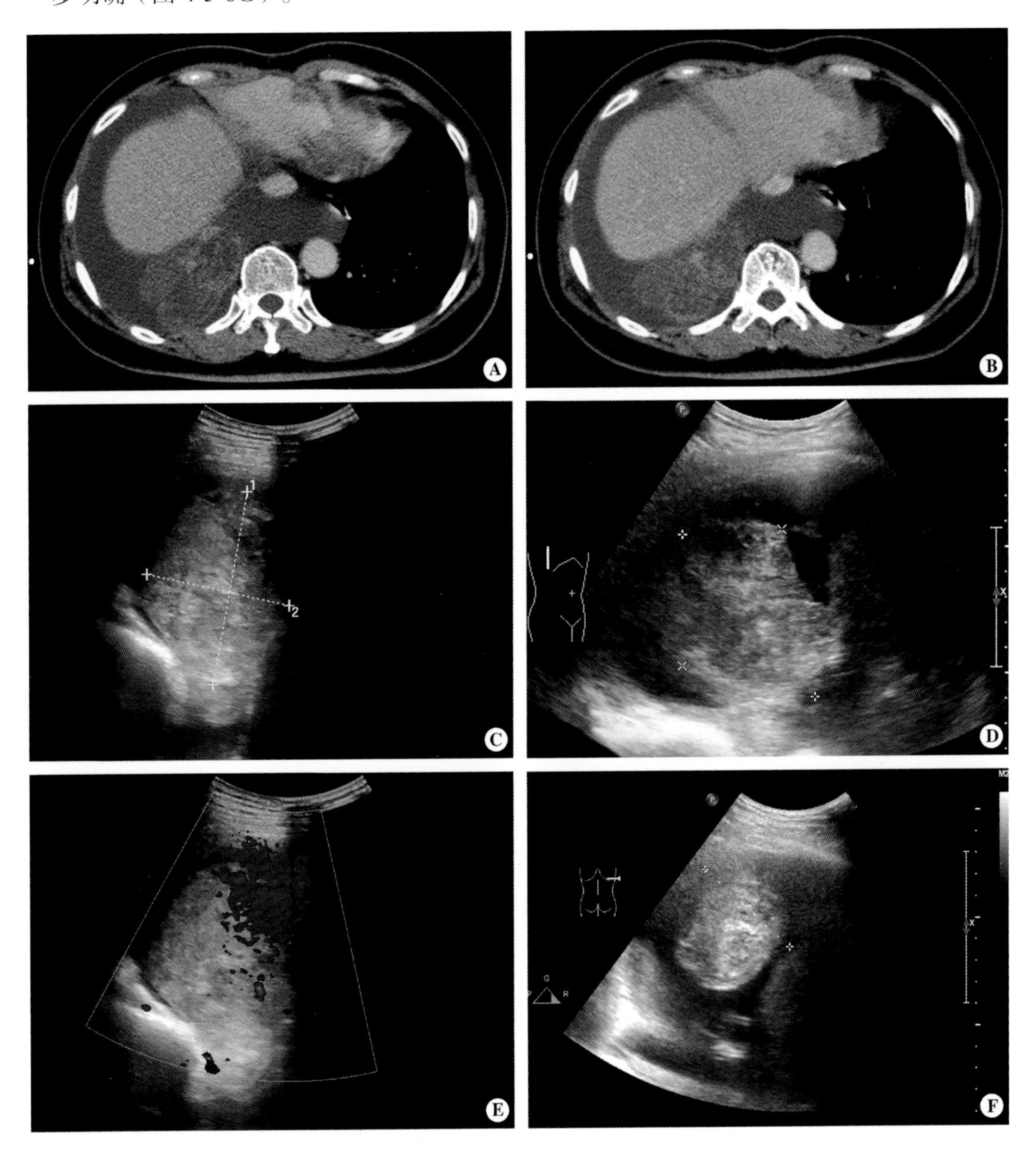

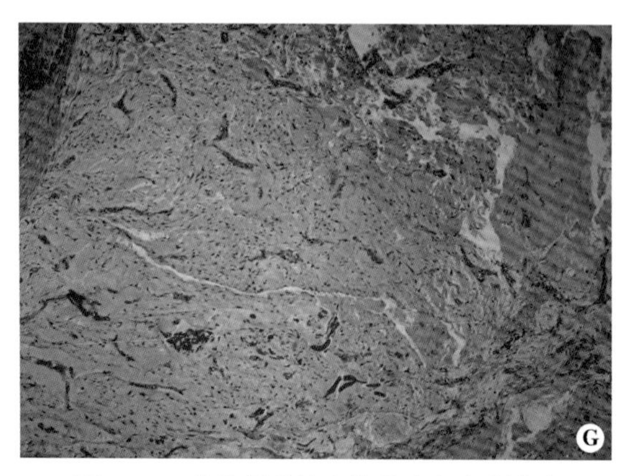

图 4-5-8 盆腔侵袭性血管黏液瘤胸膜转移

A、B. 右侧胸腔可见大量液体密度影，右后方见菜花状软组织密度影，增强扫描后不均匀强化；C ～ F. 右侧胸腔可见大量积液，内见偏强回声团块，最大切面大小约 8.4cm×6.7cm，形态不规则，内部回声不均匀，未见明显无回声区，CDFI 示团块内部点状血流信号；G. 病理检查（HE 染色，×200）：肿瘤由短梭形、卵圆形或星状细胞组成，胞质少而不清，核无异型性，核分裂象少见。瘤细胞均匀分布于含有大量黏液的间质内，间质富含血管

病例 4

病史　患者，女性，45 岁，因间断咳嗽、胸闷、胸痛 2 个月，外院检查大量胸腔积液，抽取积液 4500ml，抗感染治疗无效，来笔者医院就诊，以“大量胸腔积液”收入院。血生化：[K^+] 3.1mmol/L。胸部 CT：左肺下叶及相邻胸膜占位伴相邻肋骨破坏，双肺炎症。

灰阶及多普勒超声　左侧胸腔可见 9.3cm×4.9cm 低回声团块，边界不清，形态不规则，内部回声不均匀。CDFI 示团块内未见明显血流信号（图 4-5-9A、B）。

超声提示　左侧胸腔团块，建议穿刺活检。

行超声引导下左侧胸腔团块穿刺活检术（图 4-5-9C），抽出组织条 3 条。

病理结果　符合腺癌特征。

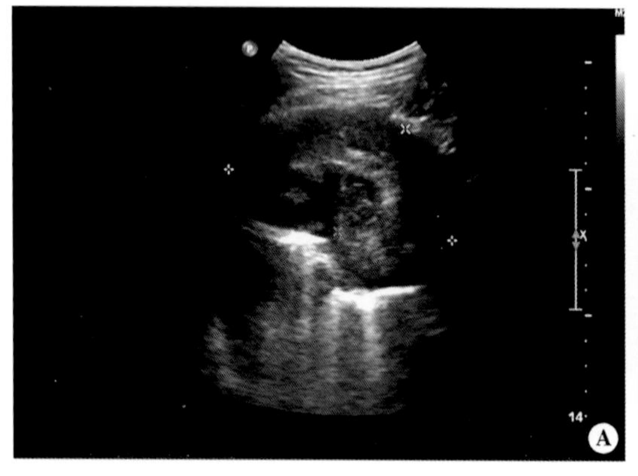

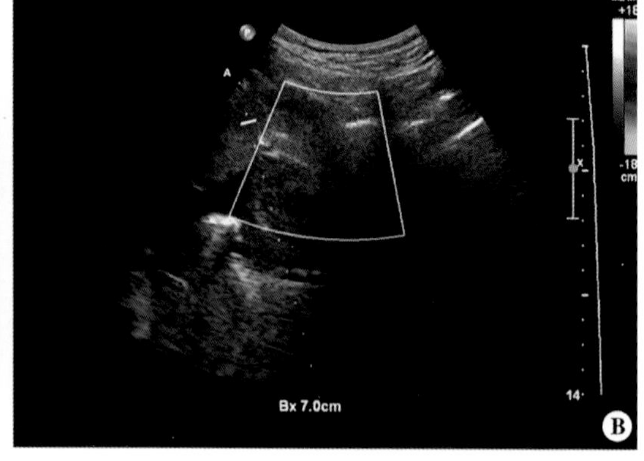

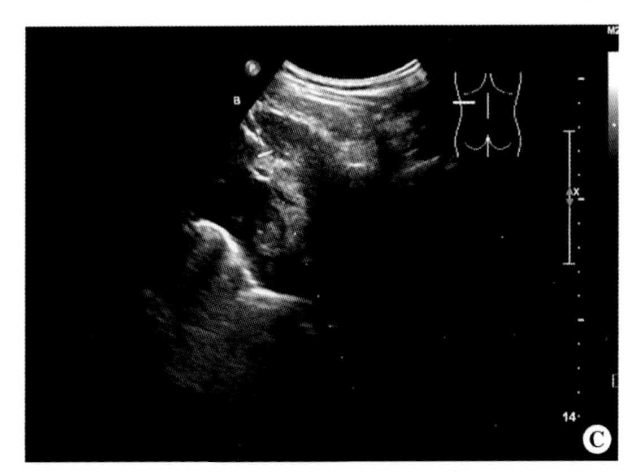

图 4-5-9 肺癌胸膜转移

A. 左侧胸腔低回声团块，边界不清，形态不规则，内部回声不均匀；B. CDFI 示低回声团块内无血流信号；C. 超声引导下团块穿刺活检术

四、其他罕见胸膜肿瘤

（一）胸膜肉瘤样癌

肉瘤样癌是一种较少见的上皮细胞起源的单克隆性恶性肿瘤，伴有不同比例的肉瘤样形态，可以发生在全身许多部位，但以上呼吸道、肺、乳腺和肾常见，发生于胸膜者罕见。目前的研究一般认为肉瘤样癌是来源于癌细胞的“过渡性”癌症，癌变过程中肉瘤转化或化生在上皮间质转化过程中被激活，其间质大部分由梭形细胞构成。肉瘤样组织细胞异型性明显，核分裂象活跃，组织形态呈多形性，并可伴随不同数量的破骨细胞样巨细胞。上皮成分以鳞状细胞癌多见，其次为腺癌、小细胞癌或未分化癌。

（二）胸膜淋巴瘤

胸膜淋巴瘤罕见，Manrai 等研究表明，累及胸膜的几乎均为非霍奇金淋巴瘤（NHL），可见于 6.5% 的 NHL 患者。其中，又以弥漫大 B 细胞淋巴瘤发生率最高，为 60%。既往研究表明，相当数量的胸膜淋巴瘤患者存在吸烟史、肺结核、辐射暴露、石棉肺暴露、EB 病毒感染、免疫功能低下、慢性炎症等危险因素。临床症状包括胸痛、盗汗、运动能力下降、体重下降等。超声最常见的表现是胸膜增厚，其次为胸膜肿块，胸腔积液并不多见。

（三）孤立性纤维瘤

孤立性纤维瘤（solitary fibrous tumor，SFT）是 1931 年由 Klemperer 和 Rabin 首次命名的一种罕见的间叶源性梭形细胞肿瘤，发病率约为 2.8/10 万人，其病因不明确。发病年龄差异大，为 30 ～ 80 岁不等，女性多于男性。SFT 被认为起源于表达 CD34 抗原阳性的树突状间质细胞，而 CD34 抗原阳性细胞广泛分布于人体，因此 SFT 在全身各部位均可发生。SFT 多发生于脏胸膜，发生于全身其他各处的孤立性纤维瘤，如腹膜、肾脏、肝脏、脑膜、乳腺、胰腺、口底、盆腔，颅底，阴茎等，统称为胸膜外孤立性纤维性肿瘤。

本病缺乏临床表现特异性，多数患者没有临床症状，容易漏诊、误诊，主要是肿瘤压迫周围组织所致临床症状，如咳嗽、疼痛不适等。SFT 表现形式多种多样，确诊需要依靠病理学检查。手术切除是目前首选的治疗方法。

【病例】

病例 1

病史　患者，男性，81 岁，因“胸闷气促 20 余天”入院。体格检查：口唇无发绀，浅表淋巴结未触及肿大，颈软，气管居中，胸廓无畸形，肋间隙无增宽，双肺听诊呼吸音粗，右下肺可闻及湿啰音。胸部增强 CT：右侧胸膜多发占位、大量胸腔积液伴前纵隔受侵，首先考虑恶性胸膜间皮瘤，转移性肿瘤不完全除外（图 4-5-10A）。

灰阶及多普勒超声　右上肺近胸膜处见一偏低回声团块，形态规则，边界清，内部回声欠均匀，CDFI 未见明显血流信号（图 4-5-10B、C）。

超声造影　团注造影剂后，12s 时团块开始增强，35s 时团块边缘不规则增强，内部无增强（图 4-5-10D）。

行超声引导下穿刺活检术（图 4-5-10E），取出苍白色组织 3 条，长 1.0cm。

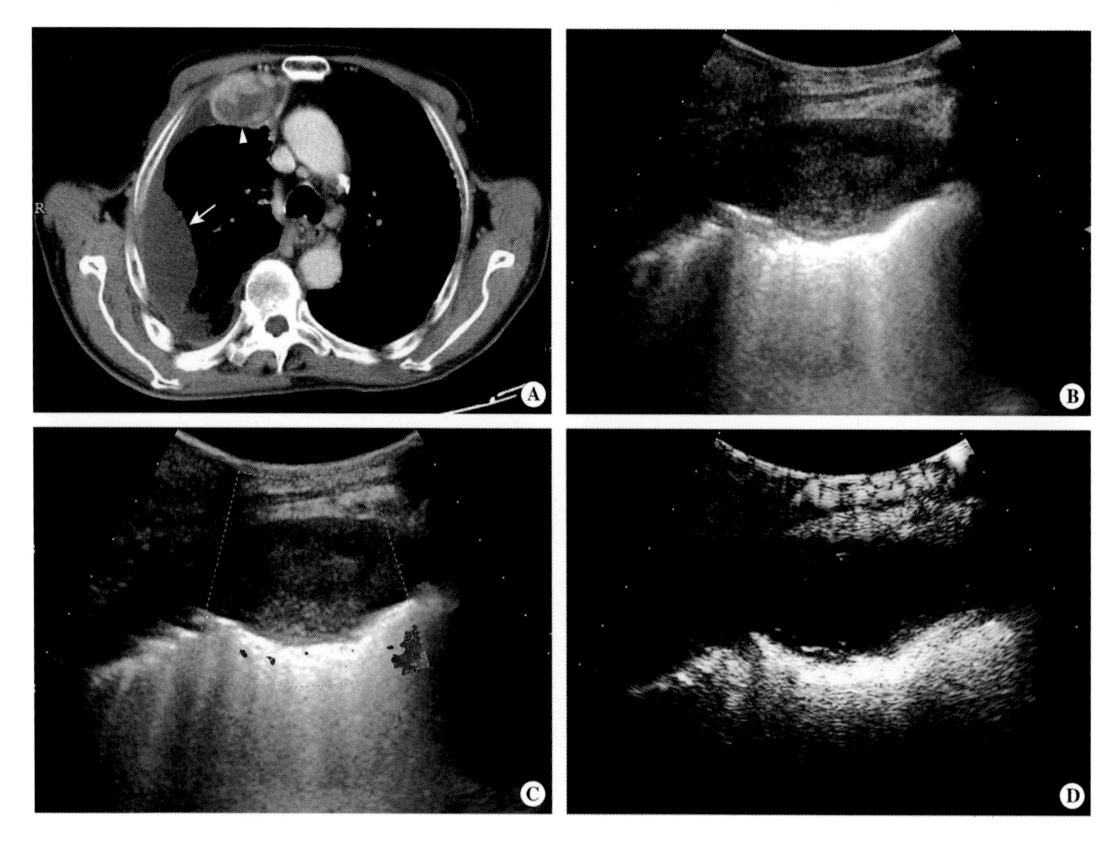

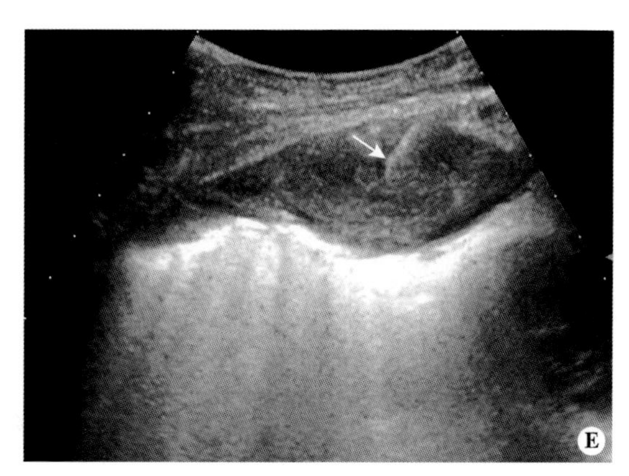

图 4-5-10 胸膜肉瘤样癌

A. 胸部 CT 示右前胸膜下见软组织肿块，增强扫描后病灶不均匀强化（三角形箭头），右胸腔另见包裹性积液（箭头）；B、C. 右上肺近胸膜处见一偏低回声团块，形态规则，边界清，内部回声欠均匀，CDFI 示团块内未见明显血流信号；D. 超声造影示团块边缘不规则增强，内部大片无增强；E. 超声引导下穿刺活检术（箭头示穿刺针针尖）

病理结果（胸膜活检） 形态及免疫组化结果，首先考虑肉瘤样癌。免疫组化：CK19（+）、Vim（+）、CK7 局灶弱（+）、CK20（−）、TTF-1 局灶（+）、CK5/6（−）、钙网膜蛋白（−）、HBME1（−）、CD31（−）、CD34（−）、FLi-1（+）、D2-40（+）、ERG（−）、Ki-67（+，20% ～ 30%）。

病例 2

病史 患者，男性，36 岁，因“确诊急性淋巴细胞白血病 3 月余，发热 4 天”入院。体格检查：胸骨无压痛，双肺呼吸音增粗伴右肺呼吸音低，右侧胸腔叩诊呈浊音。胸部 CT：右侧胸腔大量积液，呈包裹性改变，伴右肺膨胀不全，右侧胸膜增厚。

灰阶及多普勒超声 右侧胸腔可见无回声区，壁胸膜局限性增厚，呈低回声，CDFI 示内可见点状彩色血流信号（图 4-5-11A、B）。

超声造影 右侧增厚胸膜可见不均匀轻度增强（图 4-5-11C）。

超声提示 右侧胸膜增厚，胸膜转移?

行超声引导下胸膜穿刺活检术（图 4-5-11D），取出两条长 0.5 ～ 1.0cm 组织条。

病理结果（右胸膜活检） 淋巴瘤。

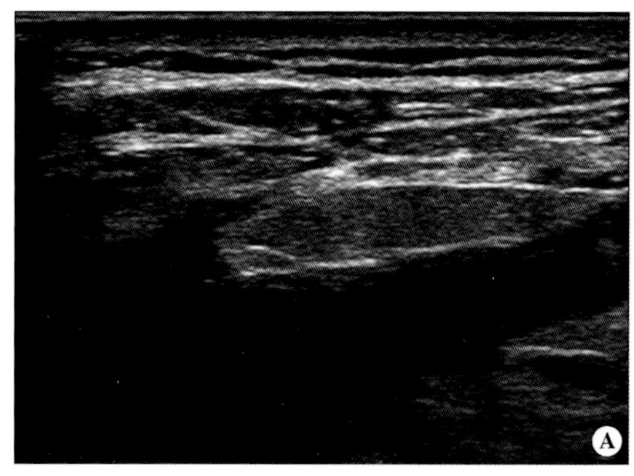

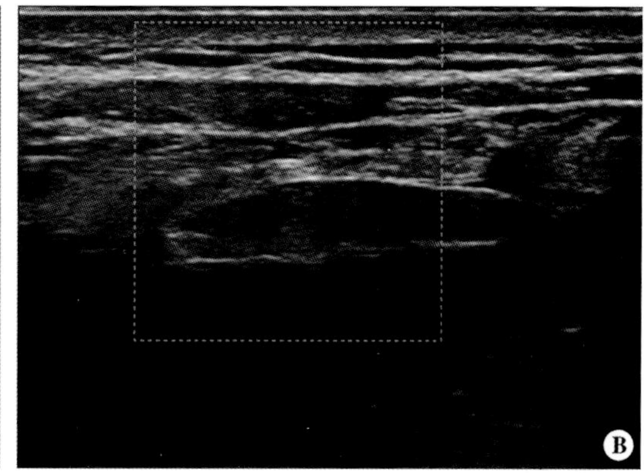

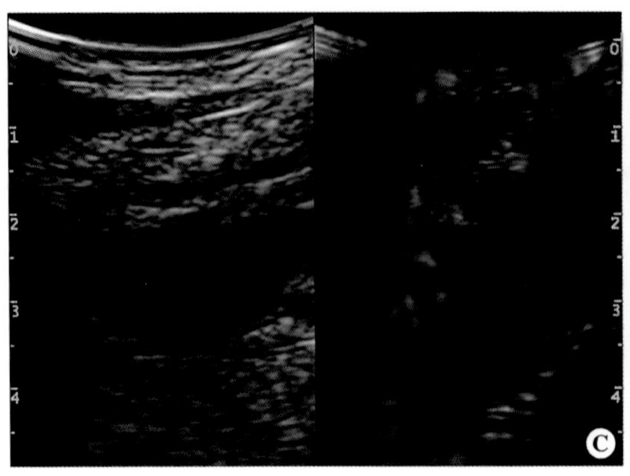
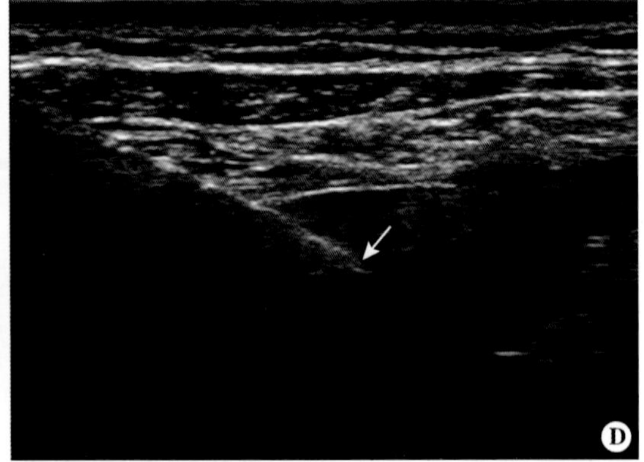

图 4-5-11 胸膜淋巴瘤

A、B. 右侧胸腔可见无回声区，壁胸膜局限性增厚，呈低回声，CDFI 示其内可见点状彩色血流信号；C. 超声造影结节高增强，范围较常规超声增大；D. 超声引导下穿刺活检术（箭头示穿刺针针尖）

病例 3

病史 患者，女性，60 岁，因“体检发现右侧胸腔内实性占位”入院。体格检查：胸骨无压痛，双肺呼吸音清伴右肺呼吸音低，右侧胸腔叩诊呈浊音，右侧胸部皮肤无异常（图 4-5-12A）。实验室检查：血常规、凝血功能及肝肾功能无明显异常。胸部 CT：右侧胸腔低回声占位，呈不均匀增强，提示胸腔肿瘤（图 4-5-12B、C）。

灰阶及多普勒超声 右侧胸腔可见低回声区，内部回声均匀，与膈肌及肋膈角处肺组织分界清，呼吸运动时可见膈肌与低回声相对运动，高频探头显示，探头固定不动，肋膈角处肺组织与低回声呈爬坡样运动（图 4-5-12D ～ G），CDFI 及彩色多普勒能量图（CDE）示低回声团块近体表侧边缘可见点状彩色血流信号（图 4-5-12H ～图 4-5-12J）。

超声造影 团注造影剂后，7s 时团块近体表侧边缘开始增强，9s 时滋养动脉显示清晰，并逐步向深部增强，15s 时近体表侧边缘高增强，深部可见局灶性增强，21s 时增强达峰，团块整体呈不均匀增强，后缓慢廓清（图 4-5-12K ～ O）。

超声提示 右侧胸腔低回声、不均匀增强，首先考虑胸腔肿瘤，建议穿刺活检（图 4-5-12P、Q）。

病理结果 胸膜孤立性纤维性肿瘤。

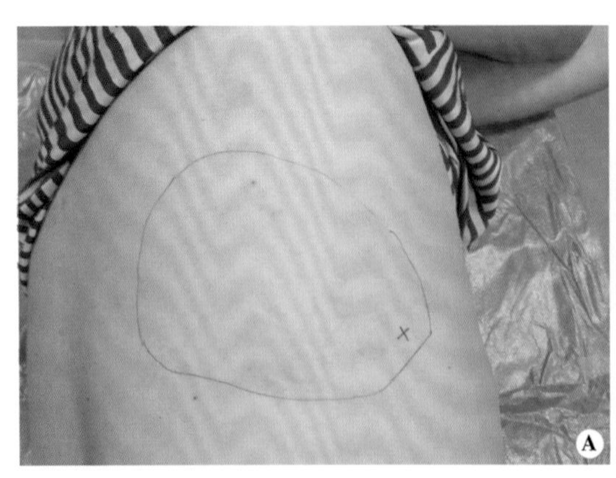
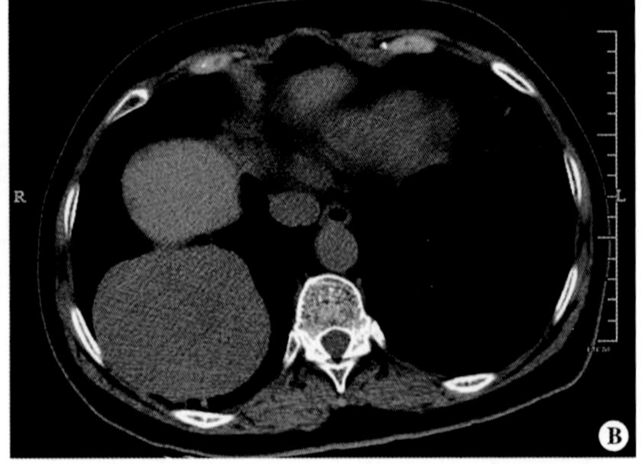

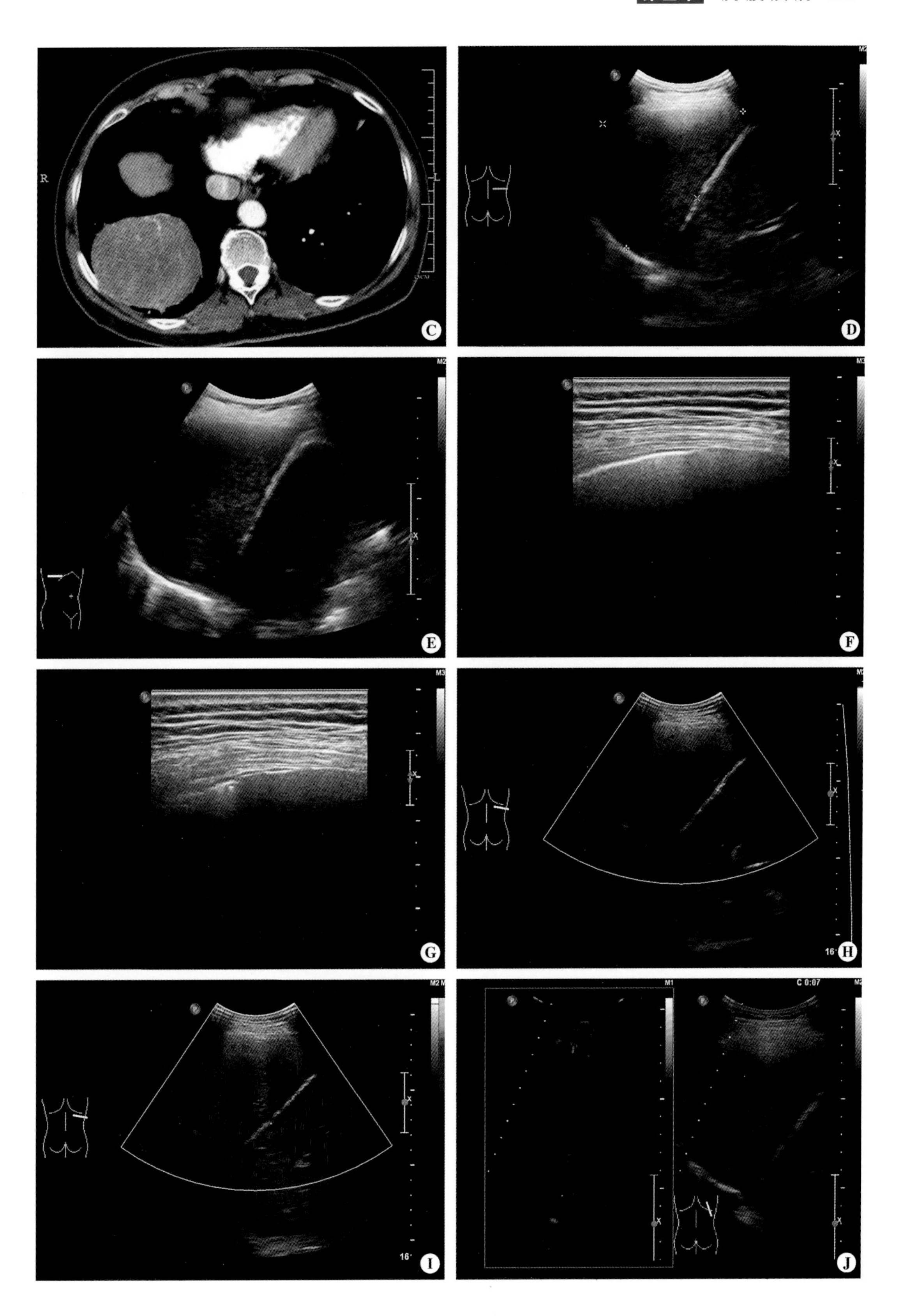

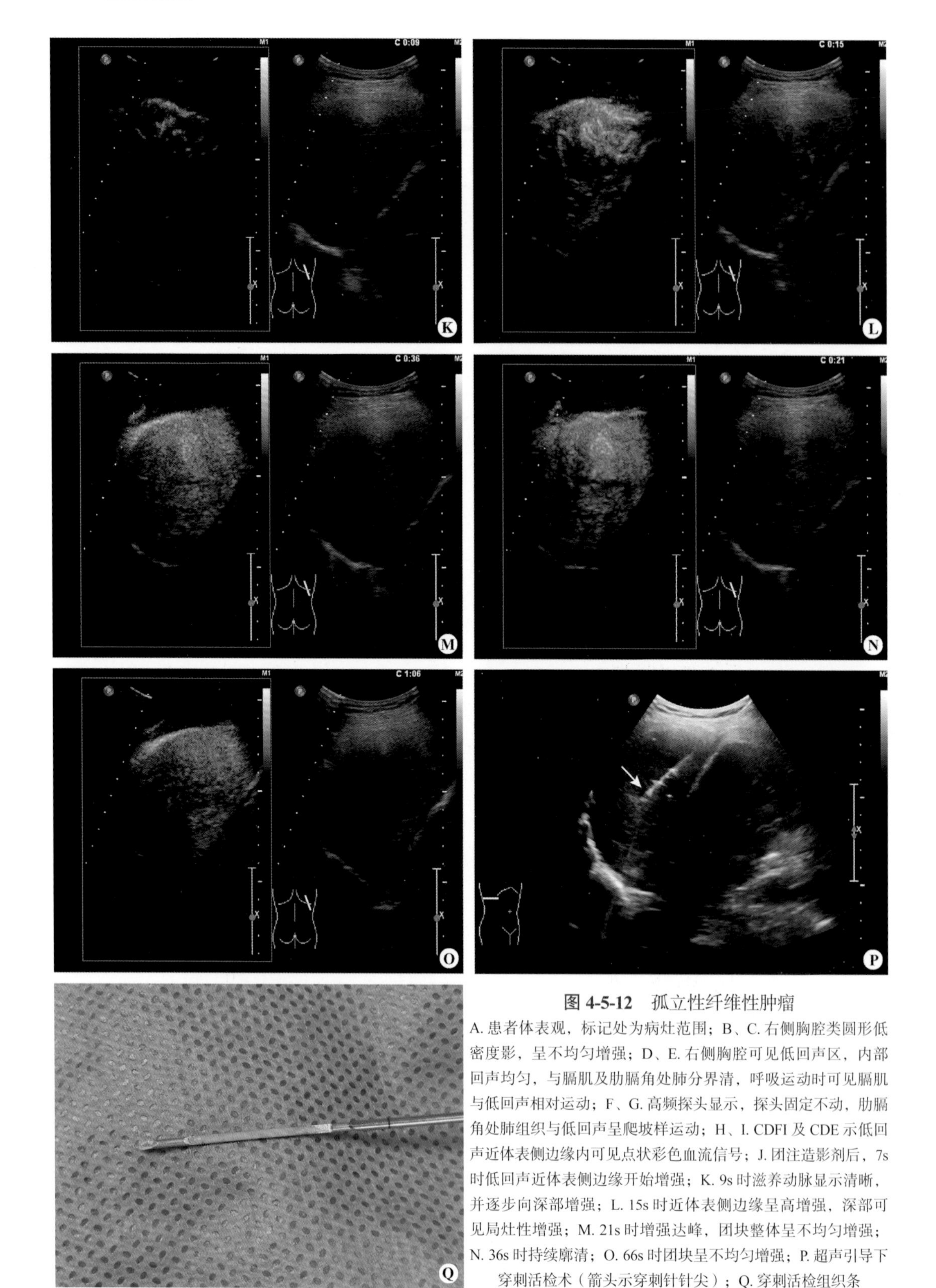

图 4-5-12 孤立性纤维性肿瘤

A. 患者体表观，标记处为病灶范围；B、C. 右侧胸腔类圆形低密度影，呈不均匀增强；D、E. 右侧胸腔可见低回声区，内部回声均匀，与膈肌及肋膈角处肺分界清，呼吸运动时可见膈肌与低回声相对运动；F、G. 高频探头显示，探头固定不动，肋膈角处肺组织与低回声呈爬坡样运动；H、I. CDFI 及 CDE 示低回声近体表侧边缘内可见点状彩色血流信号；J. 团注造影剂后，7s 时低回声近体表侧边缘开始增强；K. 9s 时滋养动脉显示清晰，并逐步向深部增强；L. 15s 时近体表侧边缘呈高增强，深部可见局灶性增强；M. 21s 时增强达峰，团块整体呈不均匀增强；N. 36s 时持续廓清；O. 66s 时团块呈不均匀增强；P. 超声引导下穿刺活检术（箭头示穿刺针针尖）；Q. 穿刺活检组织条

（冯 娜 张 洁 杨高怡）

参考文献

陈丽芳，黄志敏，2018. 以胸膜受累为主要表现的肉瘤样癌 1 例报道 . 国际呼吸杂志，38（15）：1176-1179.

谌力群，韩凯滨，潘恒，等，2007. 胸膜转移瘤的 CT 诊断价值 . 影像诊断与介入放射学，16（3）：121，122.

床旁超声在急危重症临床应用专家共识组，2016. 床旁超声在急危重症临床应用的专家共识 . 中华急诊医学杂志，25（1）：10-21.

窦健萍，徐建红，费翔，等，2014. 超声引导胸膜穿刺组织活检联合胸腔积液生化检查在恶性和结核性胸腔积液鉴别诊断中的价值 . 中华医学超声杂志（电子版），11（3）：54-58.

胡成平，2008. 胸膜疾病 . 西安：第四军医大学出版社 .

黄毅，陈峥，陈柯丽，等，2009. 56 例结核性脓肿伴窦道的超声表现 . 中国防痨杂志，31（7）：401-403，441.

黄毅，高婷，党丽云，等，2014. 结核性胸膜炎不同分型的彩色多普勒超声表现 . 中国防痨杂志，36（9）：820-823.

黄毅，薛莲，李维，等，2019. 超声在尿激酶注射溶解结核性胸腔积液纤维分隔中的应用价值 . 中华医学超声杂志（电子版），16（1）：26-30.

惠敏，徐源，张宁，等，2018. 腹腔孤立性纤维瘤 18 例临床分析 . 中华医学杂志，98（18）：1439-1442.

李建鹏，谢传森，张嵘，等，2010. 孤立性纤维瘤的影像学表现与临床病理特征 . 中华肿瘤杂志，32（5）：363-367.

李康，2016. 胸膜间皮瘤的 CT 诊断与鉴别诊断 . 中国肿瘤外科杂志，8（6）：405，406.

李绍修，2001. 胸腔积液诊疗学 . 北京：科学出版社 .

李小鹏，黄毅，党丽云，等，2017. 超声分型在结核性胸腔积液治疗中的作用 . 临床内科杂志，34（8）：559，560.

林果为，王吉耀，葛均波，2017. 实用内科学 . 第 15 版 . 北京：人民卫生出版社 .

刘大伟，王小亭，2017. 重症超声 . 北京：人民卫生出版社 .

钱雪峰，宋晓超，金美娟，等，2018. 非结核性胸膜炎和脓胸患者的临床特征及病原特点分析 . 中华医院感染学杂志，28（8）：1199-1202.

沈金丹，范光明，徐澍，等，2018. 胸部孤立性纤维瘤的 CT 表现（附 25 例报告及文献复习）. 中国临床医学影像杂志，29（3）：168-172.

沈威，王天科，马周鹏，等，2017. 胸膜神经鞘瘤的 CT 特征与病理组织学基础 . 中国医师进修杂志，40（10）：935-938.

施林妹，杨文兰，陶巨蔚，2012. 超声检查在胸膜间皮瘤诊断中的应用 . 临床肺科杂志，17（6）：1090，1091.

王美，庞旭峰，蒋捍东，等，2005. 肺活检针在胸腔积液诊断中的应用价值 . 临床内科杂志，22（12）：817，818.

王美文，胡兵，2014. 超声检查在非包裹性胸腔积液定量中的研究进展 . 中国临床医学影像杂志，25（7）：500-502.

王樟云，2011. 胸膜转移瘤的超声诊断价值 . 中国现代医生，49（30）：105，106.

吴孟超，吴在德，2008. 黄家驷外科学 . 第 7 版 . 北京：人民卫生出版社 .

许若峰，丁长青，王文生，等，2015. CT 扫描在叶间胸膜转移瘤中的应用价值 . 实用心脑肺血管病杂志，23（1）：115，116.

杨建秀，于卫中，丛振杰，2004. 超声和 CT 对胸膜转移瘤的诊断价值 . 实用心脑肺血管病杂志，12（2）：103，104.

杨晓川，张强，2019. 影像学检查在恶性胸膜间皮瘤中的应用 . 影像研究与医学应用，3（1）：1-3.

俞森洋，2001. 胸膜和胸膜腔的解剖和生理功能的研究 . 中华结核和呼吸杂志，24（1）：13-15.

张卫东，魏金星，吴晓明，等，2018. 15 例弥漫性恶性胸膜间皮瘤的临床病理特征及诊断分析 . 临床肿瘤学杂志，23（4）：363-366.

张延龄，吴肇汉，2012. 实用外科学 . 第 3 版 . 北京：人民卫生出版社 .

赵浩天，龙玲，任珊，等，2019. 床旁肺部超声对气胸诊断价值的研究进展 . 中国急救医学，39（9）：892-897.

赵自建，赵磊，王丽，2011. 超声在自发性气胸中的诊断价值 . 临床超声医学杂志，13（5）：352，353.

郑海军，周海军，邝艳超，2008. 胸膜神经鞘瘤误诊 1 例 . 实用放射学杂志，24（5）：716.

郑双，乔彦霞，2018. NICU 肺部超声和临床评估在突发性气胸诊断中的价值 . 临床医药文献电子杂志，5（92）：104.

Mathis G，2016. 胸部超声学 . 第 3 版 . 崔立刚，译 . 北京：北京大学医学出版社 .

Nestor L，Muller C，Isabela S，et al，2015. 胸部影像学 . 史景云，费苛，孙鹏飞，译 . 上海：上海科学技术出版社 .

Weiss SW，Goldblum JR，2011. 软组织肿瘤 . 薛卫成，方志伟，译 . 北京：北京大学医学出版社 .

Bedawi EO，Hassan M，Rahman NM，2018. Recent developments in the management of pleural infection：a comprehensive review. Clin Respir J，12（8）：2309-2320.

Cao W，Wang Y，Zhou N，et al，2016. Efficacy of ultrasound-guided thoracentesis catheter drainage for pleural effusion. Oncol Lett，12（6）：4445-4448.

DeBiasi EM，Feller-Kopman D，2019. Physiologic basis of symptoms in pleural disease. Semin Respir Crit Care Med，40（3）：305-313.

Feller-Kopman D，Light R. Pleural Disease，2018. N Engl J Med，378（18）：1754.

Gregory P，Rahman NM，Lee YCG，2019. Osler centenary papers：management of pleural infection：osler's final illness and recent advances. Postgrad Med J，95（1130）：656-659.

Hooper C，Lee YCG，Maskell N，et al，2010. Investigation of a unilateral pleural effusion in adults：british thoracic society pleural disease guideline 2010. Thorax，65（suppl 2）：ii4-ii17.

Jessel AS，Khare D，2019. Novel use of ultrasound-visible needle when performing thoracocentesis for low volume pleural effusion. J Intensive Care Soc，20（1）：NP3.

Light RW，2010. Update on tuberculous pleural effusion. Respirology，15（3）：451-458.

Liou A，Rodriguez-Castro CE，Rodriguez-Reyes A，et al，2019. Pleural tuberculosis. Proc（Bayl Univ Med Cent），32（4）：622，623.

Manrai K，Chaturvedi A，Avinash Rao S，et al，2020. Computed tomography patterns of pulmonary and pleural involvement in lymphoma. Med J Armed Forces India，76（1）：77-83.

Prina E，Torres A，Carvalho CRR，2014. Lung ultrasound in the evaluation of pleural effusion. J Bras Pneumol，40（1）：1-5.

Sorino C，Negri S，Spanevello A，et al，2020. The pleura and the endocrine system. Eur J Intern Med，72：34-37.

Supakul R，Sodhi A，Tamashiro CY，et al，2015. Solitary fibrous tumor of the pleura：a rare cause of pleural mass. Am J Case Rep，16：854-857.

Thiam K，Guinde J，Laroumagne S，et al，2019. Lateral decubitus chest radiography or chest ultrasound to predict pleural adhesions before medical thoracoscopy：a prospective study. J Thorac Dis，11（10）：4292-4297.

第五章　肺部疾病

第一节　肺炎性病变

一、肺炎

肺炎(pneumonia)是指肺实质的炎症,可为原发性独立疾病,也可为其他疾病的并发症。根据世界卫生组织估计，全球每年有近 4.5 亿肺炎患者，约 400 万人死于本病，大概占年总死亡率的 7%。

【病因、发病机制与病理】

肺炎可由各种病原微生物感染、理化刺激和免疫损伤等所致，感染因素以细菌性病原体最常见，约占肺炎的 80%，其他病原体如病毒、真菌等所致肺炎亦日益增多。肺炎发病源于宿主防御机制缺陷程度、病原体毒力强弱及入侵数量这三者的综合作用。

肺炎根据解剖分类可分为大叶性肺炎、小叶性肺炎和间质性肺炎。根据病因不同，可将肺炎分为细菌性肺炎、病毒性肺炎、支原体肺炎、真菌性肺炎和寄生虫肺炎等。根据病变的性质又可分为浆液性、纤维素性、化脓性、出血性、干酪性、肉芽肿性肺炎。

大叶性肺炎（lobar pneumonia），90% 以上是由肺炎链球菌感染引起，当呼吸道的防御功能减弱，机体抵抗力降低，易致细菌侵入肺泡而发病。主要病理变化为肺泡腔内的纤维素性炎，常发生于单侧肺，整个肺叶体积增大、实变。典型的自然发展过程大致可分为充血水肿期、红色肝样变期、灰色肝样变期、溶解消散期，这四期病理改变常相互重叠。

小叶性肺炎（lobular pneumonia），主要由化脓菌感染引起，当机体抵抗力下降、呼吸系统的防御功能受损容易引起小叶性肺炎。病理特征是病变起始于细支气管，并向周围或末梢肺组织发展，形成以细支气管为中心的肺组织化脓性炎症，故又称支气管肺炎。小叶性肺炎的并发症较多，且危险性也大，较常见的有呼吸衰竭、心力衰竭、脓毒血症、肺脓肿和脓胸等。支气管破坏较重且病程较长者，可导致支气管扩张。

间质性肺炎（interstitial pneumonia），大多由病毒感染所致，病变主要发生在肺间质，炎症主要侵犯支气管壁及肺泡壁，特别是支气管周围、血管周围小叶间和肺泡间隔的结缔组织，且多呈坏死性病变。病理表现为肺组织呈暗灰色，无明显实变。镜下可见病变区内肺泡间隙明显增宽，血管扩张、充血，间质水肿，肺泡腔内无渗出物或仅有少量浆液性渗出液及慢性炎性细胞浸润，严重者支气管上皮和肺组织可有明显出血及坏死。

【临床表现】

肺炎的常见症状有咳嗽、咳痰，早期可以是刺激性干咳，后期多伴咳痰，有时为脓痰或血痰，并伴有呼吸急促、呼吸困难等症状，气促多在咳嗽、发热后出现，病变范围较大的患者可有呼吸窘迫。多数患者出现不规律发热，常伴有精神状态不佳，如食欲不振、精神萎靡、烦躁不安、嗜睡等。

新型冠状病毒肺炎以发热、干咳、乏力为主要症状，少数患者伴鼻塞、流涕、咽痛、肌痛和腹泻等症状，轻症患者可仅表现为低热、乏力，重症患者可在一周内发生呼吸困难，严重者可进展至急性呼吸窘迫综合征、多器官衰竭。

【超声表现】

（1）A 线及肺滑动征消失，B 线增多，胸膜线不光滑。

（2）肺实变多呈楔形或不规则形的等回声、低回声或混合回声区，边界模糊或呈锯齿状，形成脓肿时表现为极低至无回声。

（3）进展期肺通气功能受损，常出现“碎片征”（多见于细菌性肺炎病灶后方）、静态及动态支气管充气征（病毒性肺炎支气管充气征不明显或仅显示少量）；当气体完全被吸收后，呈楔形或不规则形的均匀低回声。

（4）黏液支气管征，为沿支气管树分布的管状无回声结构，内无彩色血流信号，多见于阻塞性肺炎。

（5）可伴胸腔积液（详见第四章第一节）。

（6）CDFI：血流信号均匀增加，呈分支状走行，血管走行正常。

（7）超声造影：多表现为肺动脉期灌注，即肺动脉期首先增强，达峰时间较早，廓清速度较慢，即“快进慢出”并可见“树枝状”增强。

【病例】

病例 1

病史　患者，男性，47 岁，因“发现左肺结节 1 月余”就诊。体格检查：T 37.3℃，两肺听诊呼吸音粗，未闻及干湿啰音。实验室检查：白细胞 4.2×10^{9}/L，中性粒细胞 68.2%，红细胞 3.28×10^{12}/L，血红蛋白 112g/L，CRP 35.0mg/L；胸部正位片提示左肺感染性病变。

灰阶及多普勒超声　左肺可见范围约 1.7cm×1.5cm 的片状低回声区，边界不清，内部回声不均匀，可见支气管充气征，低回声区未见明显彩色血流信号（图 5-1-1A、B）。

超声造影 团注造影剂后，10s 时低回声区边缘造影剂快速灌注，23s 时持续增强，25s 时低回声区边缘达峰呈环状增强，内部呈低增强，此后开始廓清，61s 时持续廓清（图 5-1-1C ～ F）。

超声提示 左肺低回声区，建议行超声引导下穿刺活检术（图 5-1-1G）。

病理结果 少量变性纤维组织边缘见凝固性坏死组织及少量核异型细胞，未见典型肉芽肿，免疫组化特殊染色结果提示真菌（隐球菌）感染。

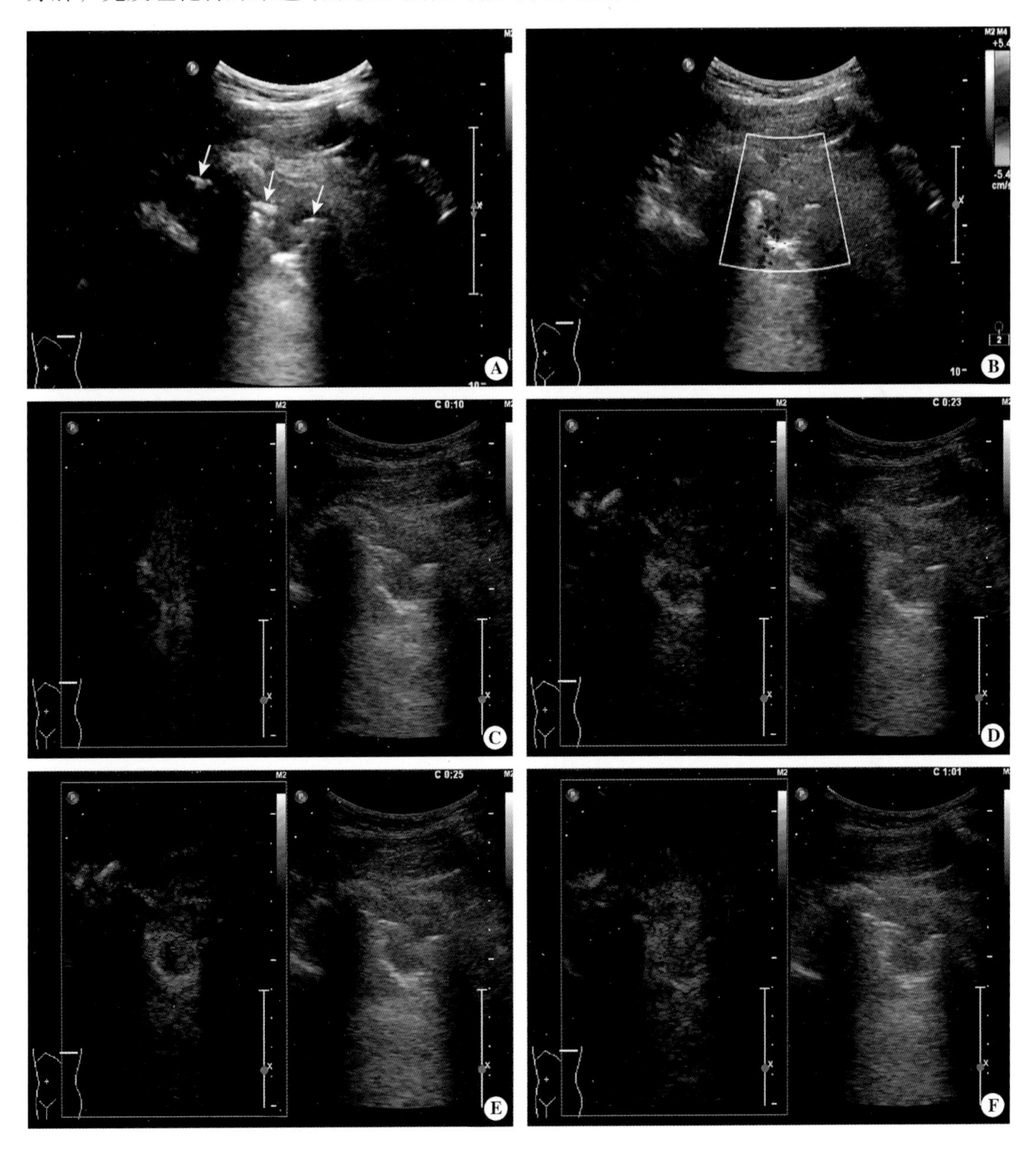

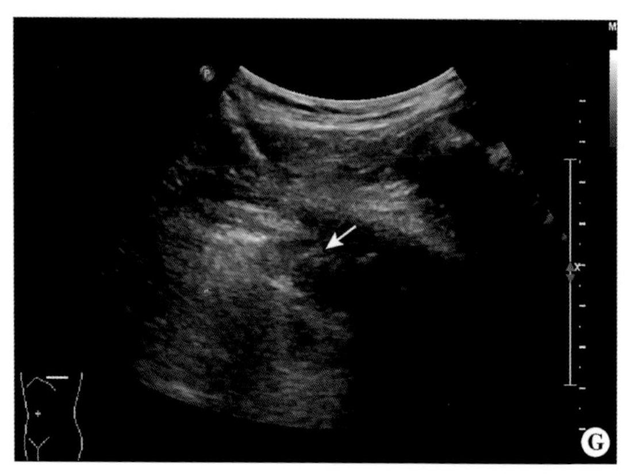

图 5-1-1 左肺真菌感染

A. 左肺可见片状低回声区，边界不清，内部回声不均匀，见支气管充气征（箭头）；B. CDFI 低回声区未见明显彩色血流信号；C ～ F. 团注造影剂后，10s 时低回声区边缘见造影剂灌注，23s 时持续增强，25s 时低回声区边缘达峰呈环状增强，内部呈低增强，此后开始廓清，61s 时持续廓清；G. 超声引导下穿刺活检术（箭头示穿刺针针尖）

病例 2

病史　患者，女性，57 岁，因“间断咳嗽咳痰 1 年余，伴时有发热”就诊。体格检查：T 39.2℃，两肺听诊呼吸音清，未闻及干湿啰音。实验室检查：白细胞 5.9×10^9/L，中性粒细胞 63.10%，红细胞 3.72×10^{12}/L，血红蛋白 109g/L。胸部 CT：右肺上叶团块影（图 5-1-2A）。

灰阶及多普勒超声　右肺上叶可见范围约 6.3cm×3.6cm 混合回声团块，边界清，形态不规则，内见支气管充气征（图 5-1-2B）。

超声造影　团注造影剂后，9s 时可见造影剂微泡到达团块边缘，后快速增强，17s 达峰时呈不均匀性高增强，内部可见不规则无增强区，此后造影剂廓清（图 5-1-2C、D）。

超声提示　右肺混合回声团块，建议行超声引导下穿刺抽液及活检（图 5-1-2E、F）。

病理结果　小片肺组织间质见散在淋巴细胞、浆细胞浸润，病灶区见泡沫样细胞集聚，结合免疫组化结果提示为泡沫样组织细胞反应。

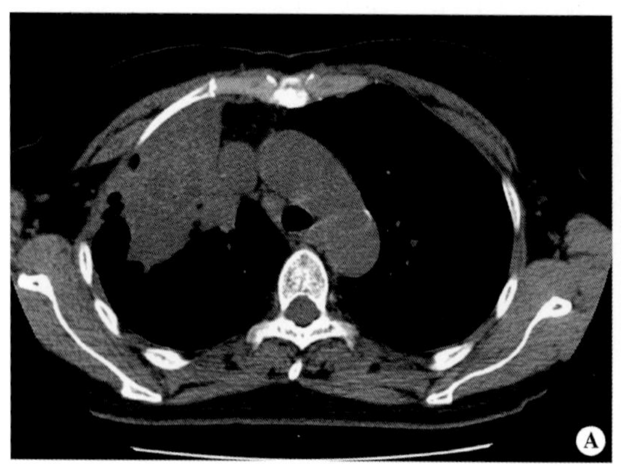

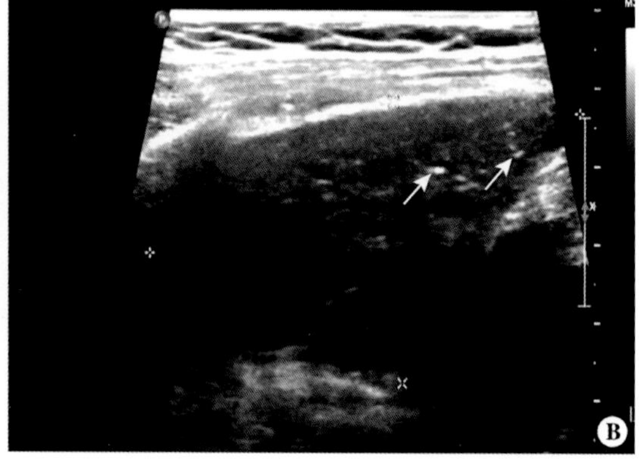

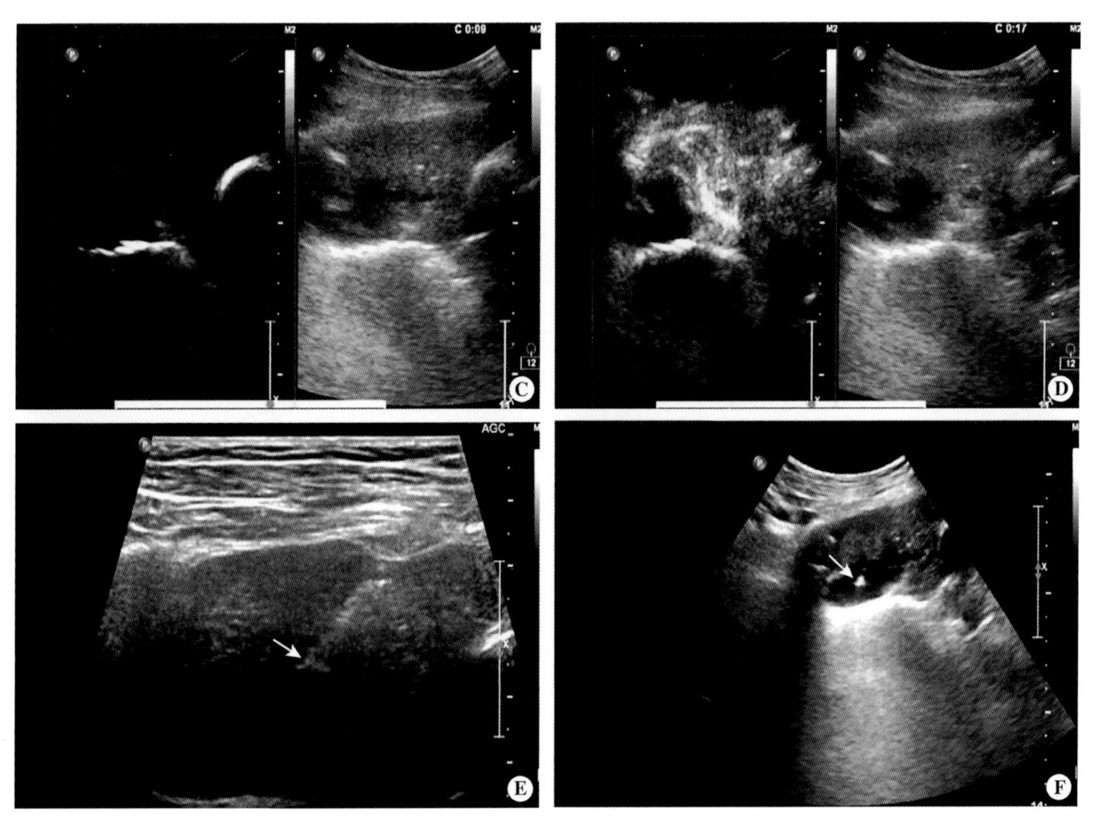

图 5-1-2　肺曲菌病

A. 胸部 CT 示右肺上叶见扇形实变影，密度不均匀，与相邻胸膜及纵隔胸膜分界不清；B. 右肺上叶混合回声团块，边界尚清，形态不规则，见支气管充气征（箭头）；C、D. 超声造影：团注造影剂后，9s 时团块边缘见造影剂灌注，17s 时增强达峰呈不均匀高增强，团块内部可见不规则无增强区；E、F. 超声引导下穿刺活检术及抽液术（箭头示穿刺针针尖）

真菌及细菌培养　烟曲菌（++）。

临床诊断　肺曲菌病。

病例 3

病史　患者，男性，35 岁，因“确诊 HIV 阳性 2 月余，发热、咳嗽 10 余天”就诊。体格检查：T 38.0℃，神志清，口腔未见黏膜白斑，双肺闻及少量干湿啰音，心腹未见异常，双下肢无水肿。实验室检查：白细胞 5.81×10^9/L，$CD4^+$ T 淋巴细胞 159 个 /μl；痰涂片抗酸杆菌（–）。入院诊断：AIDS，肺炎。胸部 CT 示右肺下叶后基底段见斑点及片状影，性质待查（图 5-1-3A）。

灰阶及多普勒超声　右肺下叶近背侧胸膜可见大片低回声区，内部回声不均匀，见弥漫分布的星点状强回声，后方回声无衰减，CDFI 示低回声区内条状彩色血流信号（图 5-1-3B）。

超声提示　右下肺大片实变区，肺炎可能。

行超声引导下穿刺活检术，获取组织条（图 5-1-3C）。

病理结果（右下肺肿块穿刺，两条淡白色组织条）　肺部真菌性肺炎，特殊染色：PAS（+++）、PAS（+++）、抗酸（–）（图 5-1-3D）。

实验室检查 真菌及细菌培养证实马尔尼菲青霉菌感染。

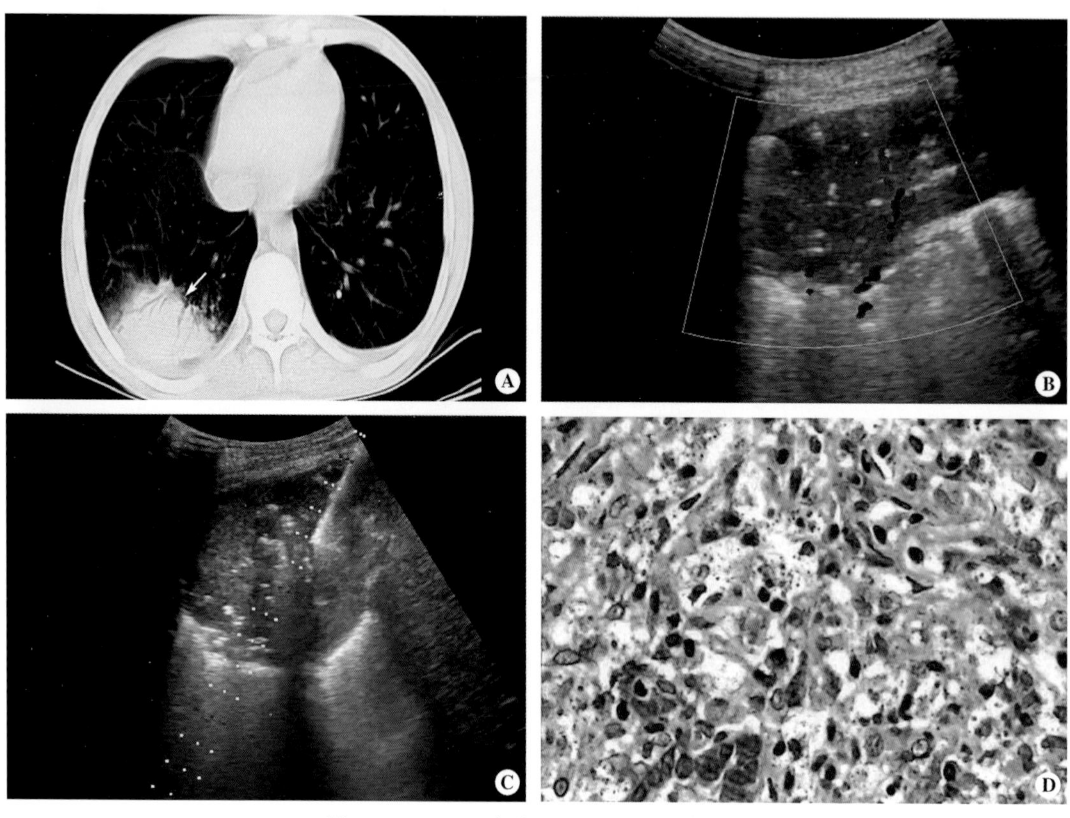

图 5-1-3 AIDS 合并马尔尼菲青霉菌肺炎

A. 胸部 CT：右肺下叶后基底段见片状影（箭头），边缘欠清，其内可见支气管气象；B. 超声显示右肺下叶实变区呈大片状低回声伴弥漫分布的星点状强回声，CDFI 示其内少量血流信号；C. 超声引导下穿刺活检术；D. 病理检查（HE 染色，×400）：肺实质内较多组织细胞反应，并见大量小类圆形菌体

病例 4

病史 患者，女性，25 岁，因“确诊 HIV 阳性 1 月余，发热咳嗽 2 天”就诊。入院诊断：AIDS，肺部感染。体格检查：神志清，躯干及四肢皮肤见散在陈旧性斑疹，口腔未见黏膜白斑，心律齐，未闻及病理性杂音，双肺听诊呼吸音粗，未闻及干湿啰音，腹软，左中腹轻压痛，无明显反跳痛，余腹部查体未见异常，双下肢无水肿。实验室检查：白细胞 3.61×10^9/L，CD4$^+$T 淋巴细胞 113 个 /μl，肝功能及血气分析正常。痰涂片抗酸杆菌阴性。胸部 CT：两肺纹理增粗，走行紊乱；右肺下叶见一类圆形结节状高密度影，边缘清晰，大小约 2.0cm×2.2cm×2.0cm；肺部感染，右肺结节性质待定（图 5-1-4A）。

灰阶及多普勒超声 右肺下叶周围型病灶呈结节状实性低回声，大小约 3.0cm×2.5cm×2.6cm，边界清晰，形态规则，其内部回声欠均匀，后方回声增强，CDFI 示其内可见少量血流信号（图 5-1-4B）。

超声提示 右下肺实性结节，肺癌待排。

超声引导右下肺实性结节穿刺活检术，获取 3 条淡白色病变组织条（图 5-1-4C）。

病理结果　可见坏死物，肺泡腔内有纤维素性渗出物及中性粒细胞、淋巴细胞浸润，大量组织细胞内真菌孢子，形态呈炎性假瘤样改变，PAS（++），符合马尔尼菲青霉菌感染（图 5-1-4D）。

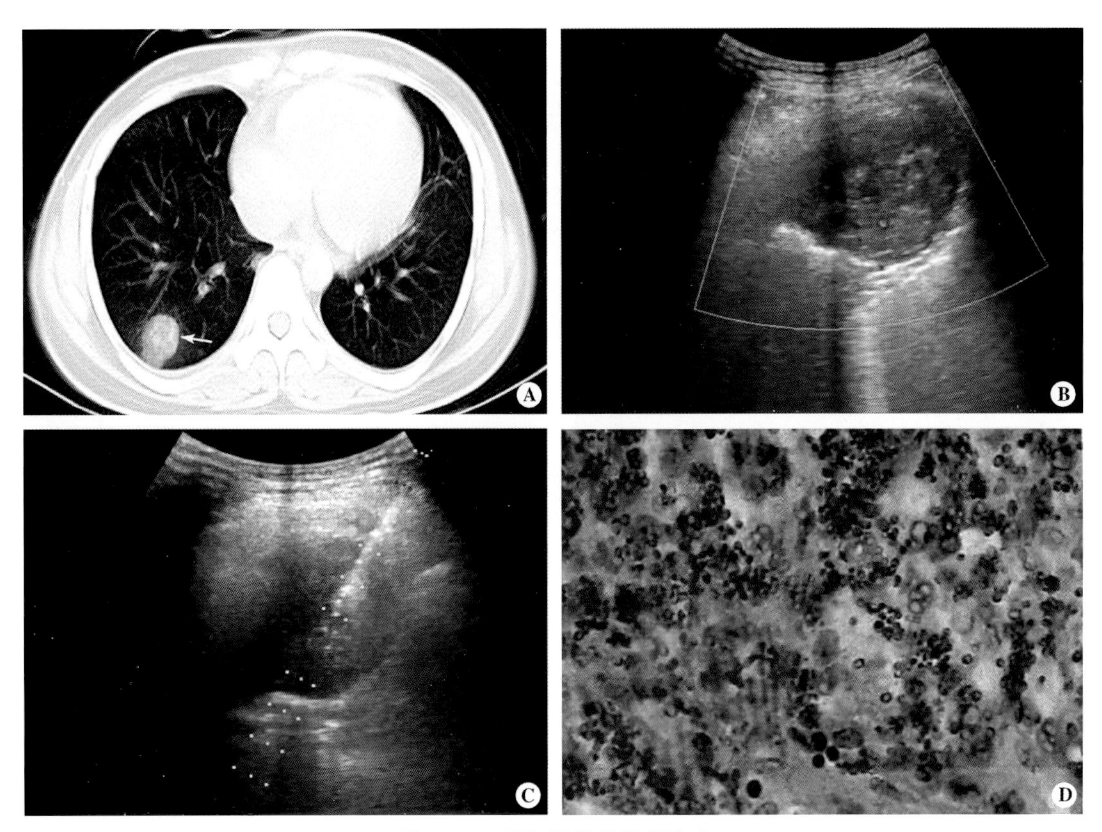

图 5-1-4　马尔尼菲青霉菌肺炎

A. CT 示右肺下叶后基底段见一类圆形结节状高密度影；B. 超声显示右肺下叶周围型病灶呈结节状实性低回声，边界清晰，形态规则，CDFI 示其内少量血流信号；C. 超声引导下右下肺结节穿刺活检术；D. 病理检查（PAS，×400）：类圆形马尔尼菲青霉菌菌体

病例 5

病史　患者，女性，65 岁，因“胸痛半月，活动时加重”就诊。现病史：头孢克肟抗感染治疗 8 天，疗效不佳。体格检查：发热，最高体温 38.5℃，少许咳嗽，咳少量白色黏痰，无咯血，自觉潮热盗汗；神志清，精神可，浅表淋巴结未触及肿大，颈静脉无怒张，胸廓无畸形，两肺叩诊清音，两肺听诊呼吸音清，未闻及干湿啰音。实验室检查：白细胞 3.4×10^9/L，红细胞 3.9×10^{12}/L，中性粒细胞 1.6×10^9/L，淋巴细胞 1.4×10^9/L，单核细胞 0.2×10^9/L，CRP 2.0mg/L，红细胞沉降率 56.0mm/h。胸部 CT：两肺感染性病变，左肺上叶局部实变。

灰阶及多普勒超声　左肺上叶近胸膜处见一低回声团块，大小约 4.9cm×2.8cm，边界清，呈楔形，团块内部回声欠均匀，可见散在点状强回声。CDFI：团块内未见彩色血流信号

（图 5-1-5A、B）。

超声造影　团注造影剂后，11s 时低回声团块内见造影剂灌注，16s 时持续增强，26s 时增强达峰，呈高增强，团块内见少许无增强区，35s、45s、61s 时团块内造影剂持续廓清（图 5-1-5C ～ H）。

超声提示　左肺低回声团块，建议活检（图 5-1-5I）。

病理结果（超声引导下左肺肿块穿刺组织）　慢性间质性肺炎伴灶性机化性肺炎，未见典型肉芽肿及干酪样坏死。

实验室检查　活检组织 Xpert MTB/RIF（–）。

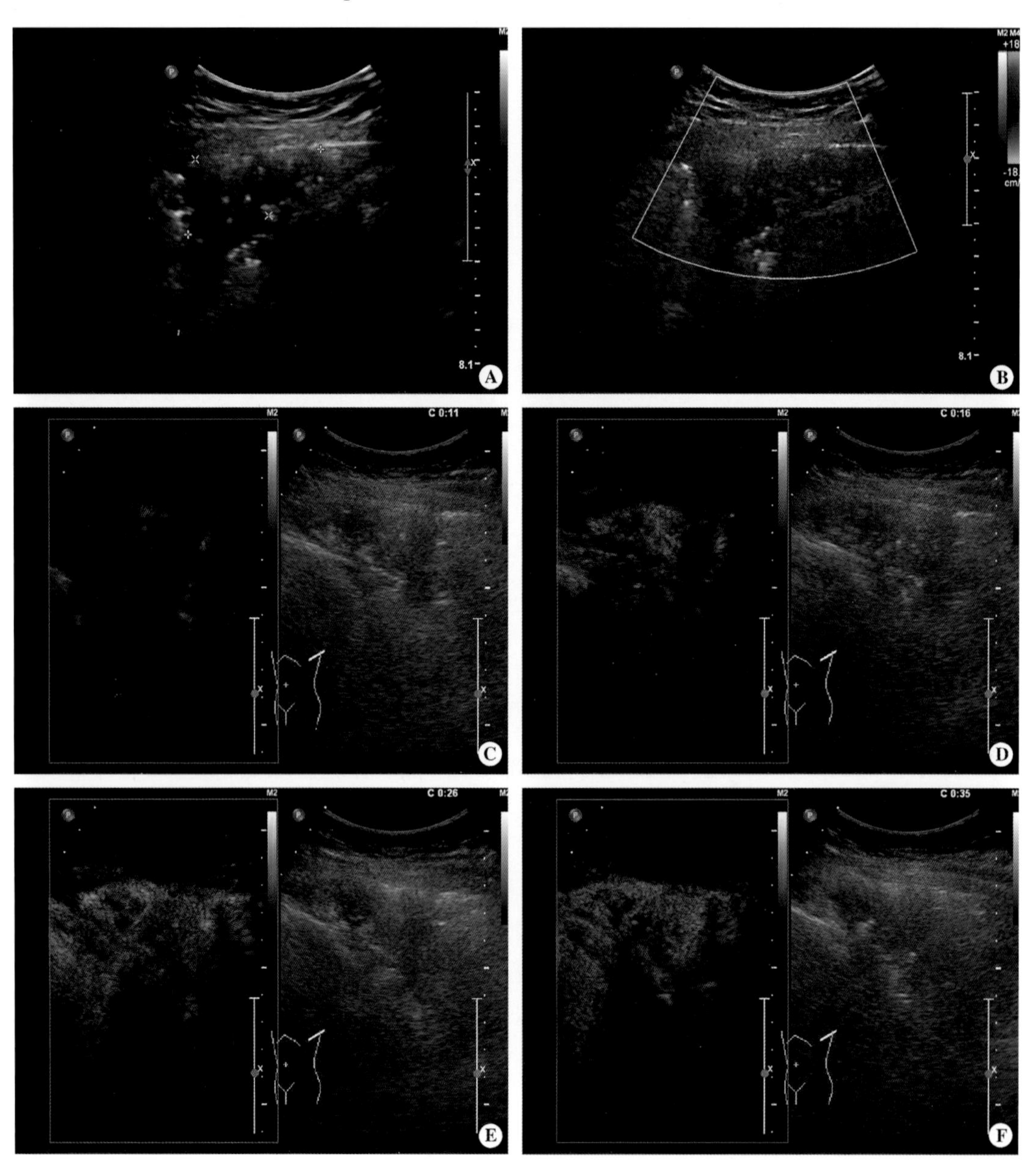

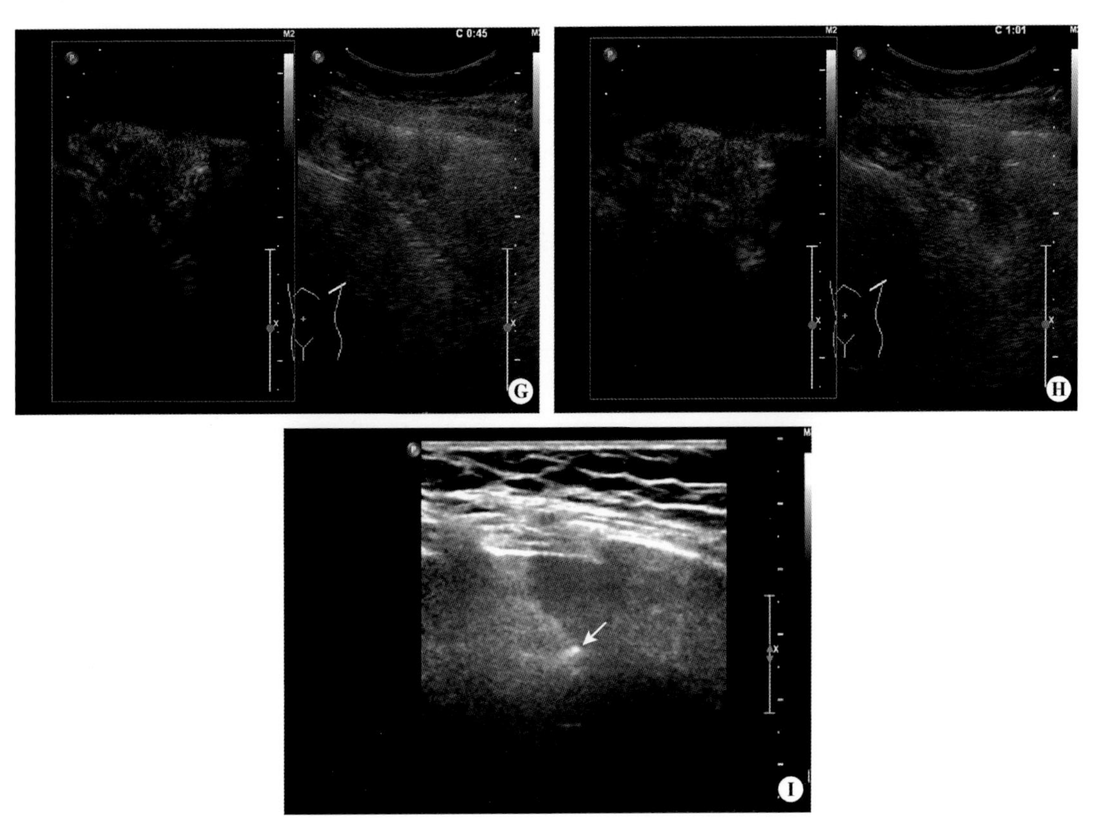

图 5-1-5 间质性肺炎

A、B. 左肺近胸膜处低回声团块，呈楔形，内见散在点状强回声，CDFI 示团块内未见彩色血流信号；C ~ H. 团注造影剂后，11s 时低回声团块内见造影剂灌注，16s 时低回声团块持续增强，26s 时增强达峰，呈高增强，内未见无增强区，35s、45s、61s 时低回声团块内造影剂持续廓清；I. 超声引导下穿刺活检术（箭头所指为穿刺针针尖）

病例 6

病史 患者，男性，59 岁，因“咯血 4 天”就诊。体格检查：T 37.4℃，两肺听诊呼吸音粗，闻及散在湿啰音。实验室检查：白细胞 5.5×10^{9}/L，红细胞 4.38×10^{12}/L，中性粒细胞 78.20%，血红蛋白 130g/L。胸部 CT：右下肺斑片状低密度影，考虑炎症（图 5-1-6A）。

灰阶及多普勒超声 右肺可见大小约 3.1cm×1.7cm 的低回声团块，边界欠清，团块内部回声尚均匀。CDFI：团块内部彩色血流信号不丰富（图 5-1-6B、C）。

超声造影 团注造影剂后，7s 时团块内见造影剂灌注，21s 时增强达峰，呈弥漫性等增强。此后造影剂缓慢廓清，呈现“快进慢出”模式（图 5-1-6D、E）。

超声提示 右肺低回声团块，建议行穿刺活检术。

病理结果（右肺占位穿刺） 小片肺组织伴间质散在慢性炎性细胞及少量中性粒细胞浸润，病灶区淋巴滤泡形成，肺泡上皮增生，部分肺泡腔内见泡沫样组织细胞反应，小灶机化性肺炎。

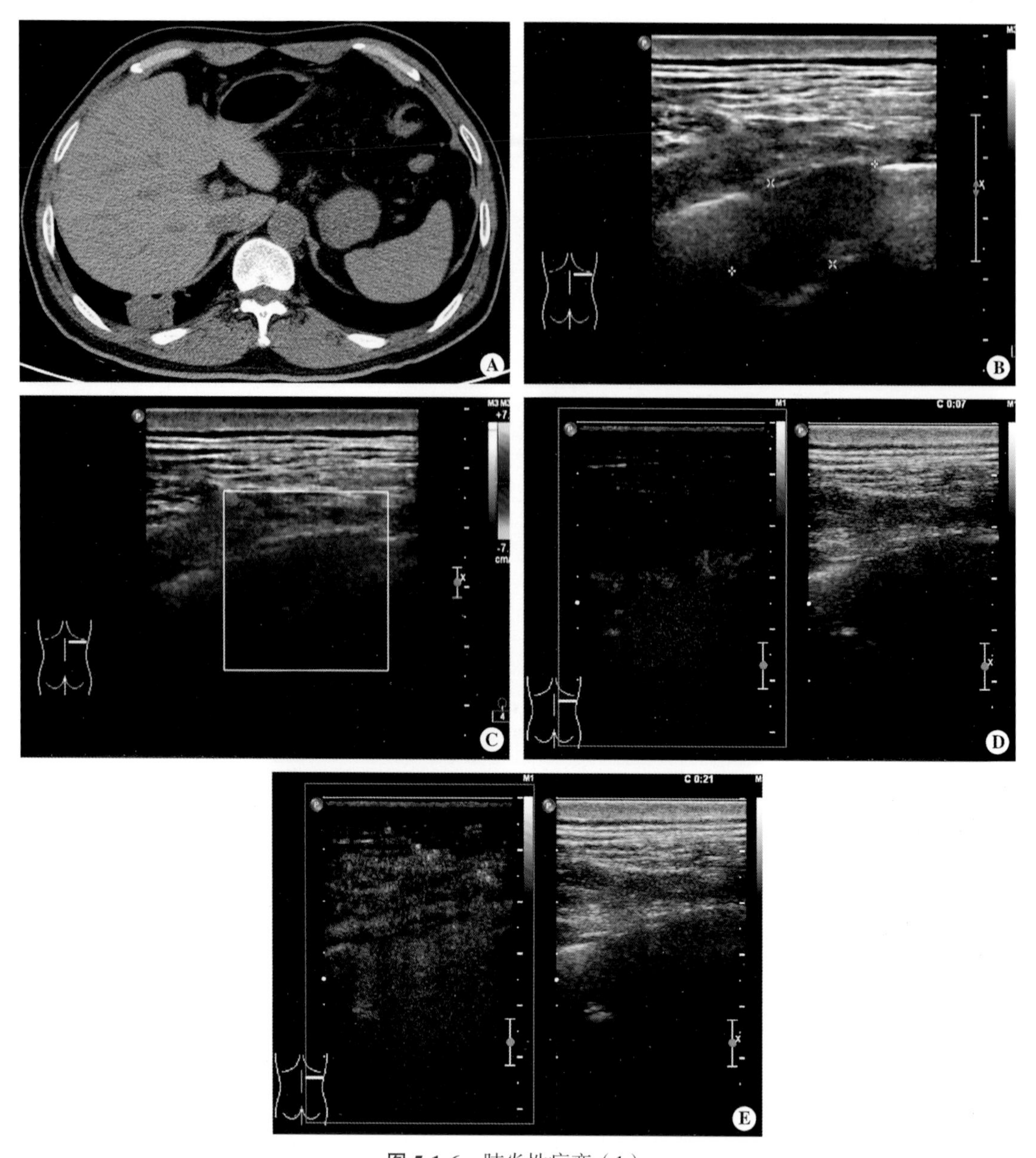

图 5-1-6 肺炎性病变（1）

A. 胸部 CT 示右下肺斑片状实变影，边界清晰；B、C. 右肺可见大小约 3.1cm×1.7cm 的低回声团块，边界欠清，内部回声尚均匀，CDFI 示团块内部彩色血流信号不丰富；D、E. 团注造影剂后，7s 时团块内见造影剂灌注，21s 时增强达峰

病例 7

病史　患者，女性，62 岁，因“咳嗽 4 年余”就诊。体格检查：T 37.4℃，两肺听诊呼吸音粗，未闻及明显干湿啰音。实验室检查：白细胞 4.2×10^9/L，中性粒细胞 74.70%，红细胞 4.34×10^{12}/L，血红蛋白 120g/L。胸部 CT：两肺弥漫性病变，考虑感染性病变（图 5-1-7A）。

灰阶及多普勒超声　右中下肺近胸膜处可见一范围 5.0cm×2.5cm 的低回声团块，边界清，内部回声不均匀，彩色血流信号不丰富（图 5-1-7B、C）。

超声造影 团注造影剂后，团块快速增强，呈弥漫性不均匀性高增强，此后造影剂缓慢廓清，呈现“快进慢出”模式（图 5-1-7D、E）。

超声提示 右中下肺低回声团块，建议行超声引导下穿刺活检术（图 5-1-7F）。

病理结果（右肺肿块穿刺） 淋巴样细胞弥漫性增生伴局灶泡沫样组织细胞增生，并见少量凝固性坏死，免疫组化结果显示多克隆性增生伴 T 淋巴细胞及组织细胞增生活跃，首先考虑炎性病变。

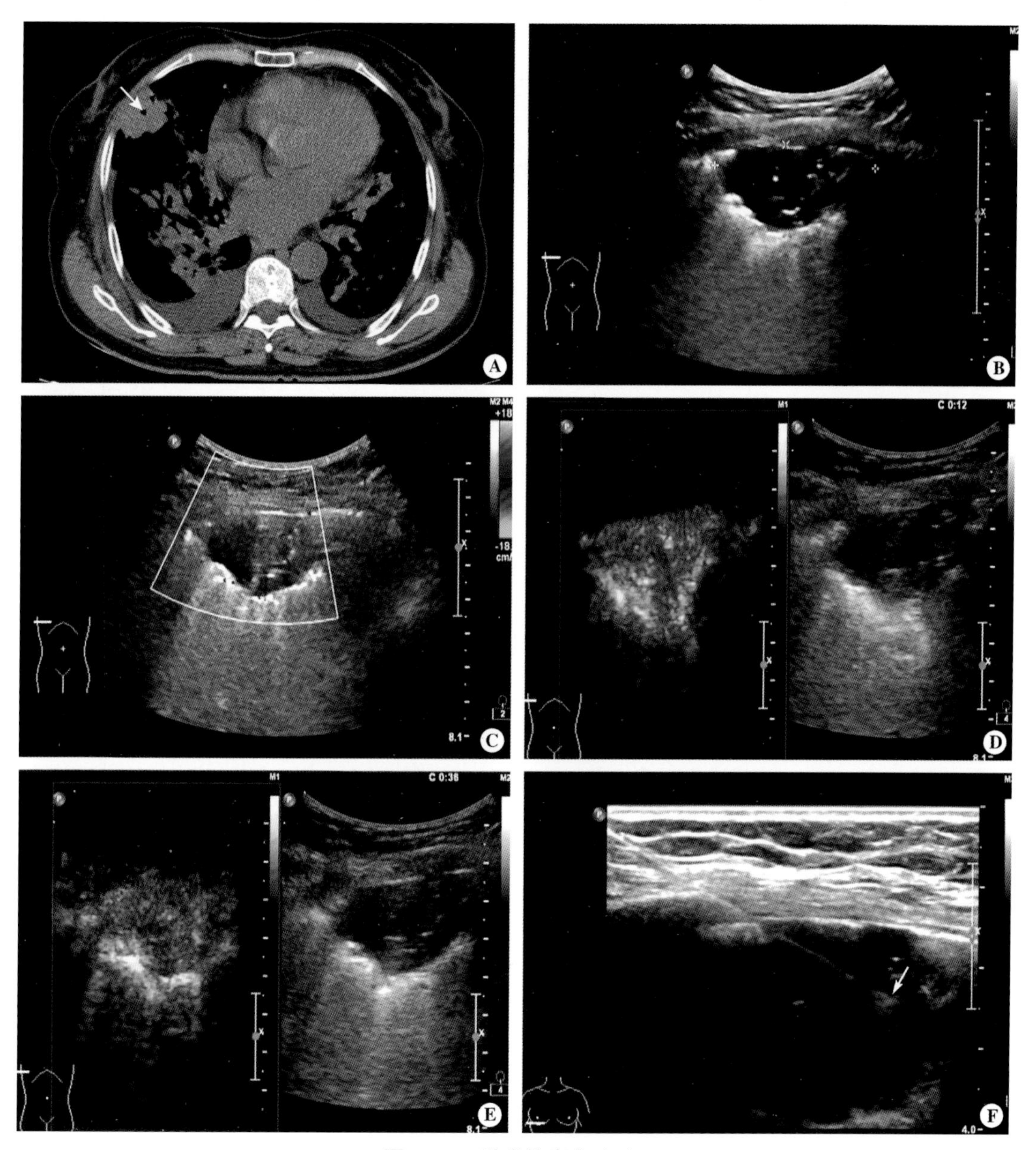

图 5-1-7 肺炎性病变（2）

A. 胸部 CT 示右肺中下叶见斑片状高密度影，病灶部分实变，其内见空气支气管征，中叶实变病灶内见小空泡影（箭头）；双侧胸腔见中等量液体密度影；B、C. 右中下肺近胸膜处可见低回声团块，内部回声不均匀，彩色血流信号不丰富；D、E. 团注造影剂后，12s 时团块增强达峰，36s 时造影剂持续廓清；F. 超声引导下穿刺活检术（箭头所指为穿刺针针尖）

病例 8

病史　患者，男性，51 岁，因“咯血 1 天”就诊，体格检查：T 36.8℃，双肺听诊呼吸音清，未闻及明显干湿啰音。实验室检查：白细胞 8.6×10^9/L，中性粒细胞 79.30%，红细胞 4.35×10^{12}/L，血红蛋白 130g/L。胸部 CT：右肺上叶脓肿可能（图 5-1-8A）。

灰阶及多普勒超声　右肺近胸膜处见大小约 4.6cm×3.2cm 低回声团块，边界清，形态欠规则，边缘见少许条状彩色血流信号（图 5-1-8B、C）。

超声造影　团注造影剂后，右肺近胸膜处低回声团块内造影剂快速灌注，呈不均匀性高增强，局部可见不规则无增强区（图 5-1-8D ～ F）。

超声提示　右肺低回声团块，建议行超声引导下穿刺活检术（图 5-1-8G）。

病理结果（右肺团块穿刺）　机化性肺炎伴肉质样变。

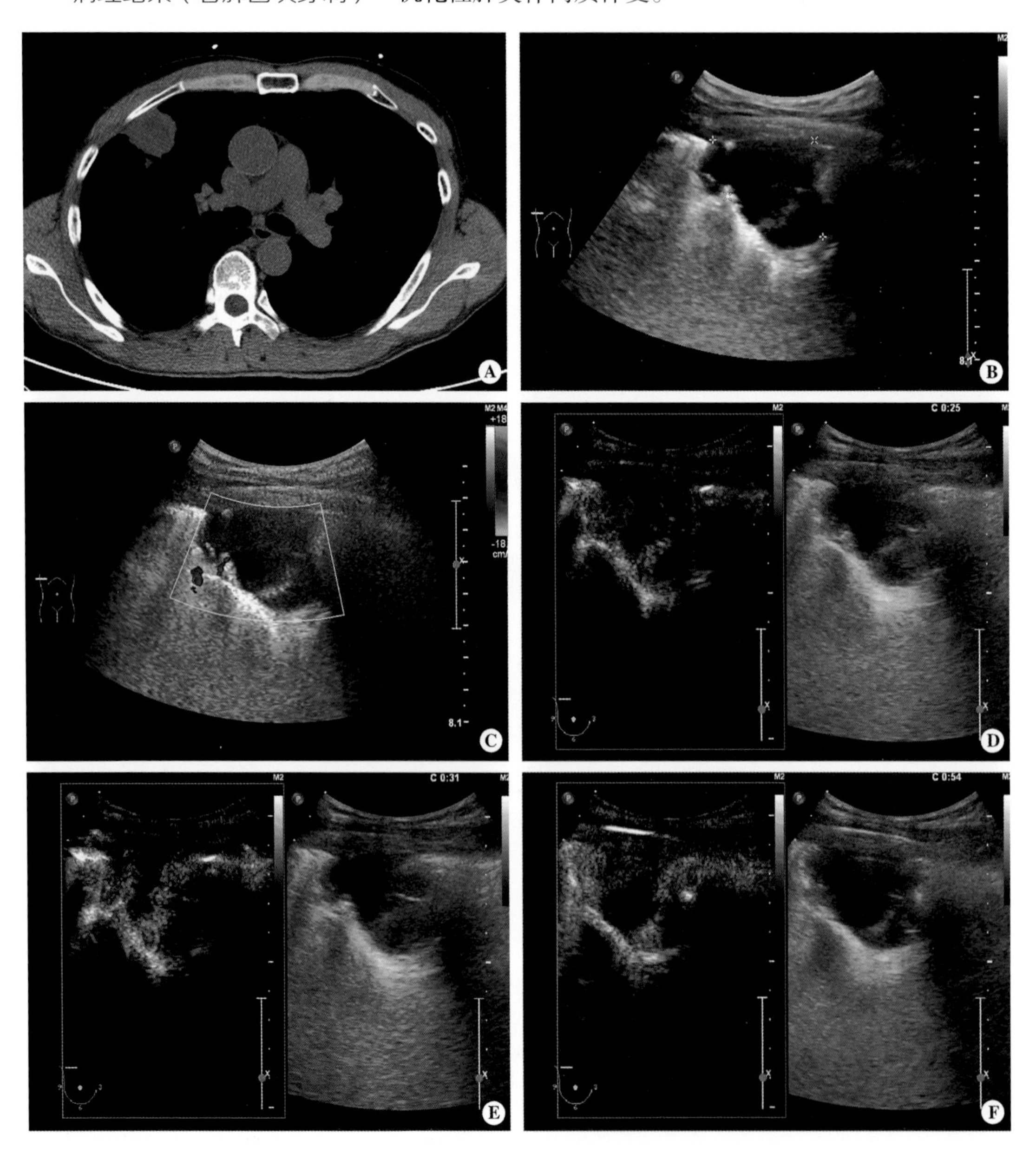

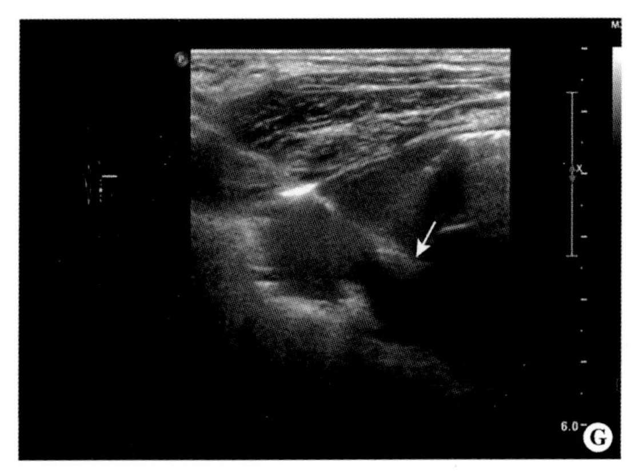

图 5-1-8 机化性肺炎

A. 胸部 CT 示右上肺胸膜下类圆形等密度影，其内可见低密度区；B、C. 右肺近胸膜处见低回声团块，边界清，形态欠规则，CDFI 示团块边缘见少许条状彩色血流信号；D ~ F. 超声造影：团注造影剂后，低回声团块边缘首先开始灌注，31s 时增强达峰，可见不规则无增强区；G. 超声引导下穿刺活检术（箭头示穿刺针针尖）

病例 9

病史　患者，男性，85 岁，因“右上肢活动不利 2 周，大小便失禁 1 周”入院，体格检查：T 39.3℃，两肺听诊呼吸音粗，可闻及少量湿啰音，心界向左下扩大，律齐，未闻及杂音。实验室检查：白细胞 8.3×10^{9}/L，中性粒细胞 95.80%，红细胞 1.95×10^{12}/L，血红蛋白 70g/L，CRP 270.26mg/L，降钙素原定量 34.50ng/ml。肺部 CT：左下肺炎。

灰阶及多普勒超声　左肺见片状实变病灶，肺组织呈肝样变，其内伴支气管充气征；A 线征消失，胸膜不增厚，左侧胸腔可见片状无回声区，透声尚可，肺脏随呼吸运动在无回声区内摆动（图 5-1-9）。

超声提示　左肺实变、左侧胸腔积液。

病理结果　胸腔积液沉渣涂片内未见恶性细胞。

临床诊断　大叶性肺炎伴脓毒血症休克。

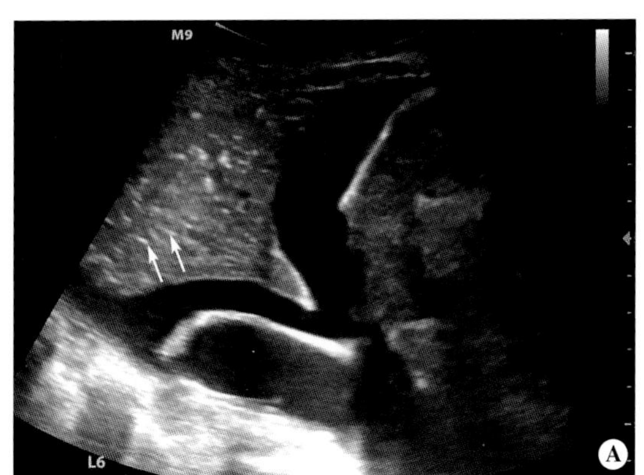

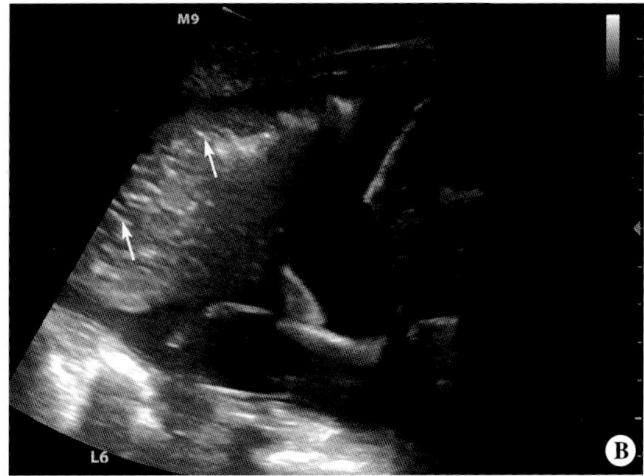

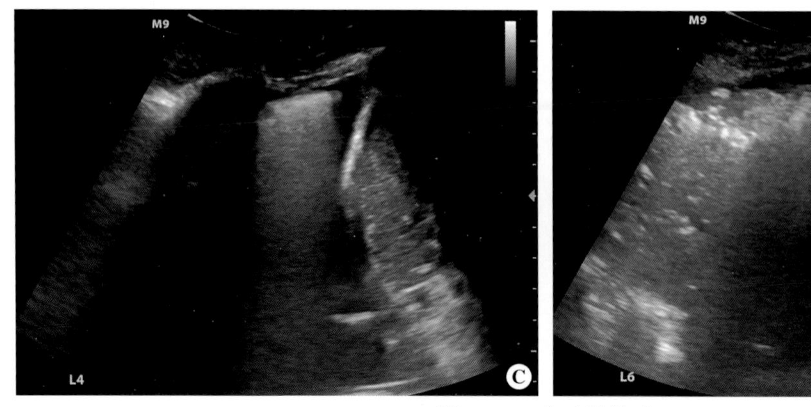

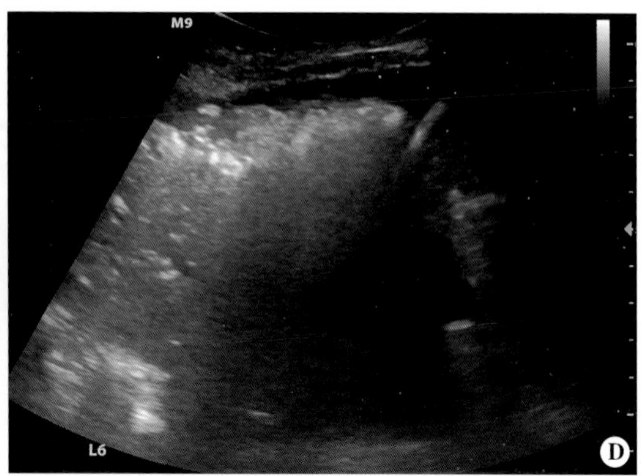

图 5-1-9 大叶性肺炎

A、B. 左肺见片状实变病灶，肺组织呈肝样变，其内伴支气管充气征（箭头）；A 线征消失，左侧胸腔可见片状无回声区，透声尚可。C、D. 实时状态下肺脏随呼吸运动在无回声区内摆动

病例 10

病史 患者，男性，81 岁，因“发热 4 天”就诊。体格检查：T 37.8℃，神志清，口腔未见黏膜白斑，双肺闻及少量干湿啰音，心腹未见异常，双下肢无水肿。实验室检查：淋巴细胞 0.72×10^9/L，嗜酸性粒细胞 0.01×10^9/L，淋巴细胞 18.6%，嗜酸性粒细胞 0.3%，血红蛋白 129g/L，血细胞比容 38.4%。新型冠状病毒核酸检测阳性，胸部 CT 示左肺上叶可见较大片磨玻璃影（图 5-1-10A）。

灰阶及多普勒超声 左肺 4 区胸膜线不光滑，毛糙处分别可见 3 条 B 线（图 5-1-10B）。

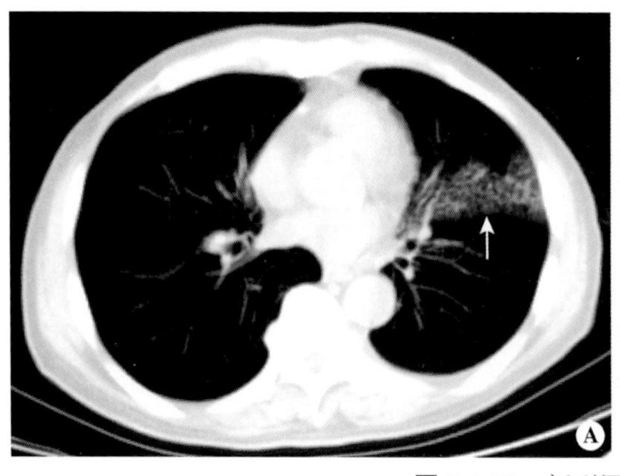

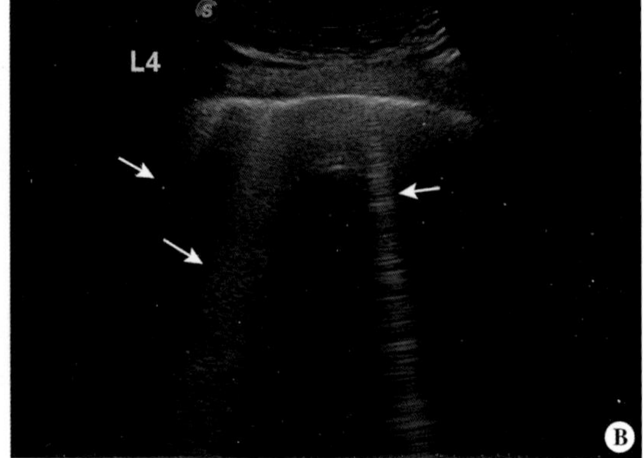

图 5-1-10 新型冠状病毒肺炎（1）

A. 胸部 CT 示左肺上叶可见大片磨玻璃影（箭头）；B. 超声示左肺 4 区（L4）胸膜线毛糙不光滑，可见 3 条 B 线（箭头）

病例 11

病史 患者，男性，33 岁，因“发热 3 天”就诊。体格检查：T 38.8℃，神志清，口腔未见黏膜白斑，双肺闻及干湿啰音，心腹未见异常，双下肢无水肿。实验室检查：淋巴

细胞 0.9×10^9/L，嗜酸性粒细胞 0.01×10^9/L，嗜酸性粒细胞 0.3%。新型冠状病毒核酸检测阳性，胸部 CT 示双肺下叶可见大片磨玻璃影（图 5-1-11A）。

灰阶及多普勒超声　左肺 6 区可见多条 B 线，部分互相融合，形成“瀑布征”（图 5-1-11B）。

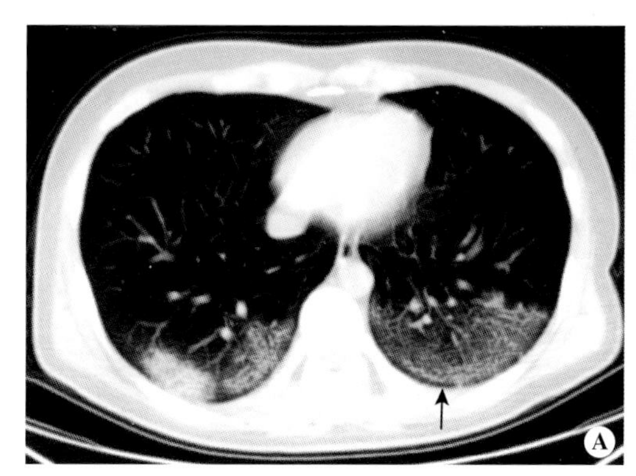

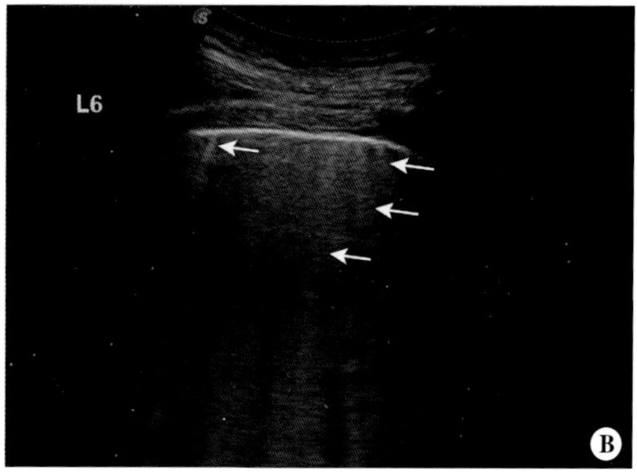

图 5-1-11　新型冠状病毒肺炎（2）

A. 胸部 CT 示双肺下叶肺野边缘可见多发大片磨玻璃影（箭头）；B. 超声示左肺 6 区（L6）可见多条 B 线，部分互相融合，形成“瀑布征”（箭头）

病例 12

病史　患者，女性，65 岁，因“发热 6 天”就诊。查体：T 38.6℃，神志清，双肺闻及干湿啰音，心腹未见异常，双下肢无水肿。实验室检查：白细胞 3.1×10^9/L，中性粒细胞 1.5×10^9/L，嗜酸性粒细胞 0.01×10^9/L，嗜酸性粒细胞 0.3%，血小板 28×10^9/L。新型冠状病毒核酸检测阳性，胸部 CT 示两下肺多发斑片状、大片状磨玻璃影，并可见小实变影，病变以胸膜下分布显著（图 5-1-12A、B）。

灰阶及多普勒超声　凸阵探头示右肺上叶后段肺周病灶，胸膜线模糊，可见“瀑布征”，其后 A 线消失；线阵探头示右肺上叶后段胸膜线中断，胸膜下肺周可见条状实变病灶，其内可见支气管充气征，边界不规则（图 5-1-12C、D）。

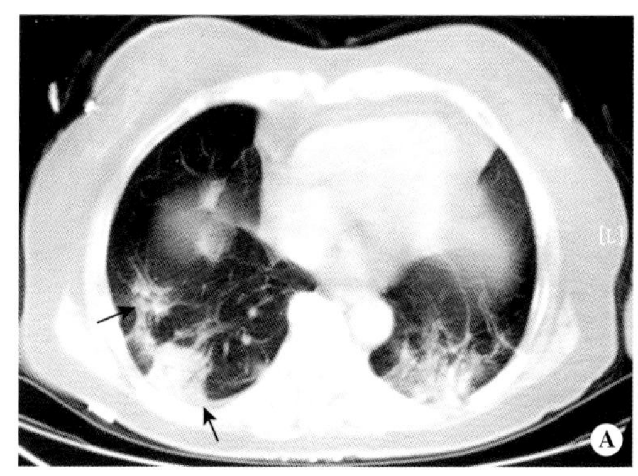

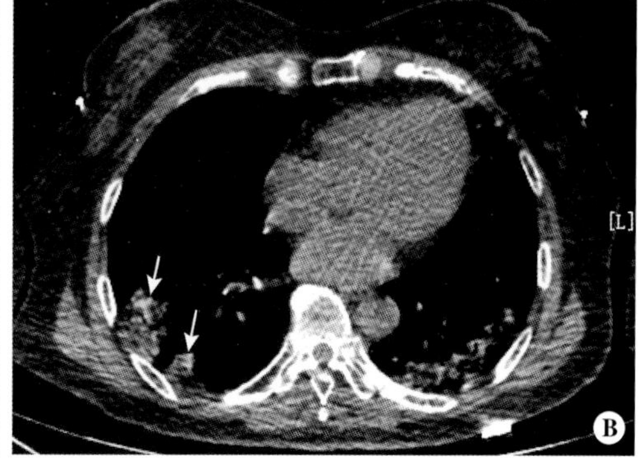

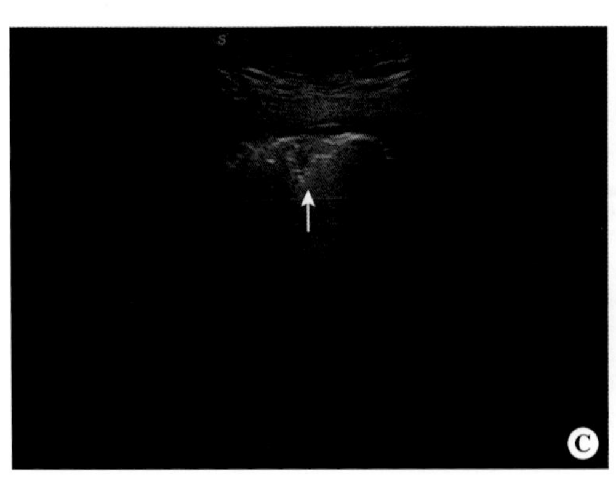
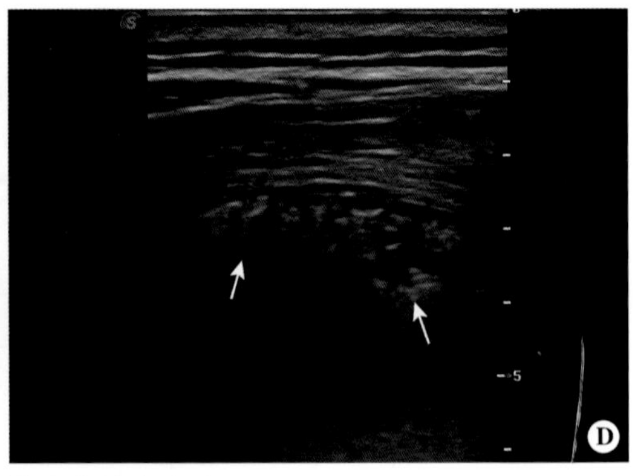

图 5-1-12 新型冠状病毒肺炎（3）

A、B. 胸部 CT 示两下肺多发斑片状、大片状磨玻璃影，并可见小片状实变影，病变以胸膜下分布显著；C. 凸阵探头超声显示右肺上叶后段肺周病灶（箭头），胸膜线模糊，可见“瀑布征”，其后 A 线消失；D. 线阵探头超声显示右肺上叶后段胸膜线中断，胸膜下肺周可见条状实变病灶，其内可见支气管充气征（箭头），边界不规则

二、肺结核

肺结核（pulmonary tuberculosis）是由结核分枝杆菌引起的肺部感染性疾病，占全身结核病的 85% ～ 90%。

【病因、发病机制与病理】

肺结核形成一般要经历较长的病程，其病理过程如下：结核分枝杆菌侵入滋生的部位，巨噬细胞及淋巴细胞活化形成结核性结节，多伴有典型的干酪样坏死，同时可有肺泡腔内蛋白渗出，继而机化及肺泡间质纤维化，最终致使肺叶实变。多数病例因抗结核治疗及机体的免疫作用可吸收治愈，少数病例因结核分枝杆菌毒力较强或耐药而长期不愈。结核分枝杆菌第一次进入人体称为原发感染，但只有 5% ～ 15% 发展成临床活动性结核病。典型病变为由肺原发病灶、肺门淋巴结结核和位于二者之间的结核性淋巴管炎组合成原发性肺结核综合征。继发性肺结核可在原发性肺结核发生后较短时间内发生，但大多在初次感染后十年或几十年后由于机体的抵抗力下降使静止的原发病灶重新活动而发病，可以发生在原发感染后任何年龄，多见于成人，故又称成人型肺结核。继发性肺结核多发生干酪样坏死和形成空洞，此类患者痰菌大多阳性，更具有流行病学意义。

肺结核的基本病理改变有渗出性、增生性与坏死性病变，这三种基本病变常同时存在，病变的性质可以其中一种为主，在治疗和发展过程中可以相互转化。病变转向愈合主要表现为病变吸收、纤维化和钙化，病变趋向恶化主要表现为病变扩大、空洞形成，并沿气道、血管及淋巴管播散。

继发性肺结核的病理变化比较复杂，根据其病变形态可分为局灶型、浸润型、慢性纤维空洞型及干酪型，以浸润型最多见，干酪型病情最危重。孤立的、境界分明的、有纤维包裹的干酪样坏死灶称为结核球，独立于上述几型之外。

【临床表现】

肺结核的临床症状分为全身中毒症状和呼吸系统症状。①全身中毒症状：常见有发热、盗汗、乏力、纳差、体重减轻等。一般来说，发热为肺结核最常见的全身中毒症状，多数为长期低热，于午后或傍晚开始，次晨降至正常，可伴有倦怠、乏力、夜间盗汗，或无明显自觉不适；②呼吸系统症状：常见有咳嗽、咳痰、咯血、胸痛和呼吸困难。浸润性病灶咳嗽轻微，为干咳或仅有少量黏液痰。有空洞形成时痰量增加，若伴继发感染，痰呈脓性。部位不定的隐痛常是神经反射作用引起，固定性针刺样痛、随呼吸和咳嗽加重而患侧卧位症状减轻，常是胸膜受累的缘故。当膈胸膜受刺激时，疼痛可放射至肩部或上腹部。

【超声表现】

1. 肺实变 ①胸腔内楔形或不规则形的低回声病灶，可多发，研究表明肺尖部的实变病灶与肺结核的诊断具有良好的相关性，诊断敏感度可达 86%；②“碎片征”或“瀑布征”；③支气管气象；④点状或团状的强回声钙化灶；⑤ CDFI：早期病灶内血流分布呈树枝状，发生干酪样坏死后，血流常不丰富或消失；⑥超声造影：常表现为病灶不均匀增强，病灶内部出现“筛孔状”“片状”无增强区或病灶整体呈无增强，可显示“残存血管征”。

2. 胸膜结节或增厚、胸腔积液 胸膜结节表现为胸膜的圆形或椭圆形低回声结节，胸膜不规则或局灶性增厚，随着渗出物的增多或合并胸膜感染后易出现胸腔积液，详见第四章。

3. 肺结核瘤 肺结核的另一表现形式为结核瘤，多由浸润性肺结核发展而来，表现为外周肺组织内的圆形或类圆形低回声病灶，直径以 3cm 左右较多见，大于 5cm 者少见，形态一般呈球形。其病理表现为包裹性干酪样坏死组织，或结核性肉芽肿。一般被纤维包裹的干酪样结核病灶直径≥ 2.0cm 时称为结核瘤或结核球，而直径＜ 2.0cm 时称为纤维干酪结节。有学者将肺结核瘤超声造影表现分为三型：①环形增强，表现为周边环形高增强及中央部低增强或无增强；②不均匀增强，表现为高增强区与片状低增强或无增强区混杂分布；③均匀增强，表现为病灶均匀增强。肺结核瘤多以前两种类型多见。

4. 支气管胸膜瘘 是肺结核的并发症之一，是指肺泡、各级支气管与胸膜之间相互交通而形成瘘管，多并发于慢性结核性脓胸。由于剧烈咳嗽使肺泡内的气体随脓液一起进入胸腔，超声检查可见胸腔积液内出现“点状”的气体高回声，典型者类似胃肠腔内含气体的液体回声，是诊断的间接征象（图 5-1-13）。

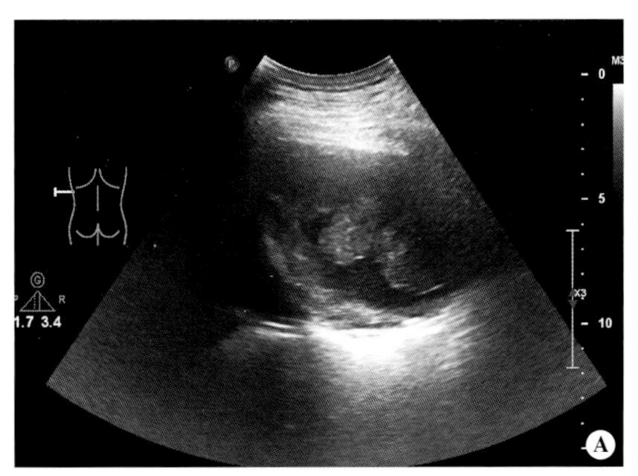

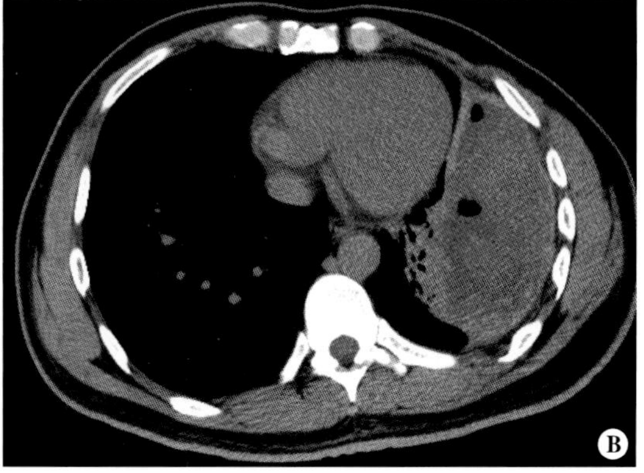

图 5-1-13 支气管胸膜瘘

A. 左侧胸腔内见局限性无回声区，壁厚，透声差，内见絮状等回声及点状高回声；B. CT 平扫可见左侧胸腔内不规则形包裹性液性密度区，其内可见小液 – 气平面

【病例】

病例 1

病史 患者，女性，81 岁，因“胸闷、气促、乏力半月”就诊。体格检查：T 36.8℃，神志清，消瘦貌，全身浅表淋巴结未扪及肿大，胸廓无畸形，两肺叩诊清音，两肺听诊呼吸音清，未闻及干湿啰音。实验室检查：白细胞 6.2×10^9/L，中性粒细胞 4.6×10^9/L，单核细胞 0.64×10^9/L，淋巴细胞 0.85×10^9/L，红细胞沉降率 83.0mm/h，痰涂片抗酸杆菌阴性；CT 示两肺结核伴胸膜病变。

灰阶及多普勒超声 左肺内见低回声团块，大小约 3.6cm×2.3cm，边界清，形态不规则，团块内部回声不均匀，可见支气管充气征；CDFI 示低回声团块内见点、条状彩色血流信号（图 5-1-14A ～ D）。

超声造影 团注造影剂后，13s 时团块内开始增强，17s、23s 时团块持续增强，32s 时增强达峰，呈不均匀高增强，团块内未见明显无增强区，51s 时造影剂廓清（图 5-1-14E ～ I）。

超声提示 左肺低回声团块，建议行超声引导下穿刺活检术（图 5-1-14J）。

病理结果（左肺穿刺活检组织条） 慢性肉芽肿性炎伴干酪样坏死，考虑结核可能，请结合临床及实验室检查；特殊染色结果：抗酸染色（－），PAS（－），PAM（－），瑞吉染色（－）。

实验室检查（肺穿刺活检组织条） Xpert MTB/RIF（＋）。

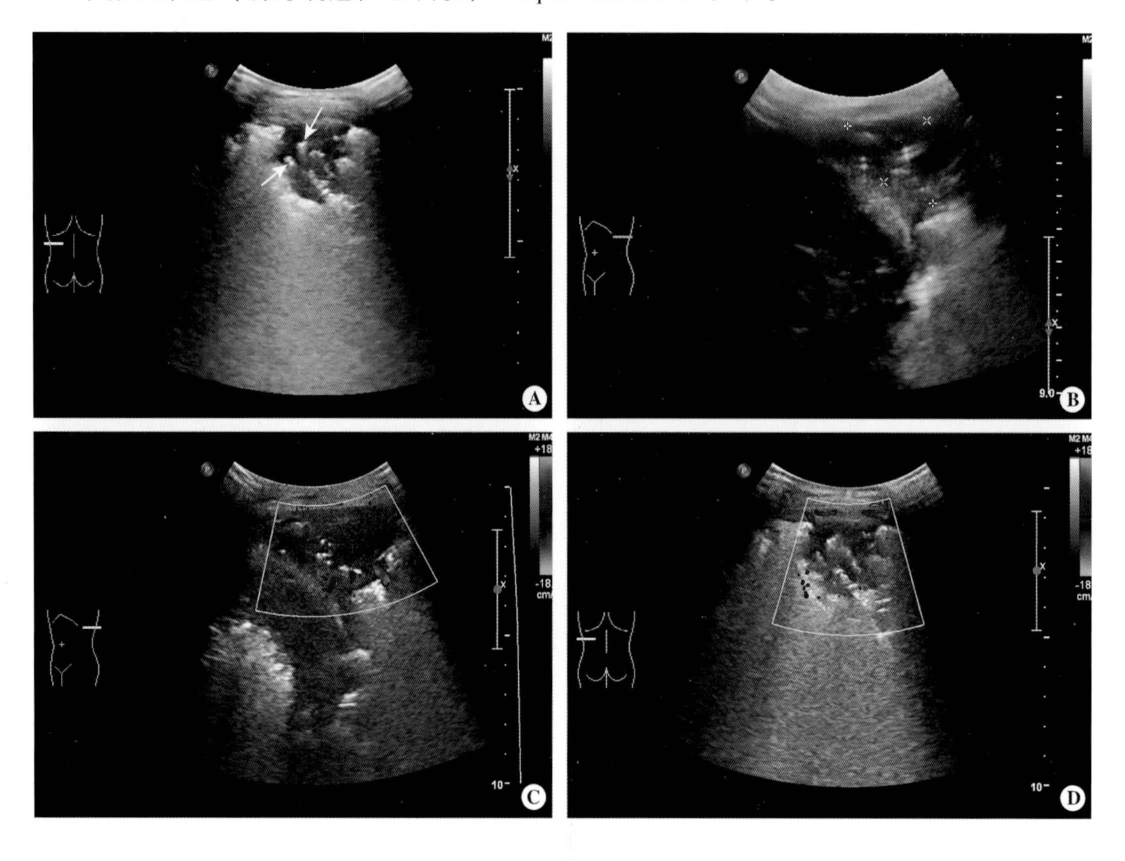

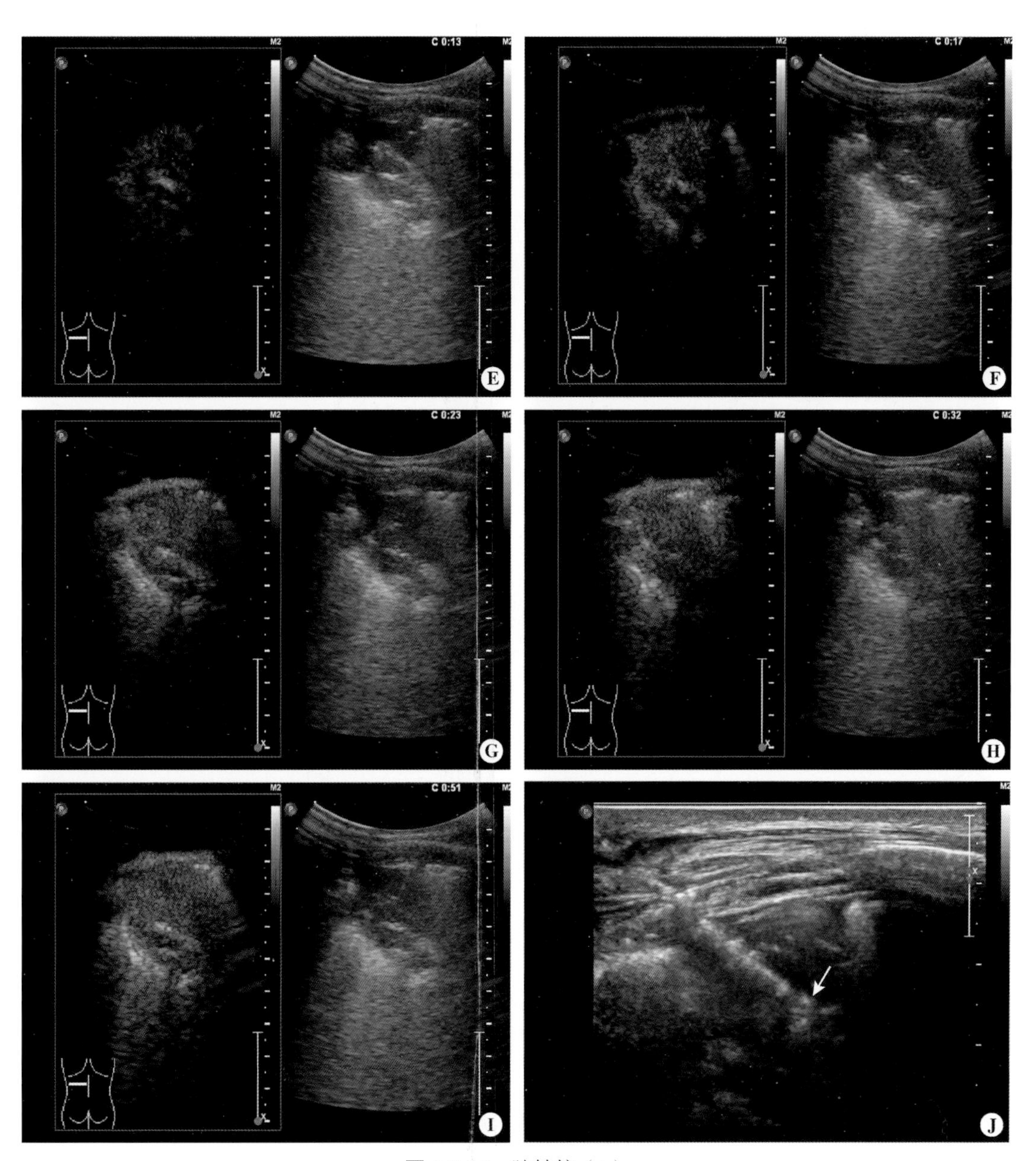

图 5-1-14 肺结核（1）

A、B. 左肺内见低回声团块，内部回声不均匀，可见支气管充气征（箭头）；C、D. CDFI 示低回声团块内见点状、条状彩色血流信号；E. 团注造影剂后，13s 时团块内见造影剂微泡进入；F、G. 17s、23s 时团块持续增强；H. 32s 时增强达峰，呈不均匀高增强；I. 51s 时造影剂廓清；J. 超声引导下穿刺活检术（箭头示穿刺针针尖）

病例 2

病史　患者，男性，19 岁，因“确诊胸膜结核，抗结核治疗 4 个月，右肺新发结节”就诊。体格检查：胸廓无畸形，两肺叩诊清音，听诊呼吸音清，未闻及干湿啰音。实验室检查：白细胞 4.8×10^9/L，中性粒细胞 2.5×10^9/L，单核细胞 0.30×10^9/L，淋巴细胞 2.0×10^9/L，红细胞沉降率 2.0mm/h。CT 示右肺结节灶。

灰阶及多普勒超声　右肺见低回声结节，大小约1.8cm×1.8cm，边界清，呈类圆形，结节内部回声不均匀，可见点状强回声。CDFI示结节内见点、条状彩色血流信号，测得肺动脉、支气管动脉频谱，RI 0.40（图5-1-15A～E）。

超声造影　团注造影剂后，5s时结节内开始增强，9s时持续增强，15s时增强达峰，呈不均匀高增强，局部见小片低增强区，22s、46s时造影剂持续廓清（图5-1-15F～J）。

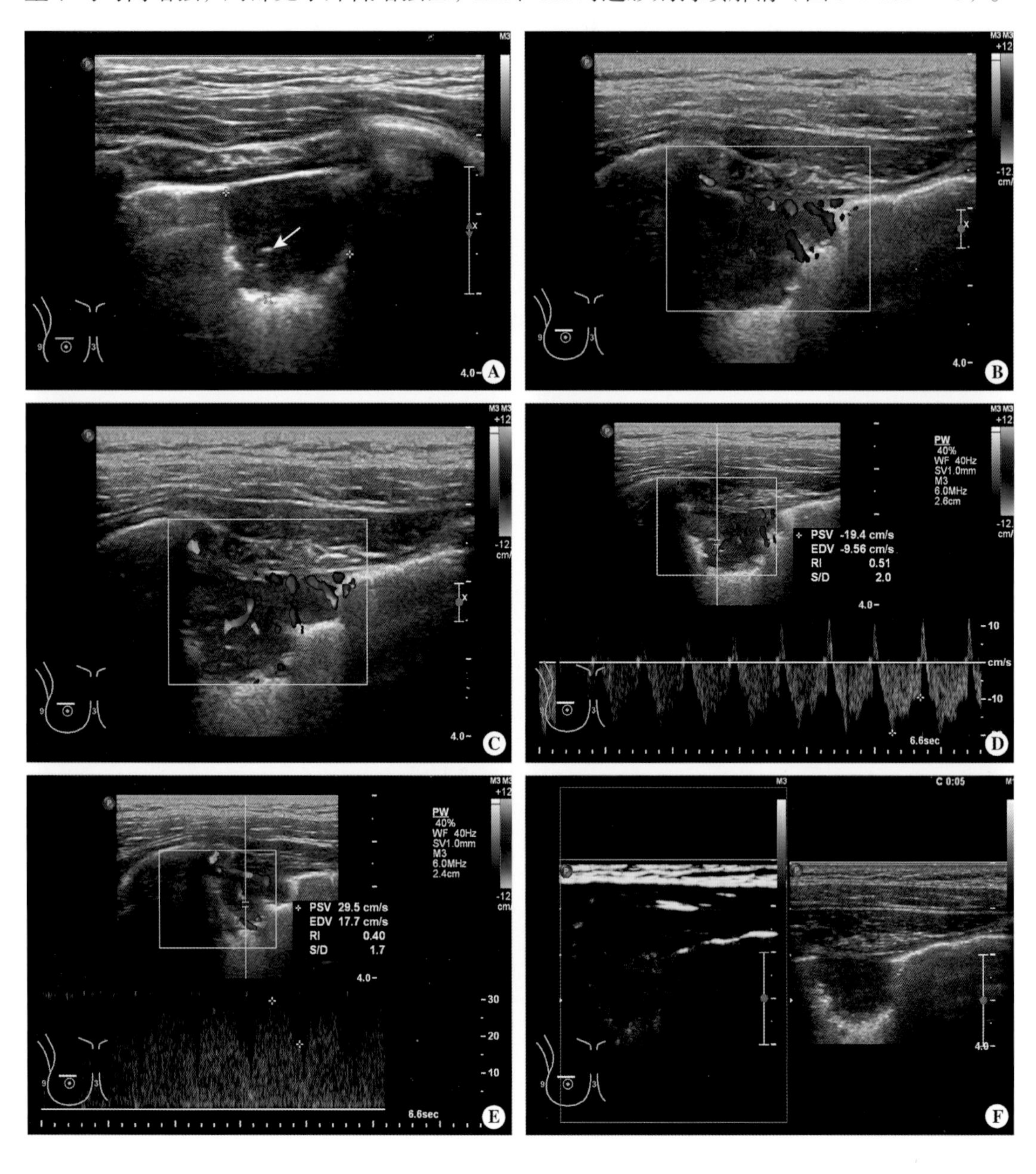

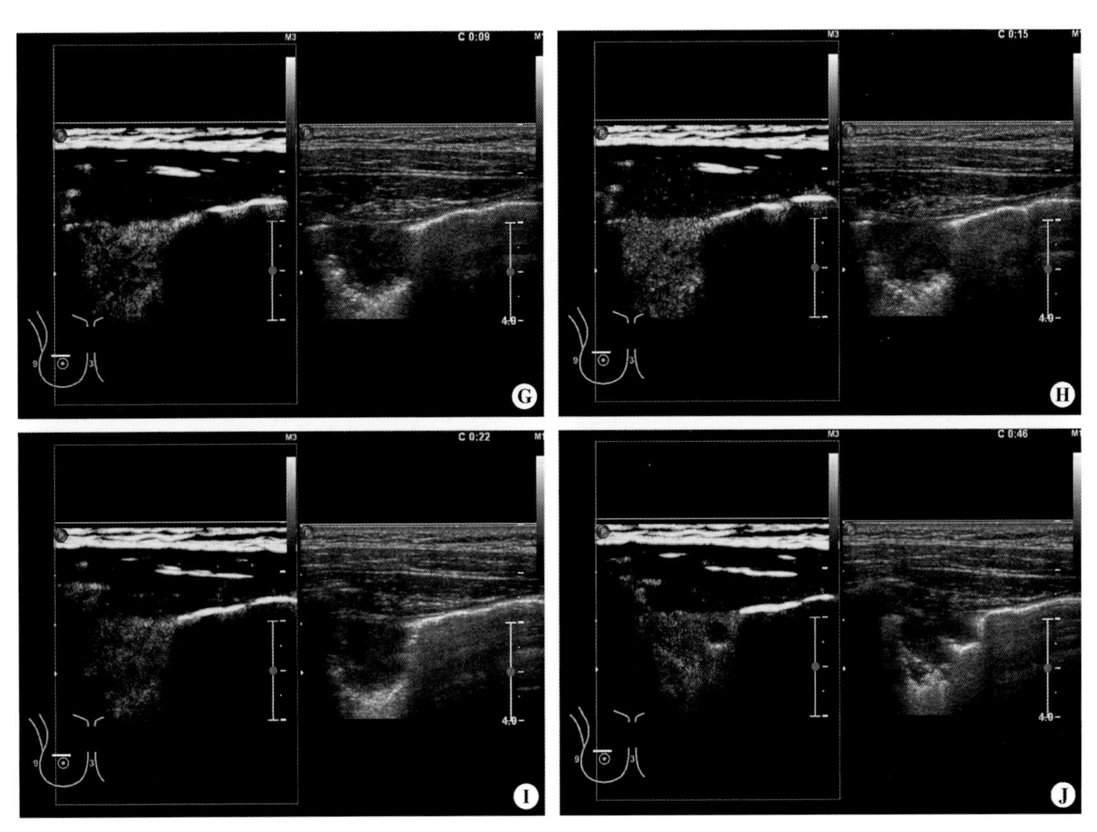

图 5-1-15 肺结核（2）

A. 右肺见低回声结节，边界清，呈类圆形，结节内部回声不均匀，见点状强回声（箭头）；B ～ E. CDFI 示低回声结节内见点状、条状彩色血流信号，测得肺动脉、支气管动脉频谱；F ～ J. 团注造影剂后，5s 时团块内见造影剂微泡进入，9s 时团块持续增强，15s 时增强达峰，呈不均匀高增强，见小片低增强区；22s、46s 时造影剂持续廓清

超声提示　右肺低回声结节，首先考虑良性病变，建议行穿刺活检术。

病理结果（肺穿刺活检组织条）　肺组织肉芽肿性炎伴坏死，首先考虑结核性炎，病灶区合并机化性肺炎。免疫组化：CK5/6、CK7、P53、P63、TTF-1、SOX-2、P40、Ki-67 均呈正常状态；特殊染色结果：抗酸染色（–）、PAS（–）、PAM（–）。

实验室检查（肺穿刺活检组织条）　Xpert MTB/RIF（+）。

病例 3

病史　患者，女性，22 岁，因“确诊结核性胸膜炎，抗结核治疗 11 个月”就诊。体格检查：胸廓无畸形，两肺叩诊鼓音，两肺听诊呼吸音粗。实验室检查：白细胞 6.9×10^{9}/L，红细胞 4.4×10^{12}/L，红细胞沉降率 3.0mm/h。灌洗液结核 RNA（–），灌洗液结核及非结核分枝杆菌 DNA（–），痰涂片抗酸杆菌（–）。CT 示左下肺结核，左侧结核性胸膜炎，两肺散在纤维灶。

灰阶及多普勒超声　左肺见低回声结节，大小约 2.0cm×1.4cm，边界清，呈类圆形。

CDFI 示结节内见条状彩色血流信号（图 5-1-16A ～ C）。

超声造影　团注造影剂后，9s 时结节内开始增强，12s、25s 时结节持续增强，31s 时增强达峰，呈不均匀高增强，结节内见无增强区，57s、116s 时造影剂持续廓清（图 5-1-16D ～ I）。

超声提示　左肺低回声结节，建议行超声引导下穿刺活检术（图 5-1-16J）。

病理结果（肺穿刺活检组织条）　慢性肉芽肿性炎伴干酪样坏死，提示结核可能，请结合临床及相关实验室检查。特殊染色结果：抗酸染色（-），PAS（-），PAM（-），瑞吉染色（-）。

实验室检查（肺穿刺活检组织条）　Xpert MTB/RIF（+）。

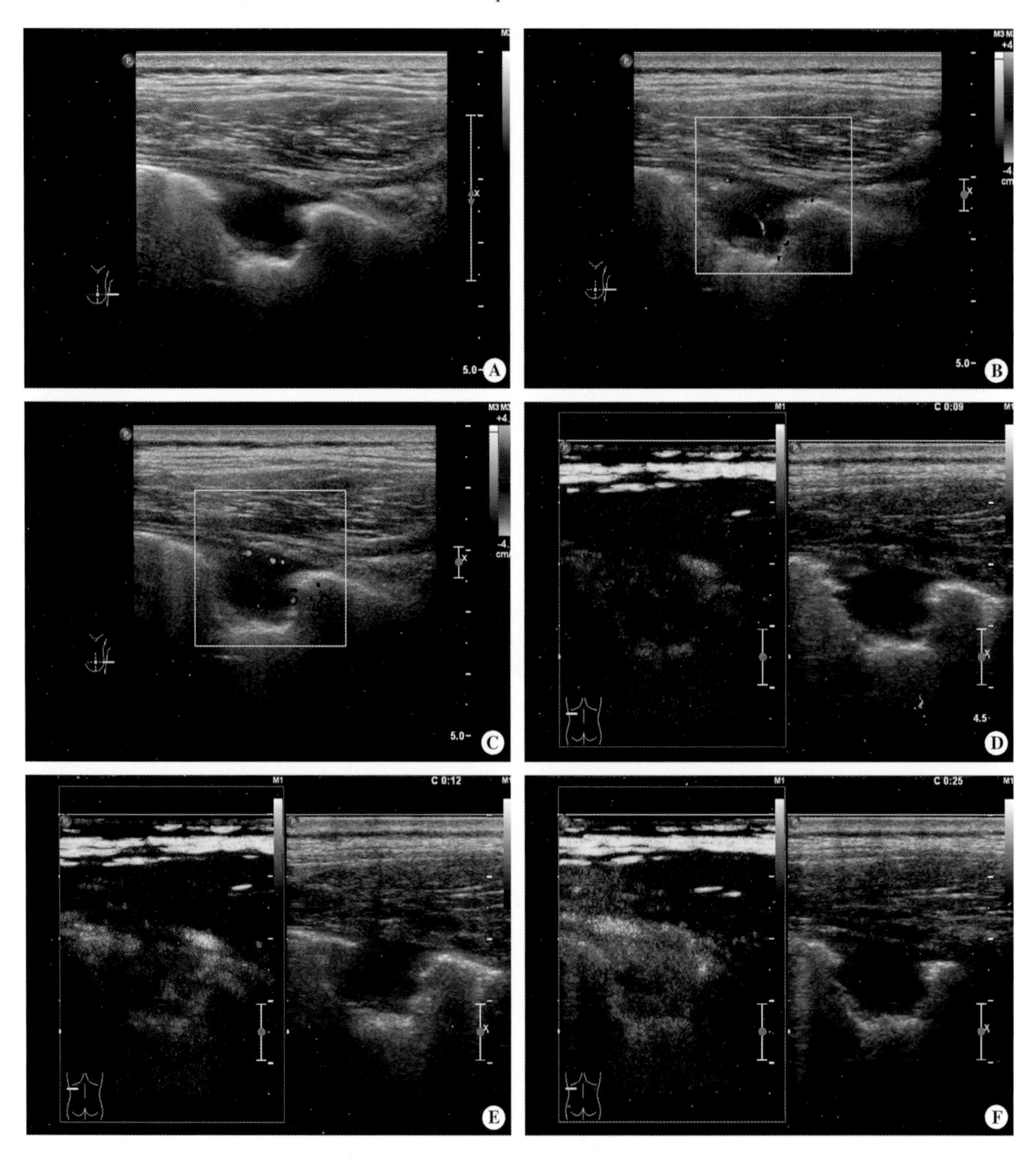

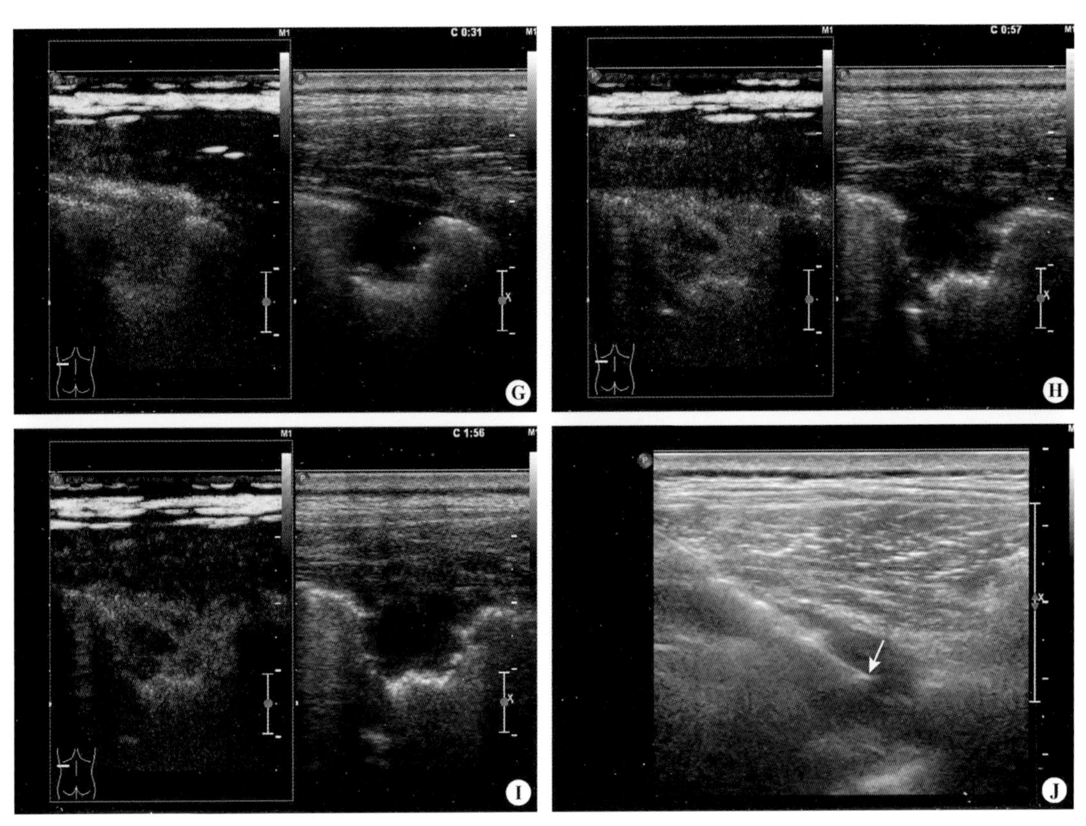

图 5-1-16 肺结核（3）

A. 左肺见低回声结节，边界清，呈类圆形；B、C. CDFI 示低回声结节内见条状彩色血流信号；D ～ I. 团注造影剂后，9s 时结节内见造影剂灌注，12s、25s 时结节持续增强，31s 时增强达峰，呈高增强，57s、116s 时造影剂持续廓清；J. 超声引导下穿刺活检术（箭头示穿刺针针尖）

病例 4

病史　患者，女性，70 岁，因“反复右侧胸痛、胸闷半年余”就诊。体格检查：胸廓无畸形，两肺叩诊清音，两肺听诊呼吸音清，浅表淋巴结未扪及肿大。实验室检查：白细胞 4.5×10^9/L，淋巴细胞 0.7×10^9/L，红细胞沉降率 40.0mm/h；痰涂片抗酸杆菌（–）。CT：右下肺软组织团块影。

灰阶及多普勒超声　右肺见低回声团块，大小约 5.2cm×3.2cm，边界清，呈椭圆形，边缘可见“碎片征”及“瀑布征”。CDFI：不同切面低回声团块内见多个条状彩色血流信号，由肺门向外周分布，测得肺动脉及支气管动脉频谱，RI 0.45 ～ 0.56（图 5-1-17A ～ H）。

超声造影　团注造影剂后，右肺低回声团块内造影剂快速灌注，增强达峰时呈不均匀性高增强，局部可见无增强区，此后缓慢廓清（图 5-1-17I ～ O）。

超声提示　右肺低回声团块，建议行超声引导下穿刺活检术（图 5-1-17P、Q）。

病理结果（肺穿刺活检组织条）　肺组织慢性炎伴机化及多灶肉芽肿形成，一处见少量凝固性坏死伴感染，结核性炎可能性大。免疫组化：CK5/6、CK7、P53、P63、TTF-1、SOX-2、P40、Ki-67 未见肿瘤征象。特殊染色结果：抗酸染色（–）、PAS（–）、PAM（–）、卡红（–）。

实验室检查（肺穿刺活检组织条） Xpert MTB/RIF（+）。

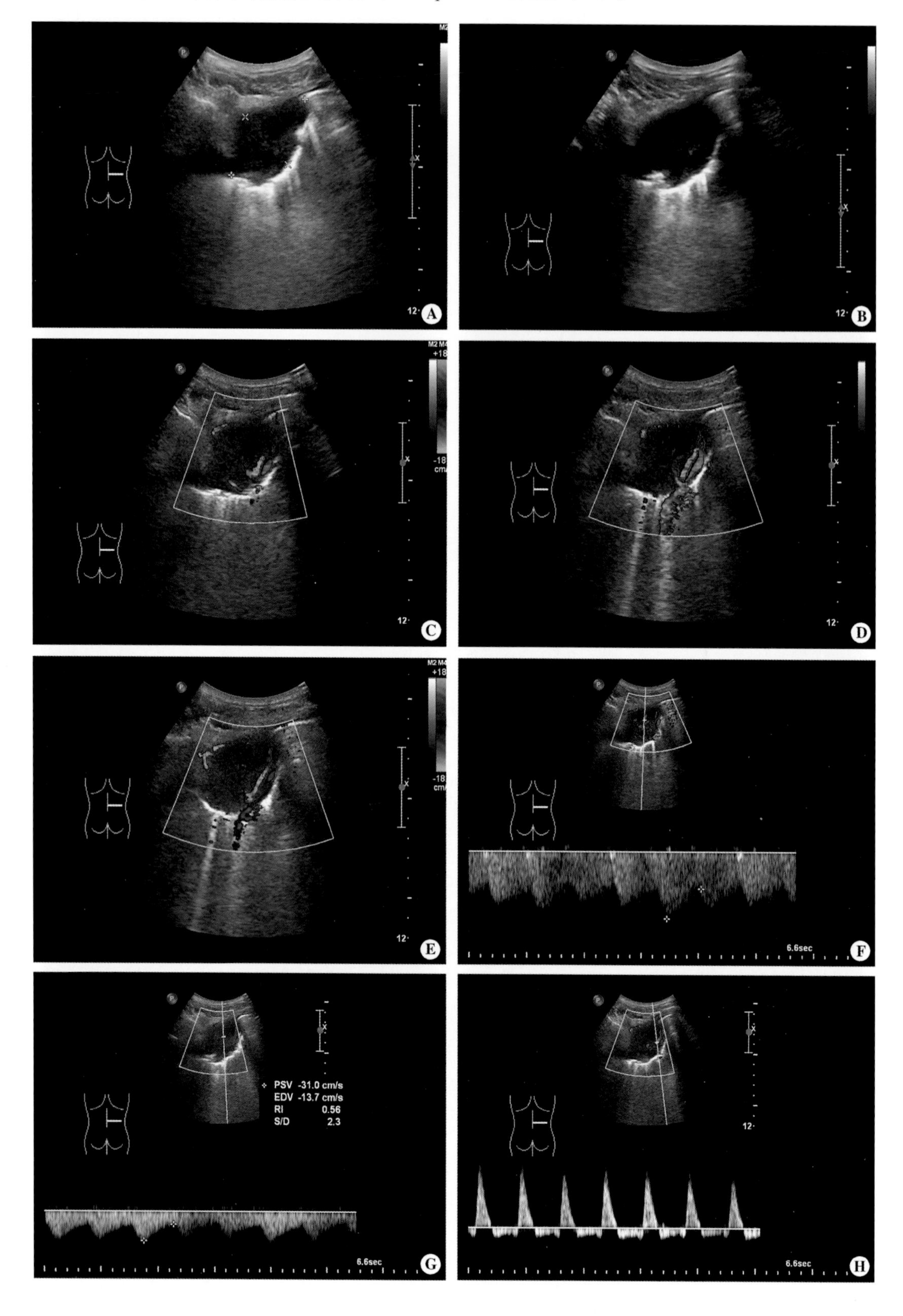

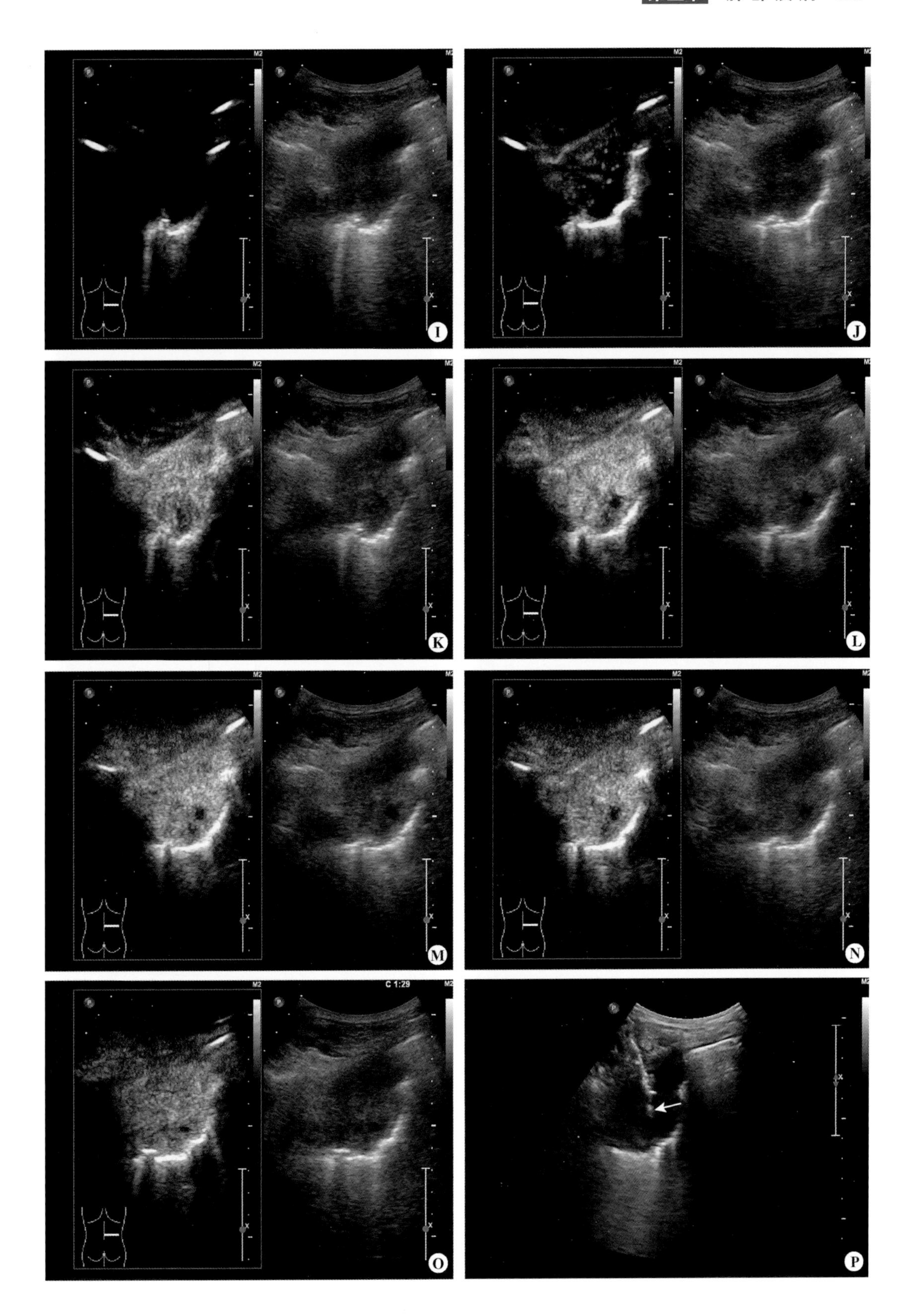
M2
I
J
K
L
M
N
C 1:29
O
P

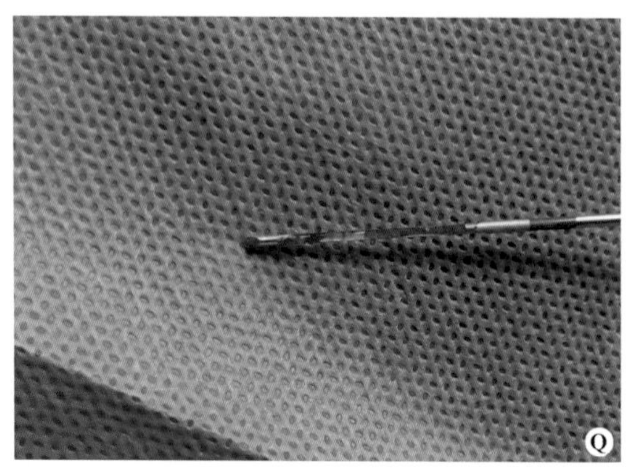

图 5-1-17 肺结核（4）

A、B. 右肺见低回声团块，边界清，呈椭圆形，边缘可见“碎片状”及“瀑布征”；C ～ H. CDFI 示不同切面低回声团块内见多个条状彩色血流信号，由肺门向外周分布，分别测得支气管动脉及肺动脉频谱，RI 0.45 ～ 0.56；I ～ O. 团注造影剂后，9s 时右肺团块内开始增强，11s、14s 时团块持续增强，22s 时增强达峰，呈不均匀高增强，局部可见无增强区，33s、51s、89s 时造影剂廓清；P. 超声引导下穿刺活检术（箭头示穿刺针针尖）；Q. 活检组织

病例 5

病史　患者，女性，26 岁，因“确诊结核性胸膜炎、肺结核 7 月余”就诊。体格检查：胸廓无畸形，两肺叩诊清音，听诊呼吸音清，浅表淋巴结未触及肿大。实验室检查：白细胞 4.4×10^9/L，红细胞 4.4×10^{12}/L，红细胞沉降率 3.0mm/h；灌洗液结核 RNA（-），灌洗液结核及非结核分枝杆菌 DNA（-）。胸部 CT：两肺结核。

灰阶及多普勒超声　右肺低回声团块，大小约 3.8cm×3.6cm，边界清，形态规则，团块内见点状强回声，边缘可见“碎片征”。CDFI 示团块内彩色血流信号不丰富（图 5-1-18A ～ C）。

超声造影　团注造影剂后，右肺低回声团块内造影剂灌注，47s 时增强达峰，呈不均匀性高增强，局部可见无增强区，此后缓慢廓清（图 5-1-18D ～ H）。

超声提示　右肺低回声团块，建议行超声引导下穿刺活检术（图 5-1-18I）。

病理结果（肺穿刺活检组织条）　慢性肉芽肿性炎伴凝固性坏死，提示结核性炎，请结合临床及实验室检查；特殊染色结果：抗酸染色（-），PAS（-），PAM（-），瑞吉染色（-）。

实验室检查（肺穿刺活检组织条）　Xpert MTB/RIF（-）。

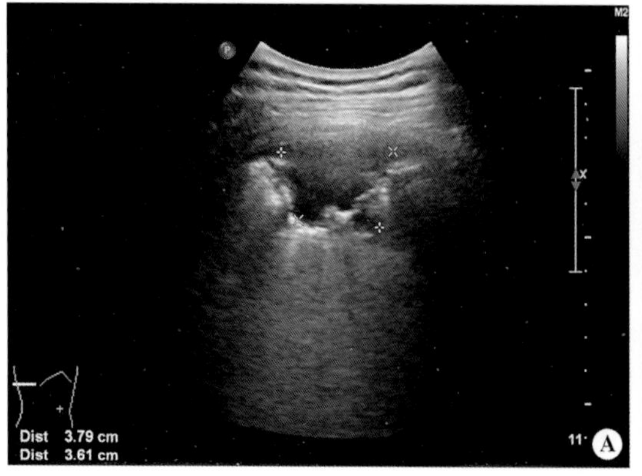

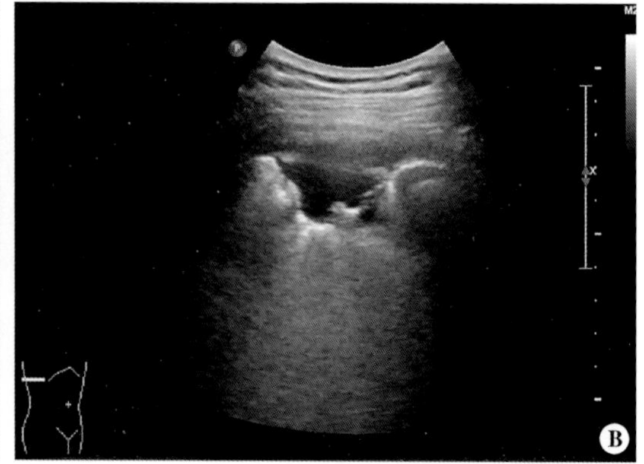

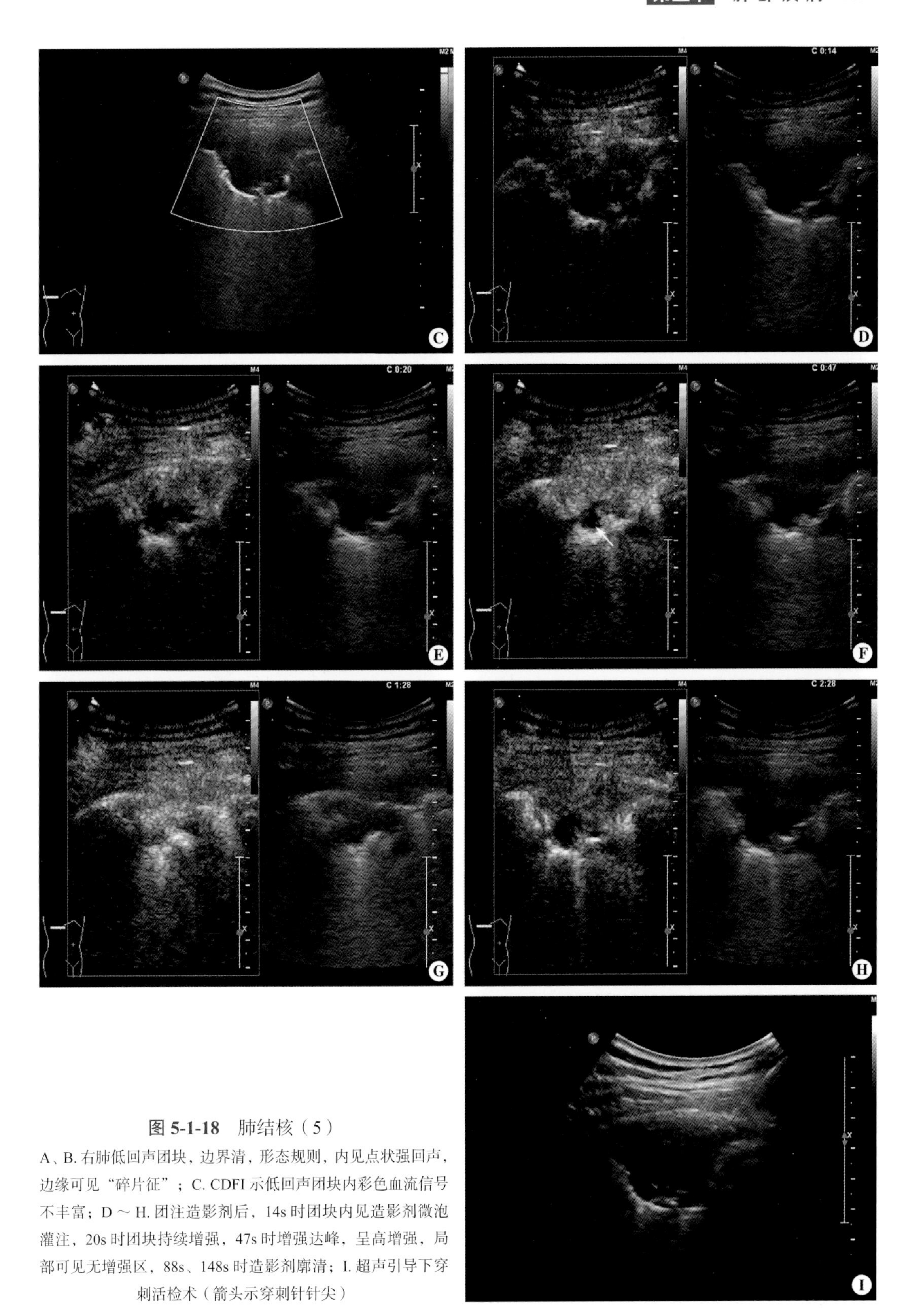

图 5-1-18 肺结核（5）

A、B. 右肺低回声团块，边界清，形态规则，内见点状强回声，边缘可见“碎片征”；C. CDFI 示低回声团块内彩色血流信号不丰富；D ～ H. 团注造影剂后，14s 时团块内见造影剂微泡灌注，20s 时团块持续增强，47s 时增强达峰，呈高增强，局部可见无增强区，88s、148s 时造影剂廓清；I. 超声引导下穿刺活检术（箭头示穿刺针针尖）

病例 6

病史　患者，男性，26 岁，因“盗汗、胸闷 3 月余”就诊。体格检查：胸廓无畸形，双侧胸廓及呼吸运动对称，两肺听诊呼吸音清，浅表淋巴结未触及肿大。实验室检查：白细胞 2.6×10^9/L，中性粒细胞 1.5×10^9/L，淋巴细胞 0.5×10^9/L，红细胞沉降率 30.0mm/h，CRP 8.0mg/L；灌洗液涂片抗酸杆菌（–），痰涂片抗酸杆菌（–）。胸部 CT：两肺结核伴双侧结核性胸膜炎。

灰阶及多普勒超声　右肺低回声团块，大小约 5.7cm×3.8cm，边界清，形态不规则，团块内部回声不均匀，可见点状强回声钙化灶，边缘见“碎片征”。CDFI：低回声团块内见点状、条状彩色血流信号，测得支气管动脉频谱，RI 0.32（图 5-1-19A ～ E）。

超声造影　团注造影剂后，4s 时团块内开始增强，8s、15s 时持续增强，28s 时增强达峰，呈不均匀增强，近胸膜处可见无增强区，后缓慢廓清，至 157s 时部分区域仍呈高增强。团注造影剂后，右肺低回声团块内造影剂灌注，28s 时增强达峰，呈不均匀性高增强，近胸膜处可见无增强区，此后缓慢廓清（图 5-1-19F ～ K）。

超声提示　右肺低回声团块，首先考虑良性病变，建议行超声引导下穿刺活检术（图 5-1-19L）。

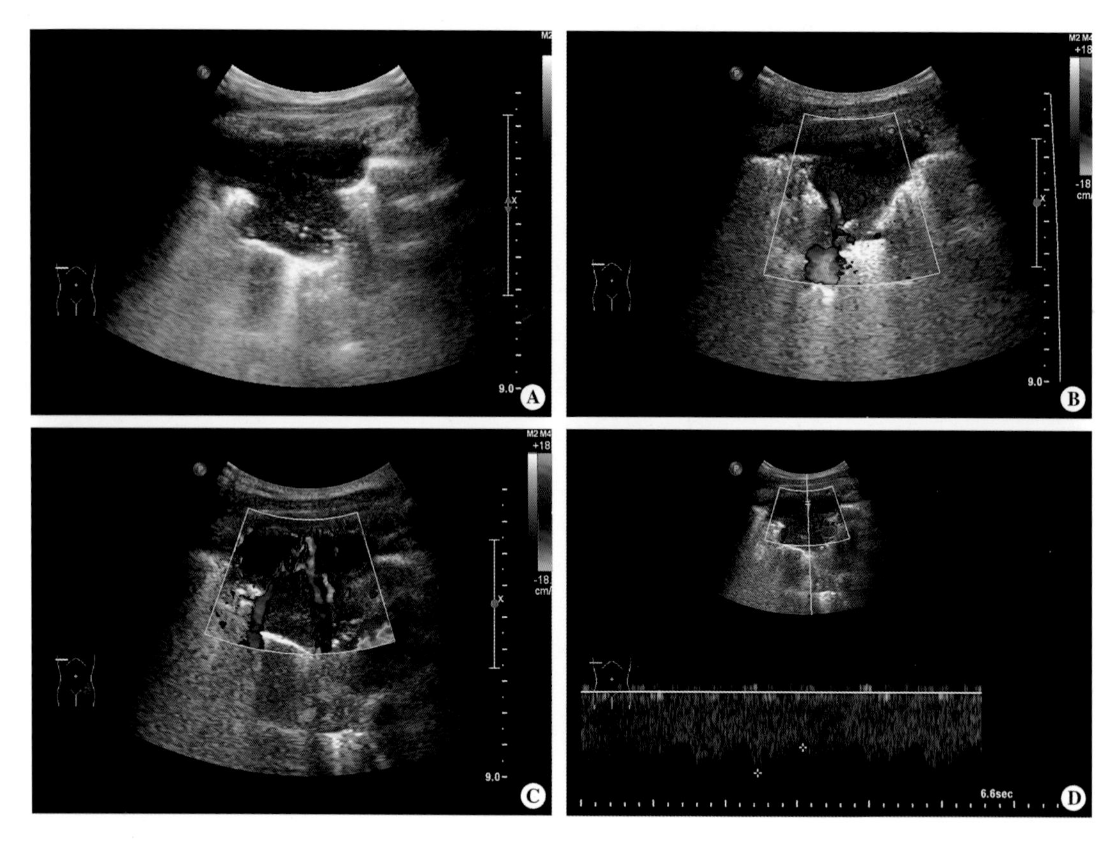

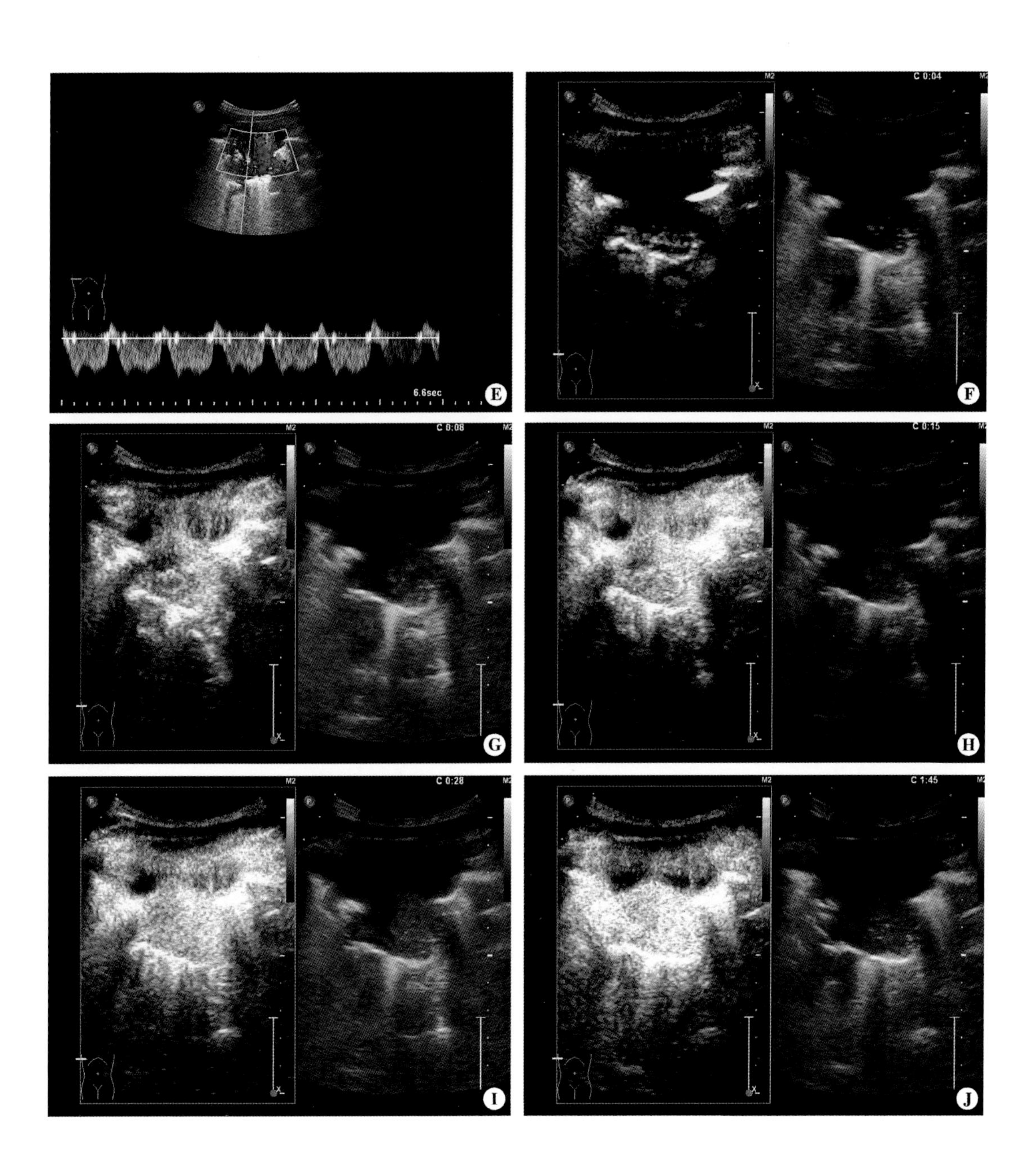
6.6sec
E
M2
C 0:04
F
C 0:08
G
C 0:15
H
C 0:28
I
C 1:45
J

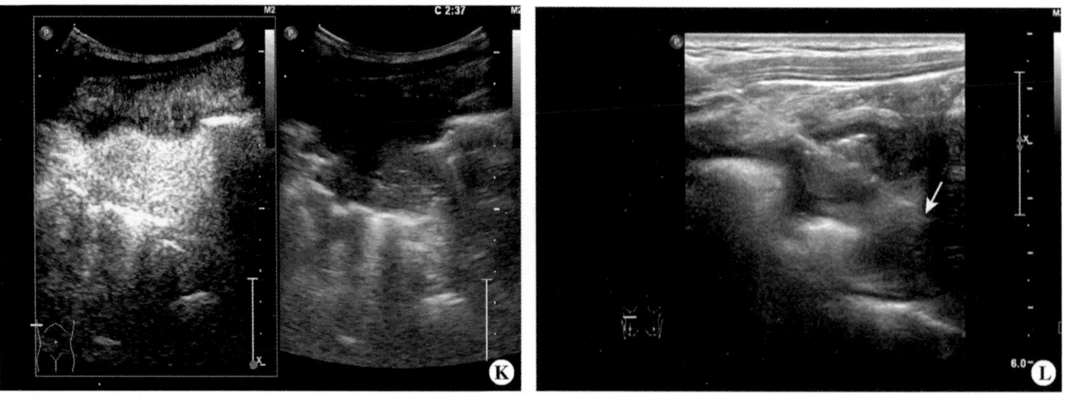

图 5-1-19 肺结核（6）

A. 右肺低回声团块，边界清，形态不规则，团块内部回声不均匀，见点状强回声，边缘见“碎片征”；B ～ E. CDFI 示低回声团块内见点状、条状彩色血流信号，测得支气管动脉频谱，RI 0.32；F ～ K. 团注造影剂后，4s 时胸壁团块内见造影剂微泡灌注，8s、15s 时团块持续增强，28s 时增强达峰，呈不均匀性高增强，近胸膜处可见无增强区，105s、157s 时缓慢廓清；L. 超声引导下穿刺活检术（箭头示穿刺针针尖）

病理结果（肺穿刺活检组织条） 肺组织慢性肉芽肿性炎，提示结核或其他特异性感染可能，请结合临床及实验室检查。特殊染色结果：抗酸染色（－），PAS（－），PAM（－），瑞吉染色（－）。

实验室检查（肺穿刺活检组织条） Xpert MTB/RIF（+）。

病例 7

病史 患者，男性，61 岁，因“反复咳嗽咳痰伴发热 4 月余”就诊。体格检查：胸廓无畸形，左下肺听诊呼吸音偏低，未闻及干湿啰音。实验室检查：白细胞 8.9×10^{9}/L，红细胞 3.7×10^{12}/L，红细胞沉降率 72mm/h；痰涂片抗酸杆菌（–），痰分枝杆菌培养（–），血清半乳甘露聚糖（GM）试验 0.09，灌洗液肺结核分枝杆菌 DNA（–），结核杆菌 DNA（+）。CT 示左肺占位及两肺多发结节。

灰阶及多普勒超声 左肺可见低回声团块，大小约 7.6cm×6.9cm×5.1cm，边界清，呈椭圆形，团块内部回声不均匀，可见支气管充气征及“瀑布征”。CDFI：低回声团块内部及周边见点状、条状彩色血流信号，测得支气管动脉频谱，RI 0.33 ～ 0.56（图 5-1-20A ～ G）。

超声造影 团注造影剂后，左肺低回声团块内造影剂灌注，24s 时增强达峰，呈不均匀性增强，团块内部可见片状无增强区，并见残存“血管征”，此后缓慢廓清（图 5-1-20H ～ N）。

超声提示 左肺低回声团块，建议行超声引导下穿刺活检术（图 5-1-20O）。

病理结果（肺穿刺活检组织条） 慢性肉芽肿性炎伴凝固性坏死，提示结核可能，请结合临床及实验室检查。特殊染色结果：抗酸染色（－），PAS（－），PAM（－），瑞吉染色（－）。

实验室检查（肺穿刺活检组织条） Xpert MTB/RIF（+）。

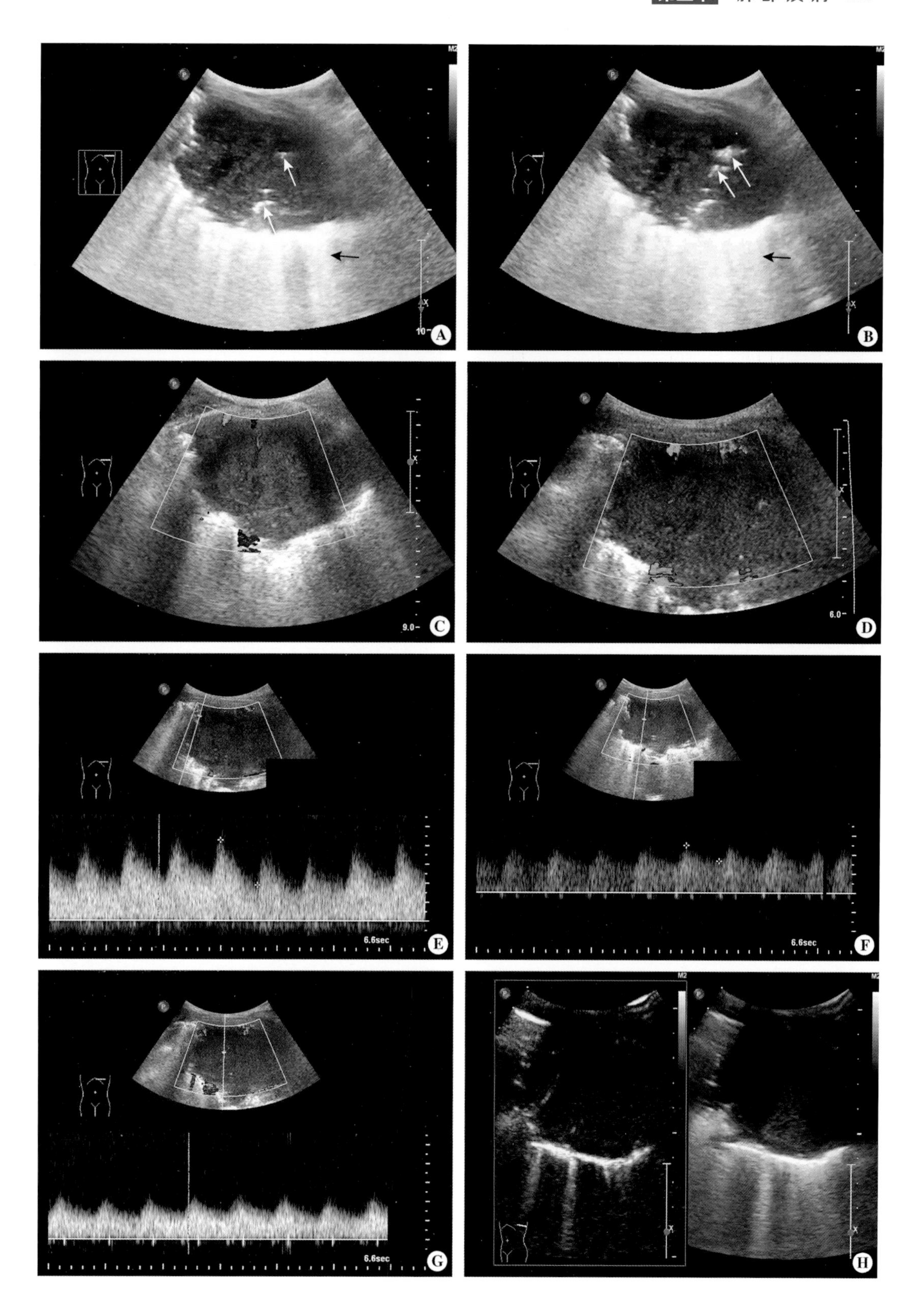
A
B
C
D
E
F
G
H
9.0
6.0
6.6sec
6.6sec
6.6sec
M2

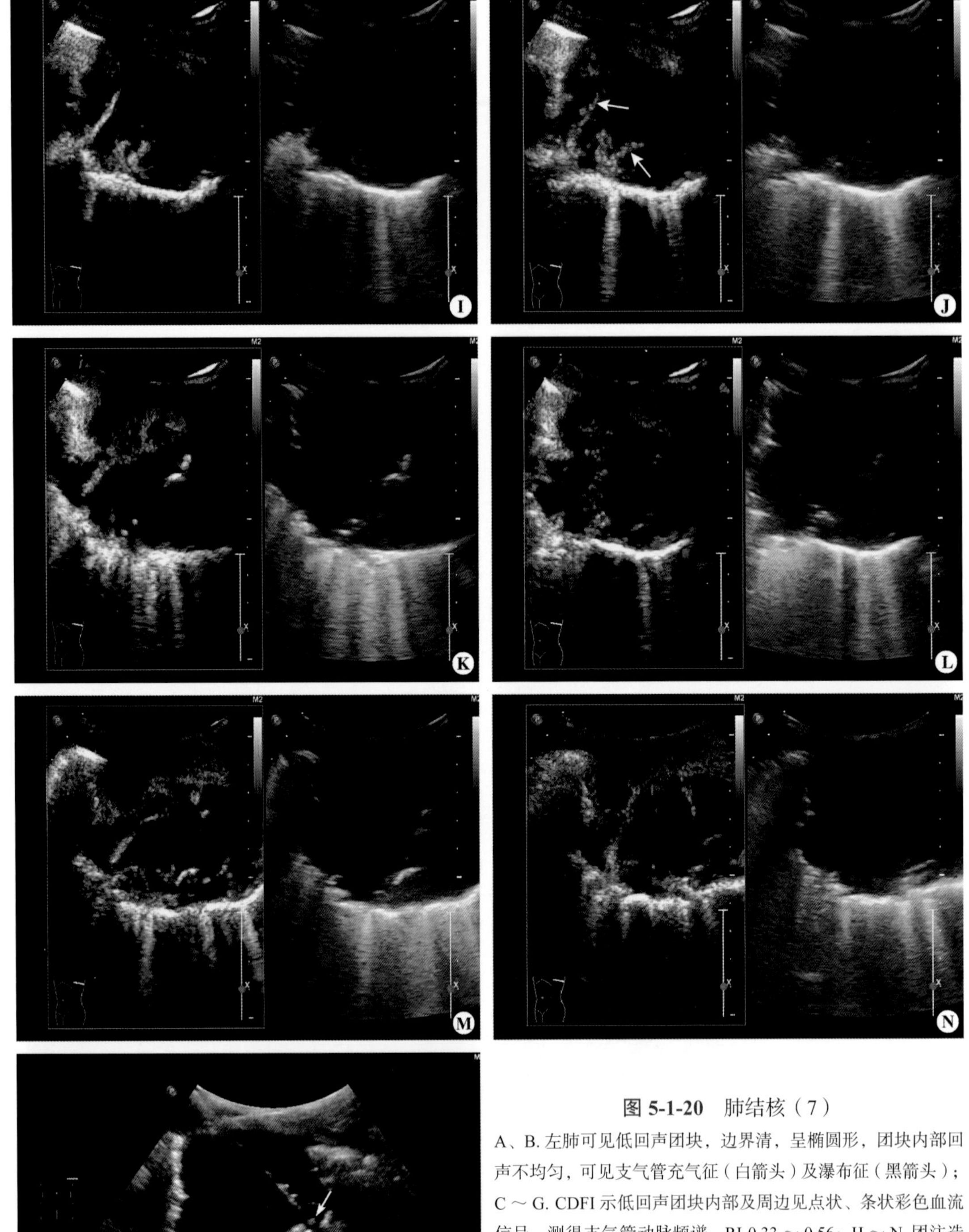

图 5-1-20 肺结核（7）

A、B. 左肺可见低回声团块，边界清，呈椭圆形，团块内部回声不均匀，可见支气管充气征（白箭头）及瀑布征（黑箭头）；C ~ G. CDFI 示低回声团块内部及周边见点状、条状彩色血流信号，测得支气管动脉频谱，RI 0.33 ~ 0.56；H ~ N. 团注造影剂后，11s 时团块内见造影剂微泡进入，15s 时团块持续增强，24s 时增强达峰，呈不均匀增强，团块内部见片状无增强区，并见残存“血管征”（箭头），37s、104s、129s 时造影剂缓慢廓清，149s 时仍可见分隔样增强；O. 超声引导下穿刺活检术（箭头示穿刺针针尖）

病例 8

病史　患者，男性，24 岁，因“间断咯血、盗汗 1 年余”就诊。患者阵发性咳嗽咳痰，偶有少许痰中带血（暗红），无发热、无呼吸困难、无胸闷胸痛、无心悸心慌。体格检查：神志清，口唇无发绀，咽部无充血，双侧扁桃体不大，浅表淋巴结未触及肿大。胸廓无畸形，两肺叩诊清音，听诊呼吸音清，未闻及干湿啰音。实验室检查：白细胞 4.1×10^9/L，红细胞 4.81×10^{12}/L，中性粒细胞 2.3×10^9/L，单核细胞 0.30×10^9/L，血小板 185×10^9/L，红细胞沉降率 3.0mm/h；肝肾功能、大小便均正常。

灰阶及多普勒超声　右肺见大小约 2.0cm×1.4cm 的低回声结节，边界清，呈类圆形，边缘见“瀑布征”。CDFI 示低回声结节近胸膜处见点状彩色血流信号（图 5-1-21A、B）。

超声造影　团注造影剂后，右肺低回声结节内造影剂灌注，33s 时增强达峰，边缘呈环状增强，中央区无增强，此后缓慢廓清（图 5-1-21C ～ G）。

超声提示　右肺低回声结节，建议行超声引导下穿刺活检术（图 5-1-21H）。

病理结果（肺穿刺活检组织条）　病变呈肉芽肿性炎伴坏死，考虑结核性炎。特殊染色结果：抗酸染色（-）、PAS（-）、PAM（-）、瑞吉染色（-）。

实验室检查（肺穿刺活检组织条）　Xpert MTB/RIF（+）。

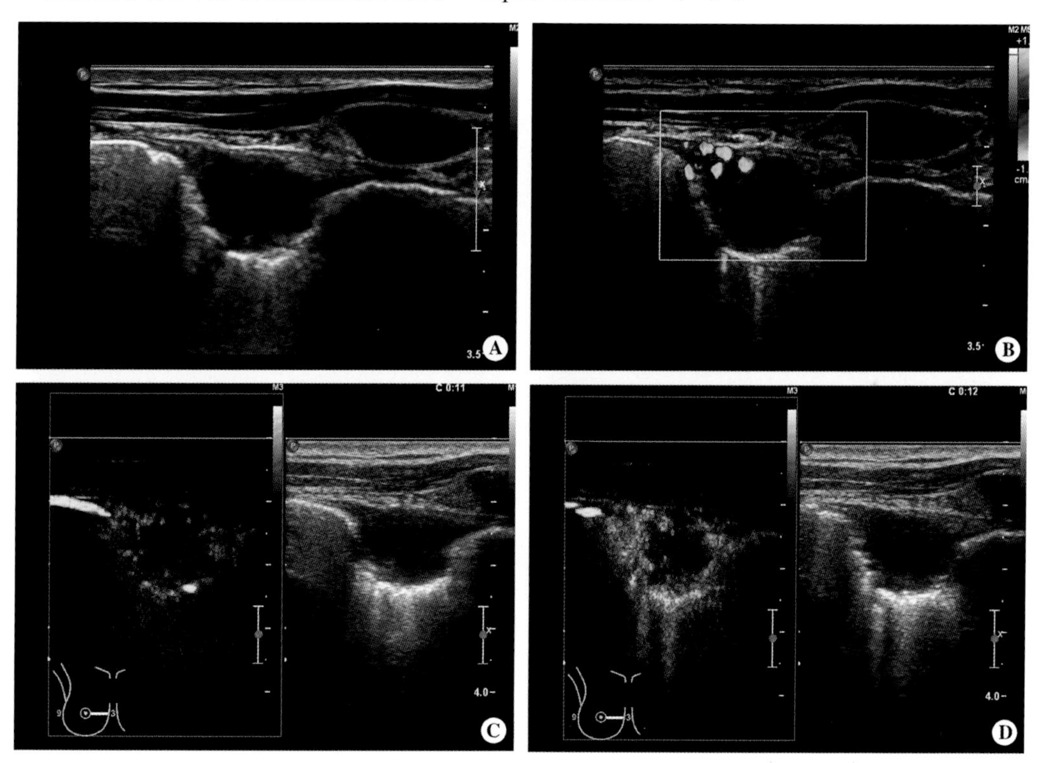

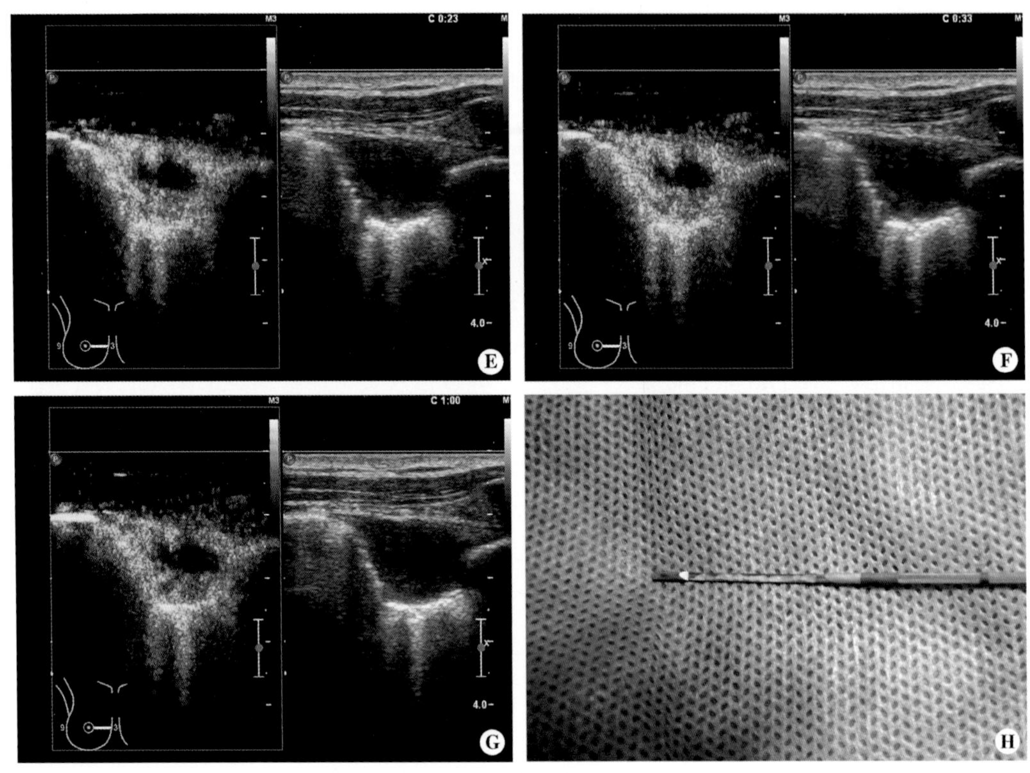

图 5-1-21 肺结核（8）

A、B. 右肺见一类圆形低回声结节，边界清，边缘呈“瀑布征”，CDFI 示低回声结节近胸膜处见点状彩色血流信号；C ～ G. 团注造影剂后，11s 时结节边缘开始增强，12s、23s 时结节边缘持续增强，33s 时增强达峰，边缘见环状增强，中央区无增强，60s 时造影剂部分廓清，呈低增强；H. 超声引导下穿刺组织条

病例 9

病史 患者，女性，69 岁，因“反复胸痛 4 个月”就诊。体格检查：胸廓无畸形，两肺叩诊清音，听诊呼吸音粗，可闻及中等量湿啰音。实验室检查：白细胞 16.6×10^9/L，红细胞 4.1×10^{12}/L，中性粒细胞 15.7×10^9/L，单核细胞 0.50×10^9/L，血小板 234×10^9/L，红细胞沉降率 46.0mm/h。CT：两肺多发空洞、结节灶。

灰阶及多普勒超声 左肺可见低回声团块，大小约 2.6cm×3.3cm，边界清，呈楔形。CDFI 示低回声团块内未见彩色血流信号（图 5-1-22A ～ C）。

超声造影 团注造影剂后，11s 时团块边缘开始增强，16s 时持续增强，22s 时增强达峰，边缘呈高增强，团块内部未见造影剂进入，37s、84s 时造影剂缓慢廓清（图 5-1-22D ～ H）。

超声提示 左肺低回声团块，建议行超声引导下穿刺活检术（图 5-1-22I）。

病理结果（左肺穿刺活检） 凝固性坏死组织，边缘见肉芽肿性炎，首先考虑结核性炎。特殊染色结果：抗酸染色（－），PAS（－），PAM（－），瑞吉染色（－）。

实验室检查（肺穿刺活检组织条） Xpert MTB/RIF（＋）。

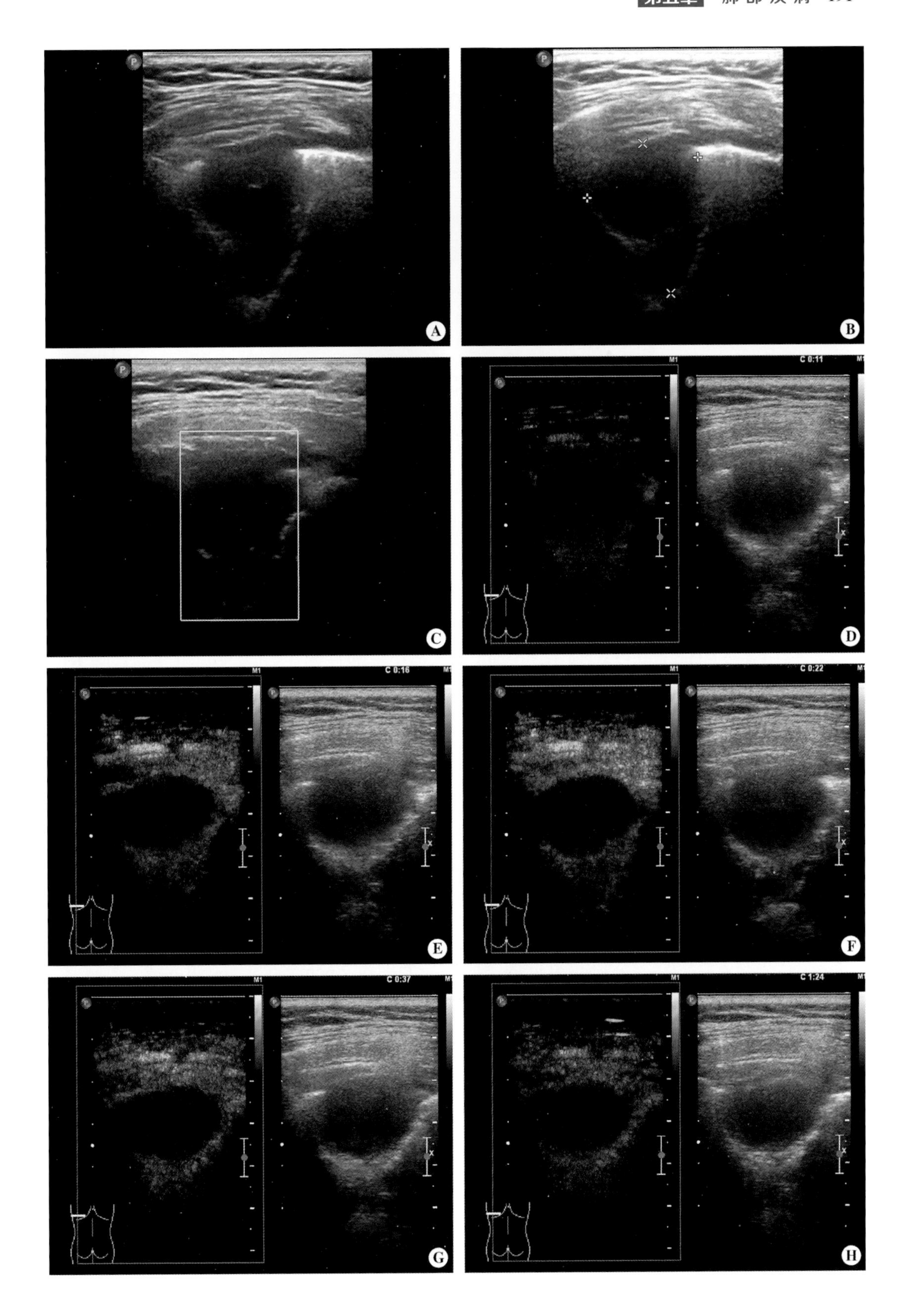
A
B
C
M1
C 0:11
D
M1
C 0:16
E
M1
C 0:22
F
M1
C 0:37
G
M1
C 1:24
H

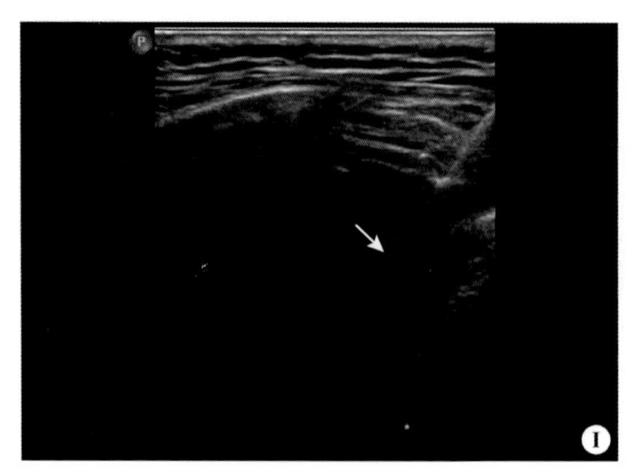

图 5-1-22 肺结核（9）

A、B. 左肺可见低回声团块，边界清，呈楔形；C. CDFI 示低回声团块内未见彩色血流信号；D. 团注造影剂后，11s 时团块边缘见造影剂微泡进入；E ~ H. 16s 时持续增强，22s 时增强达峰，边缘呈高增强，内部未见造影剂进入，37s、84s 时造影剂缓慢廓清；I. 超声引导穿刺活检术（箭头示穿刺针针尖）

病例 10

病史　患者，男性，64 岁，因“抗 HIV 阳性 3 个月，干咳 21 天”入院。体格检查：神志清，全身无皮疹，巩膜无黄染，浅表淋巴结未触及；左下肺听诊呼吸音减弱，两肺未闻及干湿啰音；心腹未见异常体征。入院诊断：AIDS，继发性肺结核。实验室检查：白细胞 7.07×10^9/L，$CD4^+$T 淋巴细胞 167 个 /μl。痰涂片抗酸杆菌（–）。胸部 CT：左肺下叶后基底段肿块影，边缘“短毛刺征”，增强扫描中度不均匀强化，性质待查（图 5-1-23A）；余肺部继发性肺结核改变。

灰阶及多普勒超声　左肺下叶背侧胸腔混合回声团块，边界清晰，形态欠规则，团块内部回声不均匀，中央见一小片无回声区，CDFI：其周边实性回声可见少量血流信号，中央无回声区未见血流信号（图 5-1-23B）。

超声提示　左肺下叶混合回声团块，肺癌待排，建议行超声介入穿刺活检术（图 5-1-23C）。

病理结果（左肺穿刺活检组织条）　病变呈肉芽肿性炎伴坏死，考虑结核性炎（图 5-1-23D）。

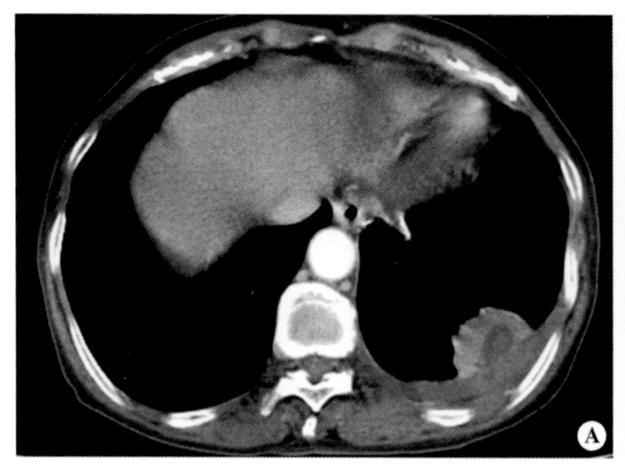

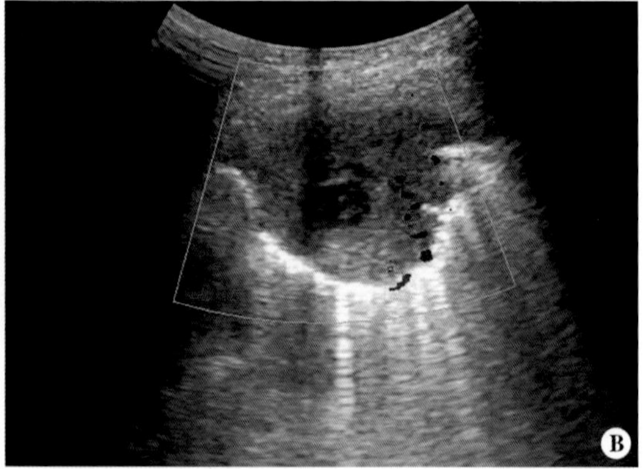

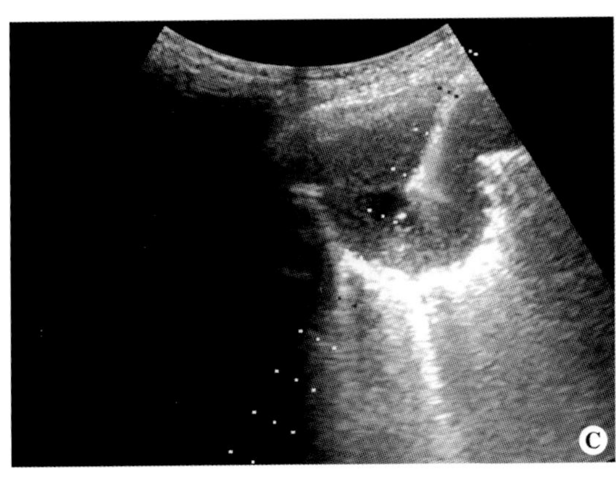

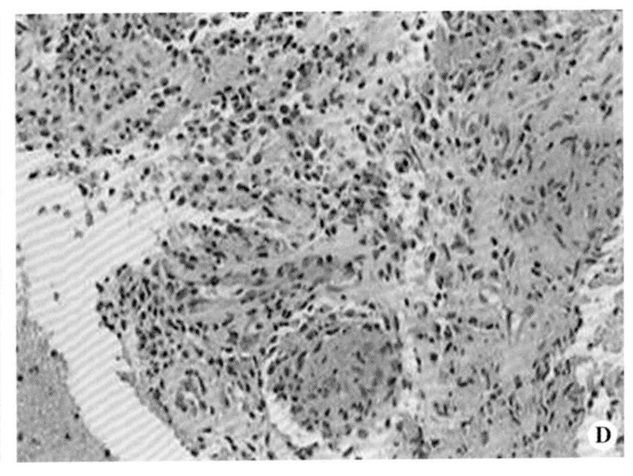

图 5-1-23 AIDS 合并肺结核

A. CT 示左肺下叶后基底段见一截面大小约 2.3cm×3.5cm 肿块影，肿块内见稍低密度影，边缘不规整，增强扫描中度不均匀强化；左侧胸腔见少量液体密度。B. 左肺下叶背侧胸腔混合回声团块，边界清晰，形态欠规则，团块内部回声不均匀，中央见一小的无回声区，CDFI 示其周边实性回声可见少量血流信号，中央无回声区未见血流信号。C. 左肺下叶团块超声穿刺活检术。D. 病理检查（HE 染色，×200）：镜下见结核性肉芽肿及部分干酪样坏死

病例 11

病史　患者，女性，41 岁，因“反复咳嗽咳痰 4 年余，再发伴胸闷气促 1 个月”就诊。体格检查：胸廓无畸形，左肺叩诊浊音，左肺听诊呼吸音减低，未闻及干湿啰音，浅表淋巴结未触及肿大。实验室检查：白细胞 6.1×10^9/L，中性粒细胞 4.3×10^9/L，单核细胞 0.7×10^9/L，淋巴细胞 0.6×10^9/L，嗜酸性粒细胞 0.5×10^9/L，红细胞 3.7×10^{12}/L，红细胞沉降率 3.0mm/h；灌洗液结核 RNA（–），灌洗液结核杆菌 DNA（+），痰涂片抗酸杆菌（–）。CT：右肺结核伴空洞，左肺毁损（图 5-1-24A）。支气管镜：左上支气管瘢痕样闭塞。

灰阶及多普勒超声　左侧胸腔见片状低回声团块，大小约 8.9cm×6.9cm，边界不清，团块内部回声不均匀，可见支气管气象。CDFI：低回声团块内见条状彩色血流信号，测得肺动脉频谱，RI 0.72 ～ 0.76（图 5-1-24B ～ H）。

超声提示　左肺低回声团块。

病理结果　病变呈肉芽肿性炎伴凝固性坏死，考虑结核性炎。

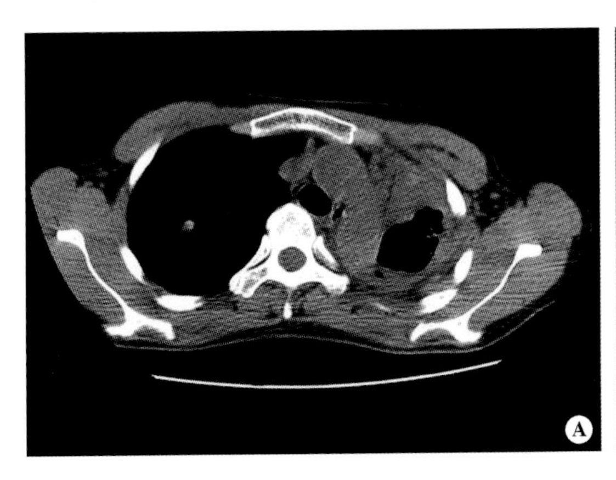

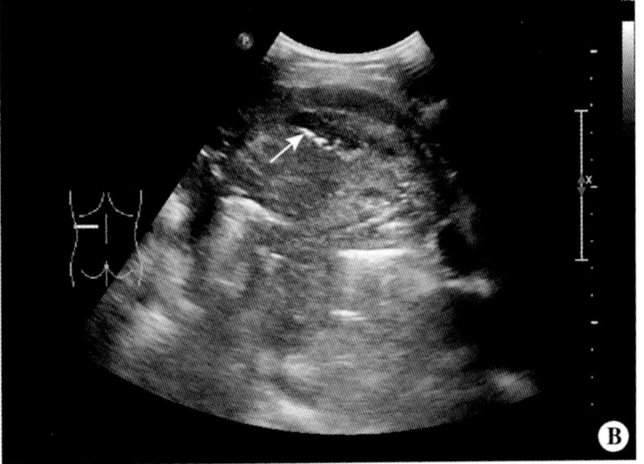

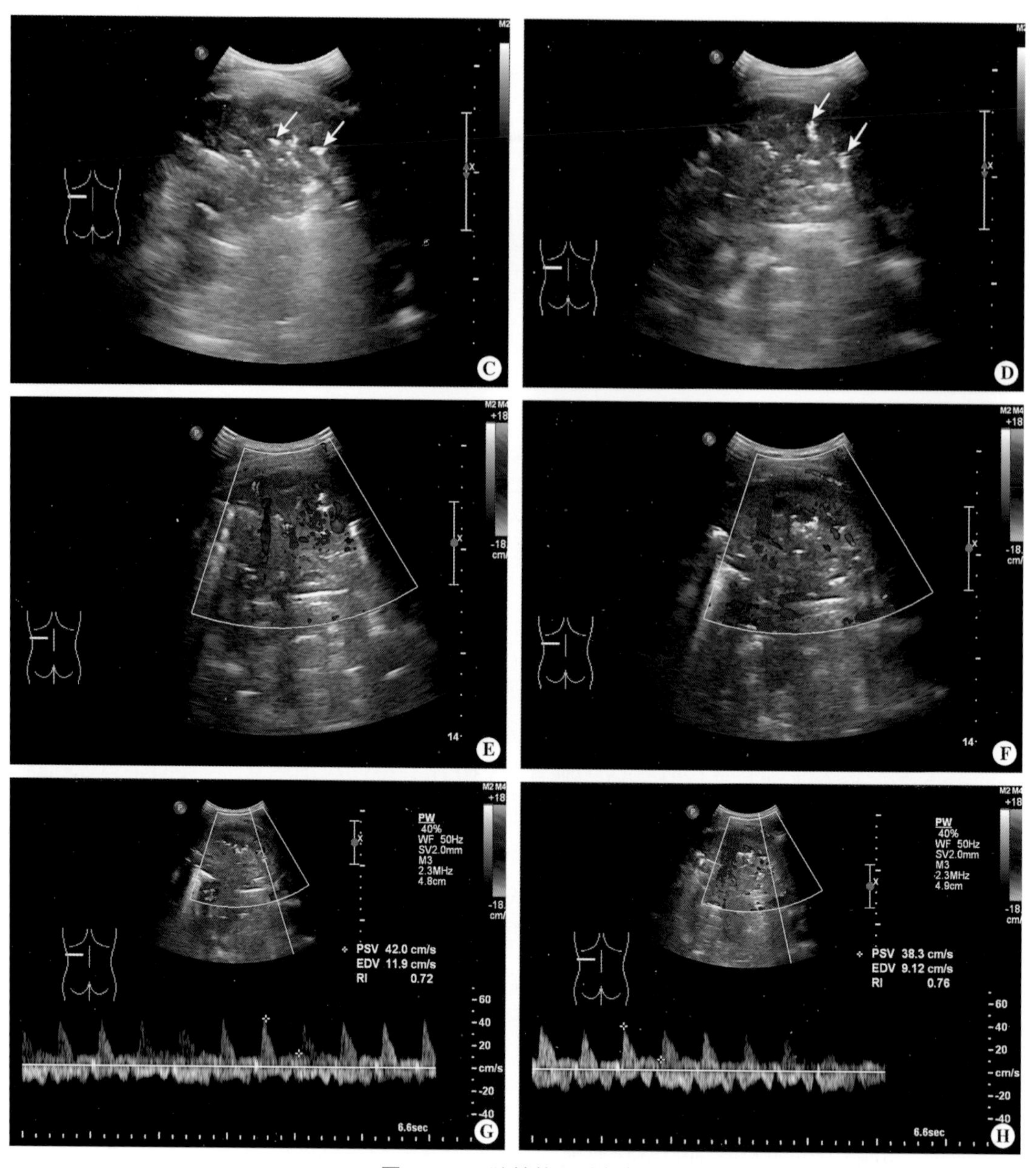

图 5-1-24 肺结核、肺毁损

A. CT 示左侧胸廓变小，左肺尖可见实变影，中心见大空洞影，左上胸膜增厚，右肺尖见结节影；B ～ D. 左侧胸腔见片状低回声团块，边界不清，团块内部回声不均匀，可见支气管充气征（箭头）；E ～ H. CDFI 示低回声团块内见条状彩色血流信号，测得肺动脉频谱，RI 0.72 ～ 0.76

（于天琢　黄　毅）

第二节　肺　脓　肿

肺脓肿（pulmonary abscess）是由一种或多种病原体引起的肺组织化脓性炎症。近年

来随着抗生素的广泛应用，肺脓肿发病率和病死率已明显下降。

【病因、发病机制与病理】

肺脓肿早期为化脓性炎症，继而组织坏死、液化形成空腔并积聚脓液形成脓肿。绝大多数是内源性感染，常见病原体与上呼吸道、口腔的定植菌一致。

根据感染途径可分为以下类型：①吸入性肺脓肿，病原体经口、鼻腔吸入，当全身免疫力与气道防御清除功能降低时致病；②继发性肺脓肿，某些细菌性肺炎、支气管扩张、肺结核等继发性感染导致脓肿形成，肺邻近器官的化脓性病变，如膈下脓肿、肾周脓肿等也可引起肺脓肿，支气管异物阻塞是导致小儿肺脓肿的重要因素；③血源性肺脓肿，因皮肤疖、痈、外伤感染等致病菌经血行播散至肺，引起小血管栓塞、炎症或坏死而形成的肺脓肿。

感染物阻塞细支气管，小血管炎性血栓，致病菌繁殖引起肺组织化脓性炎症、坏死，形成脓肿，坏死组织液化破溃并经支气管部分排出，形成有液气平面的脓腔，空洞壁表面常见残留坏死组织。若脓肿靠近胸膜，破溃至胸腔，则可形成脓胸、脓气胸或支气管胸膜瘘。

【临床表现】

肺脓肿患者可出现发热，体温可达 39 ～ 40℃，伴有咳嗽、咳黏液性脓痰，部分患者可突然咳出大量脓痰、坏死组织，或咯血后体温随即下降。炎症累及胸膜可引起胸痛，且与呼吸有关。肺脓肿破溃至胸腔，可出现突发性胸痛、气急，导致脓气胸。

【超声表现】

（1）病变早期可表现为类似肝脏回声的实变区，边界欠清晰。

（2）脓肿形成期表现为圆形或椭圆形的厚壁混合回声区，内部呈絮状弱回声，出现条索样高回声分隔。

（3）产气病原体所致的脓肿或支气管胸膜瘘形成时可见气体样强回声。

（4）CDFI：肺脓肿内部坏死区无血流信号，周边可见粗大扭曲的血流信号，呈“抱球型”血流，分隔内可探及纤细的条状血流信号。

（5）超声造影：脓肿壁呈高增强，内部为无增强，并可见分隔样增强。

【病例】

病例 1

病史　患者，男性，64 岁，因“发热伴阵发性干咳、胸闷、胸痛、心悸 10 余天”就诊。体格检查：T 38.7℃，P 93 次 / 分，R 18 次 / 分，BP 117/75mmHg，神志清，浅表淋巴结未触及肿大，双肺听诊湿啰音。实验室检查：白细胞 15.6×10^9/L，中性粒细胞 11.0×10^9/L，红细胞沉降率 118.00mm/1h，结核感染 T 细胞（–）。CT：两肺感染，考虑左下肺脓肿（图 5-2-1A、B）。

灰阶及多普勒超声　左下肺见范围约 5.9cm×3.0cm 混合回声团块，边界清，周边见少量彩色血流信号（图 5-2-1C）。

超声造影　团注造影剂后，团块周边见造影剂灌注，呈高增强，中央未见造影剂灌注，呈无增强（图 5-2-1D ～ G）。

超声提示　左下肺混合回声团块，肺脓肿可能，建议行穿刺活检术。

病理结果　肺组织慢性炎症伴局灶机化坏死及化脓。

实验室检查（活检组织）　Xpert MTB/RIF（-），真菌培养（-）。

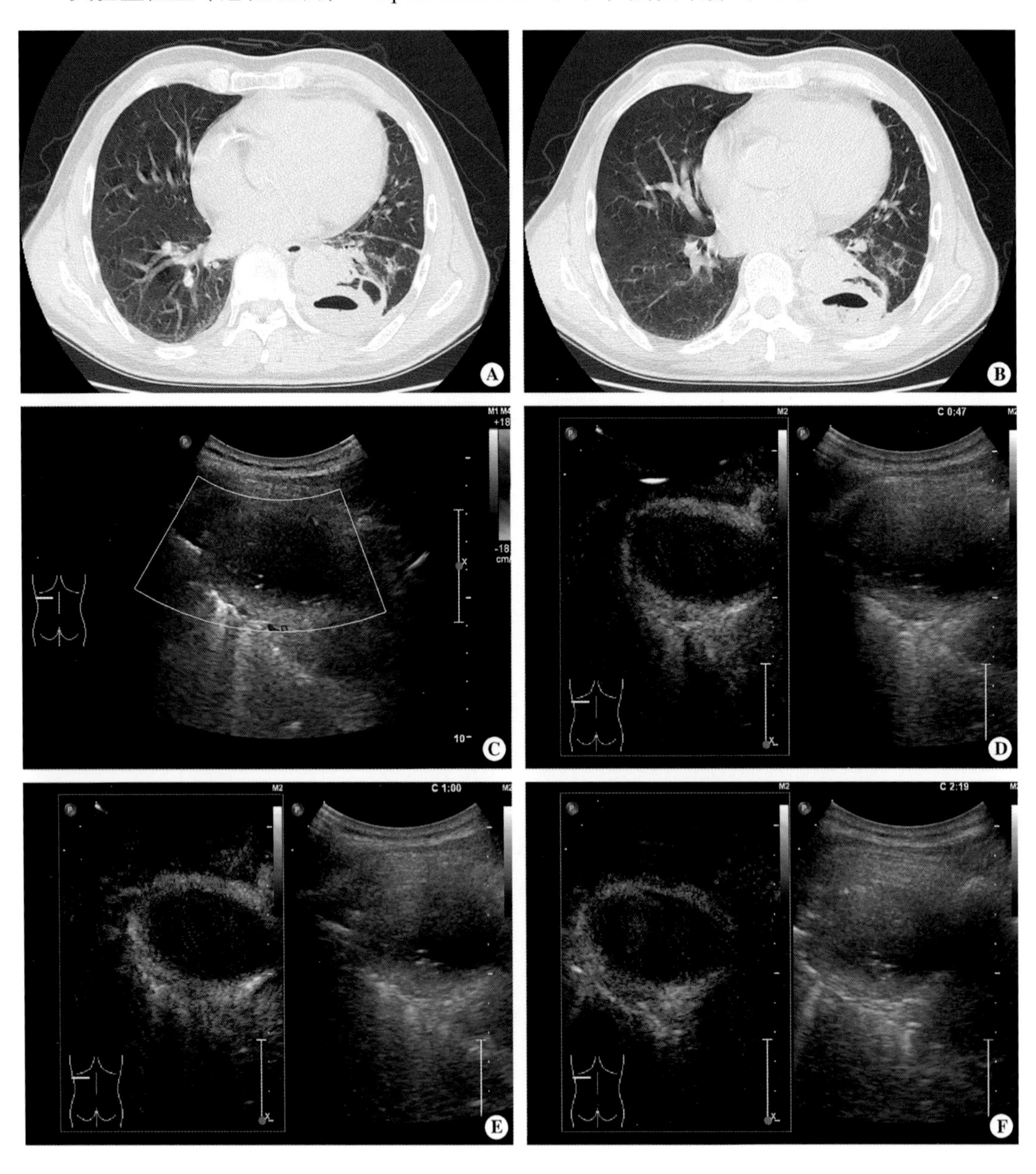

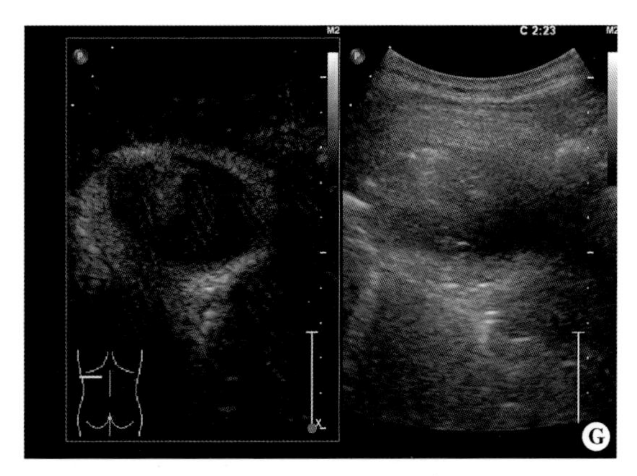

图 5-2-1 左下肺脓肿

A、B. CT 示左下肺可见团片状高密度影，高密度影内可见气液平面；C. 左肺见厚壁的混合回声团块，周边可见条状血流信号，团块内部未见血流信号；D ～ G. 注入造影剂后团块周边快速增强，团块内部无增强

病例 2

病史　患者，男性，52 岁，因“咳嗽、咳痰 3 个月，发热 2 天”就诊。体格检查：T 37.9℃，P 70 次 / 分，R 19 次 / 分，BP 104/58mmHg，神志清，咽部无充血，浅表淋巴结未触及肿大，双肺叩诊清音，未闻及干湿啰音。实验室检查：白细胞 12.3×10^9/L，中性粒细胞 7.6×10^9/L，甲胎蛋白 1.7μg/L，癌胚抗原 1.6μg/L。结核感染 T 细胞阴性。CT：左上肺感染，考虑脓肿形成（图 5-2-2A、B）。

灰阶及多普勒超声　左上肺见一大小约 3.7cm×2.8cm 低回声团块，边界清，团块后方可见“碎片征”，彩色血流信号不明显（图 5-2-2C、D）。

超声造影　团注造影剂后，8s 时低回声团块边缘开始增强，14s、18s 时团块边缘持续高增强，内部无增强，46s 时增强达峰，呈边缘高增强，内部始终无增强，60s、102s 时团块内造影剂持续廓清（图 5-2-2E ～ J）。

超声提示　左上肺低回声团块，建议行穿刺活检术。

病理结果　小片肺组织伴间质纤维组织增生，散在急慢性炎细胞及少量嗜酸性粒细胞浸润，局灶脓肿形成。

实验室检查（活检组织）　Xpert MTB/RIF（-），真菌培养（-）。

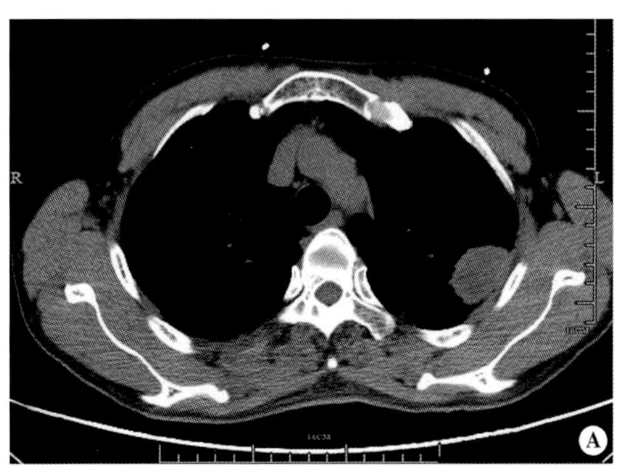

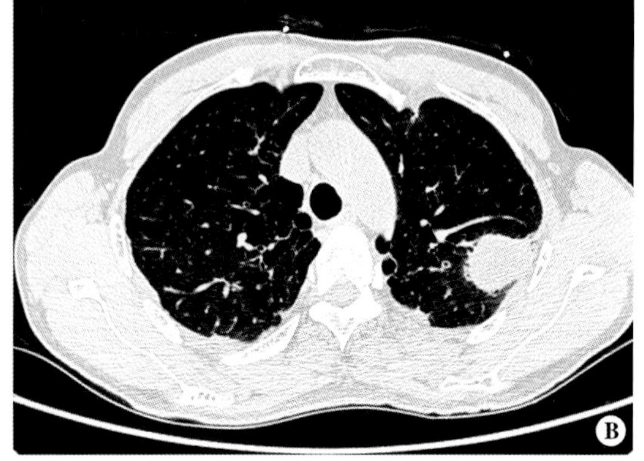

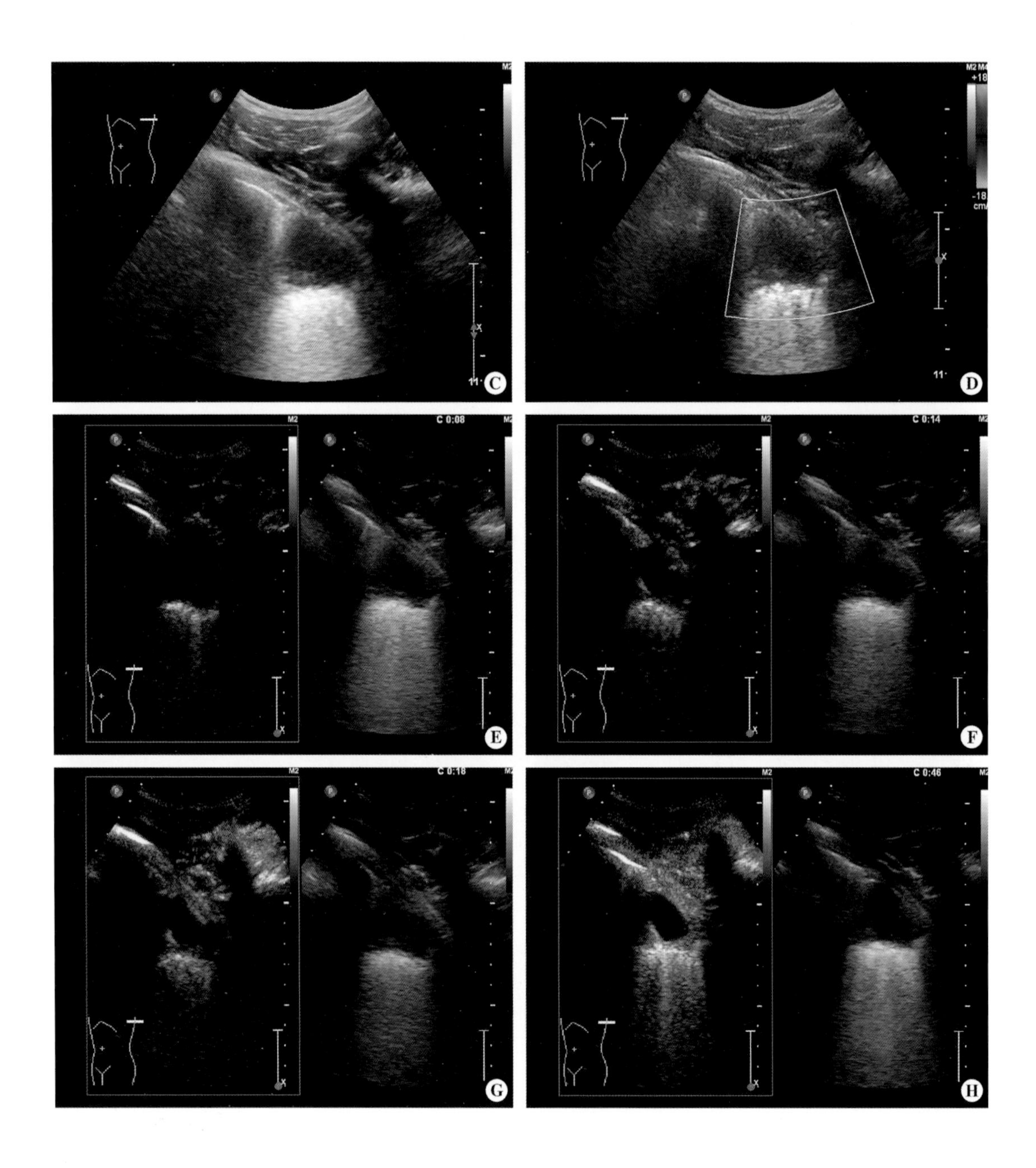
C
D
C 0:08
E
C 0:14
F
C 0:18
G
C 0:46
H

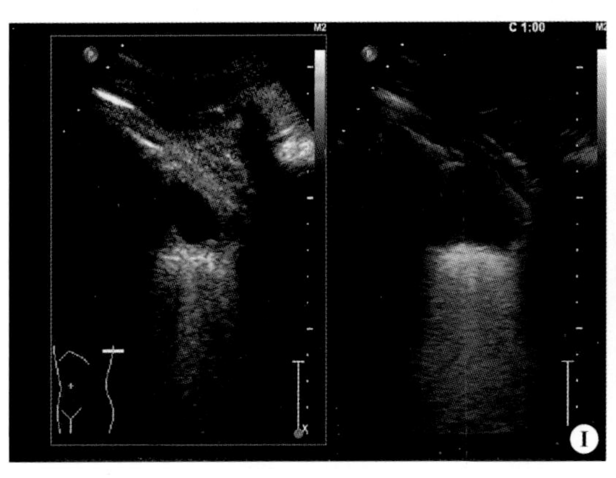

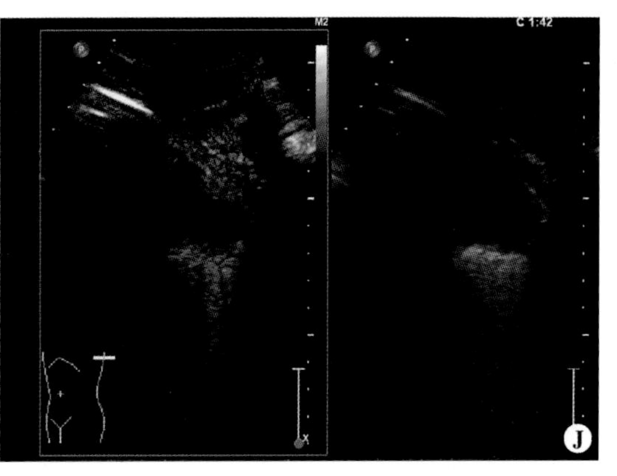

图 5-2-2 左上肺脓肿

A、B. CT 示左上肺团块影，边缘毛糙，紧贴侧壁胸膜；C、D. 左上肺低回声团块，边界清，团块后方可见“碎片征”，彩色血流信号不明显；E ～ J. 注入造影剂后，8s 时低回声团块周边见造影剂微泡进入，14s、18s 时团块周边持续高增强，团块内部无增强，46s 时团块周边增强达峰，内部始终无增强，60s、102s 时团块内造影剂持续廓清

病例 3

病史　患者，男性，54 岁，因“腹胀、发热、咳嗽 1 个月”入院，体格检查：神志清，精神差，慢性病容，面色晦暗，皮肤、黏膜无黄染，肝掌、蜘蛛痣阳性，双肺听诊呼吸音粗，可闻及中等量湿啰音。腹隆，腹壁静脉曲张。移动性浊音阳性，双下肢凹陷性水肿。实验室检查：白细胞 17.6×10^{9}/L，丙型肝炎抗体（+）。CT 提示双侧肺部感染，右肺下叶厚壁团块影，内见气液平面，肺脓肿可能（图 5-2-3A）。

灰阶及多普勒超声　右下肺可见一大小约 6.3cm×7.6cm 的囊实性混合回声团块，与胸膜紧贴，边界尚清，壁厚约 0.9cm，团块内见无回声及点状强回声，后方回声增强。CDFI：囊壁可见少量血流信号，腔内未见血流信号（图 5-2-3B）。

超声提示　右下肺混合回声团块，肺脓肿可能。

行超声引导下右下肺团块穿刺活检术，获取 3 条淡白色病变组织条，长约 0.8cm，另抽出淡黄色浑浊脓样液体 120ml（图 5-2-3C、D）。

病理结果（肺团块囊壁组织）　镜下为纤维结缔组织，内有炎性细胞浸润，无肿瘤及结核依据。

细菌培养　抽出脓液共 120ml，脓液培养出肺炎克雷伯菌。

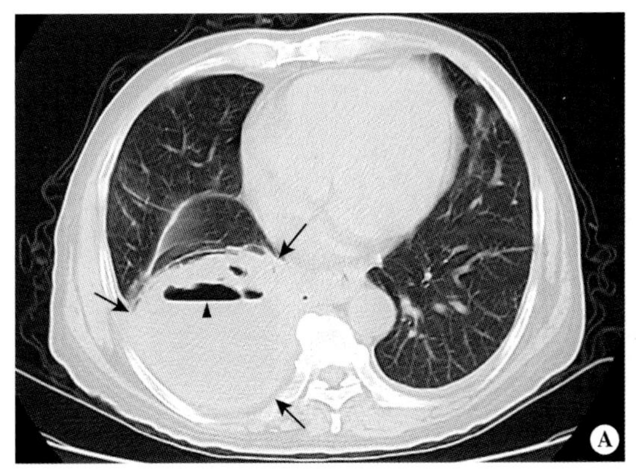

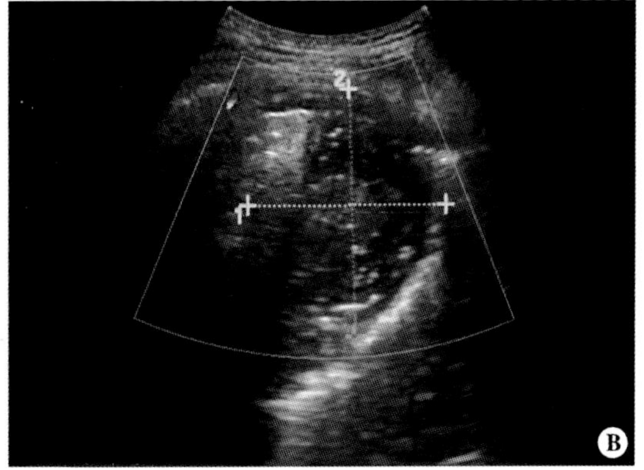

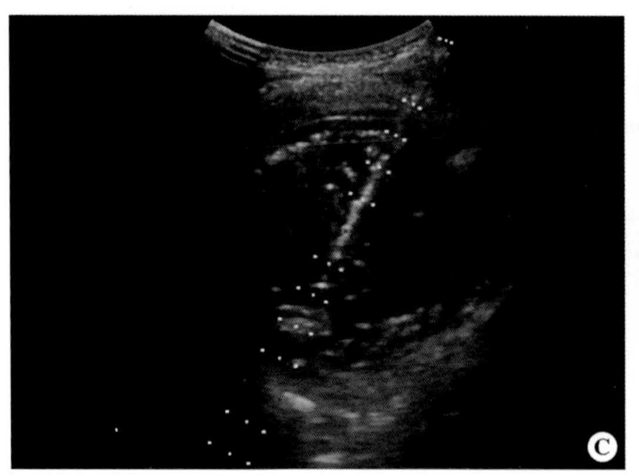
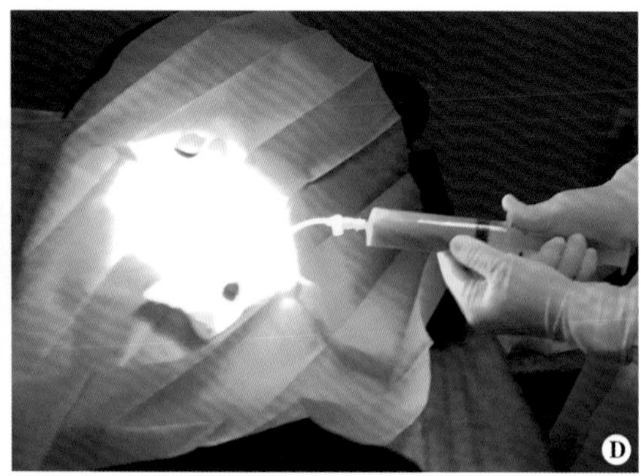

图 5-2-3 右下肺脓肿
A. 胸部 CT 示右肺下叶厚壁团块影（箭头），内见气液平面（三角形箭头）；B. 超声示右下肺可见一混合回声团块，边界尚清，壁较厚，CDFI 囊壁可见少量血流信号，腔内未见血流信号；C、D. 超声引导下肺脓肿穿刺活检术 + 抽液术

（苏冬明 农恒荣）

第三节 肺 肿 瘤

一、肺错构瘤

肺错构瘤是最常见的肺良性肿瘤，约占肺部良性肿瘤的 75% 左右，以肺内孤立性结节为特征的周围型肺错构瘤发病率居肺内孤立性病灶的第 3 位，占 5% ～ 10%，仅次于肺癌和肉芽肿性病变。

【病因、发病机制与病理】

肺错构瘤是由正常肺组织不正常发育形成的瘤样畸形，属肿瘤样病变，该病变多见于成年人，未见发生于婴幼儿或新生儿的报道，病变极有可能来源于支气管未分化间质细胞，因此应属于真性良性间叶性肿瘤。肺错构瘤起源于支气管胚基，是一种发育异常，支气管壁各种正常组织错乱组合而发生的良性肿瘤。

错构瘤分为肺实质内型及支气管腔内型，后者少见。错构瘤主要组织成分包括软骨、脂肪、平滑肌、纤维、上皮细胞等，有时还有骨组织或钙化，40% ～ 50% 的肺错构瘤既无钙化也无脂肪。依据其内部成分不同，可进一步分为软骨性错构瘤、软骨性腺瘤、软骨瘤和间质瘤等。

【临床表现】

肺实质内型错构瘤患者多无异常表现，当错构瘤发展到一定大小，刺激或压迫支气管造成支气管狭窄或阻塞时，易出现咳嗽、胸痛、发热、气短、血痰，甚至咯血等表现。支气管腔内型肺错构瘤由于易早期堵塞支气管，症状可出现较早。

【超声表现】

（1）周围型肺错构瘤表现为肺周围孤立低回声结节，呈圆形、类圆形或轻微分叶状，边缘清晰，结节内回声不均匀，部分可见点状、线状、团状强回声钙化灶。中央型肺错构瘤超声检查难发现，只有当病变支气管远端肺组织内有阻塞性肺炎或肺不张形成时，超声检查才可发现楔形或不规则形低回声团块。

（2）CDFI：病灶周边血流信号较丰富多见，内部彩色血流信号不丰富，也可表现为整体彩色血流信号不丰富。

（3）超声造影：多为不均匀高增强，结节周围首先增强，有时可见粗大血管，随后整体不均匀增强，造影剂廓清比较缓慢。

【病例】

病史　患者，男性，64 岁，因“抗结核治疗后肝功能异常 20 余天”就诊。体格检查：胸廓无畸形，右下肺听诊呼吸音低，叩诊浊音，余肺野呼吸音清，未闻及干湿啰音。肺 CT 平扫：两肺纹理增多增粗，右肺上叶见少许斑片状、条索状高密度影，边界清；所见各支气管腔通畅，肺门及纵隔未见明显增大淋巴结；右侧胸膜结节状增厚（图 5-3-1A、B）。CT：右侧结核性胸膜炎考虑，右肺上叶少许纤维增殖灶。

灰阶及多普勒超声　右肺紧邻胸膜脏层内见一大小约 3.7cm×1.9cm 低回声结节，边界尚清，形态欠规则，结节内部回声欠均匀，结节周边见点状、条状彩色血流信号（图 5-3-1C、D）。

超声造影　团注造影剂后，右肺低回声结节 12s 时边缘开始增强，19s 时内部逐渐增强，呈向心性增强，37s 时增强达峰，呈均匀高增强，63s 时开始廓清，120s 时持续廓清（图 5-3-1E ～ I）。

超声提示　右肺低回声结节，肺癌可能性大，建议穿刺活检（图 5-3-1J）。

病理结果（右侧肺内穿刺）　纤维脂肪组织，间质见散在少量慢性炎性细胞浸润，局灶淋巴细胞集聚，另见横纹肌组织，考虑错构瘤。

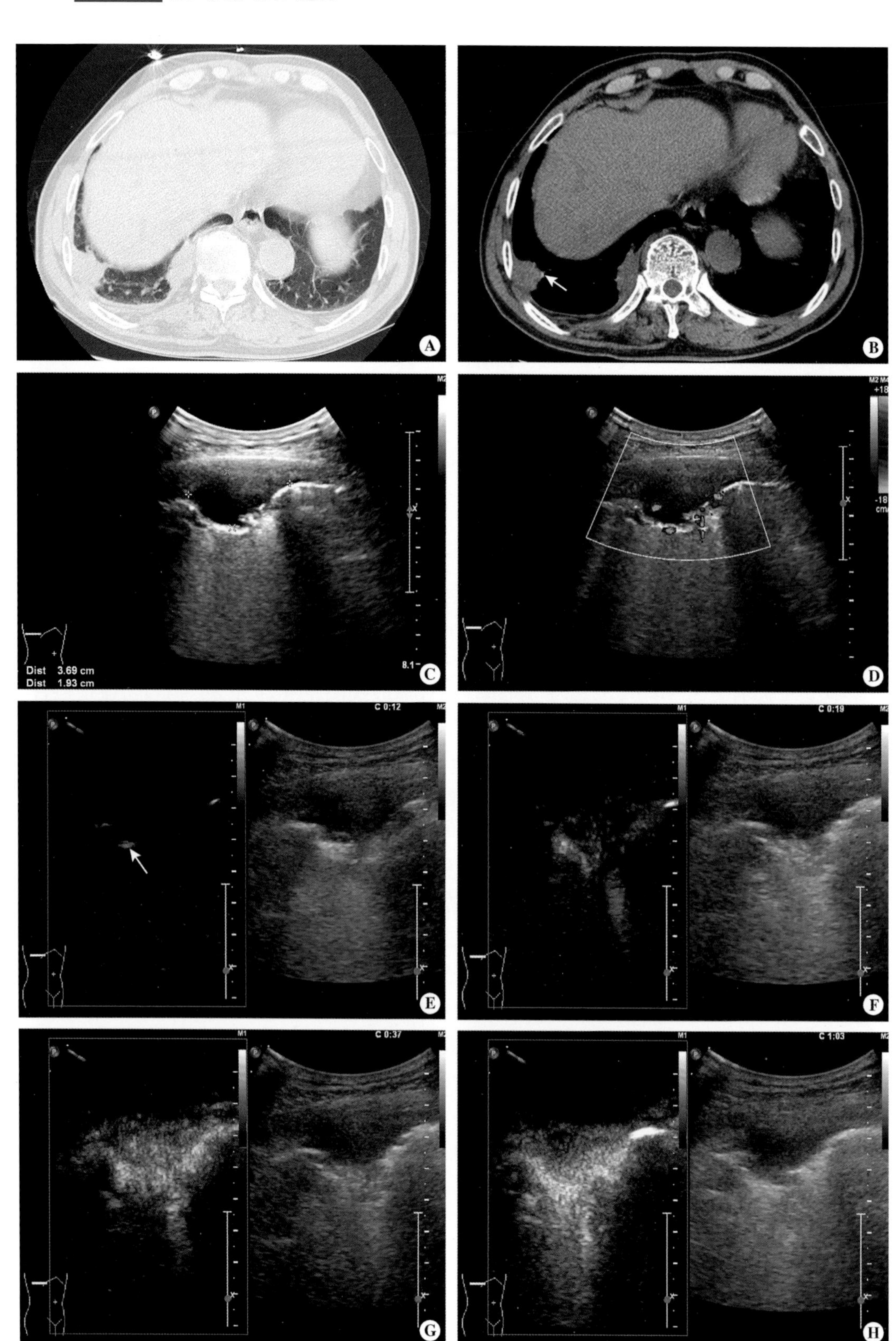
A
B
Dist 3.69 cm
Dist 1.93 cm
8.1
C
D
M1
C 0:12
E
M1
C 0:19
F
M1
C 0:37
G
M1
C 1:03
H

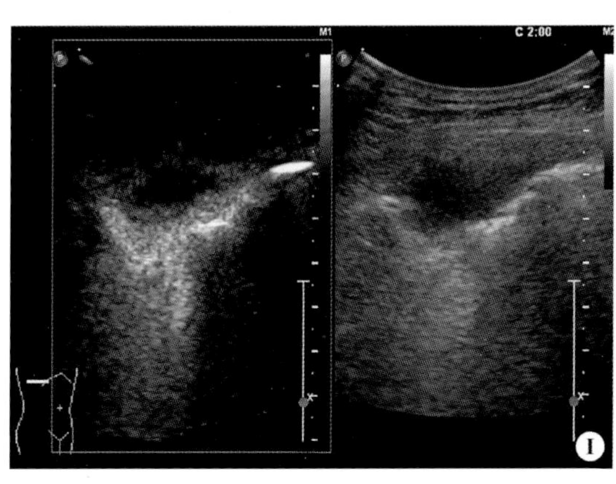

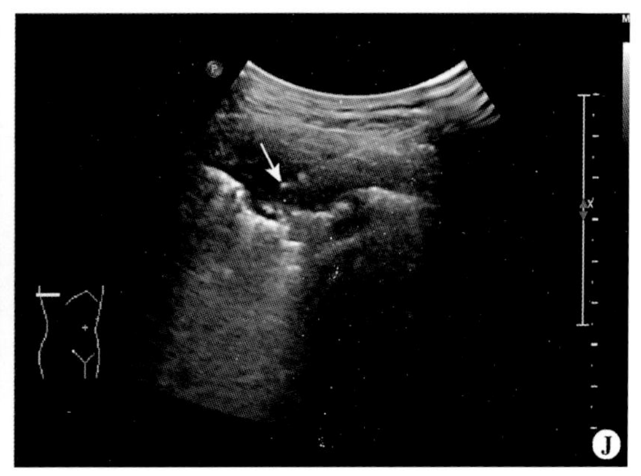

图 5-3-1 右肺错构瘤

A、B. 胸部 CT 示右侧胸膜不规则结节样增厚，内见点状钙化（箭头）。C、D. 右侧胸腔紧邻胸膜脏层内见一大小约 3.7cm×1.9cm 低回声结节，边界尚清，形态欠规则，结节内部回声欠均匀，CDFI 示结节周边见点状、条状彩色血流信号。E ~ I. 团注造影剂后，12s 时右侧胸腔低回声结节开始增强，周边见粗大血管（箭头），19s 时结节内部逐渐增强，呈向心性，37s 时增强达峰，呈均匀高增强；63s 时部分区域廓清，120s 时仅边缘呈低增强。J. 超声引导下右侧胸腔低回声结节穿刺活检术（箭头示穿刺针针尖）

二、原发性支气管肺癌

原发性支气管肺癌（primary bronchogenic lung cancer）起源于支气管黏膜或腺体，简称肺癌（lung cancer），是肺部最常见的恶性肿瘤。根据世界卫生组织公布的资料显示，肺癌无论是发病率还是病死率均居全球癌症首位。在我国，肺癌也是癌症死亡的首要病因，且发病率和病死率仍在增长。

【病因、发病机制与病理】

肺癌与吸烟、室内外空气污染、职业暴露（如汽车尾气、石棉、放射同位素、芳香化合物）、慢性肺感染、肺结核继发瘢痕等因素有关。此外，肺癌的发生与多步骤累积的遗传学改变（如抑癌基因 *p53*、*K-RAS*、*ALK*、*EGFR*、*ERCC1* 等异常）有关。

肺癌起源于支气管黏膜上皮或支气管腺体和肺泡上皮，可分为非小细胞癌和小细胞癌两大类。非小细胞癌占肺癌总数的 80% ~ 85%，包括腺癌、鳞状细胞癌及大细胞癌等，其中腺癌已成为肺癌最常见的亚型。小细胞癌占肺癌的 10% ~ 20%，为神经内分泌细胞癌，是肺癌中恶性度极高的一种，病理特征为镜下可见类似燕麦的癌细胞呈菊形团样排列，又称燕麦细胞癌。肺癌少见类型约占 5%，包括腺鳞癌、肉瘤样癌、类癌等。

【临床表现】

肺癌的临床表现与肿瘤的部位、大小、分期、组织学差异等有关，早期症状包括咳嗽、血痰、胸痛、发热及气促等。鳞状细胞癌和小细胞癌的起源多靠近气道，常引发气道刺激或梗阻症状，如刺激性咳嗽、咯血、喘鸣及呼吸困难等。腺癌及大细胞癌多位于肺外周，通常在临床检查时无意中发现肺外周结节，其症状多为累及胸膜所致的胸痛。当肿瘤在胸腔内蔓延侵及周围组织时，可导致声音嘶哑、上腔静脉阻塞综合征、霍纳综合征、胸腔积液及心包积液等。肿瘤远处转移至脑、骨、肝、肾上腺及其他器官时，可引起相应器官转移的临床表现，部分患者可出现副肿瘤综合征，包括库欣综合征、抗利尿激素分泌异常综合征、高钙血症、类癌综合征及继发增殖性骨关节病等。

【超声表现】

（1）紧邻胸膜的周围型肺癌超声表现多为类圆形、不规则形结节，低回声多见，轮廓清晰，边缘不规则，有时内可见钙化，以“砂砾样”多见，且常散在分布于瘤体内。邻近肋骨时可有骨质破坏。

（2）中央型肺癌合并肺不张时，常表现为楔形或形态不规则的低回声区，近肺门处可见低回声或等回声的结节，呈类圆形或不规则形，与肺不张组织分界多清晰。血管或细支气管等管状结构的近端受压截断，纵隔向患侧移位。

（3）直径＞3cm 的肺癌易发生坏死，内部可显示无回声或极低回声区，形态不规则或分布不规律。

（4）CDFI：多数病变可见较丰富的血流信号，边缘区域可见形态扭曲的血管，鳞状细胞癌因坏死较常见，血流信号不丰富，频谱多普勒以支气管动脉供血多见，有时也可测得肺动脉频谱。

（5）超声造影：目前关于肺癌的增强时相特征尚存争议，有学者认为肺超声造影时相可分为肺动脉早期 [造影剂到达时间（AT）≤ 6s]、肺动脉晚期（6s ＜ AT ≤ 10s）和支气管动脉期（AT ＞ 10s）。大多数研究表明，肺癌增强时相一般始于支气管动脉期，但有学者认为肺癌与肺炎在始增时间、廓清时间及持续时间、强度分布方面比较，差异无统计学意义，部分病灶可存在肺动脉及支气管动脉的双重血供，增强扫描时相可提前。目前最新研究认为，以病灶与正常肺组织增强的时间差大于 2.5s 诊断肺恶性病变，准确率可达 97.1%。

肺癌超声造影模式多样，可表现为均匀增强、不均匀增强及无增强等。有学者认为，动脉期病灶中心或边缘棉花团样增强，以及分布不规律、走行紊乱的枯枝样增强或血管样增强为周围型肺癌的常见征象，且不同征象与组织学分型有良好相关性。中央型肺癌伴肺不张的增强模式：不张的肺在“肺动脉期”明显增强，而肺癌病变区域的造影剂灌注时间明显延迟，主要在“支气管动脉期”出现增强，且增强强度明显低于不张的肺组织。

【病例】

病例 1

病史　患者，男性，28 岁，因“咳嗽 1 个月，气促 1 周”就诊。查体：左颈及左锁骨上窝可触及两个米粒大小淋巴结，质地软，无压痛，活动度可，两肺叩诊清音，听诊两肺呼吸音粗，未闻及干湿啰音。CT：两肺弥漫性结节影，大小不等，分布尚均匀，左下肺实变影，左下胸廓略收缩，胸膜增厚；心包积液；部分胸椎骨质破坏。肿瘤标志物：癌胚抗原 59.37μg/L，CA125 90.20kU/L，CA15-3 22.20kU/L，CA19-9 23.79kU/L，CA72-4 6.98kU/L，角蛋白 19 片段 56.69μg/L，鳞状细胞癌抗原 0.70ng/ml。

灰阶及多普勒超声　左侧胸腔近胸膜处可见一大小约 5.2cm×3.6cm 的低回声团块，

边界欠清，团块内部回声不均匀，胸膜增厚，胸膜与该团块间见不规则无回声区。CDFI示低回声团块周边见点状彩色血流信号（图 5-3-2A、B）。

超声造影 团注造影剂后，左侧胸腔低回声团块内造影剂快速灌注，7s 时开始增强，9s 时持续增强，34s 时增强达峰，呈快速高增强（图 5-3-2C ～ E）。

超声提示 左侧胸腔低回声团块，肺癌可能性大，建议行穿刺活检术。

病理结果 左肺浸润性腺癌（以腺泡状为主，部分为微乳头状）。免疫组化：CK7（+）、天冬氨酸蛋白酶 A（+）、TTF-1（+）、P53 部分（+）、Ki67 部分（+）、P63 部分（+）、CK5/6 局灶（+）、SOX-2 部分（+）、P40 部分（+），提示部分为鳞状细胞癌（中分化）（图 5-3-2F，图 5-3-2G）。

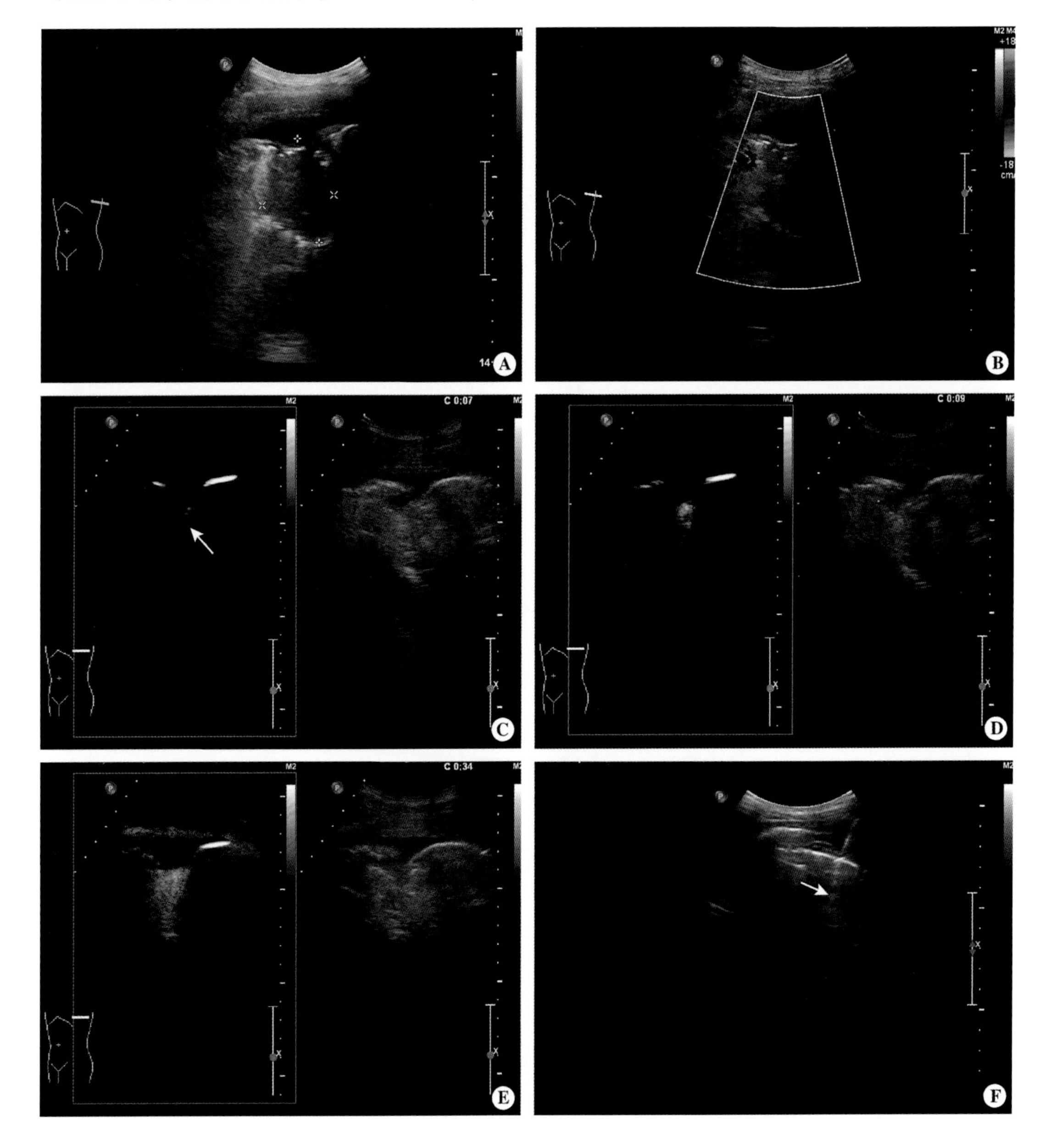

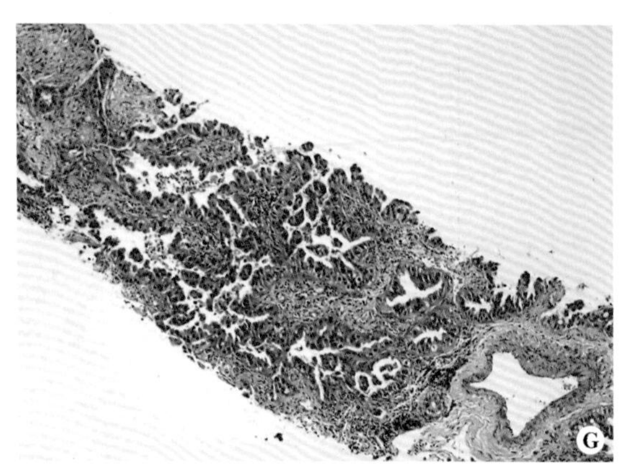

图 5-3-2 肺浸润性腺癌

A、B. 左侧胸腔可见一 5.2cm×3.6cm 的低回声团块，边界欠清，团块内部回声不均匀，胸膜增厚，胸膜与该团块间见不规则无回声区，周边见点状彩色血流信号；C ～ E. 团注造影剂后，左侧胸腔低回声团块内造影剂快速灌注，7s 时开始增强（箭头），34s 时增强达峰，呈快速高增强；F. 超声引导下左侧胸腔低回声团块穿刺活检术（箭头示穿刺针针尖）；G. 病理检查（HE 染色，×200）：纤维组织内见异型腺体浸润，部分呈微乳头状

病例 2

病史　患者，男性，64 岁，因“右侧胸痛 10 天”就诊。体格检查：听诊右肺呼吸音偏低，余肺呼吸音清，未闻及干湿啰音。肿瘤标志物：癌胚抗原 7.48μg/L，CA125 155.70kU/L，角蛋白 19 片段 4.43μg/L，胸腔积液癌胚抗原 149.66μg/L，CA125 1577.00kU/L，CA19-9 110.33kU/L，乳酸脱氢酶 257U/L。CT：右肺下叶结节灶，炎性肉芽肿可能，必要时行穿刺活检术；考虑慢性支气管炎及肺气肿（图 5-3-3A）。

灰阶及多普勒超声　右肺可见范围约 1.6cm×1.3cm 的类圆形低回声结节，边界尚清，内部回声欠均匀。CDFI 示结节内未见彩色血流信号（图 5-3-3B、C）。

超声造影　团注造影剂后，7s 时可见结节周边肺组织增强，9s 时低回声结节开始增强，可见扭曲血管，23s 时增强达峰，呈不均匀高增强，25s 时开始廓清，187s 时持续廓清（图 5-3-3D ～ H）。

超声提示　右肺低回声结节，肺癌可能性大，建议行穿刺活检术。

病理结果　右肺结节中分化腺癌（图 5-3-3I）。

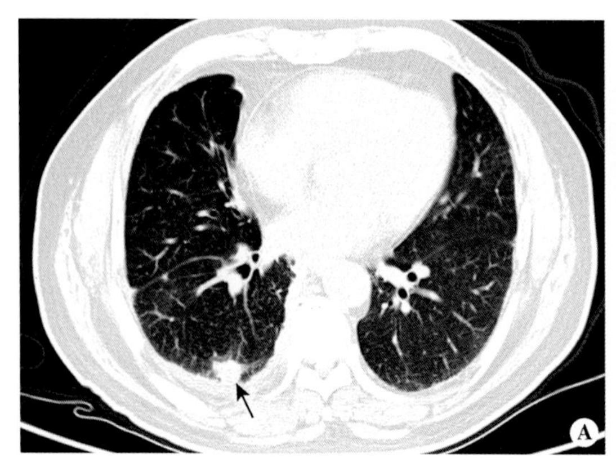

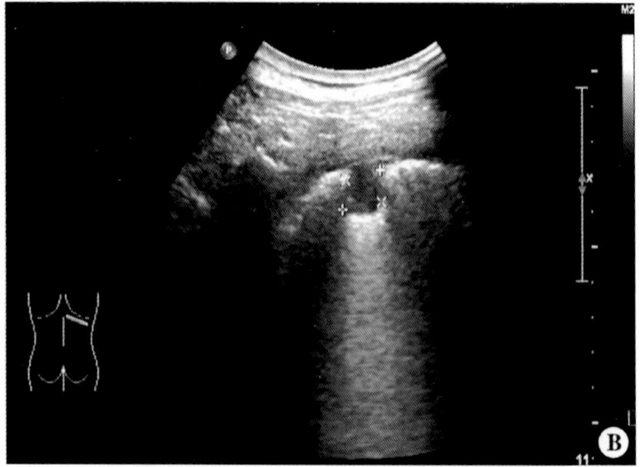

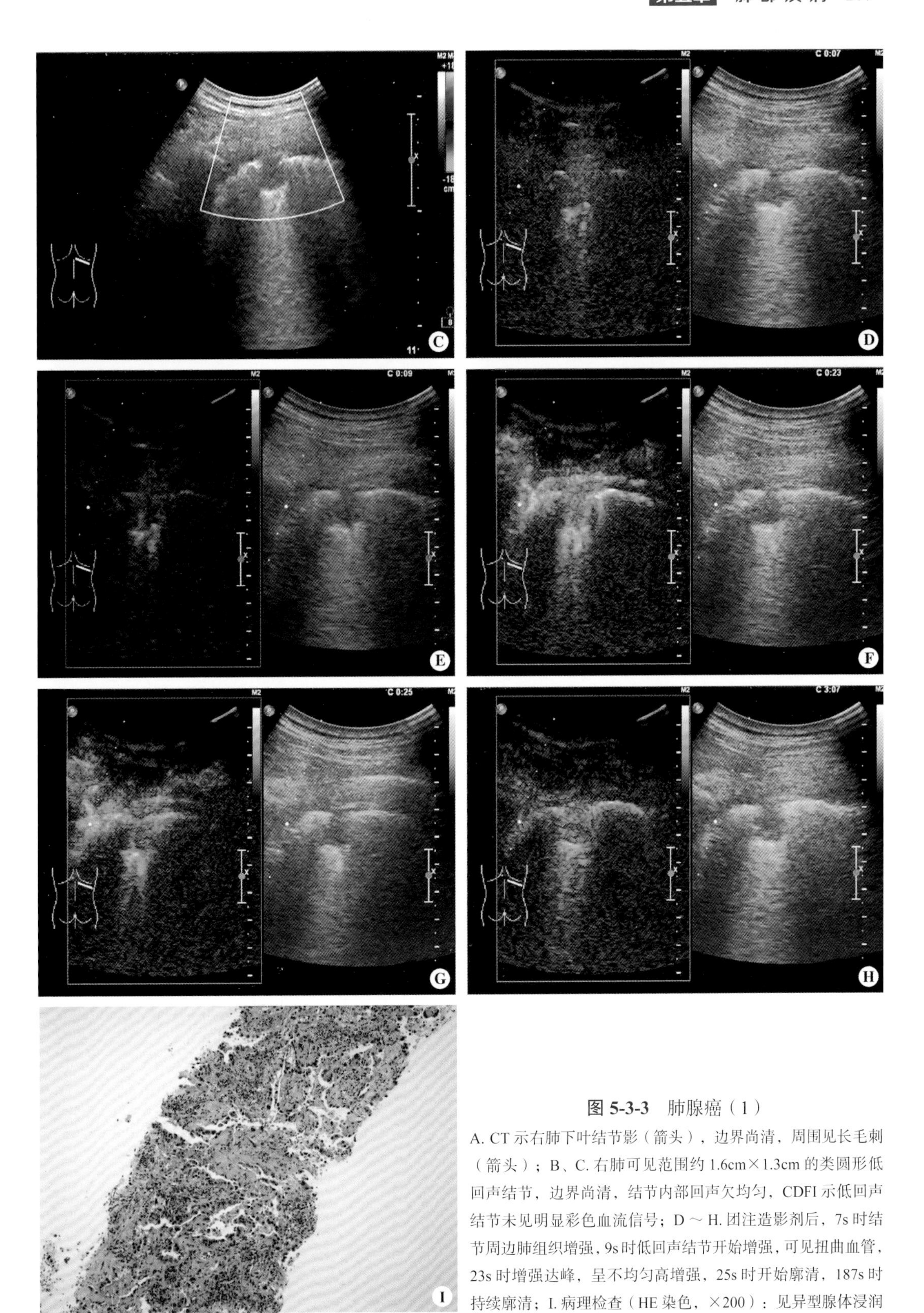

图 5-3-3 肺腺癌（1）

A. CT 示右肺下叶结节影（箭头），边界尚清，周围见长毛刺（箭头）；B、C. 右肺可见范围约 1.6cm×1.3cm 的类圆形低回声结节，边界尚清，结节内部回声欠均匀，CDFI 示低回声结节未见明显彩色血流信号；D ～ H. 团注造影剂后，7s 时结节周边肺组织增强，9s 时低回声结节开始增强，可见扭曲血管，23s 时增强达峰，呈不均匀高增强，25s 时开始廓清，187s 时持续廓清；I. 病理检查（HE 染色，×200）：见异型腺体浸润

病例 3

病史　患者，女性，54 岁，因“咳嗽 4 月余”就诊。体格检查：胸廓无畸形，两肺叩诊清音，听诊呼吸音清。实验室检查：癌胚抗原 7.88μg/L，Xpert MTB/RIR（–），非结核分枝杆菌 DNA（–），结核杆菌 DNA（–），结核分枝杆菌（TB）RNA 测定结核 RNA（–）；GM 试验：血清学系数 0.11（血清学系数＜0.5 为阴性）；T-SPOT.TB（–）；胸腔穿刺检查：胸腔积液寻找脱落细胞提示涂片内见癌细胞；胸腔积液和腹腔积液生化＋电解质 CRP TC 样本：胸腔积液总蛋白 44.70g/L，乳酸脱氢酶 428U/L，腺苷酸脱氨酶 7.5U/L；肿瘤 5 项样本：胸腔积液癌胚抗原 15.47μg/L，CA125 1132.80kU/L，CA15-3 285.60kU/L；胸腔积液常规＋细菌真菌样本：胸腔积液颜色黄色，微浑，李凡他试验弱（+），白细胞 2.5×10^9/L，红细胞 6.1×10^{12}/L；肿瘤标志物癌胚抗原 20.13μg/L。肺 CT 检查：两肺纹理增多增粗，右上肺见多发斑点状、条状高密度影，边界欠清，右上肺部分实变区可见局部不规则空洞，周围部分小叶间隔增厚，右侧胸腔积液（图 5-3-4A、B）。

灰阶及多普勒超声　右上肺可见一低回声团块，边界清，团块内部回声欠均匀，周边见“碎片征”，内见点状及条状彩色血流信号（图 5-3-4C、D）。

超声造影　团注造影剂后，团块周边肺不张组织 5s 时开始增强，低回声团块 6s 时开始增强，呈向心性不均匀高增强，13s 时持续增强，25s 时增强达峰，31s 时开始廓清，111s 时持续廓清（图 5-3-4E ～ L）。

超声提示　右上肺低回声团块，建议行穿刺活检术（图 5-3-4M）。

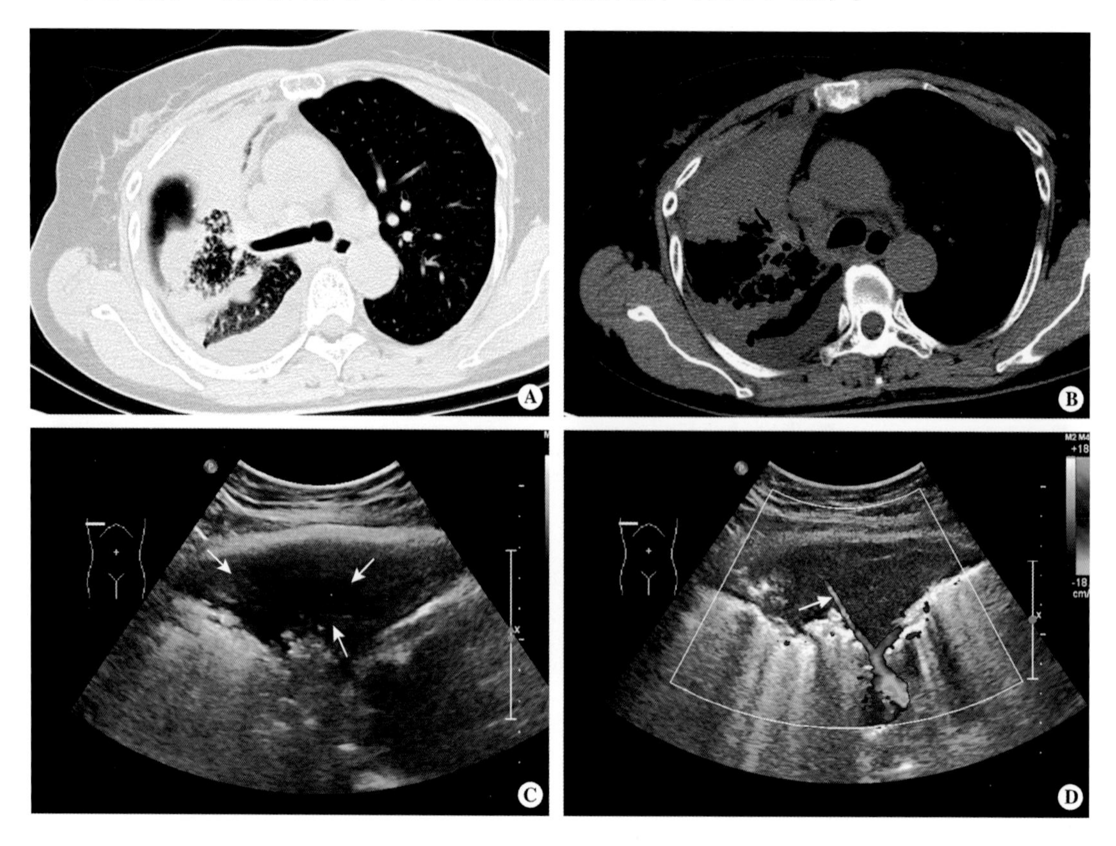

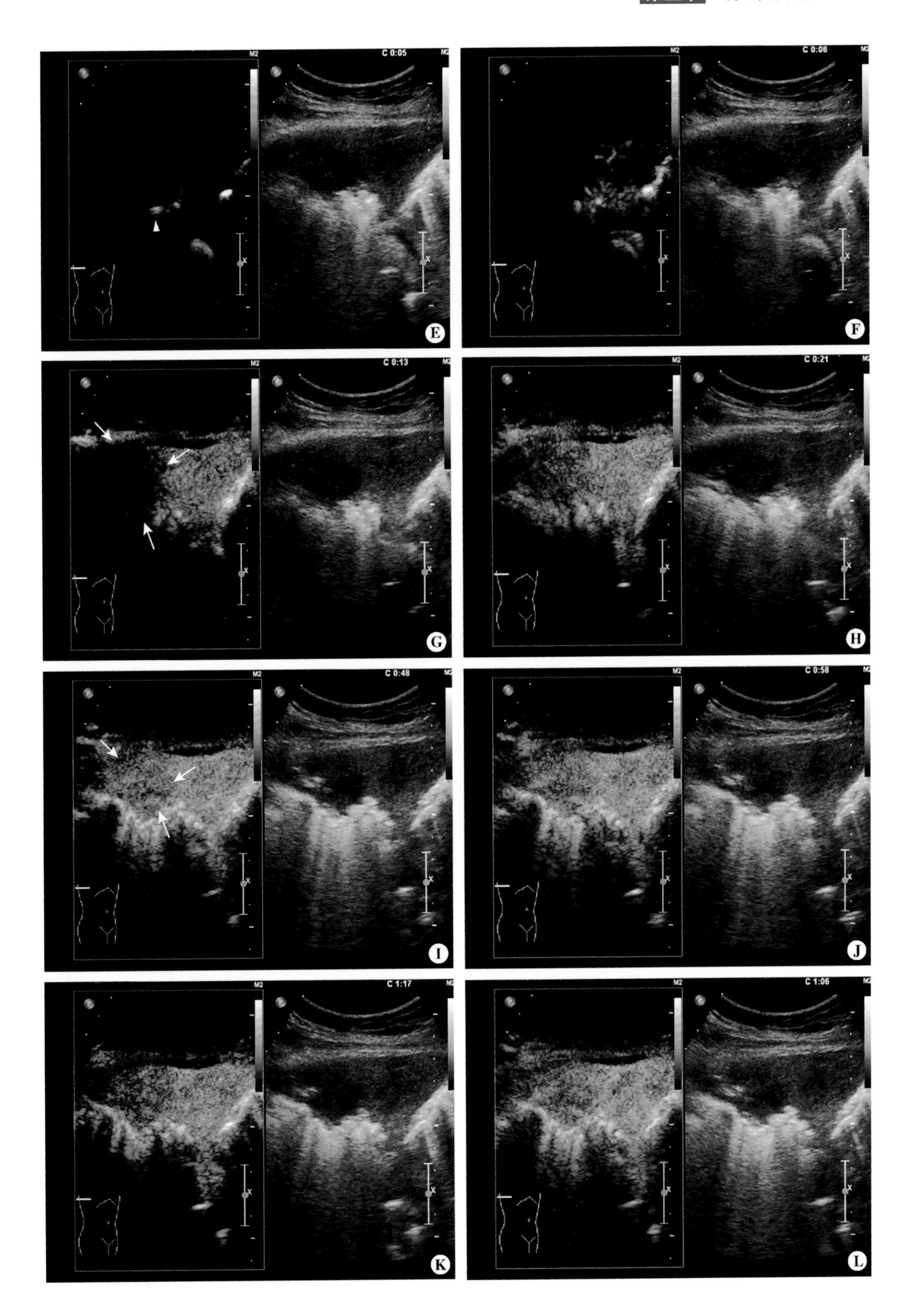
C 0:05
E
C 0:06
F
C 0:13
G
C 0:21
H
C 0:48
I
C 0:58
J
C 1:17
K
C 1:06
L

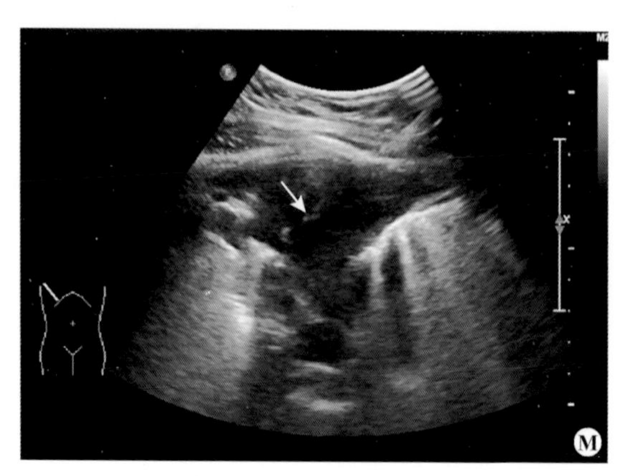

图 5-3-4 肺腺癌（2）

A、B. 胸部CT平扫示右上肺多发斑点状、条状高密度影，右上肺部分实变区可见局部不规则空洞；C. 常规超声检查可见团块（箭头）与肺不张组织分界不清；D. 肺不张组织内见条状彩色血流（箭头）；E ～ L. 超声造影：注射造影剂后，5s 时肺不张组织开始增强（三角形箭头），6s 时团块边缘开始增强（箭头），呈向心性增强，21s 时持续增强，48s 时团块增强达峰，呈低增强（箭头），58s、66s、77s 时造影剂持续廓清；M. 超声引导下低回声团块穿刺活检术（箭头示穿刺针针尖）

病理结果（右上肺占位穿刺组织） 非小细胞癌，结合免疫组化结果提示肺腺癌。免疫组化：CK7（+）、TTF-1（+）、天冬氨酸蛋白酶 A（+）、CK5/6（-）、P63（-）、P40（-）、SOX-2（-）、Ki67（+，2%）、P53（20%+）、ALK（-）。

病例 4

病史 患者，男性，74 岁，因“反复咳嗽、气急伴双下肢水肿 5 年，加重 4 个月”就诊。5 年前无明显诱因出现咳嗽，呈持续性，伴胸闷气促、双下肢水肿，无畏寒发热、心悸心慌、胸痛咳痰，未予治疗；3 年前咳嗽、气急及双下肢水肿明显加重，住院治疗（具体不详）后好转。4 个月前再次出现咳嗽、气急加重，伴咽痒，咳痰清稀，胸闷心悸，双下肢水肿，乏力，纳差，夜间入睡困难。实验室检查：红细胞 3.71×10^{12}/L，淋巴细胞 13.0%，中性粒细胞 82.5%，癌胚抗原 6.68μg/L，CA125 102.70kU/L，CA19-9 50.85kU/L，总免疫球蛋白 E 210.00IU/ml，CRP 3.71mg/L。（血 / 尿）肌酐清除率（Ccr）125.7μmol/L，肌酐清除值 32.09ml/min；GM 试验：血清学系数 0.32；皮质醇 11.77μg/dl，D- 二聚体 2682.0μg/L。肺 CT 平扫（3mm）：右下肺可见团片状混杂密度影，其内可见坏死区，增强扫描后见不均匀强化，其内见血管造影征（图 5-3-5A、B）。

灰阶及多普勒超声 右肺见一大小约 8.4cm×3.9cm 低回声团块，随呼吸与肺同步运动，呈楔形，团块内部回声不均匀，可见多发低回声结节，较大结节约 2.5cm×2.4cm（图 5-3-5C、D），CDFI：多切面观察团块内见粗大血管（图 5-3-5E、F）。

超声造影 团注造影剂后，右肺整个团块 7s 时开始增强，9s、13s 时持续增强，其中团块内部较大低回声结节未见增强，17s 时较大低回声结节开始增强，24s 时该结节增强达峰，与整个团块增强强度相近，45s 时该结节开始廓清，72s 时持续廓清，廓清快于整个团块（图 5-3-5G ～ M）。

再次团注造影剂后，观察整个团块内另一邻近胸膜的低回声结节，该结节 15s 时周边开始增强，内部无增强，22s、27s 时结节内部持续增强，增强强度低于整个团块，40s 时该结节开始廓清，63s 时结节持续廓清，廓清快于整个团块（图 5-3-5N ～ R）。

超声提示　右肺低回声团块伴多发低回声结节，首先考虑肺部肿瘤，建议活检（图 5-3-5S、T）

病理结果（右肺组织穿刺活检）　肺组织内见大量成片挤压异型肿瘤细胞；免疫组化：CK5/6（-）、CK7（-）、P53（+++）、P63（-）、TIF-1（+）、P40（-）、Ki67（+，60%）、天冬氨酸蛋白酶 A（-）、CD56（+++）、CgA（+）、Syn（+++）、LCA（-），提示符合小细胞癌。

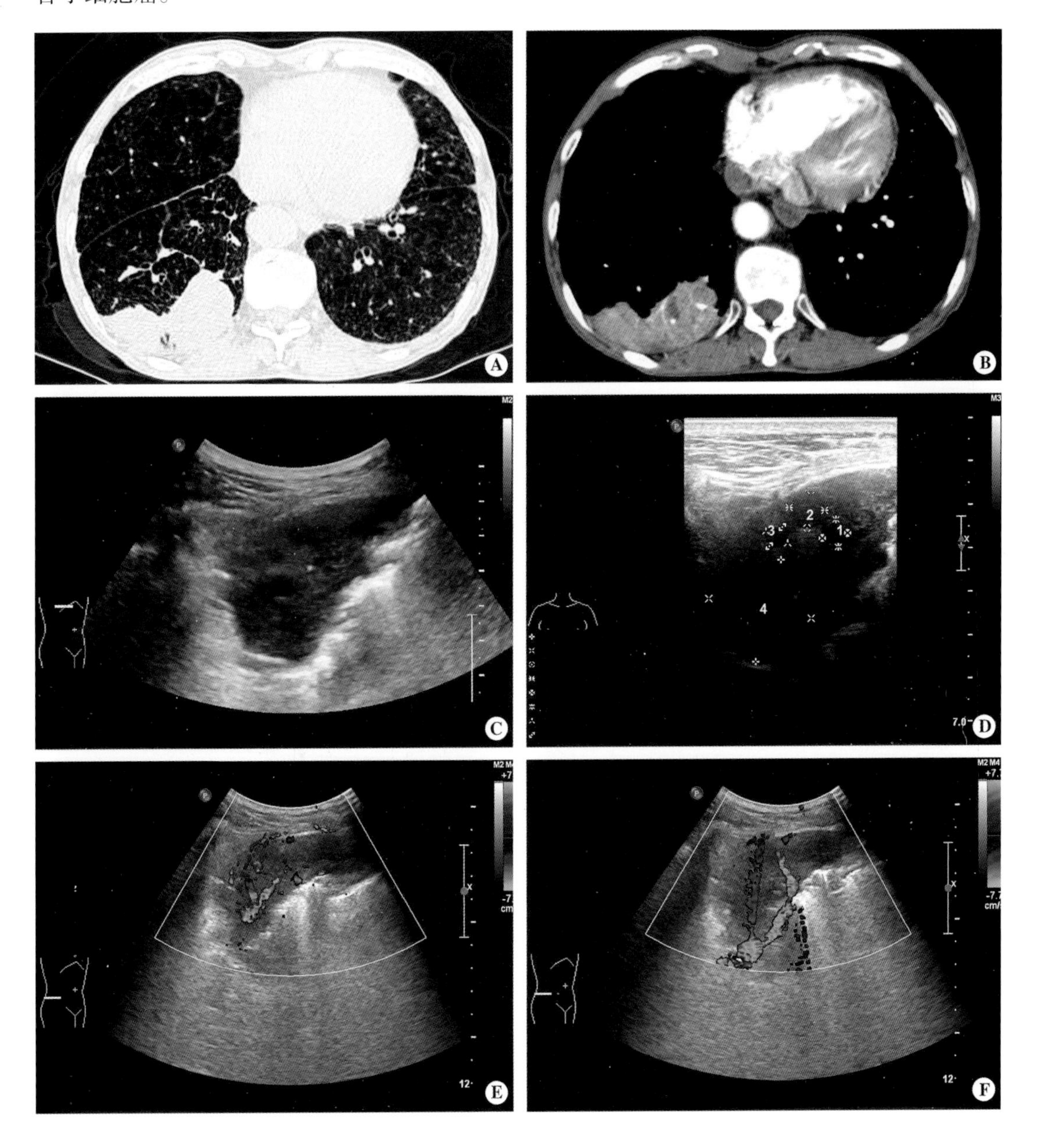

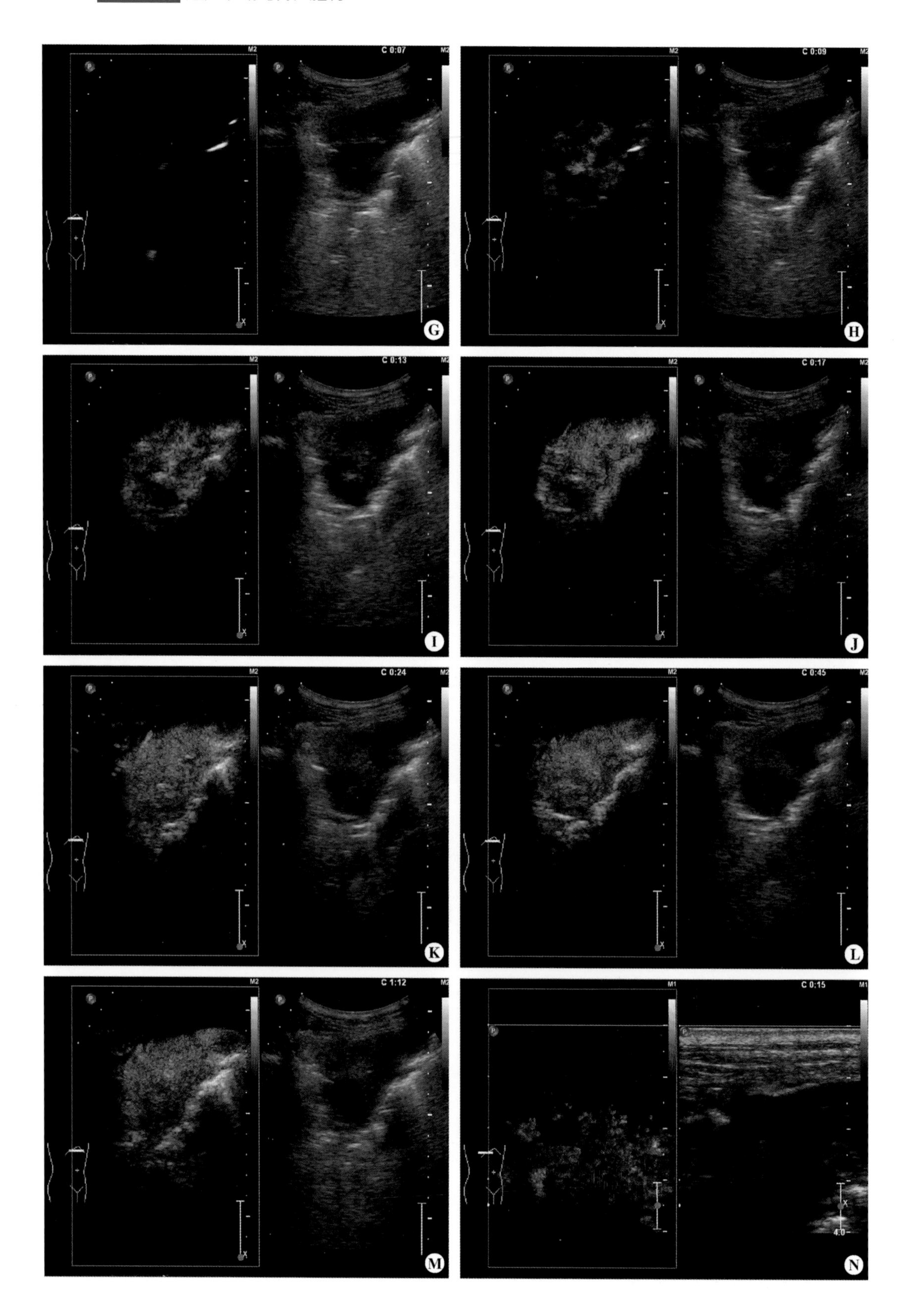
C 0:07
G
C 0:09
H
C 0:13
I
C 0:17
J
C 0:24
K
C 0:45
L
C 1:12
M
C 0:15
N

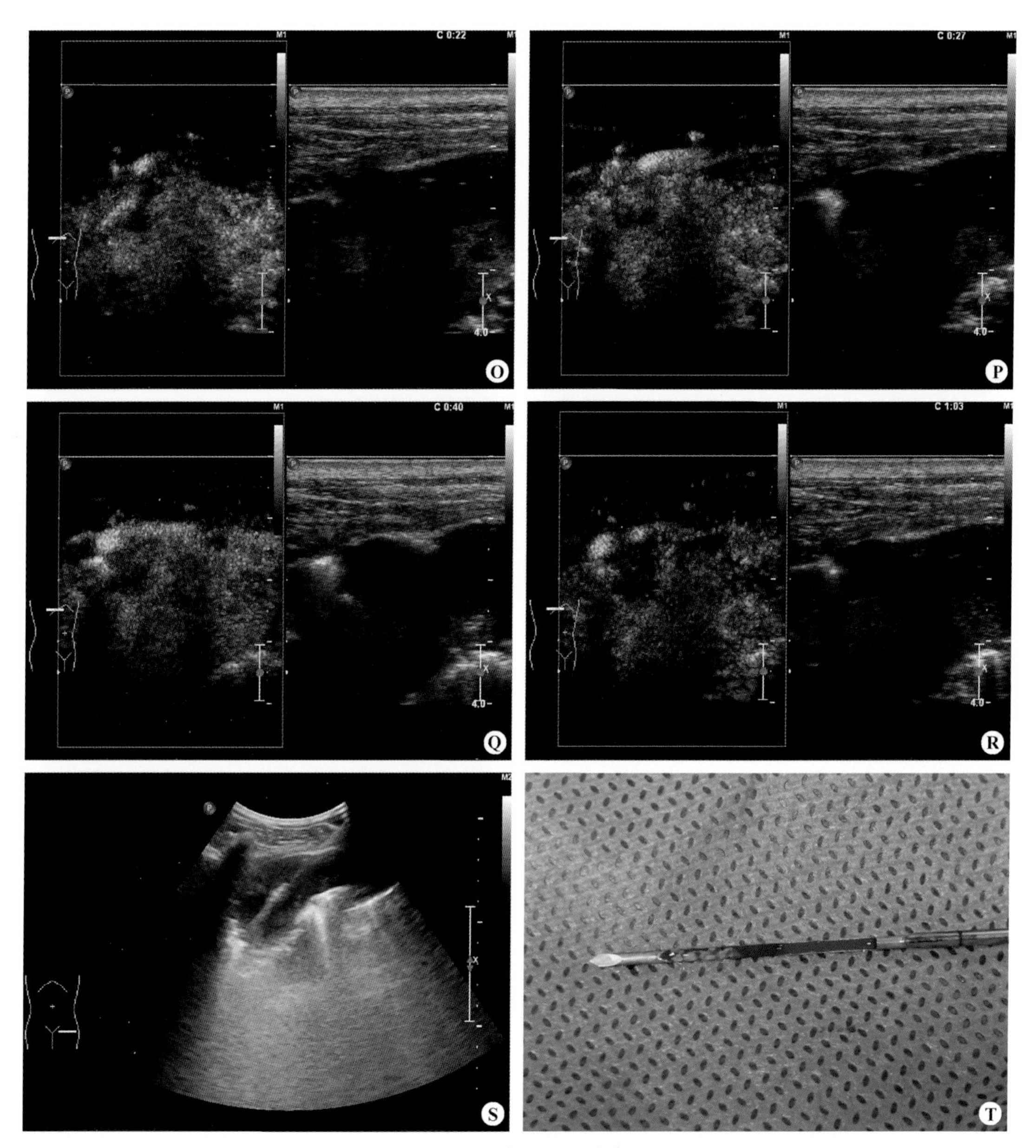

图 5-3-5 右肺小细胞癌

A、B. 右下肺可见团片状混杂密度影，其内可见坏死区，增强扫描后见不均匀强化，其内见血管造影征；C、D. 右肺低回声团块及内部多发结节状低回声及点状强回声；E、F. CDFI 示粗大扭曲血管；G. 团注造影剂后，7s 时开始增强；H、I. 9s、13s 时持续增强，其中团块内部较大低回声结节未见增强；J. 17s 时较大低回声结节开始增强；K. 24s 时增强达峰，与整个团块增强强度相近；L. 45s 时开始廓清；M. 72s 时持续廓清、廓清快于团块；N. 团注造影剂后，15s 时周边开始增强，内部无增强；O. 22s 时结节内部持续增强，增强强度低于整个团块；P. 27s 时持续增强，Q. 40s 时开始廓清，R. 63s 时结节持续廓清，结节廓清快于整个团块；S. 超声引导下穿刺活检术；T. 超声引导下穿刺组织条

病例 5

病史　患者，男性，60 岁，因“咳嗽伴血痰 2 个月”就诊。体格检查：右侧锁骨上可触及直径约 4cm 大小包块，质硬，表面凹凸不平，活动度差，胸廓无畸形，两肺叩诊清音，

听诊呼吸音清，右肺呼吸音稍低，未闻及干湿啰音。肿瘤标志物：CA125 104.90kU/L，CA19-9 150.13kU/L。胸部 CT：右上肺近胸膜处可见团块影，团块内见偏心空洞。

灰阶及多普勒超声　右上肺见大小约 6.0cm×3.6cm 的低回声团块，呈分叶状，边界尚清，团块内部回声欠均匀，内见气体样强回声。CDFI：低回声团块内见条状彩色血流信号，测得支气管动脉频谱，RI 0.43（图 5-3-6A ～ C）。

超声造影　团注造影剂后，团块周边肺组织 6s 时开始增强，低回声团块 10s 时开始增强，13s 时持续增强，23s 时增强达峰，呈向心性不均匀高增强，团块内可见血管状及棉花团样增强，局部无增强，36s 时开始廓清，99s 时持续廓清（图 5-3-6D ～ I）。

超声提示　右上肺低回声团块，肺癌可能性大，建议行穿刺活检术（图 5-3-6J）。

病理结果（右上肺）　中 – 低分化癌，考虑鳞状细胞癌。

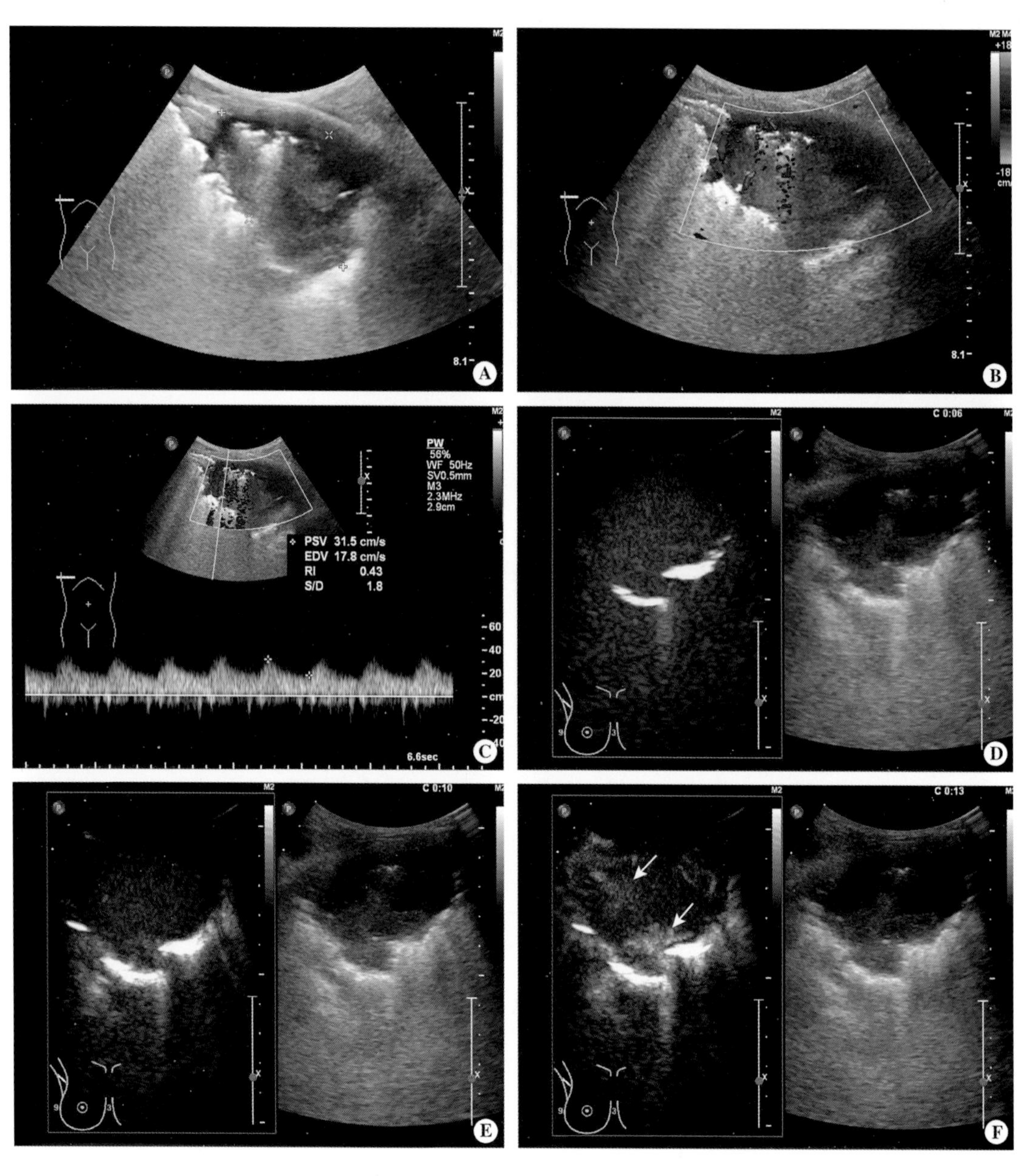

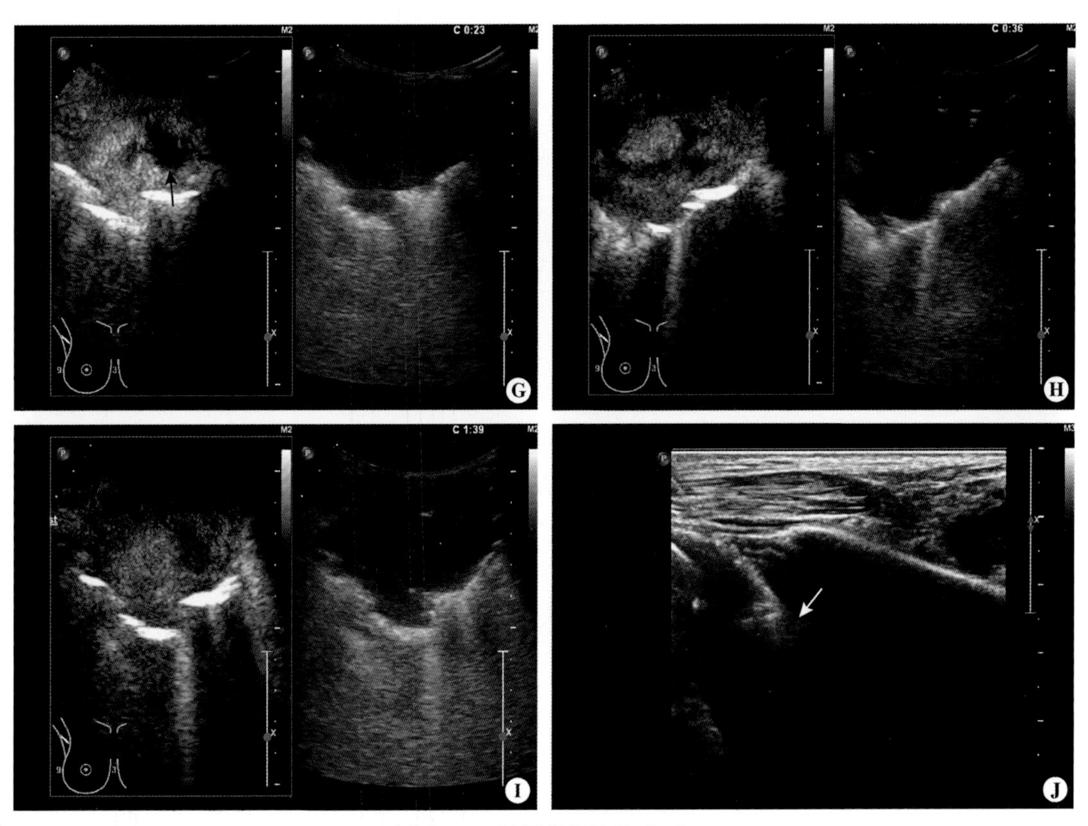

图 5-3-6 肺鳞状细胞癌（1）

A ～ C. 右上肺低回声团块，大小约 6.0cm×3.6cm，呈分叶状，边界尚清，内部回声欠均匀，见气体样强回声。CDFI 示低回声团块内见条状彩色血流信号，测得支气管动脉频谱，RI 0.43；D ～ I. 团注造影剂后，团块周边肺组织 6s 时开始增强，低回声团块 10s 时开始增强，13s 时持续增强，23s 时增强达峰，呈向心性不均匀高增强，内可见血管状及棉花团样增强（箭头），局部无增强（黑箭头），36s 时开始廓清，99s 时持续廓清；J. 超声引导下右上肺低回声团块穿刺活检术（箭头示穿刺针针尖）

病例 6

病史　患者，男性，62 岁，因“反复咳嗽、咳痰 10 年余，加重伴气急 2 个月”就诊。体格检查：双肺听诊呼吸音清，未闻及干湿啰音。CT：两肺弥漫性病变，考虑硅肺，请结合职业史；左下肺伴有感染；左侧胸腔积液（图 5-3-7A）。

灰阶及多普勒超声　左下肺紧贴胸膜处可见一 5.2cm×2.5cm 的低回声团块，形态不规则，边界不清，团块内部回声欠均匀。CDFI 示团块内血流信号不明显（图 5-3-7B、C）。

超声造影　团注造影剂后，13s 时低回声团块与胸膜同步增强，造影剂自中央部首先灌注，21s 时持续增强，32s 时增强达峰，呈不均匀高增强，团块内局部呈无增强（图 5-3-7D ～ G）。

超声提示　左下肺低回声团块，首先考虑肺癌，建议行穿刺活检术（图 5-3-7H）。

病理结果（左肺占位穿刺）　中 – 低分化癌。免疫组化：CK5/6（+）、CK7（–）、P53（+）、P63（+）、TTF-1（–）、SOX-2（±）、P40（+）、Ki67（+）、天冬氨酸蛋白酶 A（–），提示鳞状分化（图 5-3-7I）。

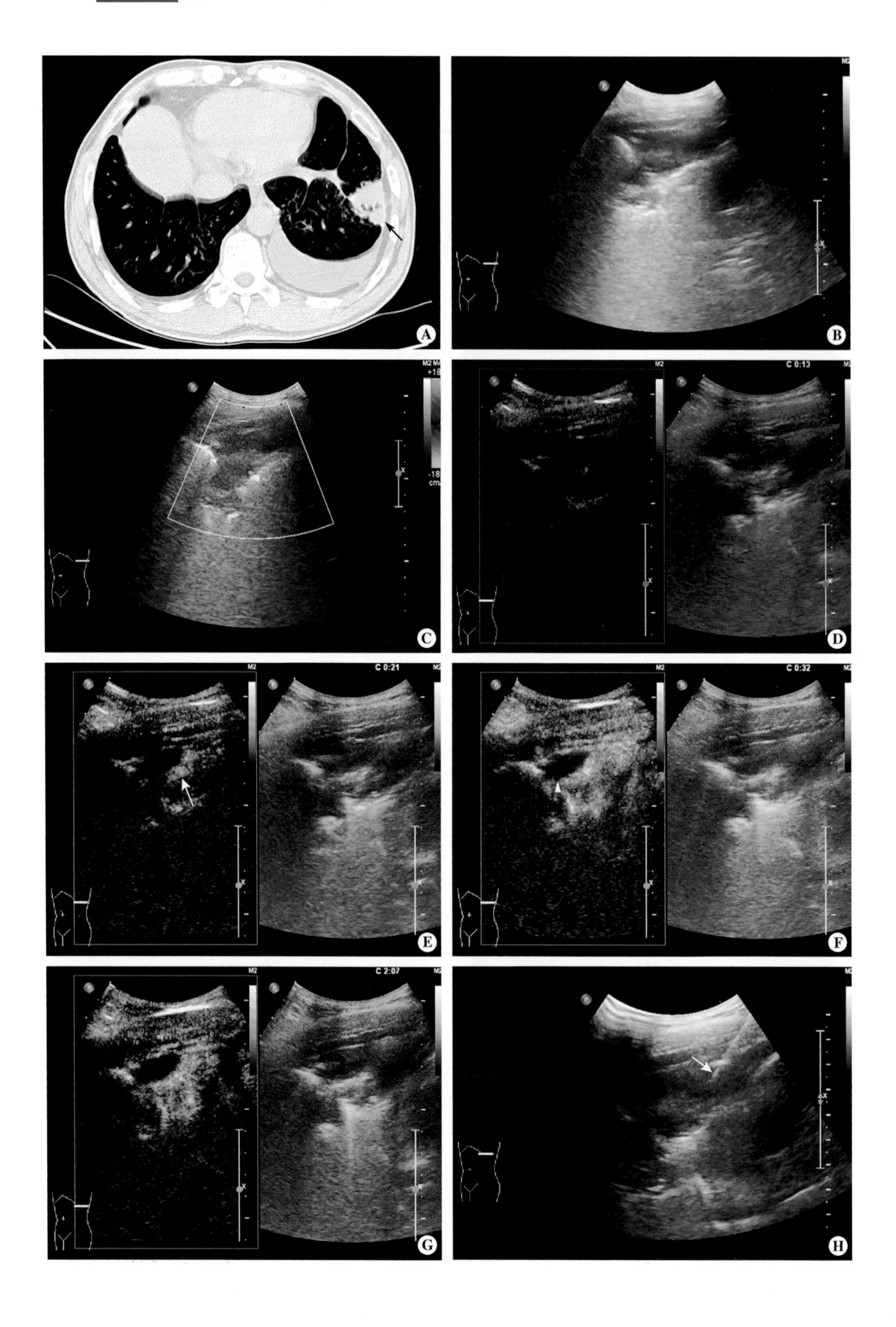
A
B
C
C 0:13
D
C 0:21
E
C 0:32
F
C 2:07
G
H

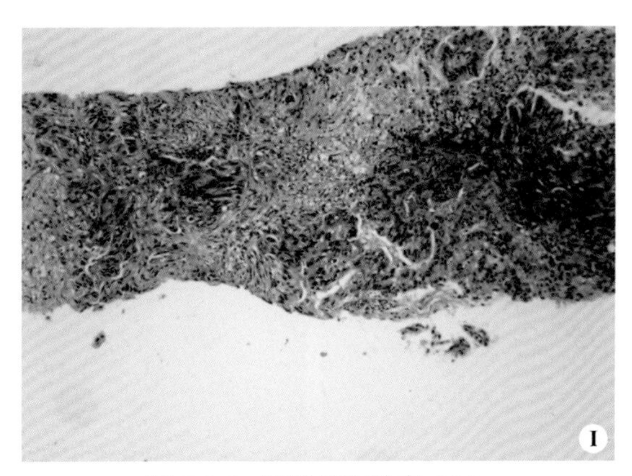

图 5-3-7 肺鳞状细胞癌（2）

A. CT 示左侧胸腔可见弧形积液（箭头）；B、C. 左下肺紧贴胸膜可见一低回声团块，形态不规则，边界不清，团块内部回声不均匀，CDFI 示团块内血流信号不明显；D ～ G. 团注造影剂后，低回声团块中央造影剂首先灌注（箭头），13s 时开始增强，21s 时持续增强，32s 时增强达峰，呈不均匀高增强，团块内局部无增强（三角形箭头）；H. 超声引导下左下肺低回声团块穿刺活检术（箭头示穿刺针针尖）；I. 病理检查（HE 染色，×200）：团块内见异型肿瘤细胞巢浸润，部分伴鳞状分化

病例 7

病史　患者，男性，66 岁，因“反复咳嗽、咳痰 7 月余”就诊。体格检查：双侧胸廓及呼吸运动对称，双肺听诊呼吸音清，未闻及明显干湿啰音。CT：右肺上叶占位，考虑肿瘤，两肺结核伴左上肺空洞形成（图 5-3-8A）；痰涂片结核杆菌（+）。

灰阶及多普勒超声　右肺紧贴胸膜处见一大小约 11.2cm×7.9cm 低回声团块，边界清，形态欠规则，团块内部回声不均匀，可见支气管气象。CDFI：团块内彩色血流信号较丰富，可测及肺动脉及支气管动脉频谱（图 5-3-8B ～ D）。

超声造影　团注造影剂后，团块周边肺组织 6s 时开始增强，低回声团块 9s 时开始增强，25s 时增强达峰，呈向心性不均匀高增强，31s 时开始廓清，111s 时持续廓清（图 5-3-8E ～ K）。

超声提示　右肺低回声团块，肺癌可能性大，建议行穿刺活检术（图 5-3-8L）。

病理结果　浸润性癌伴小灶坏死，结合免疫组化结果提示倾向低分化神经内分泌癌可能（图 5-3-8M）。免疫组化：CK7（+，散在少量）、天冬氨酸蛋白酶 A（-）、TTF-1（-）、Ki67（+高）、P53（+）、P63（-）、CK5/6（-）、SOX-2（-）、P40（-）、CgA（-）、Syn（+，小灶，弱）、CD56（+）、NSE（-）。

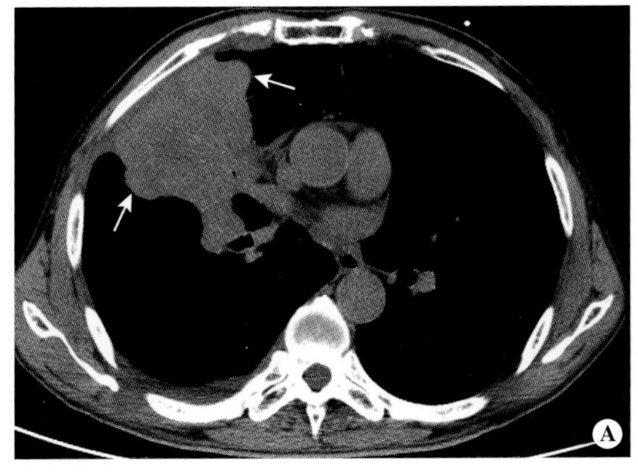

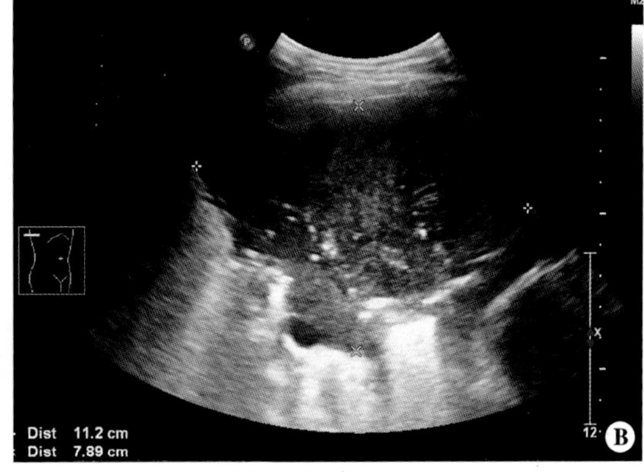

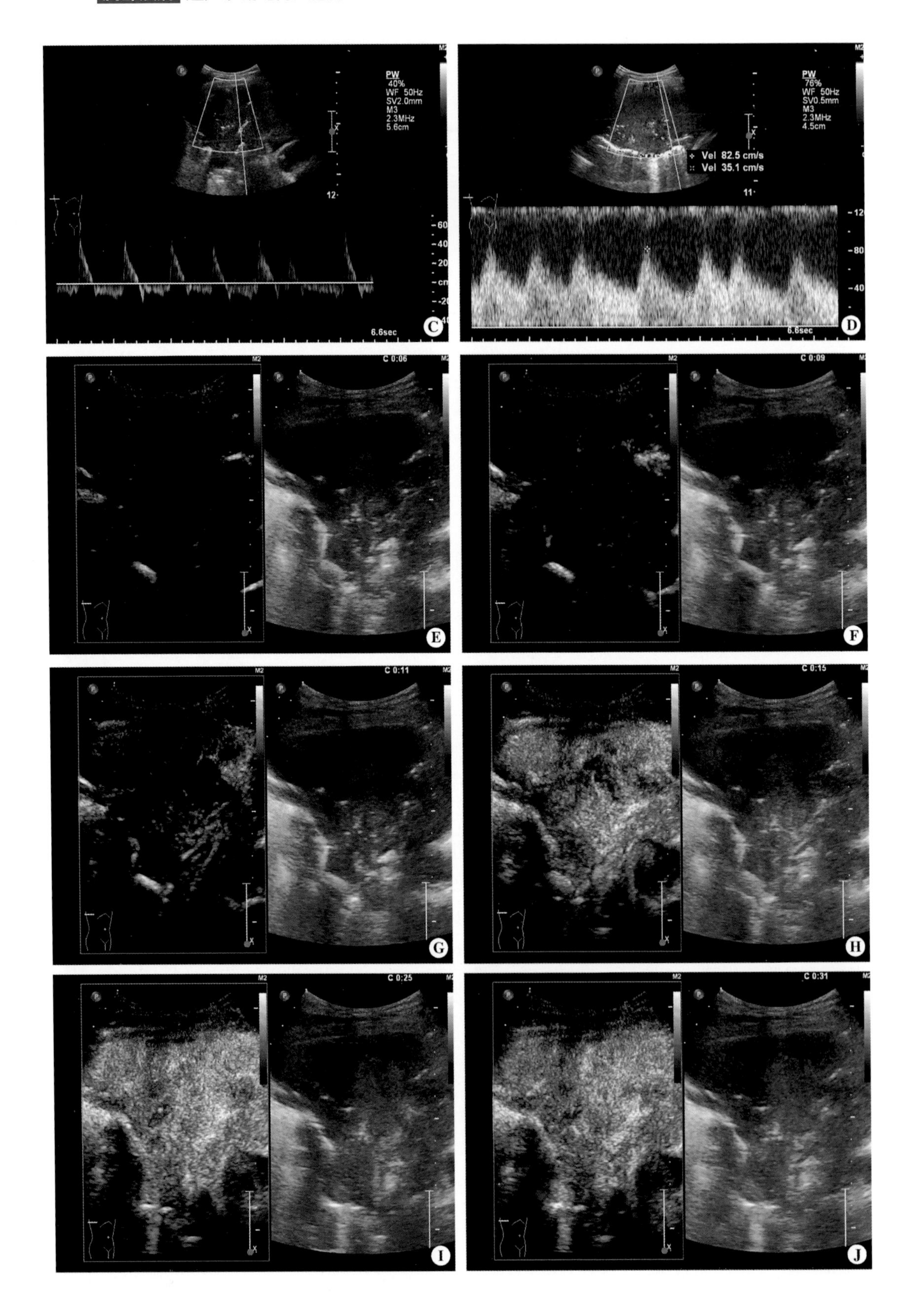
PW
40%
WF 50Hz
SV2.0mm
M3
2.3MHz
5.6cm
6.6sec
C
PW
76%
WF 50Hz
SV0.5mm
M3
2.3MHz
4.5cm
Vel 82.5 cm/s
Vel 35.1 cm/s
6.6sec
D
C 0:06
E
C 0:09
F
C 0:11
G
C 0:15
H
C 0:25
I
C 0:31
J

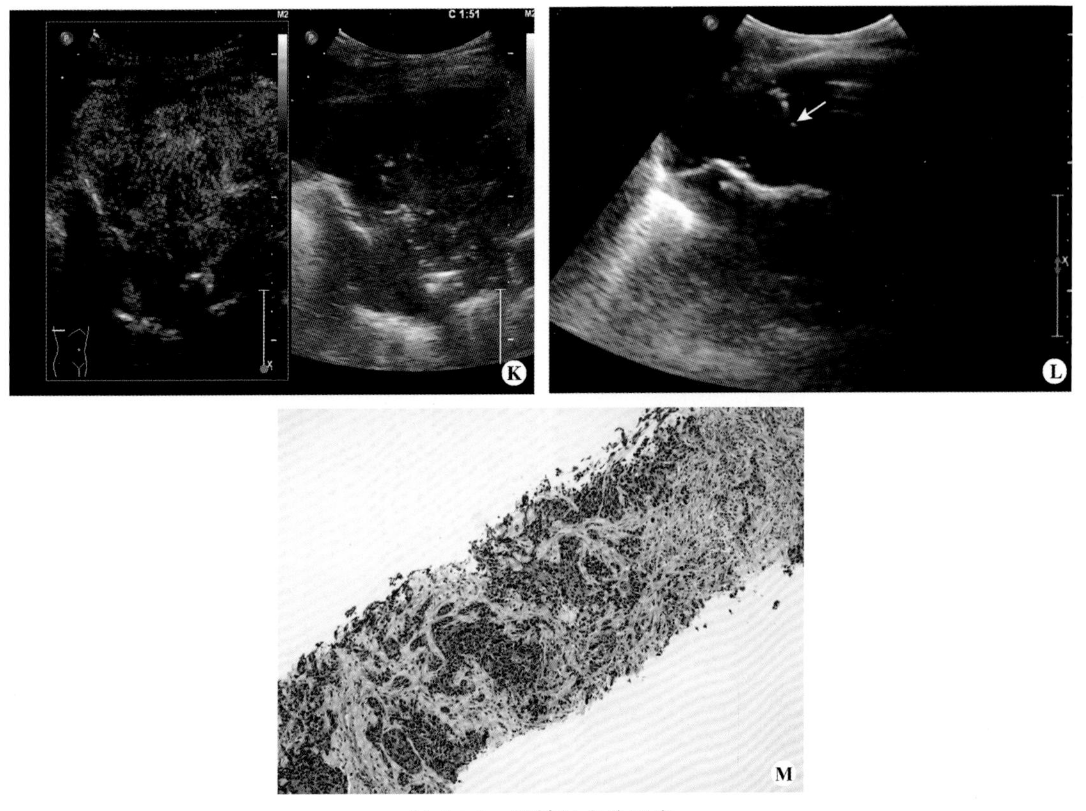

图 5-3-8 肺神经内分泌癌

A. CT 示右肺上叶见一片状高密度影，呈分叶状（箭头）；B. 右肺紧贴胸膜处见一大小约 11.2cm×7.9cm 低回声团块，边界清，形态欠规则，团块内部回声不均匀，可见支气管气象，团块内彩色血流信号较丰富；C. 团块内测得肺动脉频谱；D. 团块内测得支气管频谱；E ～ K. 团注造影剂后，团块周边肺组织 6s 时开始增强，低回声团块 9s 时开始增强，11s、15s 时持续增强，25s 时增强达峰，呈向心性不均匀高增强，31s 时开始廓清，111s 时持续廓清；L. 超声引导下右肺低回声团块穿刺活检术（箭头示穿刺针针尖）；M. 病理检查（HE 染色，×200）：团块内见巢状、条索状腺样排列的肿瘤细胞浸润

病例 8

病史　患者，男性，66 岁，因“咯血 32 天”就诊。体格检查：胸廓无畸形，双肺听诊呼吸音清，两肺未闻及干湿啰音。胸部 CT 增强：右上肺叶前段恶性空洞伴右肺门淋巴结增大，考虑低分化鳞状细胞癌；右肺中叶实性结节，考虑叶间裂淋巴结转移（图 5-3-9A）；两肺慢性支气管炎、肺气肿；右上肺炎症可能。气管镜检查：术中右上叶前、后段出现活动性出血。术中行淋巴结活检，术后病理（第 11R 组淋巴结）：凝固性坏死。Xpert MTB/RIF（–），涂片未找到抗酸杆菌，结核 RNA（–），结核杆菌 DNA（–），非结核分枝杆菌 DNA（–）。

灰阶及多普勒超声　右侧胸腔近胸膜处可见一大小约 4.2cm×3.5cm 的低回声团块，边界清，呈类圆形，团块内部回声不均匀，内见点状彩色血流信号（图 5-3-9B、C）。

超声造影　团注造影剂后，团块周边肺组织 8s 时开始增强，低回声团块 14s 时开始增强，22s、29s 时持续增强，33s 时增强达峰，呈不均匀性低增强，43 ～ 72s 时持续廓清

（图 5-3-9D ～ J）。

超声提示 右肺低回声团块，肺癌可能性大，建议行穿刺活检术。

病理结果（右肺占位穿刺组织） 恶性肿瘤，分化差，结合免疫组化结果提示肉瘤样癌（图 5-3-9K）。免疫组化：CK（++）、S100（-）、HMB45（-）、NSE（-）、Syn（-）、CgA（-）、CD56（-）、波形蛋白（++）、SMA（-）、MyoD1（++）、肌球蛋白（-）、LCA（-）、CD34（-）、ALK（-）、CD20（-）、CD3（-）、CD138（+）、ERG（-）、CK7（++）、CK5/6（++）、P53（+++）、P63（+）、TTF-1（+++）、Ki67（++）、SOX-2（+）、P40（+）、天冬氨酸蛋白酶 A（-）。

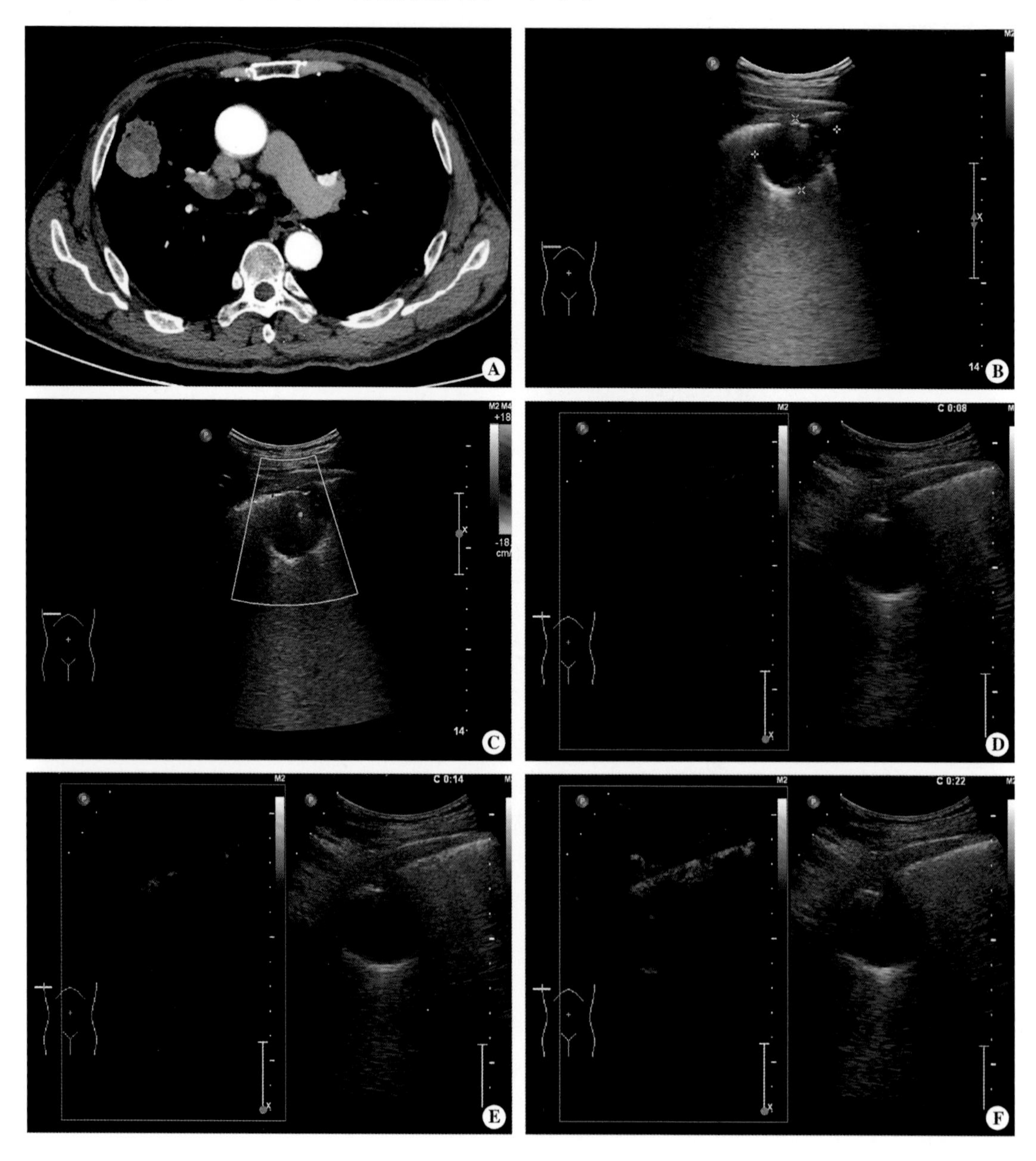

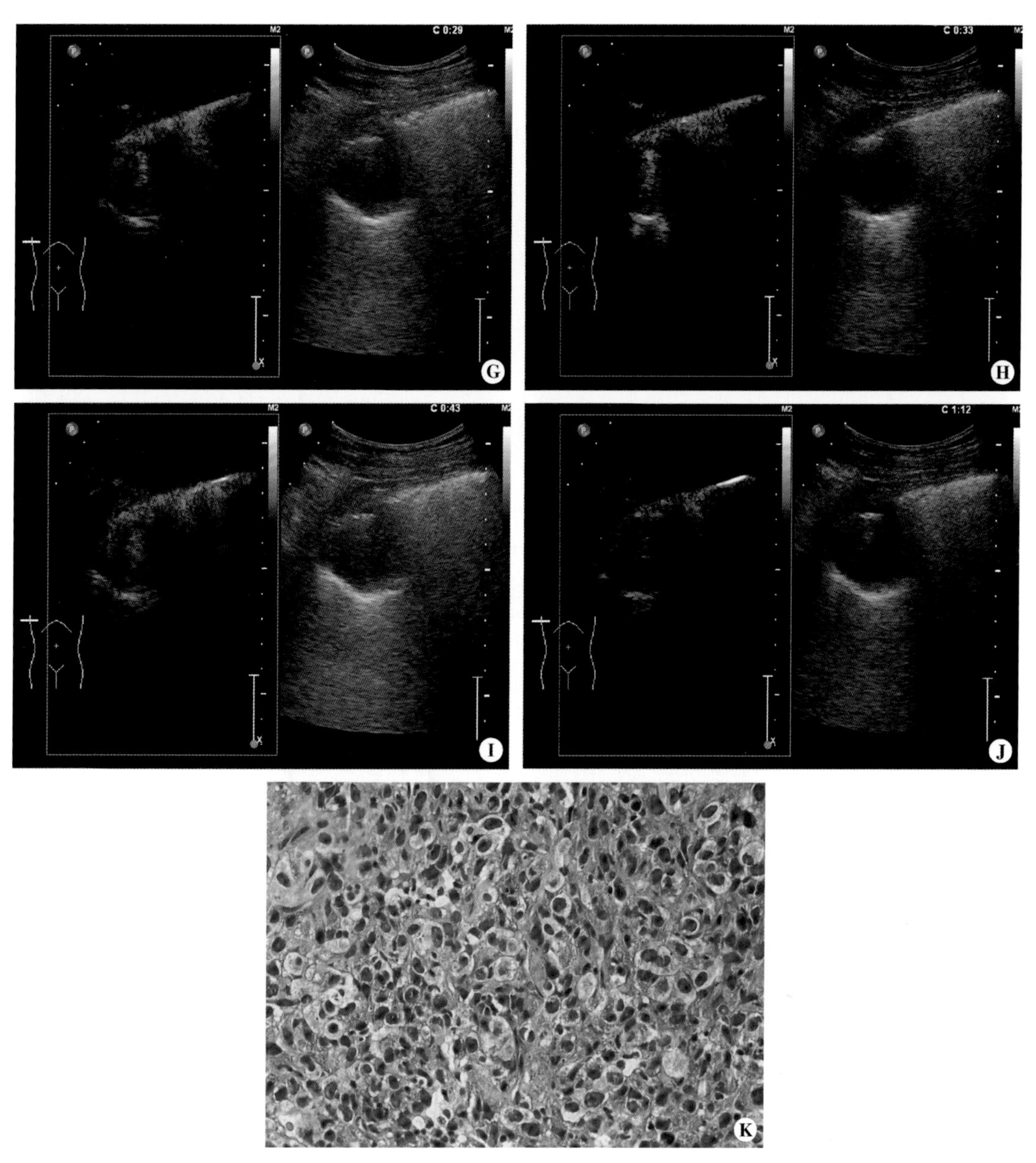

图 5-3-9　肺肉瘤样癌

A. CT 示右上肺结节样高密度影，呈不均匀轻度强化；B、C. 右上肺可见一大小约 4.2cm×3.5cm 的低回声团块，边界清，团块内部回声不均匀，见点状彩色血流信号；D～J. 团注造影剂后，团块周边肺组织 8s 时开始增强，低回声团块 14s 时开始增强，33s 时增强达峰，呈不均匀性低增强，此后持续廓清；K. 病理检查（HE 染色，×400）：团块内见实性片状分化差的肿瘤细胞，部分呈上皮样

三、肺转移瘤

肺转移瘤（pulmonary metastases）是肿瘤细胞由肺外组织经血道或淋巴道向肺播散，在肺内形成的肿瘤。肺是恶性肿瘤转移最常累及的器官之一，据统计，有 20%～30% 的恶性肿瘤会发生肺转移。

【病因、发病机制与病理】

肺脏包含丰富的毛细血管网及淋巴组织，因此其他部位的恶性肿瘤发生播散时，较易到达肺部。肺转移瘤以血行转移最常见，血行转移为肿瘤细胞经腔静脉回流到右心而转移到肺。肿瘤细胞停留在肺的小动脉或毛细血管的分叉部位，黏附在毛细血管的内皮形成凝块，并穿过管壁进入血管外的结缔组织内，在周围间质及肺泡内增生生长，形成转移性肿瘤。淋巴转移多由血行转移至肺小动脉及毛细血管床，继而穿过血管壁侵入支气管血管周围淋巴结，癌瘤在淋巴管内增殖，形成多发的小结节病灶，常发生于支气管血管周围间质、小叶间隔及胸膜下间质，并通过淋巴管在肺内播散。肿瘤向肺内直接转移的原发病变为胸膜、胸壁及纵隔的恶性肿瘤。原发肿瘤以绒毛膜癌、乳腺癌多见，恶性软组织肿瘤、肝癌、骨肉瘤和胰腺癌次之，其他还有甲状腺癌、肾癌、前列腺癌和肾胚胎癌等。转移瘤好发于肺基底部，尤其是肺周。

转移性肿瘤组织病理学特征与原发灶相似，常沿血管或淋巴管生长。肿瘤细胞的生长模式可以是在间质浸润、贴壁生长、浸润破坏或肺泡腔内灌注，如肺肾细胞癌转移瘤显示透明细胞，肿瘤间质富于血管。肺乳腺癌转移瘤可表现为“小梁状”、“单行状”或“实体状”特征，有粉刺型坏死和沿胸膜生长。

【临床表现】

由于肺转移瘤常位于肺外周或胸膜下，绝大多数肺转移瘤患者早期甚至长时间无症状，因刺激性咳嗽、血痰、胸闷、乏力、呼吸困难、胸背部疼痛等症状而就诊者不足1/3，特别是肺转移性瘤较小及血行转移时，咳嗽和痰中带血少见；当肺转移瘤较大、多发，尤其是向淋巴转移时，可出现气促，向胸膜转移时，有胸闷或胸痛。本病通常起病隐匿，进展较快，在数周内肿瘤可增大、增多。当原发肿瘤切除或放疗、化疗后，肺转移瘤有时可缩小或消失。

【超声表现】

（1）多数呈类圆形，边缘清晰，呈“锯齿状”，多呈均匀低回声或近似无回声，部分肺腺癌、鳞状细胞癌转移瘤病灶及来源于消化道肿瘤的转移灶回声可不均匀。

（2）支气管周围、小叶中心间质、小叶间隔或肺胸膜下区域内的病灶形态可不规则，边界不清晰。

（3）病灶后方回声增强，近90%可见“彗星尾征”，此征象的高显示率和高特异性是发现转移癌的敏感指征，为均匀的转移灶与周围肺气体之间显著的声阻差产生多次反射而形成。

（4）CDFI：多为缺乏血供表现，病灶内彩色血流信号不丰富。

（5）超声造影：因原发肿瘤组织学类型不同而有较大差别，多表现为弥漫性高增强或低增强，发生坏死的转移瘤可见无增强区。

【病例】

病例 1

病史 患者，女性，48 岁，因“反复咯血 1 年余”就诊。既往史：7 年前行“左上肺叶切除 + 淋巴结清扫术”。体格检查：未见异常。胸部 CT：左肺团片状软组织密度影，提示左肺癌。

灰阶及多普勒超声 左肺近胸膜处可见一低回声团块，边界清，大小约 10.8cm×6.2cm，团块内部回声欠均匀，其后方回声增强，呈“彗星尾征”，CDFI 示团块内未见明显彩色血流信号（图 5-3-10A、B）。

超声造影 团注超声造影剂后，10s 时团块边缘造影剂开始灌注，14s 时持续灌注，呈高增强，部分呈无增强，25s 时增强达峰，呈弥漫性高增强，35s 时团块边缘造影剂缓慢廓清（图 5-3-10C ～ F）。

超声提示 左上肺低回声团块，肺内肿瘤可能性大，建议行超声引导下穿刺活检术（图 5-3-10G）。

病理结果（左侧胸腔团块内组织穿刺） 短梭形上皮样细胞恶性肿瘤，结合病史及免疫组化结果考虑胸腺癌浸润或转移待排。免疫组化：CD5（+，散在 20%）、TdT（-）、CK（+++）、CK5/6（++）、P63（+++）、NSE（-）。

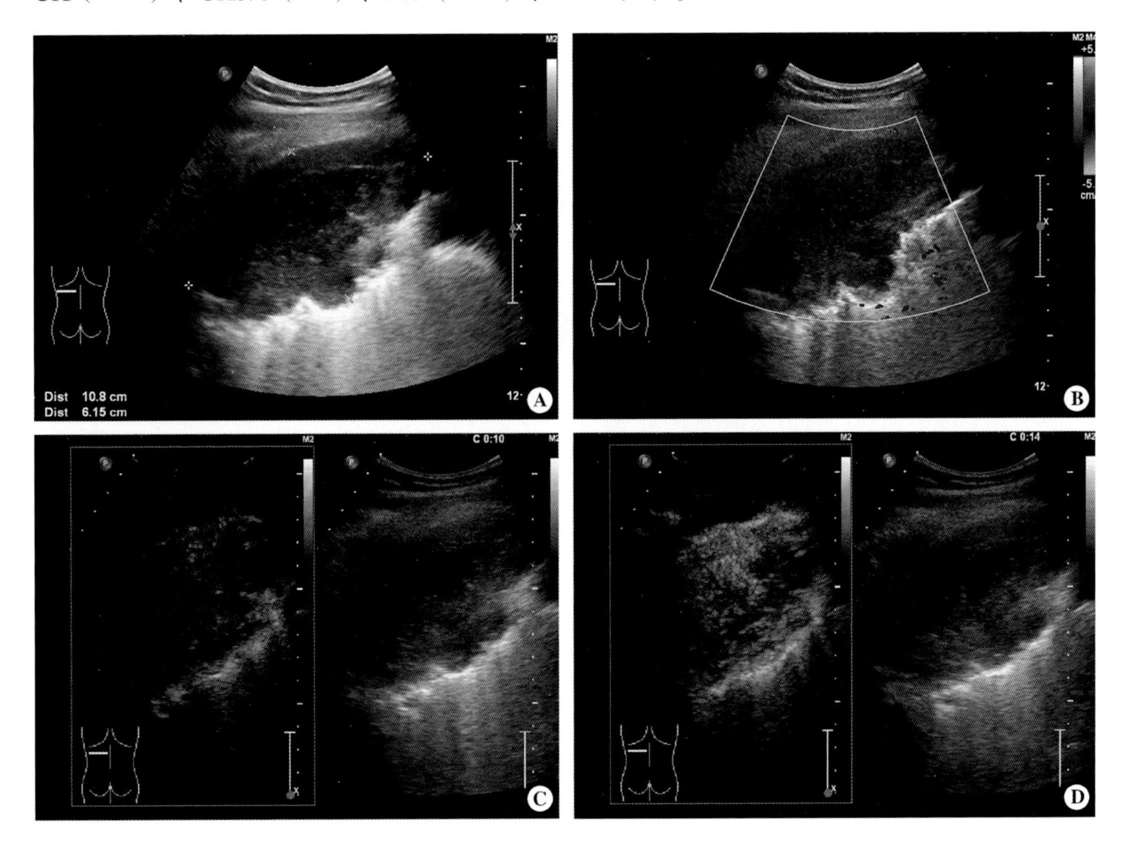

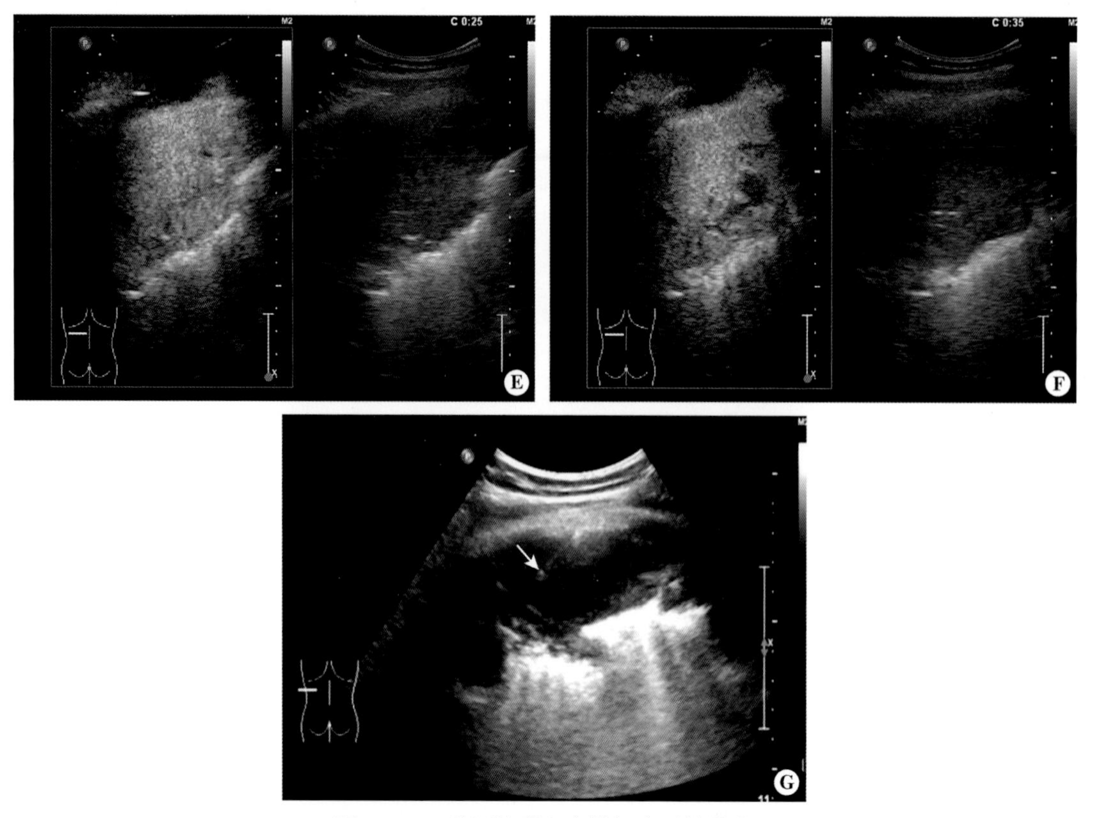

图 5-3-10 肺短梭形上皮样细胞恶性肿瘤

A. 左肺近胸膜处可见一低回声团块，边界清，大小约 10.8cm×6.2cm，团块内部回声欠均匀，其后方回声增强，呈“彗星尾征”；B. CDFI 示团块内未见明显彩色血流信号；C ～ F. 团注超声造影剂后，10s 时团块边缘造影剂开始灌注，14s 时续灌注，呈高增强，部分呈无增强，25s 时增强达峰，呈弥漫性高增强，35s 时缓慢廓清，呈“快进慢出”模式；G. 超声引导下左上肺近胸膜处团块穿刺活检术（箭头示穿刺针针尖）

病例 2

病史 患者，女性，72 岁，因“口干、多饮、多尿 20 余年，加重 1 月余”就诊。体格检查：未见异常。肿瘤标志物：癌胚抗原 9.95μg/L，CA125 119.4kU/L，CA19-9 167.79kU/L，中性粒细胞 6.6×10^9/L。胸部 CT：左肺上叶结节灶，提示曲球菌感染。

灰阶及多普勒超声 左肺近胸膜处见一低回声结节，大小约 1.8cm×1.0cm，边界清，内部回声均匀，后方回声增强。CDFI 示结节内彩色血流信号不明显（图 5-3-11A ～ C）。

超声弹性成像 结节整体呈蓝色（图 5-3-11D）。

超声造影 团注超声造影剂后，6s 时低回声结节开始增强，11s 时低回声结节内造影剂持续灌注，18s 时增强达峰，呈弥漫性低增强，22s 时结节内造影剂缓慢廓清（图 5-3-11E ～ H）。

超声提示 左肺结节，超声造影提示结节富血供。

行超声引导下左肺结节穿刺活检术（图 5-3-11I）。

病理结果（左肺结节穿刺） 浸润性腺癌，结合免疫组化结果提示为消化系统来源的癌转移，结合临床病史首先考虑胆管癌转移。免疫组化：CK7（－）、CK20（－）、CK19（＋）、CA199（＋）、P63（－）、CEA（＋）、P40（－）。

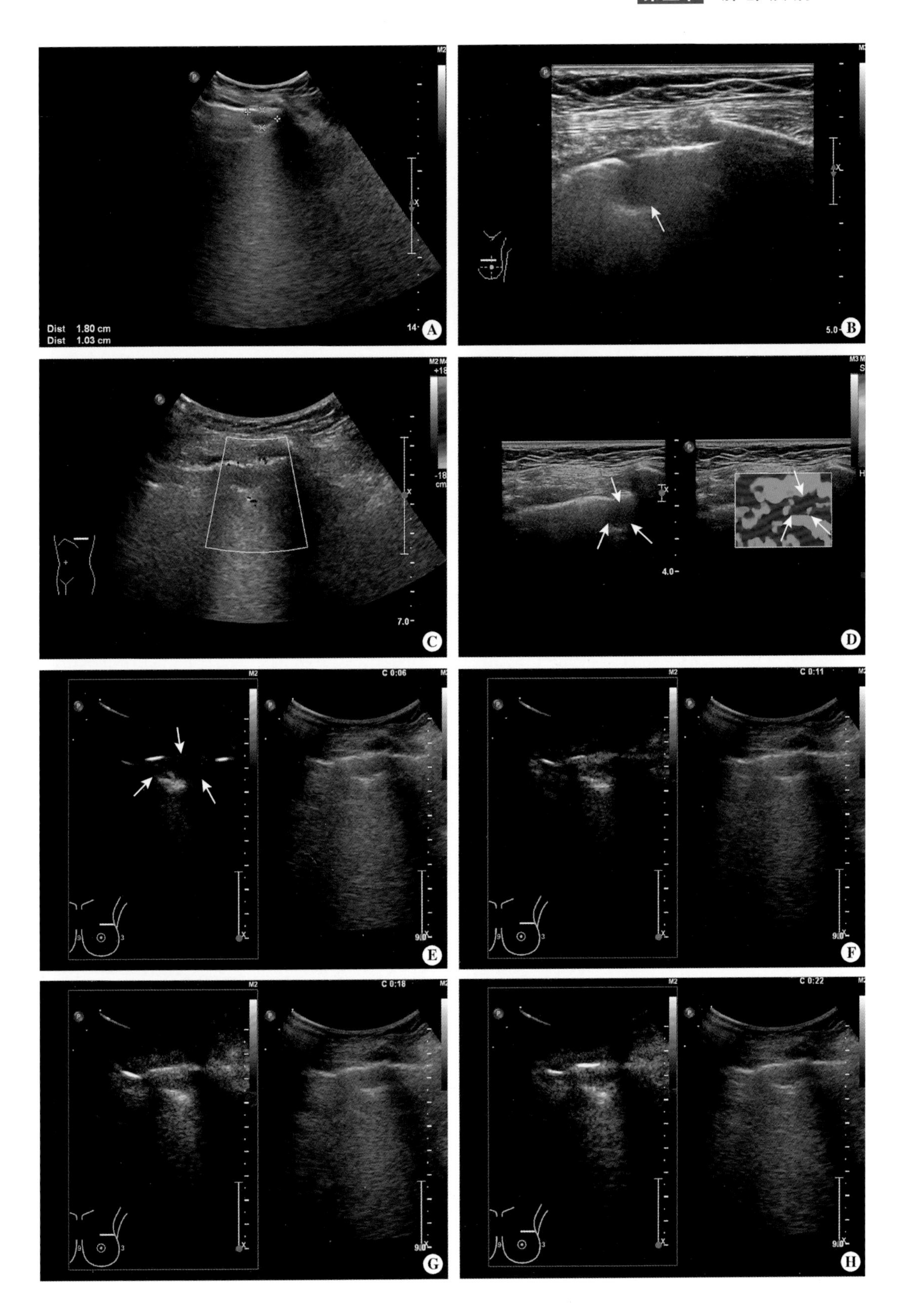
Dist 1.80 cm
Dist 1.03 cm
A
B
C
D
C 0:06
E
C 0:11
F
C 0:18
G
C 0:22
H

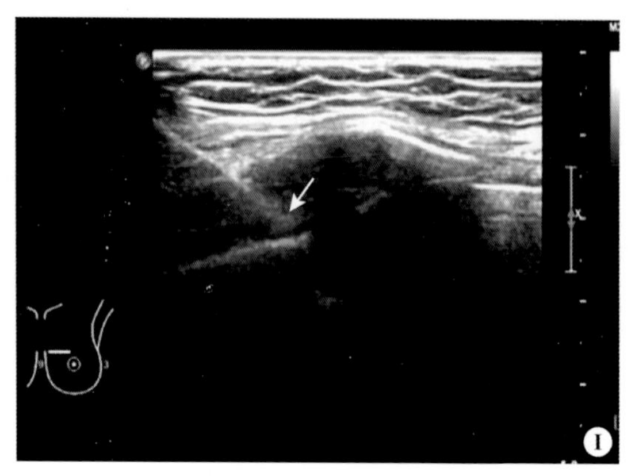

图 5-3-11　肺浸润性腺癌

A、B. 左肺近胸膜处见一低回声结节（箭头），边界清，大小约 1.8cm×1.0cm，结节内回声均匀；C. 结节内彩色血流信号不明显；D. 结节（箭头）整体显示为蓝色，质硬；E ～ H. 团注超声造影剂后，6s 时低回声结节开始增强（箭头），11s 时低回声结节内造影剂持续灌注，18s 时增强达峰，呈弥漫性低增强，22s 时结节内造影剂缓慢廓清；I. 超声引导下左肺结节组织学活检术（箭头示穿刺针针尖）

病例 3

病史　患者，男性，62 岁，因“抗结核治疗近 2 个月，恶心呕吐 20 天”就诊。体格检查：未见异常。肿瘤标志物：CA125 233.30kU/L。胸部 CT：右肺占位，提示肺癌可能。

灰阶及多普勒超声　右侧胸腔内可见一低回声团块，边界欠清，大小约 4.6cm×3.4cm，团块内部回声欠均匀，周边可见无回声区。CDFI 示团块内可见条状彩色血流信号（图 5-3-12A、B）。

超声造影　团注超声造影剂后，12s 时低回声团块开始增强，14s 时低回声团块内造影剂持续灌注，22s 时增强达峰，呈弥漫性高增强，未见明显无增强区，30s 时团块内造影剂缓慢廓清，44s 时团块内造影剂进一步廓清（图 5-3-12C ～ G）。

超声提示　右侧胸腔低回声团块，超声造影提示血供丰富。

行超声引导下右侧胸腔低回声团块穿刺活检术（图 5-3-12H）。

病理结果（右侧胸腔穿刺）　透明细胞癌，结合免疫组化结果及临床病史提示肾透明细胞癌转移。免疫组化：CK（+）、CK18（+）、CAM5.2（+）、CK7（-）、CD68（-）。

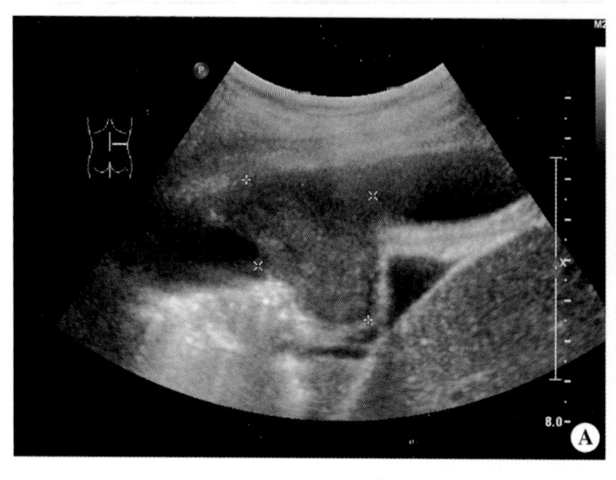

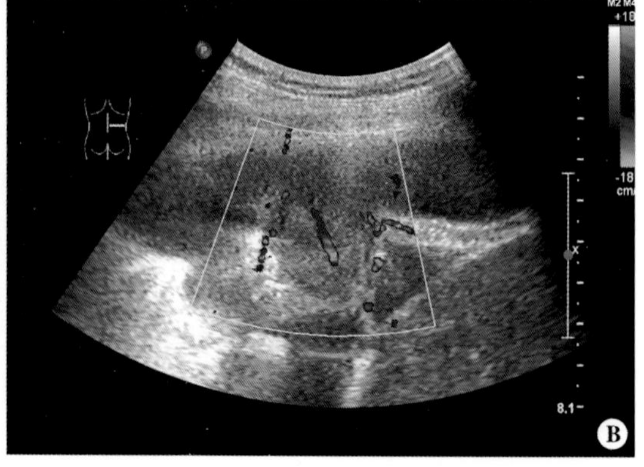

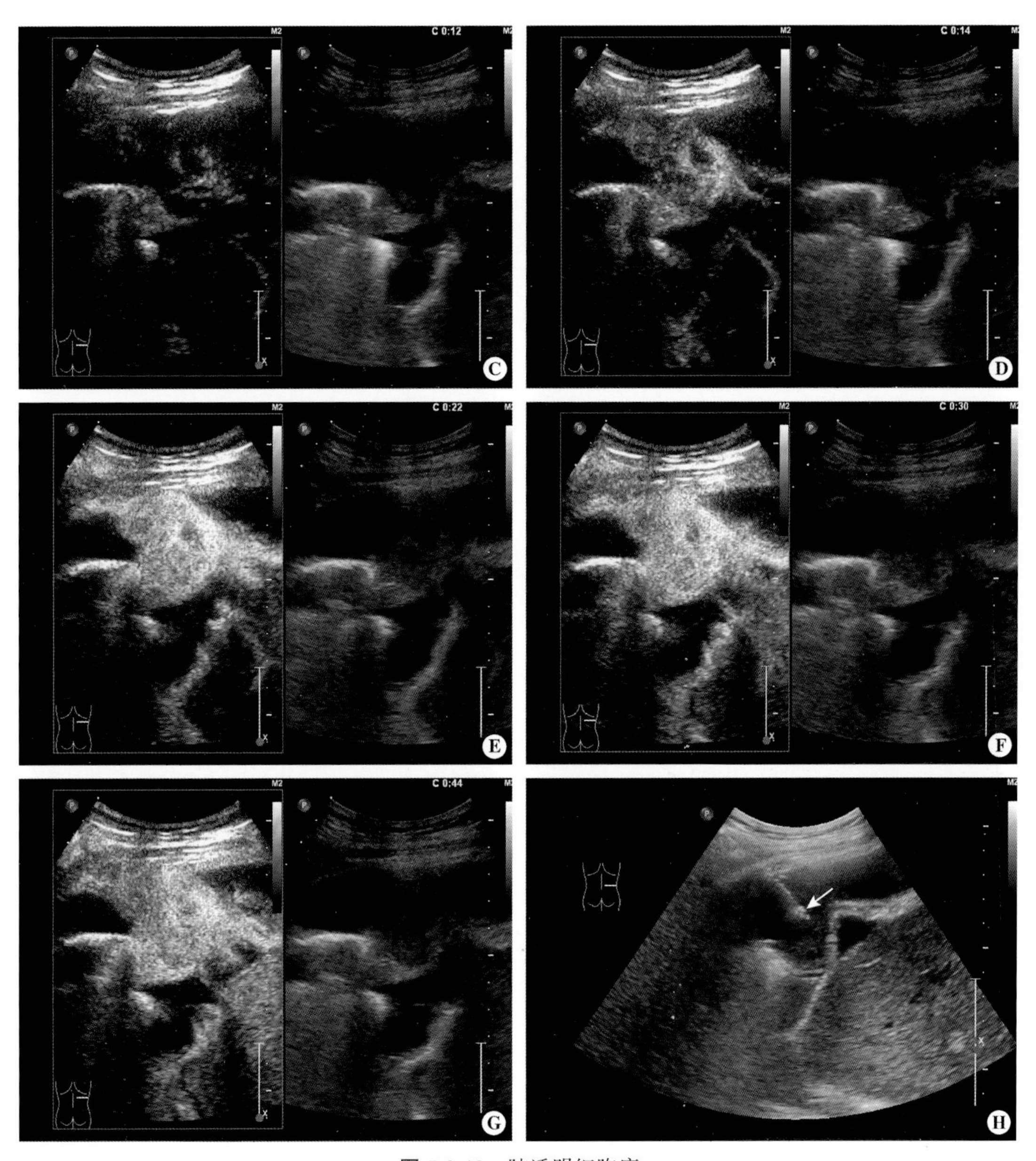

图 5-3-12 肺透明细胞癌

A、B. 右侧胸腔内可见一低回声团块，边界欠清，大小约 4.6cm×3.4cm，团块内部回声欠均匀，CDFI 示团块内可见条状彩色血流信号；C ~ G. 团注超声造影剂后，12s 时低回声团块开始增强，14s 时低回声团块内造影剂持续灌注，22s 时增强达峰，呈弥漫性高增强，未见明显无增强区，30s 时团块内造影剂缓慢廓清，44s 时进一步廓清；H. 超声引导下右侧胸腔低回声团块穿刺活检术（箭头示穿刺针针尖）

病例 4

病史　患者，女性，68 岁，主诉“乳腺癌术后 3 年，间断咳嗽气短 1 年”入院。三年前患者被诊断为“乳腺癌”并行右乳腺癌根治术，25 次放射治疗，规律复查；一年前无明显诱因出现胸闷气短，活动后明显，感全身乏力；半个月前复查胸部 CT 示右肺多发斑片状密度影、右肺门增大，胸腔积液。

灰阶及多普勒超声　右肺下叶可探及不规则低回声团块，范围约 3.3cm×2.0cm，边界欠清，呈“毛刺样”，内部回声不均匀，内可见支气管气象，其后方回声增强，呈“彗星尾征”。CDFI 显示其内可见点状血流信号（图 5-3-13A）。

超声弹性成像　右肺低回声团块呈蓝绿相间马赛克状（图 5-3-13B）。

超声造影　团注造影剂后 4s 时造影剂进入右肺，同时到达不规则低回声团块，8s 时肋间动脉显影，增强达峰时团块整体呈不均匀性等增强（图 5-3-13C ～ E）。

超声提示　右肺占位性病变。

行超声引导下经皮肺穿刺活检术，得到灰白组织两条。

病理结果（右肺占位穿刺组织）　小块纤维组织内少数异型细胞，肿瘤细胞浸润（图 5-3-13F）。

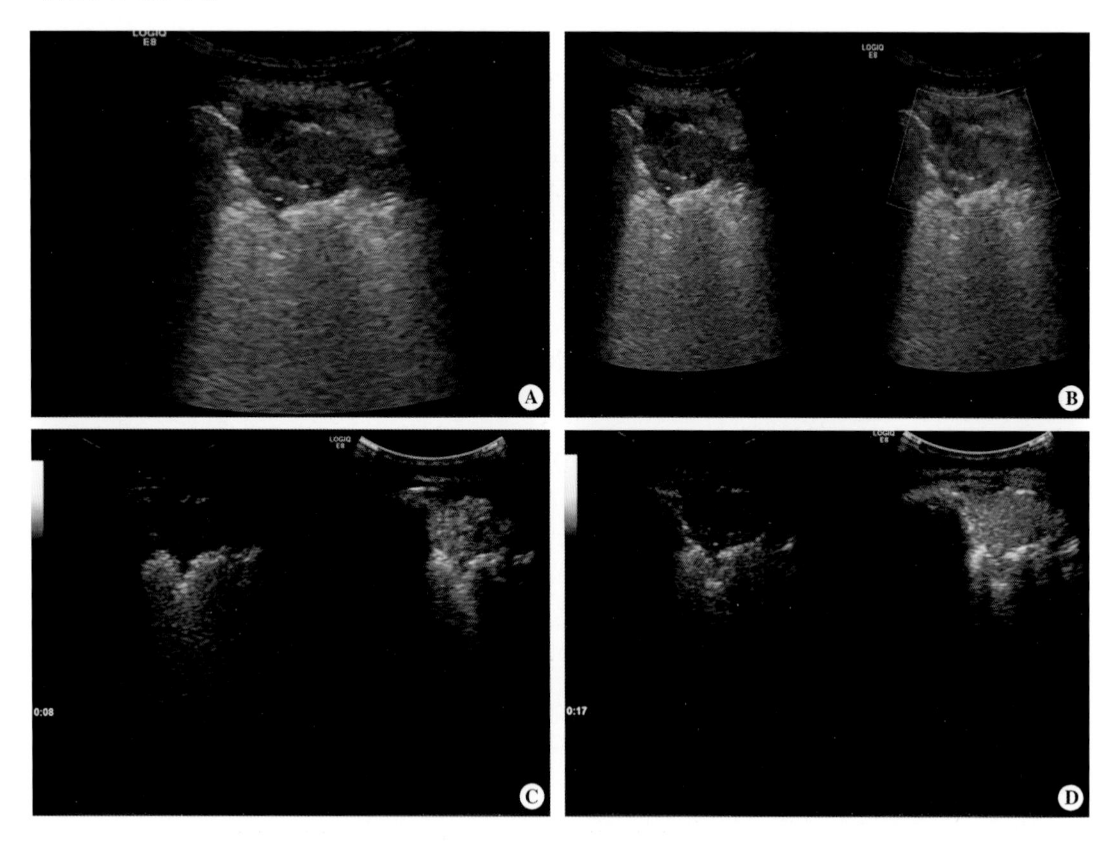

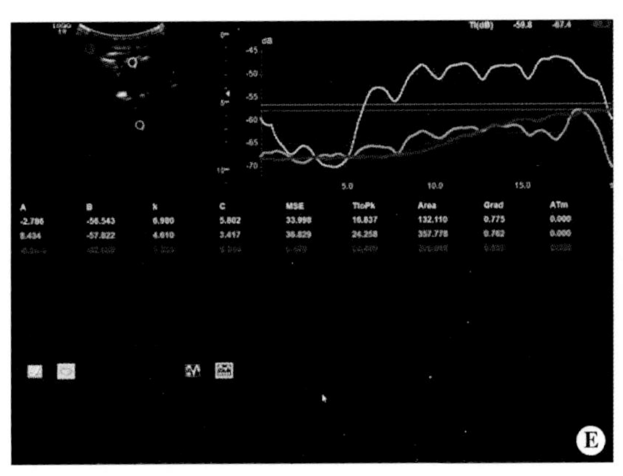

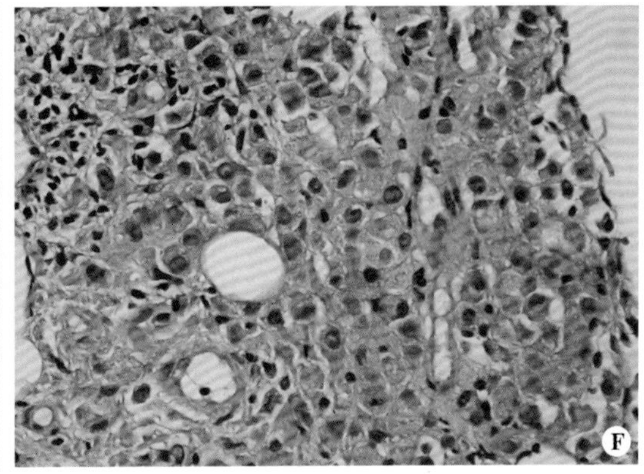

图 5-3-13 乳腺癌肺转移

A. 右肺下叶部可探及不规则低回声团块，范围约 3.3×2.0cm，边界欠清、有毛刺，内部回声不均匀，团块内可见支气管气象，其后方回声增强，呈“彗星尾征”；B. 弹性成像显示病灶呈蓝绿相间马赛克状，质地中等；C、D. 超声造影显示，病灶呈不均匀性等增强；E. 超声造影时间强度曲线；F. 病理检查（HE 染色，×400）：内见异型上皮样肿瘤细胞浸润

病例 5

病史　患者，男性，68 岁，因“结肠癌术后 5 月余”就诊。体格检查：T 36.7℃，听诊双肺呼吸音清，浅表淋巴结未触及。肿瘤标志物：角蛋白 19 片段 4.15μg/L；胸部 CT 见左肺上叶结节灶，建议进一步检查。

灰阶及多普勒超声　左上肺近胸膜处可见一低回声结节，边界清，大小约 1.0cm×0.8cm，其后方回声增强，呈“彗星尾征”；CDFI 示结节内彩色血流信号不明显（图 5-3-14A、B）。

超声造影　团注超声造影剂后，7s 时低回声结节开始增强，12s 时低回声结节内造影剂持续灌注，19s 时增强达峰，呈弥漫性高增强，24s 时结节内造影剂缓慢廓清（图 5-3-14C ～ F）。

超声提示　左上肺低回声结节，建议行超声引导下穿刺活检术。

行超声引导下左上肺近胸膜处结节穿刺活检术（图 5-3-14G）。

病理结果（左上肺结节穿刺）　浸润性腺癌（中－低分化）。免疫组化：CK19（+）、CK20（－）、CA125（+）、CEA（+）、P53（－）、CA199（+，灶）。需结合临床相关检查除外消化道来源转移。

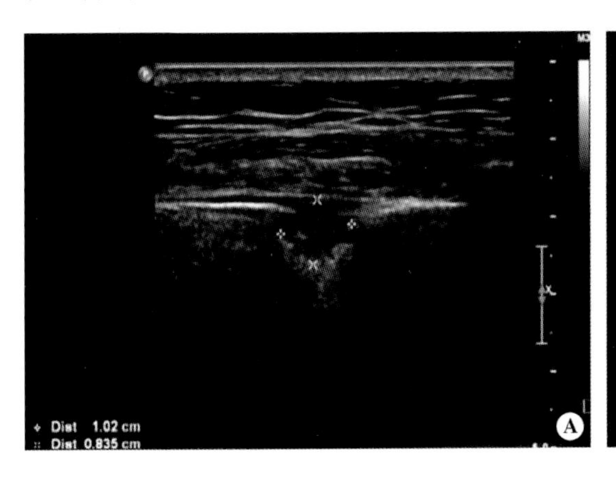

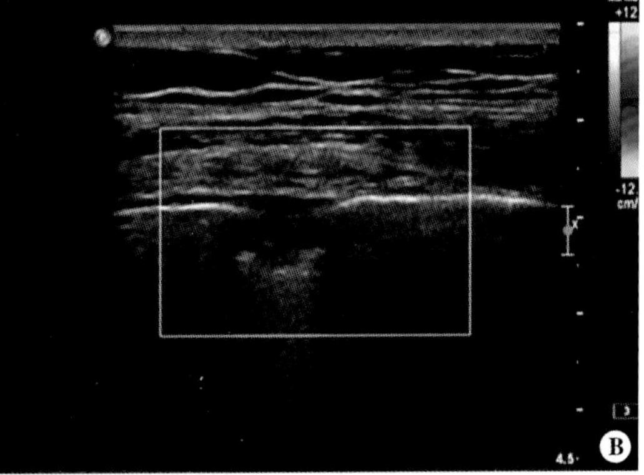

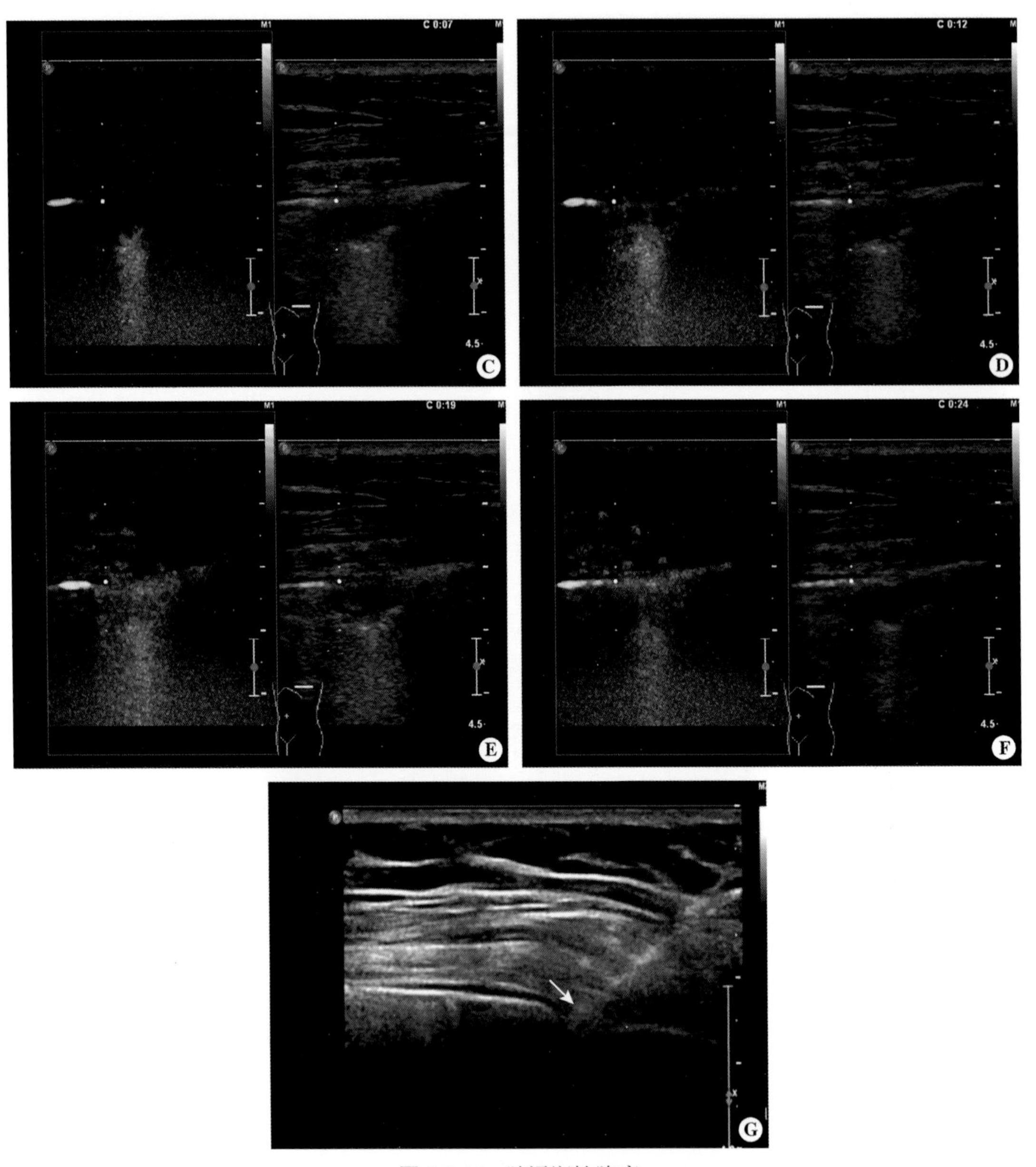

图 5-3-14 肺浸润性腺癌

A、B. 左上肺近胸膜处可见一低回声结节，边界清，大小约 1.0cm×0.8cm，结节内部回声欠均匀，其后方回声增强，呈“彗星尾征”；CDFI 示结节内彩色血流信号不明显；C～F. 团注超声造影剂后，7s 时低回声结节开始增强，12s 时低回声结节内造影剂持续灌注，19s 时增强达峰，呈弥漫性高增强，24s 时结节内造影剂缓慢廓清；G. 超声引导下左上肺近胸膜处结节穿刺活检术

（蒋红英　周美玲　阮骊韬）

第四节　肺隔离症

肺隔离症（pulmonary sequestration，PS）亦称支气管肺隔离症，即部分肺组织与主体

肺分隔，是一种胚胎发育缺陷导致的少见肺发育异常疾病，该部分肺组织为与正常发育的支气管、肺血管分离的一部分无功能肺组织，由体循环供血。肺隔离症发生率占肺部疾病的 0.15% ～ 6.40%，中青年男性好发。

【病因、发病机制与病理】

对于肺隔离症的形成机制有两种观点：先天性发育异常和后天性获得因素。目前受到普遍认可的是前者，亦即牵引学说，该观点认为在胚胎期，原肠和肺芽周围与背主动脉之间的内脏血管在肺组织分离过程中因某些因素影响，部分血管吸收障碍无法闭锁而成为主动脉的异常分支，牵引部分胚胎肺组织与主体分离，与正常的气管支气管树不相通或偶有相通并受体循环动脉滋养，形成肺隔离症。少数学者则认为肺隔离症的发生与后天存在直接关系，属于获得性疾病，但目前未有足够依据证实。

根据被隔离的肺组织与正常肺组织是否在同一个脏胸膜腔内，肺隔离症分为：①叶内型肺隔离症（intralobar sequestration，ILS），与正常肺叶包绕在同一脏胸膜内，血流回流入下肺静脉，发生率为 75% ～ 85%，易感染形成囊状支气管扩张、局部坏死、纤维增生等肺毁损病理学改变；②叶外型肺隔离症（extralobar sequestration，ELS），在正常肺叶之外，与正常肺组织不在同一脏胸膜内，而有自己独立的脏胸膜，血流主要回流入奇静脉、半奇静脉及下腔静脉。

【临床表现】

隔离肺组织中发育异常的支气管与正常的支气管相通，容易反复感染，出现症状早，超过 50% 的患者会在 20 岁以后出现临床症状，主要为咳嗽、咳痰、胸痛等，且由于异常血供来自主动脉，压力高，常出现大咯血。该病抗感染治疗有效但易反复发作迁延不愈，易被误诊为肺炎、支气管扩张等疾病，随着年龄的增长，肺隔离症患者的病情会逐渐加重，可能出现气胸、胸腔粘连、支气管扩张、真菌感染等。

【超声检查】

肺隔离症好发于双肺下叶，叶内型以左肺下叶后基底段较多见，叶外型则多见于下肺叶脊柱旁。胸腔内可见实性或囊实性病灶，少数仅可见囊性回声，病灶形态规整，边界清晰，内部可见多发分隔及密集小囊样回声，呈“蜂窝状”，无回声区内透声差，偶见钙化。彩色多普勒可见病灶内较粗的伴行血管呈树枝状分布，且血流阻力指数较高，内部分隔多可见血流信号。

【病例】

病史 患者，女性，24 岁，以“间断咳嗽 1 年余，加重 1 个月”收治入院，胸部 X 线片显示左肺下叶斑片状高密度影，CT 提示左肺下叶后底段及外侧底段内可见大片混杂密度影，病灶内部可见大面积液性密度区，周围可见纤维条索影，气管及主支气管通畅，诊断为“左肺下叶肺炎”，再行增强 CT 及 DSA 证实血供来源于主动脉分支，为肺隔离症（图 5-4-1A ～ C）。

彩色多普勒超声　左肺下叶可见一低回声团块，边界欠清，内见不规则无回声区及较粗大的血管进入肿块内，有分支，CDFI 示血流为动脉频谱，脉冲多普勒（PW）测得最大血流速度（V_{max}）46.1cm/s，最小血流速度（V_{min}）15.7cm/s，RI 0.68（图 5-4-1D ～ F）。

超声提示　左肺低回声团块，建议进一步检查。

诊断　CT 检查见病灶供血动脉起源于主动脉，提示左下肺肺隔离症。

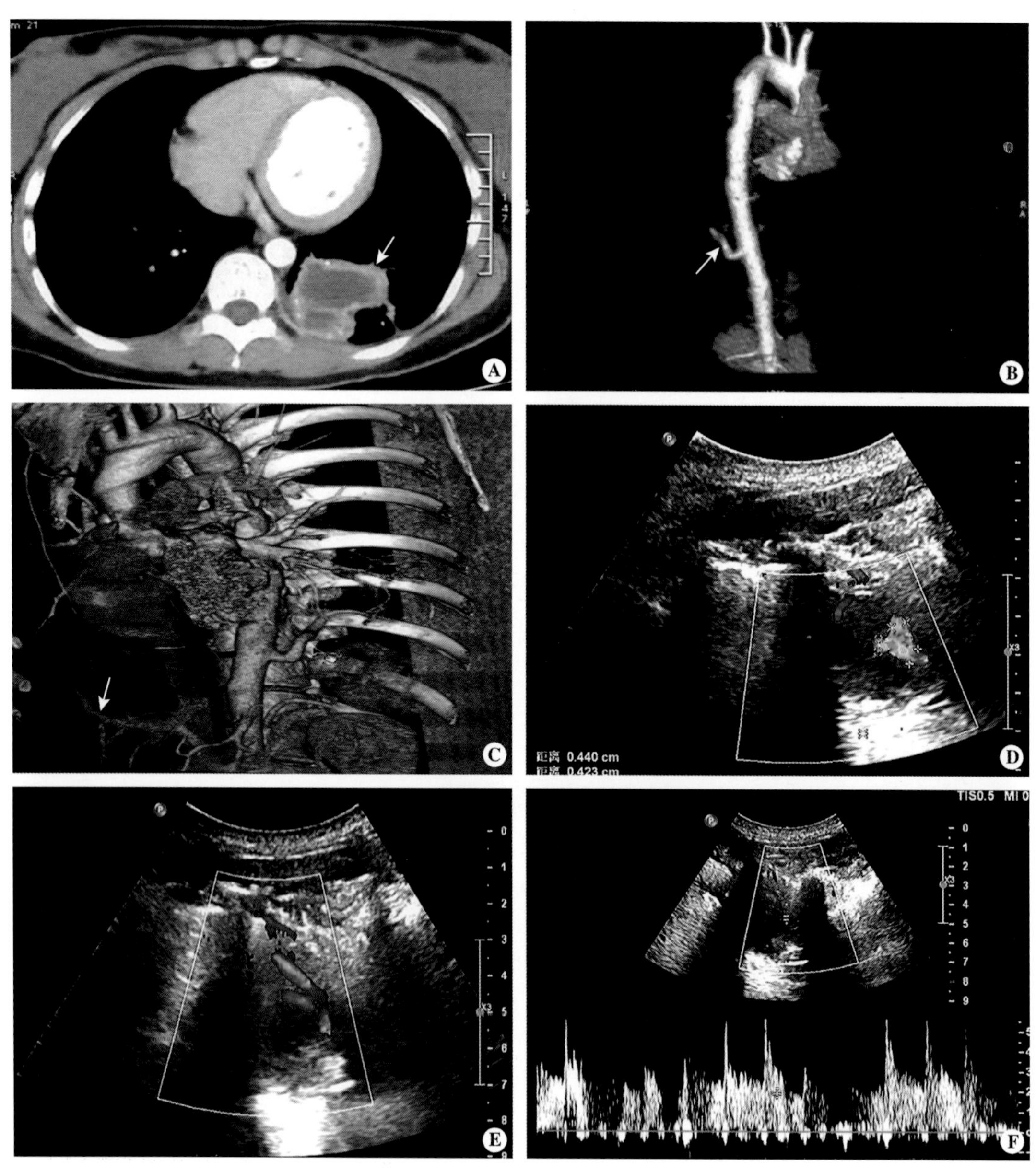

图 5-4-1　左肺隔离症

A ～ C. 胸部增强 CT 提示左肺下叶后底段及外侧底段团片状混杂密度影，边缘呈环形不均匀强化，其内可见液性坏死区，胸主动脉造影及三维重建可见混杂密度影供血动脉来源于主动脉分支（箭头）；D ～ F. 左肺下叶可见一低回声团块，边界欠清，内见粗大血管，CDFI 示血流为动脉频谱

（于秀蕾　李敬文　黄　毅）

参考文献

曹兵生，黎晓林，邓娟，等，2014. 周围性肺结核瘤超声造影表现及其病理基础 . 临床超声医学杂志，16（3）：153-155.
陈蓓蕾，黄品同，叶风，等，2012. 超声造影对周围型肺癌的鉴别诊断价值 . 中华超声影像学杂志，21（2）：124-127.
陈灏珠，林果为，王吉耀，2013. 实用内科学 . 第 14 版 . 北京：人民卫生出版社 .
陈利民，陈蓓蕾，贺军，等，2012. 超声造影对肺外周型感染性病变的鉴别价值 . 中华超声影像学杂志，21（9）：824，825.
陈万青，张思维，邹小农，2010. 中国肺癌发病死亡的估计和流行趋势研究 . 中国肺癌杂志，13（5）：488-493.
程伟伟，王莹，王寒黎，等，2019. 支气管腔内型错构瘤 1 例并文献复习 . 临床肺科杂志，24（7）：1347-1349.
盖永浩，蔡世峰，吴世慧，等，2005. 高频超声诊断小儿大叶性肺炎及炎性假瘤的价值 . 中国超声医学杂志，21（5）：388-390.
何瑶，黄晓玲，2018. 常规超声及超声新技术在周围型肺癌中的应用进展 . 临床超声医学杂志，20（3）：185-187.
胡芳，2011. 肺隔离症影像诊断研究进展 . 医学影像学杂志，21（11）：1763-1767.
黄乐文，周爱云，张诚，2018. 超声造影在肺周围型病变中的应用进展 . 中华医学超声杂志（电子版），15（3）：166-169.
贾琬莹，姜珏，王理蓉，等，2019. 周围型肺癌超声造影模式与细胞分化程度的相关性 . 中国超声医学杂志，35（8）：690-693.
雷志锴，蒋天安，楼军，等，2018. 超声造影在中央型肺癌伴肺不张中的应用价值 . 中华医学超声杂志（电子版），15（3）：204-208.
李敏，朱惠铭，王辉，等，2019. 肺部超声在重症疾病中的临床应用进展 . 中华卫生应急电子杂志，5（2）：110-117.
李玉林，2013. 病理学 . 第 8 版 . 北京：人民卫生出版社 .
刘波，夏晖，2019. 肺转移瘤的外科治疗进展 . 中国肺癌杂志，22（9）：574-578.
刘丹，周爱云，张诚，等，2017. 超声造影实时判断周围型肺病变初始强化时间点的价值 . 中国医学影像学杂志，25（4）：274-277.
刘晓兰，2003. 超声检查肺隔离症的价值 . 临床超声医学杂志，5（3）：182，183.
罗洪英，胡江辉，曾庆富，2003. 肺炎性假瘤（附 52 例报告）. 中国现代医学杂志，13（6）：54-56.
罗家友，诸一吕，张丽娟，等，2018. 12 例表现为支气管扩张的肺隔离症诊治分析 . 中国医师杂志，20（5）：751-753.
罗志艳，刘学明，闻卿，等，2008. 超声造影对肺癌增强类型的初步研究 . 中华超声影像学杂志，17（8）：690-693.
吕国荣，杨舒萍，2018. 肺部急重症超声 . 北京：北京大学医学出版社 .
梅兴科，刘军，2019. 肺隔离症 27 例报告及文献复习 . 中国医刊，54（5）：521-523.
邵玉，田思雨，孙志霞，等，2019. 以囊性病变为特征的肺隔离症患者超声表现一例 . 中华医学杂志，99（31）：2466，2467.
施新军，邹煜，2003. CT 未见钙化和脂肪的肺错构瘤的 MRI 与病理对照分析 . 现代医用影像学，12（2）：83-85.
苏娜，姜鲁宁，蒋胜华，等，2017. 肺隔离症患者 53 例临床诊疗分析 . 中国全科医学，20（36）：4567-4570.
田海燕，鲍洁，李幸斌，等，2012. 彩色多普勒超声在肺结核中的诊断价值 . 临床超声医学杂志，14（3）：207，208.
王恩华，张杰，2018. 临床病理诊断与鉴别诊断 . 北京：人民卫生出版社 .
王建华，2007. 小儿大叶性肺炎 23 例及炎性假瘤 1 例的影像学分析 . 中国误诊学杂志，7（19）：4648，4649.
王小燕，贺榜福，2003. 肺隔离症彩色多普勒超声声像图表现并文献复习 . 中国超声医学杂志，19（3）：216，217.
夏宇，刘进康，周飞，等，2004. 无钙化及脂肪密度的肺错构瘤的 CT 诊断 . 中国临床医学影像杂志，15（8）：434-436.
项东英，何文，宁彬，等，2008. 周围型肺肿瘤超声造影的初步应用研究 . 中华超声影像学杂志，17（3）：243-246.
邢刚，郭德安，廉宗澂，2011. 错构瘤的病理与影像 . 医学综述，17（6）：937-940.
杨高怡，2016. 临床结核病超声诊断 . 北京：人民卫生出版社 .
姚晓军，刘伦旭，2014. 肺癌的流行病学及治疗现状 . 现代肿瘤医学，22（8）：1982-1986.
叶任高，陆再英，2004. 内科学 . 第 6 版 . 北京：人民卫生出版社 .
张露铭，江泽伟，蔡兴东，等，2019. 26 例肺脓肿相关性脓胸的临床及影像学特征 . 实用医学杂志，35（10）：1697，1698.
张延龄，吴肇汉，2012. 实用外科学 . 第 3 版 . 北京：人民卫生出版社 .
Mathis G，2016. 胸部超声学 . 第 3 版 . 崔立刚，译 . 北京：北京大学医学出版社 .
Nestor L，Muller C，Isabela S，et al，2015. 胸部影像学 . 史景云，费苛，孙鹏飞，译 . 上海：上海科学技术出版社 .
Ai T，Yang ZL，Hou HY，et al，2020. Correlation of chest CT and rT-pcr testing in coronavirus disease 2019（COVID-19）in China：a report of 1014 cases. Radiology，296（2）：E32-E40.
Bai J，Yang W，Wang S，et al，2016. Role of arrival time difference between lesions and lung tissue on contrast-enhanced sonography in the differential diagnosis of subpleural pulmonary lesions. J Ultrasound Med，35（7）：1523-1532.
Cao BS，Wu JH，Li XL，et al，2011. Sonographically guided transthoracic biopsy of peripheral lung and mediastinal lesions：role

of contrast-enhanced sonography. J Ultrasound Med，30（11）：1479-1490.

Feki W，Ketata W，Bahloul N，et al，2019. Lung abscess：diagnosis and management. Rev Mal Respir，36（6）：707-719.

Geramizadeh B，Mottavvas M，Zeyaian B，et al，2019. Giant hamartoma of lung presented with massive hemoptysis：A rare case report and review of the literature. Rare Tumors，11：2036361318823926.

Görg C，Bert T，Kring R，et al，2006. Transcutaneous contrast enhanced sonography of the chest for evaluation of pleural based pulmonary lesions：experience in 137 patients. Ultraschall Med，27（5）：437-444.

Heuvelings CC，Bélard S，Andronikou S，et al，2019. Chest ultrasound compared to chest X-ray for pediatric pulmonary tuberculosis. Pediatr Pulmonol，54（12）：1914-1920.

Hou X，Li J，Li J，et al，2017. Anomalous systemic arterial supply of pulmonary sequestration in adult patients. Ann Thorac Med，12（1）：46-50.

Lundeen KS，Raj MS，Rajasurya V，et al，2020. Pulmonary Hamartoma. Treasure Island（FL）：StatPearls Publishing.

Matarese A，Tamburrini M，Desai U，et al，2020. Percutaneous lung abscess drainage：revisiting the old gold standard. Monaldi Arch Chest Dis，90（1）：113-118.

Piseaglia F，Nolsøe C，Dietrich CF，et al，2012. The efsumb guidelines and recommendations on the clinical practice of contrast enhanced ultrasound（CEUS）：update 2011 on non-hepatic applications. Ultraschall Med，33（1）：33-59.

Reissig A，Copetti R，2014. Lung ultrasoun in community-acquired pneumonia and in interstitial lung diseases. Respiration，87（3）：179-189.

Wang XL，Shan W，2017. Application of dynamic CT to identify lung cancer，pulmonary tuberculosis，and pulmonary inflammatory pseudotumor. Eur Rev Med Pharmacol Sci，21（21）：4804-4809.

Zhu N，Zhang DY，Wang WL，et al，2020. A novel coronavirus from patients with pneumonia in China，2019. N Engl J Med，382（8）：727-733.

第六章 膈肌脓肿

膈肌脓肿（diaphragmatic abscess）是由细菌感染导致的炎性疾病，可向胸腔或腹腔破溃，局限于膈肌内的脓肿较为罕见。常见致病菌包括结核分枝杆菌、革兰氏阴性菌等。

【病因、发病机制与病理】

膈肌脓肿常继发于胸腔、腹腔急慢性感染或术后感染，细菌亦可经血行或淋巴系统到达膈肌引发感染。其中，结核性膈肌脓肿大多继发于胸腔内各脏器结核，如肺结核、胸壁结核和纵隔淋巴结结核，也可继发于肝包膜下脓肿等。

病灶大体观为不规则灰白或灰黄色液体。结核性脓肿镜下可见大片结核性肉芽肿及干酪样坏死，伴有明显的化脓性炎，局灶可形成脓肿。

【临床表现】

膈肌脓肿的临床表现取决于致病菌，结核性膈肌脓肿症状多隐匿，部分患者可有胸痛或季肋部疼痛，少有皮肤红、热等炎症表现，患者多于常规检查中偶然发现膈肌病灶，而革兰氏阴性菌导致的膈肌脓肿多伴有发热、上腹部疼痛等感染性症状。膈肌脓肿累及季肋部附着处时可表现为胸壁“山丘”样突起，较大者可触及波动感。

【超声表现】

（1）病灶多呈梭形或不规则形的低回声或混合回声团块，边界尚清，肝、脾包膜可受压呈“波浪状”。病灶内回声不均，可见低回声、稍强回声及无回声并存，无回声区内透声差，可见絮状回声或点状强回声，时有分隔形成。当结核性脓肿破溃时形态可呈多样性，并且结核性脓肿体积越大，液化坏死程度越高。有时脓肿两端可见膈肌残端。

（2）CDFI：脓肿内完全液化时常不显示彩色血流信号，出现分隔时，可在分隔处出现彩色血流信号，脓肿边缘因炎性反应有时可探及较丰富的彩色血流信号。

（3）超声造影可表现为不均匀增强及无增强，以不均匀增强多见，呈环状增强或分隔样增强。

【病例】

病例 1

病史　患者，女性，26 岁，因“反复低热 9 天”就诊。体格检查：T 37.9℃，P 106 次 / 分，右下肺叩诊浊音，右下肺听诊呼吸音低，胸壁皮肤无红肿热，无压痛。胸腔灌洗液结核杆菌 DNA 2.43×10^4cop/ml，结核 RNA（+）；胸部 X 线片提示右侧胸腔积液，考虑右中肺感染灶，结核可能性大。

灰阶及多普勒超声　右侧胸腔腋后线第 5～6 肋间水平紧贴肝包膜可见一低回声团块，边界清晰，与膈肌紧贴，分界不清，大小约 4.7cm×2.4cm，团块内部可见不规则无回声区，透声差；高频超声示病灶内回声不均匀，凸向胸腔；CDFI 示低回声团块周边可见条状彩色血流信号（图 6-0-1A～C）。

弹性成像　大体呈以蓝色为主的蓝绿相间（6-0-1D）。

超声造影　团注造影剂后，12s 时开始增强，24s 时增强达峰，边缘环形增强，团块内见分隔样增强（图 6-0-1E～F）。

超声提示　右侧胸腔低回声团块，首先考虑膈肌脓肿。

实验室结果　膈肌脓肿，脓液细菌培养出结核分枝杆菌。

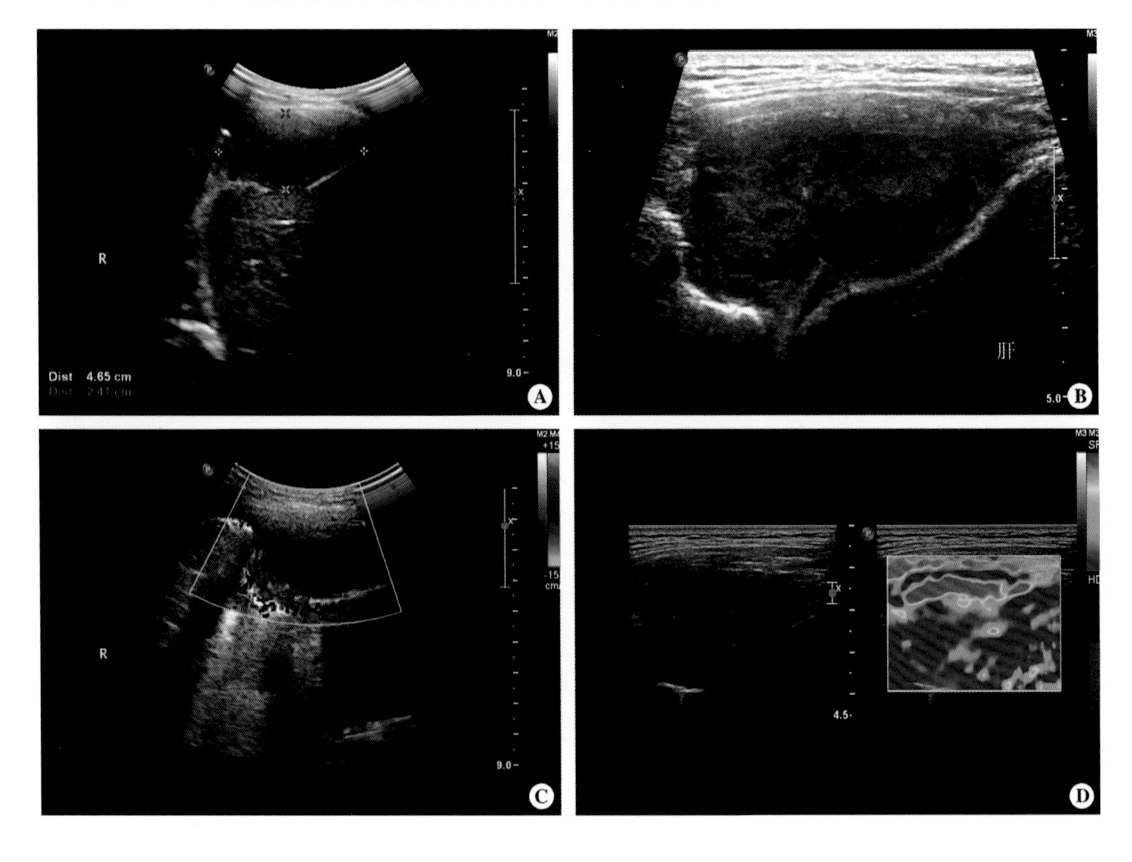

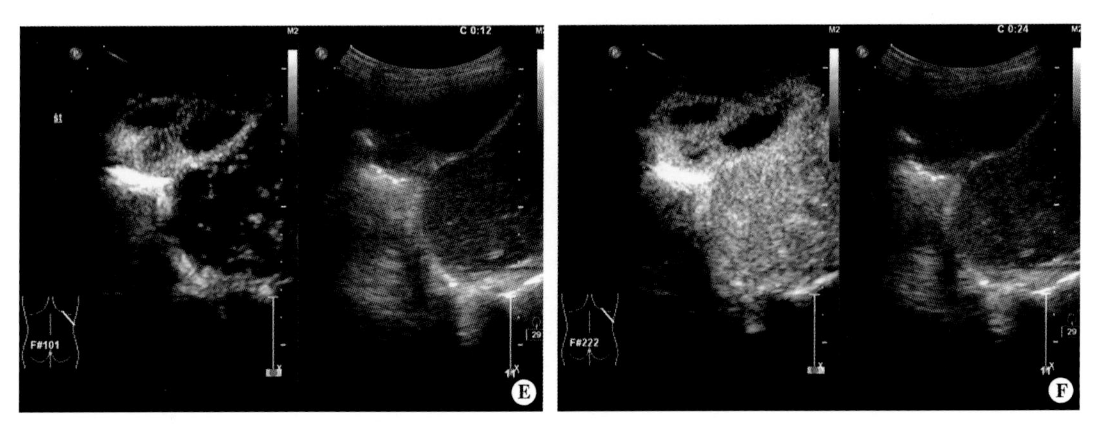

图 6-0-1 膈肌脓肿（1）

A、B. 右侧胸腔腋后线可见一低回声团块，边界清晰，与肝包膜紧贴，与膈肌分界不清，团块内部可见不规则无回声区，透声差，高频超声示病灶内回声不均匀，凸向胸腔；C. CDFI 示低回声区周边可见条状彩色血流信号；D. 弹性成像为以蓝色为主的蓝绿相间图像；E、F. 超声造影示病灶边缘环形增强，病灶内可见无增强区及分隔样增强

病例 2

病史　患者，女性，26 岁，因"间断右侧胸痛 1 年"就诊。体格检查：右下肺叩诊浊音，右下肺听诊呼吸音低至消失。结核菌素（PPD）试验强阳性，结核抗体 IgG（+）；胸部 CT 见右上叶尖后段及右下叶背段结节斑片状影，右侧局部包裹性积液。

灰阶及多普勒超声　右侧胸腔可见一包裹性低回声团块，边界清晰，后方与膈肌关系紧密，分界不清，膈肌厚薄不均匀，病灶部分外凸，压迫肝脏，大小约 8.2cm×2.6cm，病灶内部可见无回声区，透声差，可见絮状沉积物。CDFI 示低回声团块彩色血流信号不明显（图 6-0-2A ～ C）。

超声提示　右侧胸腔包裹性低回声团块伴部分侵犯膈肌（图 6-0-2D），首先考虑膈肌脓肿。

病理结果　膈肌肉芽肿性炎伴凝固性坏死，考虑结核（图 6-0-2E、F）。

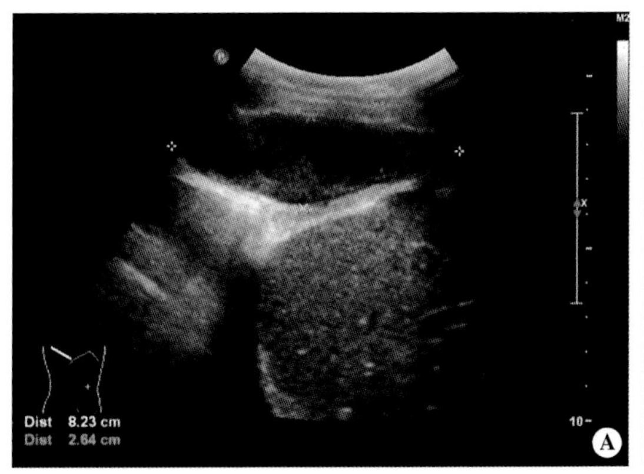

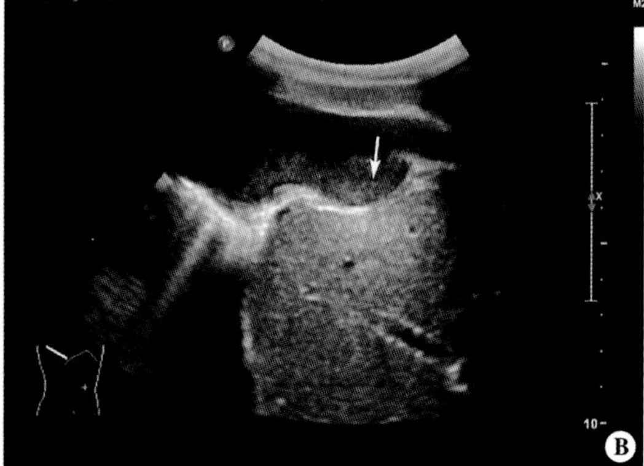

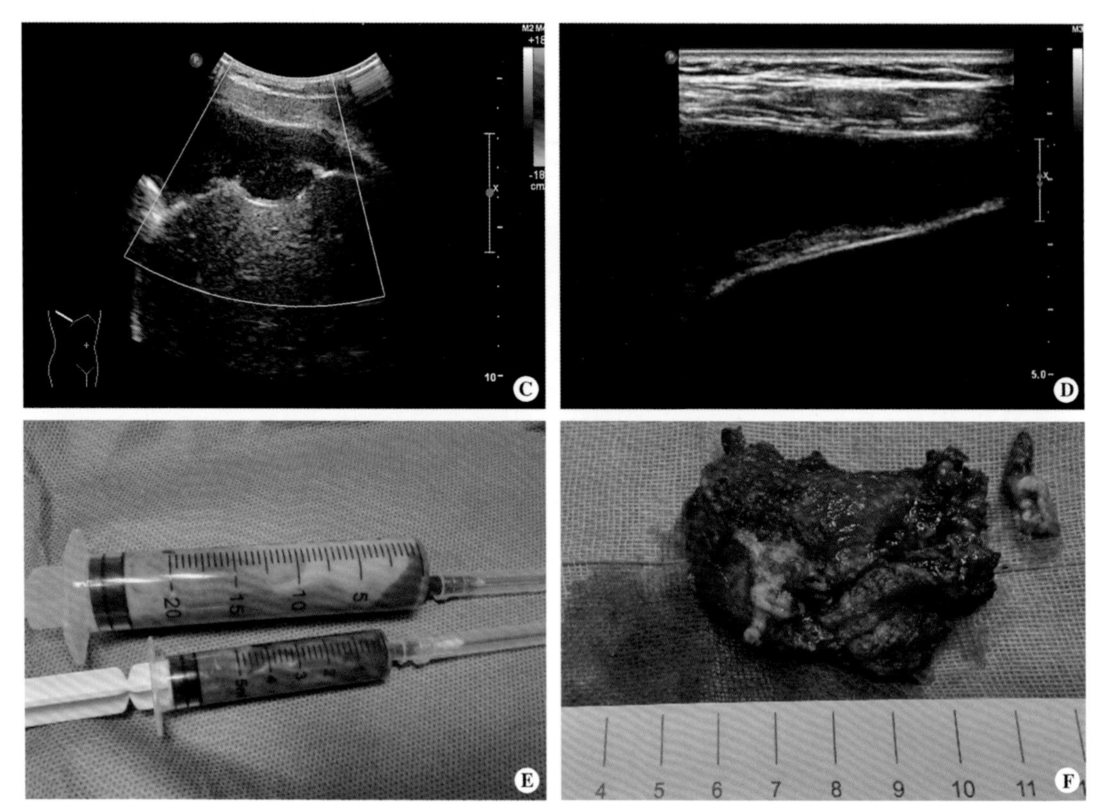

图 6-0-2 膈肌脓肿（2）

A. 右侧胸腔可见一包裹性低回声团块，边界清晰，后方与膈肌分界不清，膈肌厚薄不均匀；B. 病灶部分外凸，压迫肝脏，病灶内部可见无回声区，透声差，可见絮状沉积物（箭头）；C. CDFI 示低回声团块彩色血流信号不明显；D. 高频探头扫查该低回声团块；E. 术中抽出黄色脓液；F. 大体标本

病例 3

病史　患者，男性，44 岁，因“间断右侧胸痛 3 个月”就诊。体格检查：右下肺叩诊浊音，右下肺听诊呼吸音低。胸腔灌洗液结核杆菌 DNA 3.17×10^4cop/ml，结核 RNA（+）；胸部 CT：右下叶斑片状、条索状高密度影，右侧局部包裹性积液。

灰阶及多普勒超声　右侧胸腔可见一混合回声团块，内部以无回声区为主，边界清晰，内壁毛糙，厚薄不均，紧贴膈肌与肝脏分界清，深呼吸后可见相对运动，大小约 8.7cm×2.8cm，透声差；CDFI 示团块周边可见条状血流信号（图 6-0-3A ～ D）。

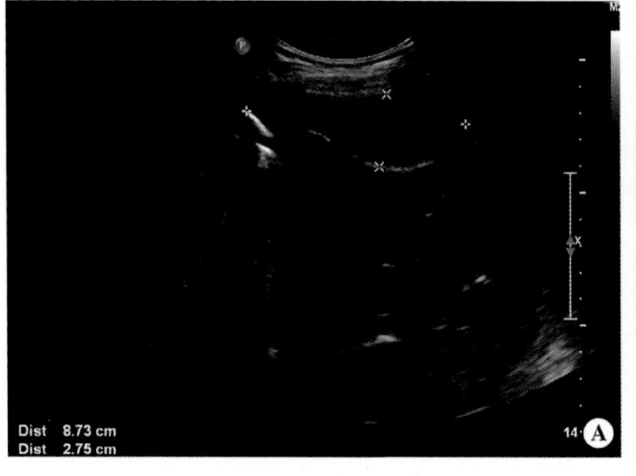

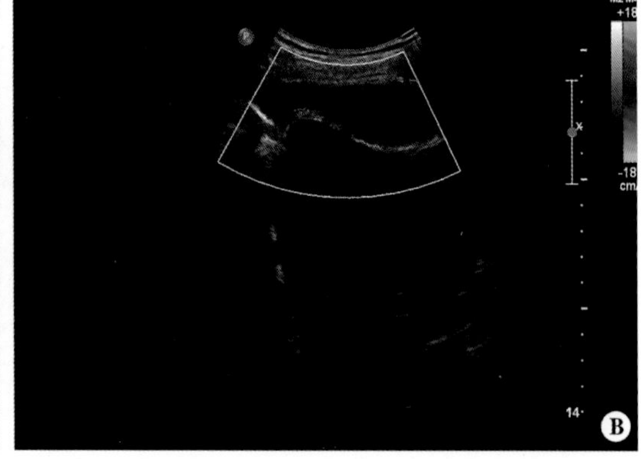

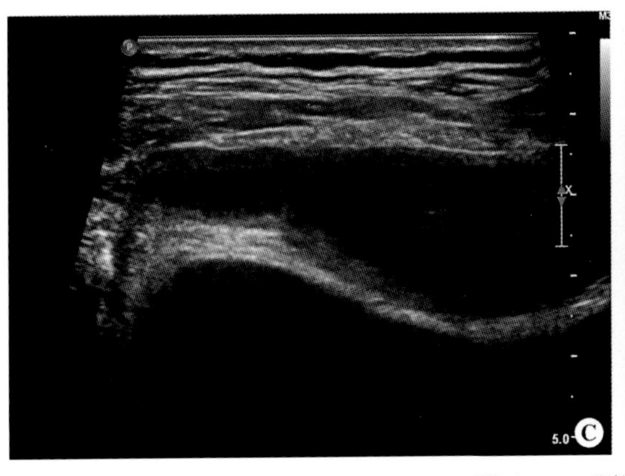

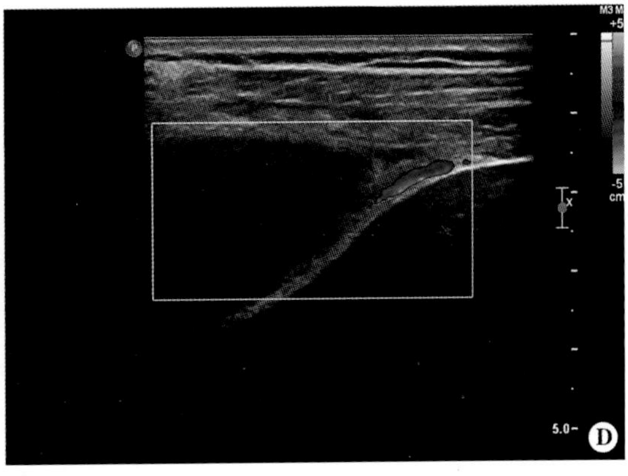

图 6-0-3　膈肌脓肿（3）

A. 右侧胸腔可见一混合回声团块，边界清晰，紧贴膈肌，与肝脏分界清，深呼吸后可见相对运动，透声差；B. CDFI 示周边可见点条状彩色血流信号；C、D. 高频探头扫查该混合回声团块，CDFI 示团块周边可见条状彩色血流信号

超声提示　右侧胸腔混合回声团块，首先考虑膈肌来源。

病理结果　膈肌肉芽肿性炎伴凝固性坏死，考虑结核。

（胡　君　郑学海　杨高怡）

参考文献

崔立刚，张华斌，张武，等，2004. 粗大膈肌束的超声表现 . 中国超声医学杂志，20（3）：196-199.

地力木热提，贾宏远，崔定一，2004. 横膈结核 1 例 . 中国医学影像学杂志，12（6）：475，476.

韩桂林，李志刚，梅举，等，2005. 右侧巨大膈肌肿瘤一例报告 . 第二军医大学学报，26（8）：868.

简朝江，罗敏，邓小琴，2016. 膈肌细菌性脓肿 1 例 . 黔南民族医专学报，29（3）：214.

李宝童，陶永忠，吕兵，等，2013. 膈肌结核性脓肿一例 . 中国胸心血管外科临床杂志，20（6）：690.

杨高怡，2016. 临床结核病超声诊断 . 北京：人民卫生出版社 .

张文智，杨高怡，徐建平，等，2015. 超声造影在结核性膈肌脓肿诊断中的应用 . 中华全科医师杂志，14（6）：453，454.

Dong P，Chen JJ，Wang XZ，2016. Evaluation of a tuberculous abscess on the right side of the diaphragm with contrast-enhanced computed tomography：a case report. Mol Clin Oncol，5（1）：210-212.

第七章 纵隔肿瘤

纵隔包含胸腺、血管、神经、淋巴结等多种组织器官，因此纵隔肿瘤来源较多样，以前、中纵隔为成人纵隔肿瘤的好发区域。由于纵隔特殊的解剖部位，超声检查易受胸骨、肋骨及双侧肺遮挡，部分体积较大的纵隔肿瘤可以通过肋间、胸骨上窝扫查，以及联合侧卧位进行经胸骨旁扫查。

第一节 纵隔胸腺上皮肿瘤

【病因、发病机制与病理】

胸腺上皮肿瘤是前纵隔最常见的原发性肿瘤，可分为三种类型：低危险性胸腺瘤（A型、AB型和B_1型）、高危险性胸腺瘤（B_2型、B_3型）和胸腺癌。胸腺瘤组织学上由胸腺上皮细胞与不同数量的反应性淋巴细胞组成，胸腺癌包括除生殖细胞肿瘤以外的所有恶性上皮细胞肿瘤，包括鳞状细胞癌、基底细胞癌、神经内分泌癌等多种组织亚型。

【临床表现】

临床症状与瘤体大小及邻近结构是否受压和侵犯有关，约30%的患者可无症状，偶然在体检中发现。瘤体较大时可能导致胸痛、胸闷或呼吸困难，以及上腔静脉综合征合并各种副肿瘤综合征，其中以皮质醇增多症（库欣综合征）最常见。

【超声表现】

胸腺上皮肿瘤常表现为纵隔偏向一侧生长的低回声团块，多数体积较大，形态不规则，边缘呈分叶状，内部回声不均匀，合并出血或坏死囊变时内部可见无回声区，少数病例可见多发点状、片状强回声钙化，易侵犯周围结构，与周围心脏、大血管等器官常分界不清。彩色多普勒超声多可见条状血流信号，部分病灶血流信号较丰富。超声造影多为不均匀性高增强，坏死时内部可见不规则无增强区。

【病例】

病例 1

病史　患者，女性，71 岁，因“间歇性胸壁隐痛”就诊。体格检查：双侧锁骨上未触及肿大淋巴结，颈静脉无怒张，气管居中，胸壁无畸形，胸骨无压痛，双侧呼吸运动对称。胸部 CT：右侧胸腔内巨大占位伴钙化，邻近胸膜增厚、钙化，陈旧性结核性胸膜改变；右肺多发继发性支气管扩张。

灰阶及多普勒超声　右前纵隔内可探及巨大低回声团块，体积较大超出探头测量范围，所显示区域边界不清，团块内部回声欠均匀，CDFI 显示点状血流信号（图 7-1-1A、B）。

超声提示　右前纵隔巨大占位，胸腺来源肿瘤？淋巴瘤？建议行穿刺活检术（图 7-1-1C）。

病理结果（右前纵隔穿刺组织条）　胸腺瘤（AB 型）。

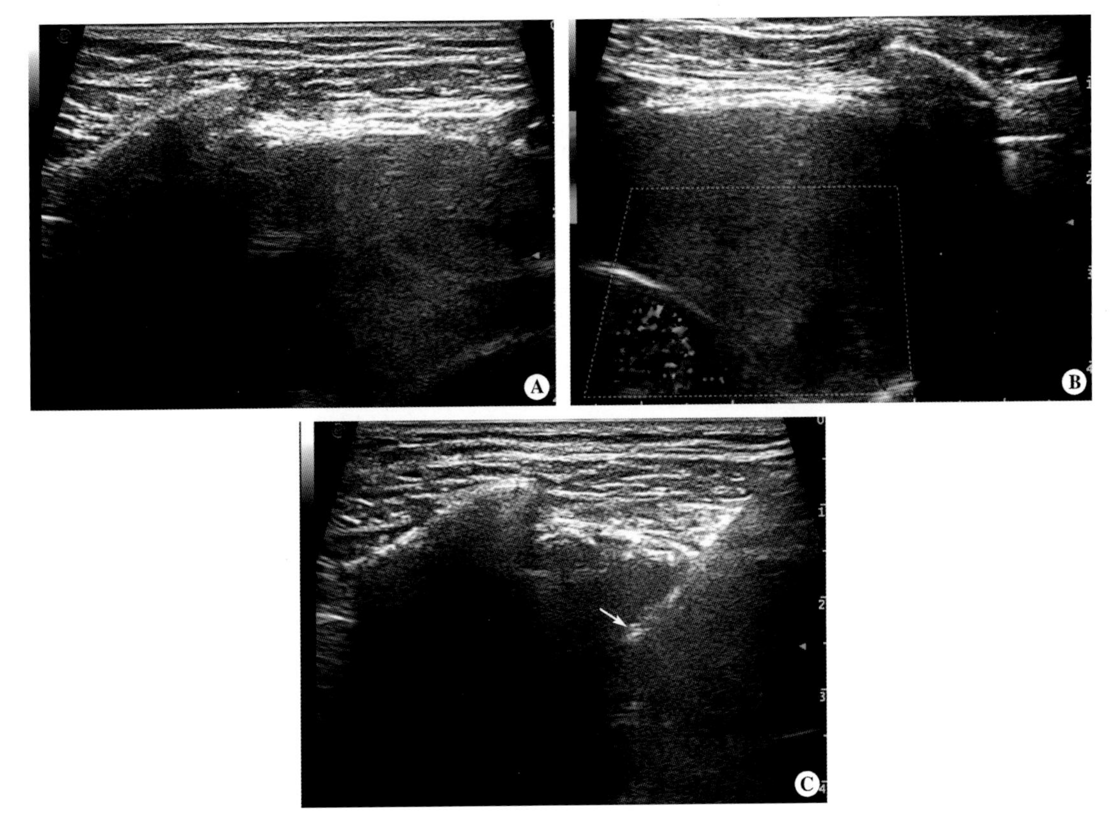

图 7-1-1　右前纵隔胸腺瘤

A、B. 右前纵隔内可探及巨大低回声团块，体积较大超出探头测量范围，所显示区域边界不清，团块内部回声欠均匀，CDFI 显示点状血流信号；C. 超声引导下穿刺活检术（箭头示穿刺针针尖）

病例 2

病史　患者，女性，71 岁，因“发现右前上纵隔肿块 3 天”就诊。体格检查：神志清，一般情况良好，两肺、心腹及四肢未见阳性体征。血常规未见异常。胸部 CT 所示右前上纵隔见一团块状软组织密度影，边界较清晰，增强扫描可见轻度强化。CT 提示右前上纵隔肿瘤（图 7-1-2A）。

灰阶及多普勒超声 右第 2 前肋间胸骨角后方胸腔可见一大小约 7.3cm×5.8cm×5.1cm 低回声团块，边界清晰，形态规则，团块内部回声均匀，后方回声无衰减，CDFI 内见少许血流信号（图 7-1-2B）。

超声提示 右前上纵隔实性团块，肿瘤可能。

行超声引导下右前上纵隔团块穿刺活检术，获取 3 条淡白色病变组织条（图 7-1-2C、D）。

病理结果 符合胸腺瘤（AB 型）。

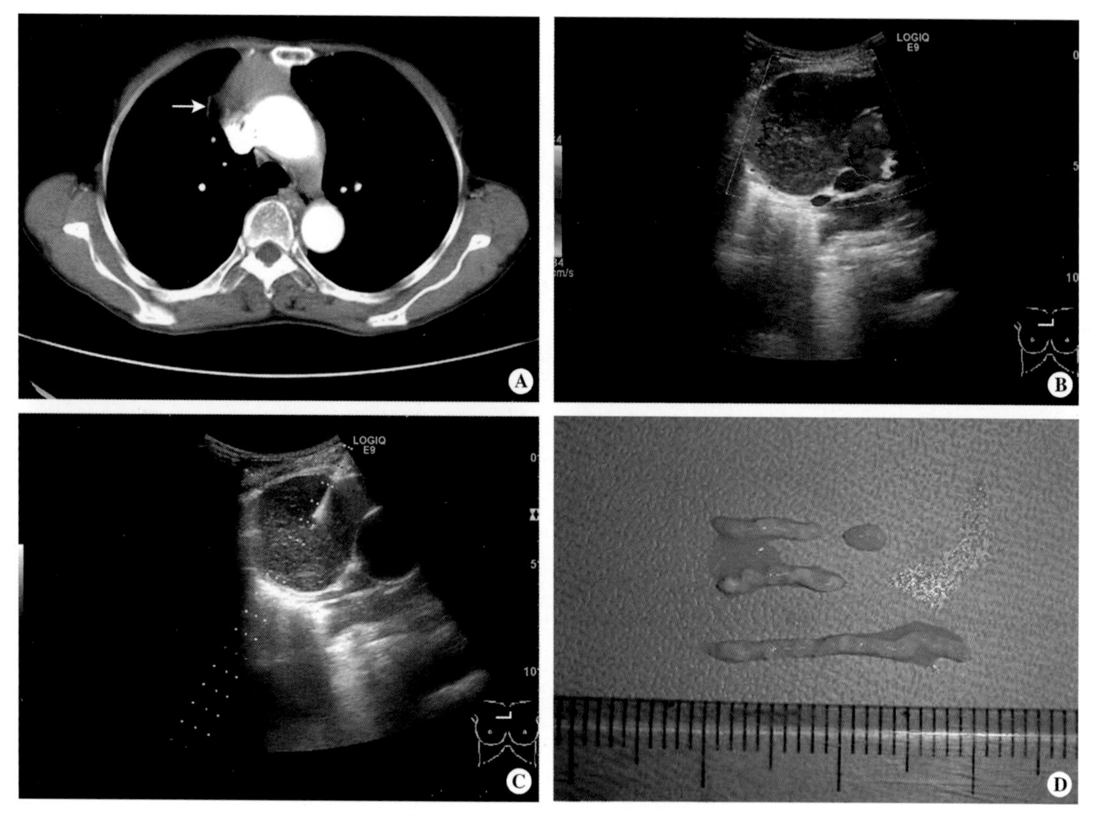

图 7-1-2 右前上纵隔胸腺瘤

A. 胸部 CT 示右前上纵隔软组织密度团块（箭头）；B. 超声显示右第 2 前肋间胸骨角后方见一低回声团块，形态规则，团块内部回声均匀，CDFI 示其内见少许血流信号；C. 超声引导下右前上纵隔团块穿刺活检术；D. 右前上纵隔团块穿刺活检获取病变组织条标本图

病例 3

病史 患者，男性，56 岁，因“右颈部肿痛 1 个月”入院。体格检查：T 36.8℃，BP 147/92mmHg。神志清，颈软，右侧颈部可扪及 2cm 大小包块，质硬，活动度差，边缘不清，不随吞咽上下活动，有压痛，表面皮肤无红肿，两肺听诊呼吸音粗，未闻及干湿啰音。实验室检查：淋巴细胞 10.7%，凝血常规 D- 二聚体 2180μg/L，肿瘤标志物角蛋白 19 片段 25.8μg/L。胸部 CT 示纵隔内见肿大淋巴结，中心坏死（图 7-1-3A）。

灰阶及多普勒超声 右侧颈部可见数个肿大淋巴结，较大一枚大小约 2.6cm×1.8cm，淋巴门消失，周边见条状彩色血流信号（图 7-1-3B、C）；右上纵隔可见一低回声团块，大小约 8.4cm×5.6cm，边界欠清，团块内部回声不均匀，CDFI 可见边缘短棒状血流信号，PW 测得动脉频谱（图 7-1-3D ～ F）。

超声造影 右侧颈部肿大淋巴结团注造影剂后呈弥漫性不均匀高增强（图 7-1-3G）；右上纵隔低回声团块，8s 时团块边缘粗大血管首先增强，随后缓慢灌注，29s 时增强达峰，之后缓慢廓清，69s 时团块内仍可见少许造影剂微气泡，团块整体呈低增强（图 7-1-3H ～ K）。

超声提示 右上纵隔实性占位，右颈部淋巴结肿大。建议行超声引导下右颈部淋巴结穿刺活检术。

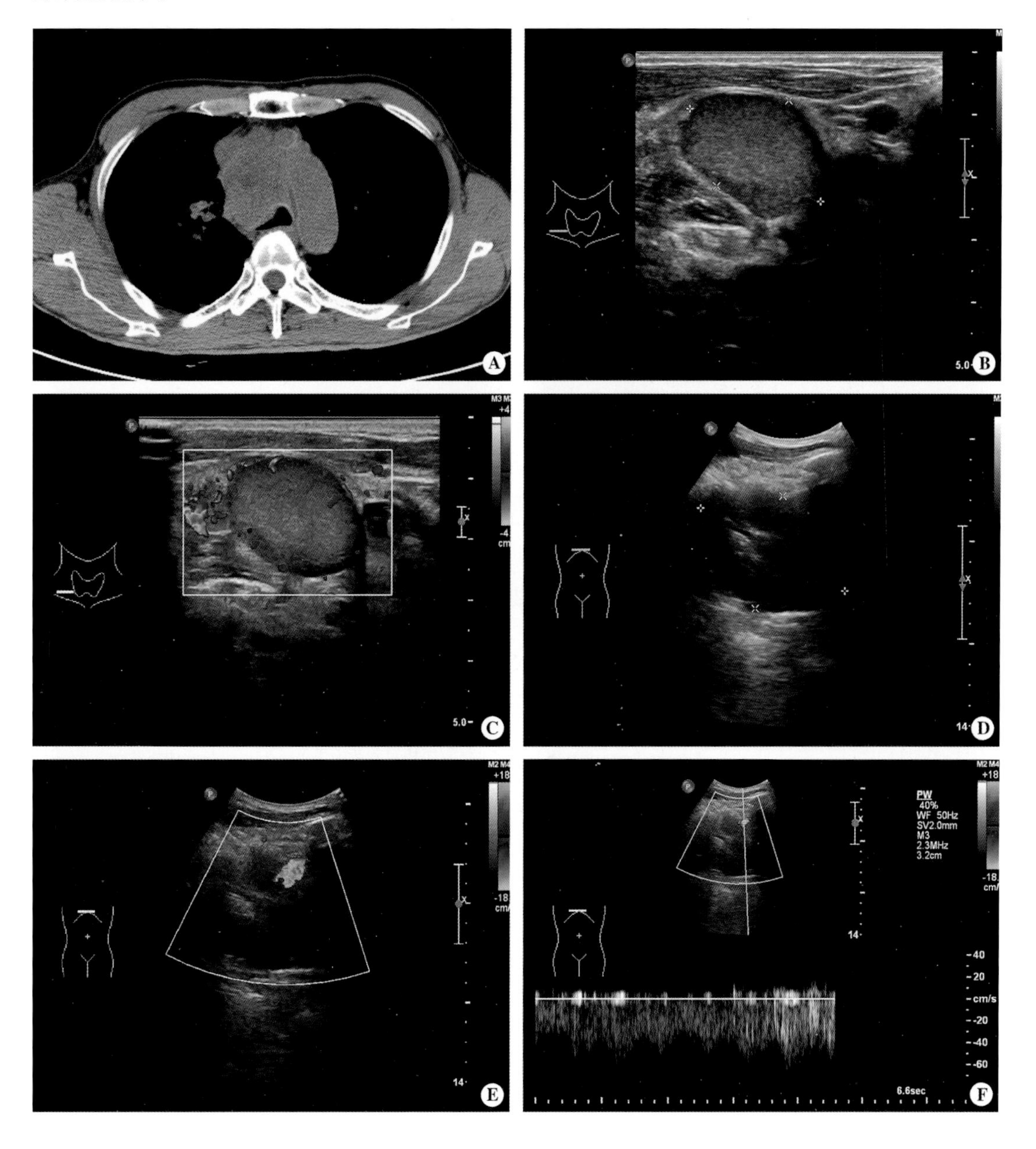

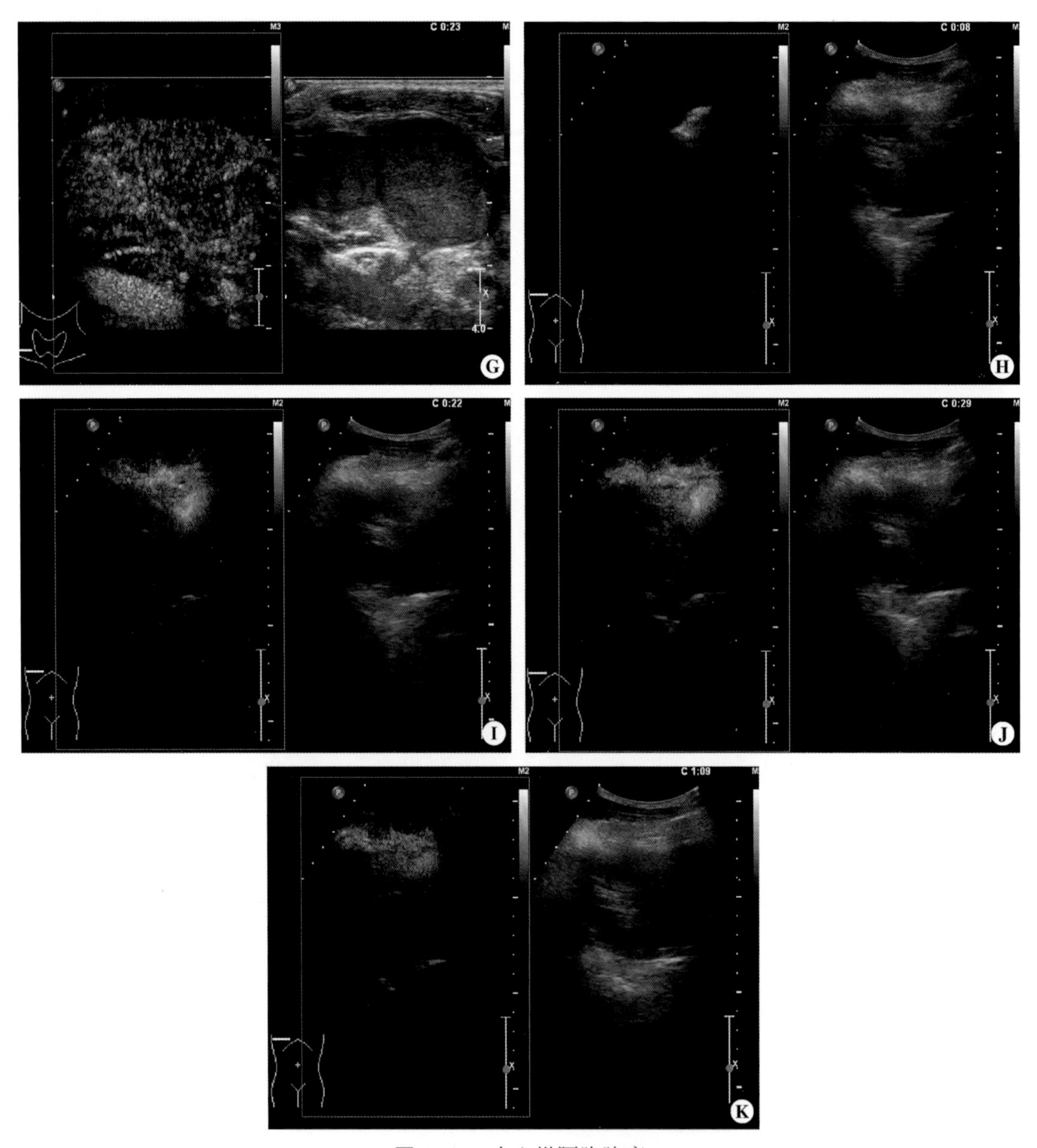

图 7-1-3　右上纵隔胸腺癌

A. 右侧中上纵隔见团块状软组织密度影，密度不均，局部边缘欠光整，压迫气管；B、C. 右侧颈部可见数个肿大淋巴结，较大一枚大小约 2.6cm×1.8cm，淋巴门消失，周边见条状彩色血流信号；D ～ F. 右上纵隔低回声团块，边界欠清，团块内部回声不均匀，CDFI 可见边缘短棒状血流信号；G. 右侧颈部肿大淋巴结团注造影剂呈弥漫性不均匀高增强表现；H ～ K. 右上纵隔低回声团快，8s 时开始边缘粗大血管首先增强，22s 时造影剂进一步灌注，29s 时增强达峰，团块整体呈低增强，后缓慢廓清，69s 时团块内仍可见少许造影剂微气泡

病理结果（右颈部淋巴结穿刺）　转移性或浸润性低分化癌，免疫组化结果提示胸腺癌可能。

（唐　薇　农恒荣）

第二节 纵隔淋巴瘤

【病因、发病机制与病理】

纵隔淋巴瘤是一种发生于血液系统的恶性疾病，起源于淋巴结或者其他器官中的淋巴组织，可作为全身淋巴瘤的一部分出现，也可为原发，好发于前、上、中纵隔，在纵隔肿瘤中占 20% ～ 25%。纵隔恶性淋巴瘤常见类型包括霍奇金淋巴瘤、淋巴母细胞性淋巴瘤、大细胞性淋巴瘤等，其中霍奇金淋巴瘤几乎均为结节硬化型。

【临床表现】

肿瘤体积较小时症状多隐匿，或因伴有浅表淋巴结肿大就诊时发现，部分患者于常规体检时发现；肿瘤体积较大时通常为纵隔压迫的临床表现，如吞咽困难、声音嘶哑、面部肿胀及呼吸困难等。

【超声表现】

纵隔淋巴瘤多表现为多个肿大淋巴结融合成团，体积较大，可横跨纵隔两侧，形态多不规则；内部呈实性低回声，常合并其他部位淋巴结肿大；CDFI 显示团块内部彩色血流信号常不丰富；超声造影多呈不均匀性高增强表现，伴坏死时可见小片无增强区，大片坏死区较少见。

【病例】

病例 1

病史　患者，男性，21 岁，因“咽痛 7 个月，颈面部及上肢肿胀 1 周”入院。体格检查：颈面部及双上肢肿胀明显，左上肢尤为严重，气管居中（图 7-2-1A）。双侧颈部淋巴结肿大。胸部 CT 见前纵隔软组织团块影，内密度不均匀，可见少量钙化影，增强扫描后呈不均匀性强化，肿块呈分叶状，提示前纵隔占位（图 7-2-1B、C）。

灰阶及多普勒超声　胸腔内可见低回声团块，边界欠清，右侧范围约 8.5cm×7.8cm，左侧范围约 15.7cm×5.3cm，于胸骨后融合，边界欠清，形态不规则，左侧胸腔团块内可见少许不规则无回声区（图 7-2-1D、E）。

超声造影　团注造影剂后，右侧胸腔低回声团块内可见造影剂快速灌注，21s 时开始增强，呈不均匀性高增强，37s 时增强达峰，呈弥漫性高增强，团块内部未见明显无灌注区（图 7-2-1F、G）；左侧胸腔低回声团块内造影剂快速灌注，15s 时开始增强，30s 时增强达峰，呈不均匀性高增强，内部可见无增强区，60s 时造影剂部分廓清（图 7-2-1H ～ K）。

超声提示　纵隔低回声团块，肿瘤可能性大，建议穿刺活检。

病理结果　前纵隔穿刺组织，小圆细胞肿瘤，结合免疫组化结果提示弥漫大 B 细胞淋巴瘤（图 7-2-1L）。

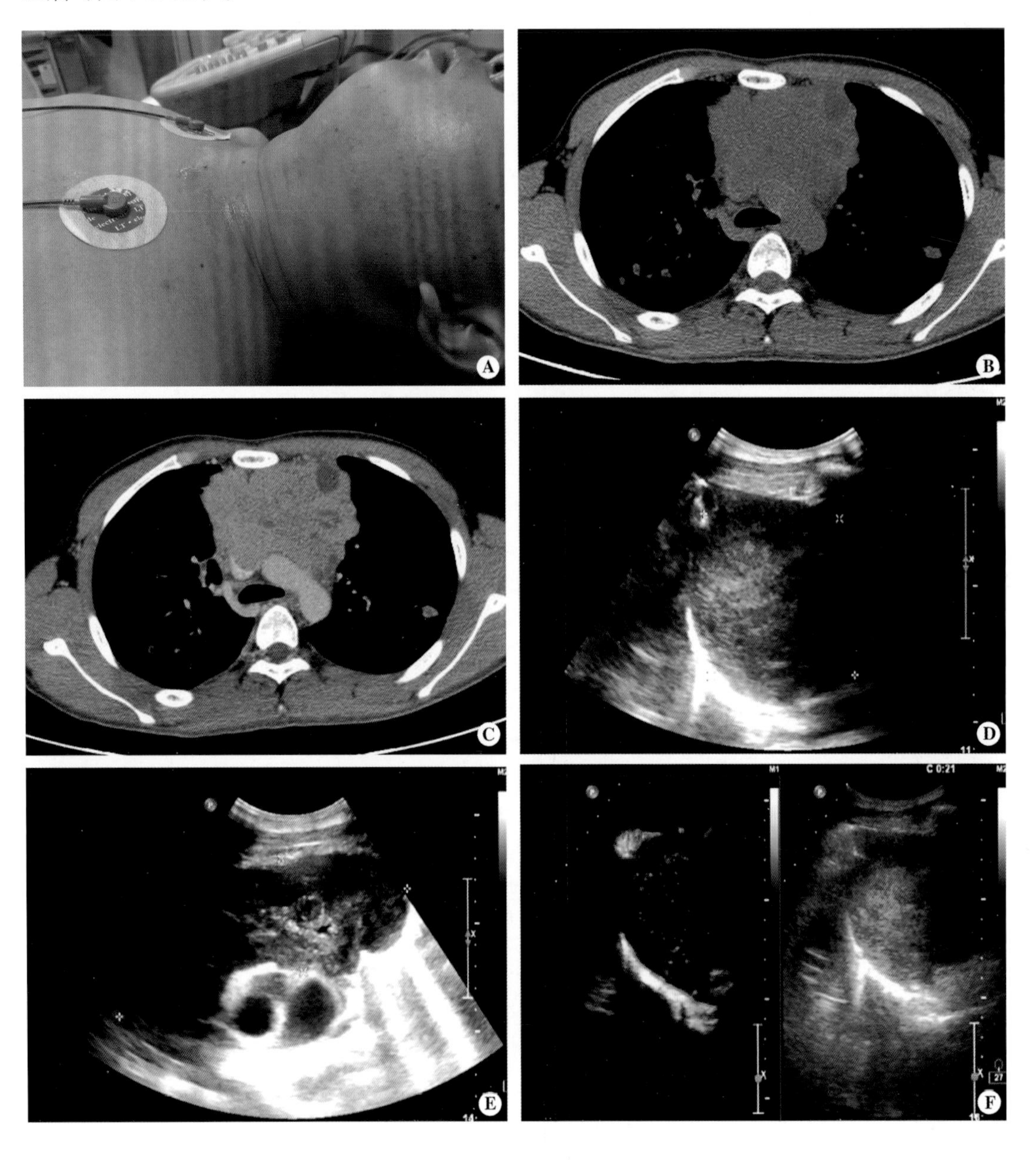

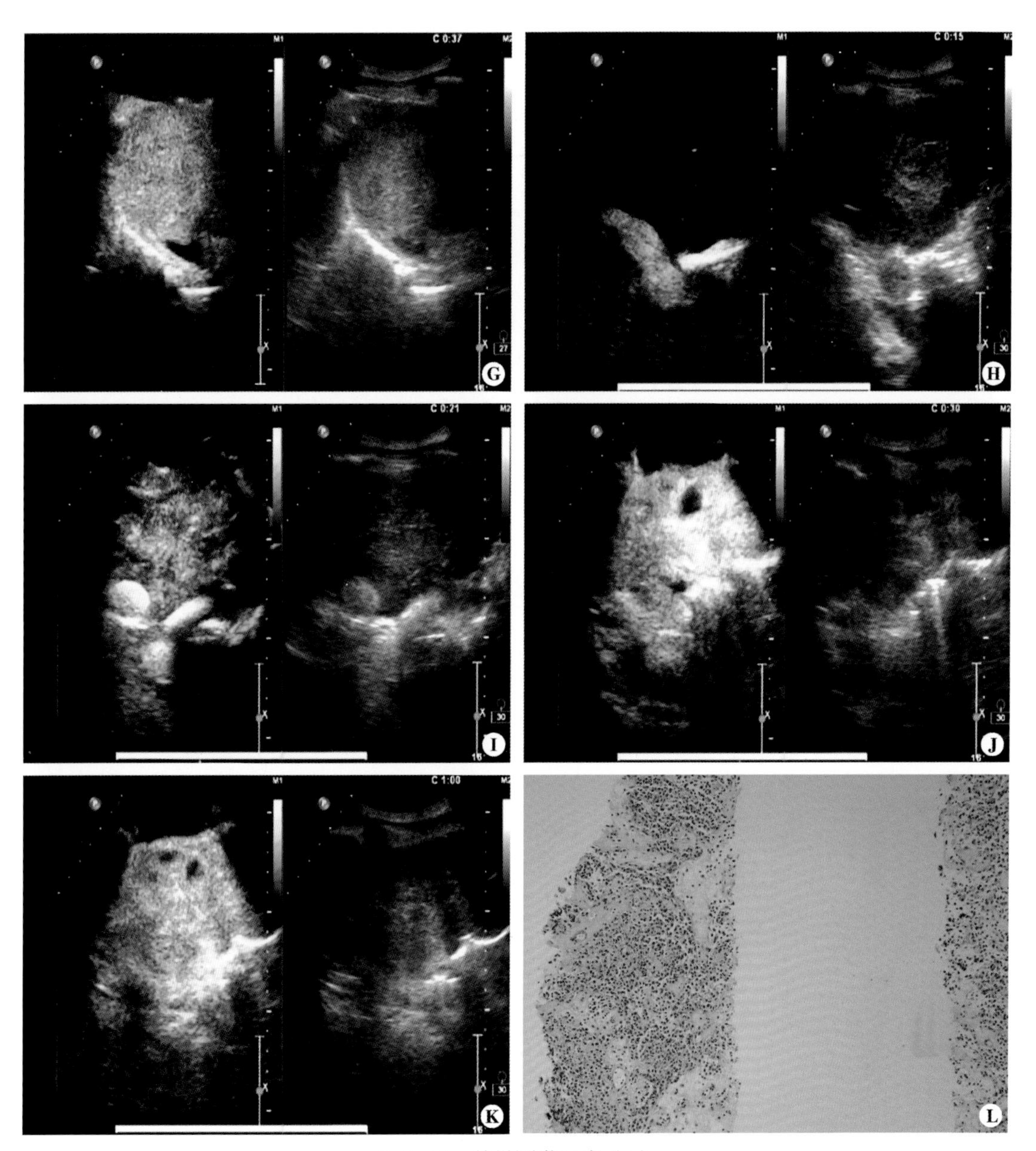

图 7-2-1 前纵隔淋巴瘤（1）

A. 患者体表图，颈部及上肢肿胀明显，皮肤颜色加深，毛细血管扩张；B、C. CT 显示前纵隔软组织团块影，团块内密度不均匀，可见少量钙化影，增强扫描后呈不均匀性强化，肿块呈分叶状；D、E. 胸腔内低回声，边界欠清，右侧较大范围约 8.5cm×7.8cm，左侧较大范围约 15.7cm×5.3cm，边界欠清，形态不规则，于胸骨后融合，左侧胸腔团块内可见少许不规则无回声区；F、G. 右侧胸腔低回声团块超声造影，团注造影剂后，21s 时开始增强，呈不均匀性增强，37s 时增强达峰，呈弥漫性高增强，团块内部未见明显无灌注区；H ～ K. 左侧胸腔低回声团块超声造影，团注造影剂后，15s 时开始增强，30s 时增强达峰，呈不均匀高增强，团块内部可见无增强区，60s 时造影剂部分廓清；L. 病理检查（HE 染色，×100）：镜下见异型淋巴细胞弥漫增生

病例 2

病史　患者，女性，30 岁，孕 23⁺ 周，因“胸闷气急 3 周”就诊。体格检查：双侧锁骨上未触及肿大淋巴结，颈静脉无怒张，气管居中，胸壁无畸形，胸骨无压痛，双侧呼吸

运动对称。

灰阶及多普勒超声　左上纵隔可见实质性低回声团块，大小约 19cm×14cm×9.5cm，右心房受压，心腔明显受压变小。团块内部回声欠均匀，形态不规则，与周围组织分界尚清晰，CDFI 示团块彩色血流信号不丰富（图 7-2-2A ～ C）。

超声造影　左上纵隔团块，团注造影剂后，7s 时造影剂开始灌注，团块内可见交错的血管，14s 时团块整体增强，其内见小片无增强区，21s 时增强达峰，呈不均匀性低增强，随后造影剂快速廓清，呈“快进快出”表现（图 7-2-2D ～ G）。

超声提示　纵隔实质性低回声团块，压迫右心房，建议行穿刺活检术（图 7-2-2H）。

病理结果（纵隔肿物穿刺组织条）　首先考虑原发纵隔大 B 细胞淋巴瘤。

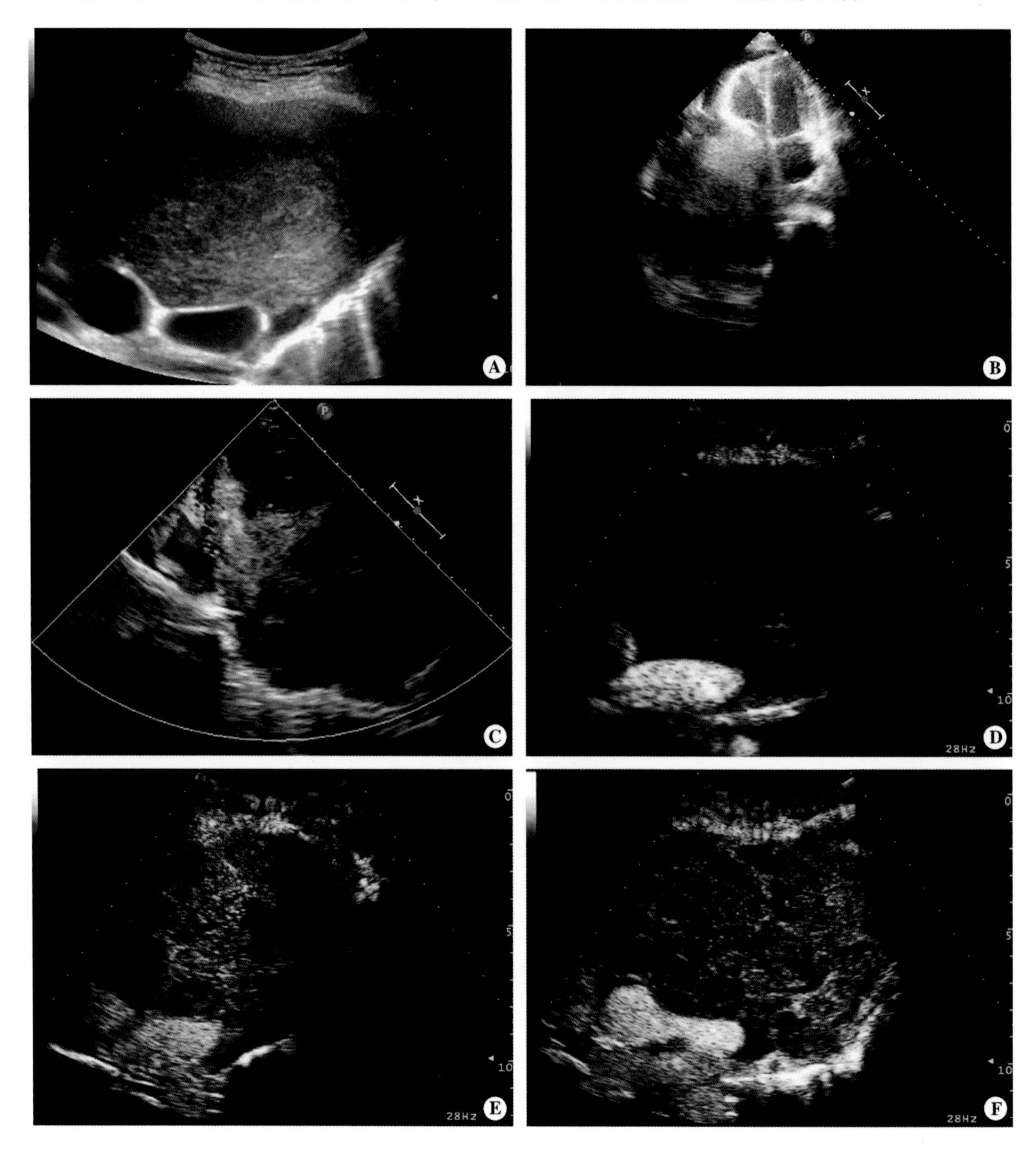

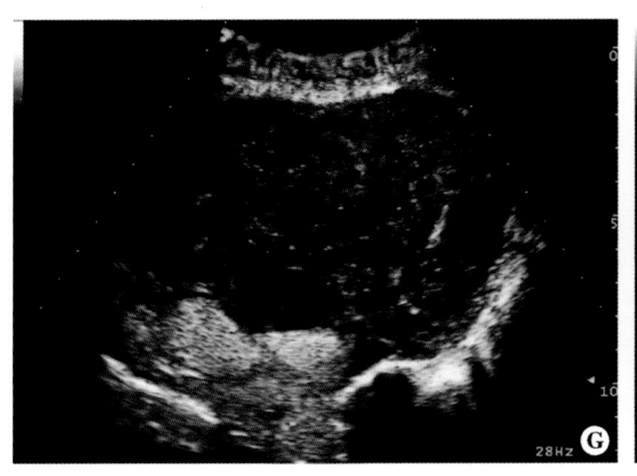

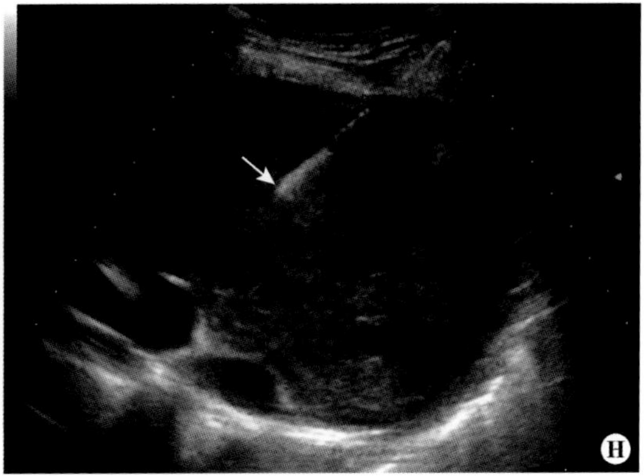

图 7-2-2　左侧上纵隔淋巴瘤

A ~ C. 纵隔可见实质性低回声团块，大小约 19cm×14cm×9.5cm，压迫右心房，心腔明显受压变小，团块内部回声欠均匀，CDFI 示血流信号不丰富；D ~ G. 超声造影示 7s 时造影剂开始灌注，团块内可见交错的血管，14s 时团块整体增强，内见小片无增强区，21s 时增强达峰，呈不均匀低增强，随后造影剂快速廓清，呈"快进快出"表现，43s 时团块内造影剂持续廓清；H. 超声引导下左上纵隔肿块穿刺活检术（箭头示穿刺针针尖）

病例 3

病史　患者，男性，30 岁，因"胸痛 3 个月"就诊。体格检查：气管居中，两侧呼吸运动对称，触诊语颤对称，胸部叩诊清音，双肺听诊呼吸音清。胸部 CT 平扫：前纵隔可见一大小约 8.0cm×5.8cm 软组织密度影占位，边界欠清，内部密度不均匀，可见液化坏死，与邻近血管分界欠清。

灰阶及多普勒超声　右心室流出道前上方纵隔区域可见一大小约 8.3cm×3.7 cm×7.2cm 中等回声团块，形态不规则，边界尚清晰，团块内部回声不均匀，团块内局部见散在小无回声区。CDFI 示团块内部及周围可见条状血流信号（图 7-2-3A、B）。

超声提示　纵隔实性团块，建议行超声引导下穿刺活检术（图 7-2-3C）。

病理结果（纵隔团块穿刺组织条）　恶性淋巴瘤，结合形态、免疫组化结果和 EBV 原位杂交结果，考虑为高级别 B 细胞淋巴瘤，首先考虑 EBV 阳性弥漫大 B 细胞淋巴瘤。

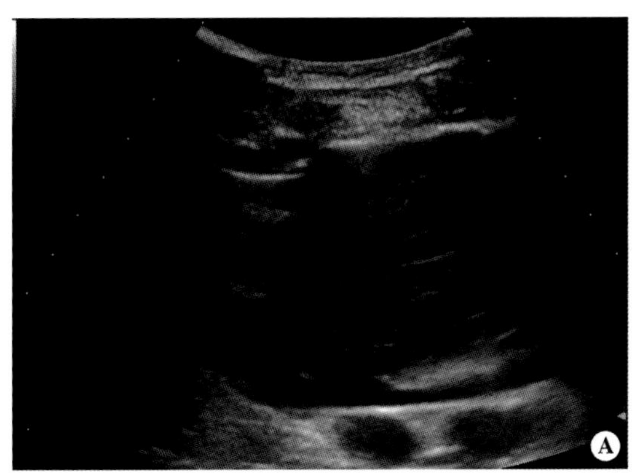

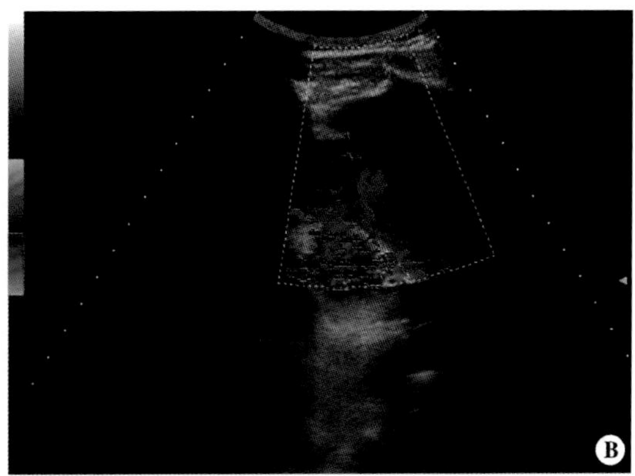

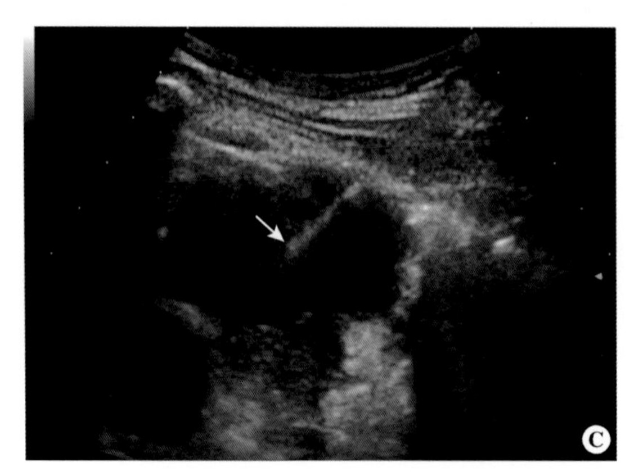

图 7-2-3 前纵隔淋巴瘤（2）

A. 右心室流出道前上方纵隔区域可见一大小约 8.3cm×3.7cm×7.2cm 中等回声团块，形态不规则，边界尚清晰，团块内部回声不均匀，其局部呈囊性改变；B. CDFI 示团块内部及周围可见条状血流信号；C. 超声引导下纵隔肿块穿刺活检术（箭头示穿刺针针尖）

病例 4

病史 患者，男性，68 岁，因“右胸壁肿物 7 年余，再发增大 1 月余”就诊。体格检查：右前上胸壁触及直径约 5cm 的肿块，边界欠清，无明显红肿，伴压痛，右上肺呼吸音低，叩诊浊音，左肺听诊呼吸音粗，未闻及明显干湿啰音。实验室检查：血 T-SPOT.TB（+）。胸部 CT：右上胸及右侧第 2 ～ 4 前肋软骨不规则团块影，右侧中上胸膜局限性增厚，侵犯邻近肺组织，前胸壁及前、中纵隔多发增大淋巴结，部分融合。

灰阶及多普勒超声 右侧前胸壁可见范围约 5.0cm×1.3cm 低回声团块，边界欠清，形态欠规则（图 7-2-4A）。右侧胸腔内可见范围约 9.7cm×4.7cm 低回声团块，边界欠清，团块内可见条状彩色血流信号，与胸壁低回声团块相连（图 7-2-4B、C）。

超声弹性成像 右侧胸壁团块呈红蓝绿相间，以绿色为主（图 7-2-4D）。

超声造影 团注造影剂后，右侧胸壁团块 10s 时开始增强，逐渐呈不均匀性高增强，轮廓欠清晰，14s 时增强达峰，团块内部可见不规则无增强区，大小较灰阶超声所见明显增大（图 7-2-4E、F）；右侧胸腔内团块 8s 时开始增强，轮廓欠清晰，13s 时增强达峰，呈均匀性高增强，大小较灰阶超声所见明显增大，此后团块内部造影剂缓慢廓清，85s、139s 时持续廓清（图 7-2-4G ～ J）。

超声提示 右侧前胸壁及胸腔内低回声团块，建议行穿刺活检术。

病理结果（右侧胸壁包块穿刺） 异型淋巴细胞增生性病变伴浸润横纹肌组织（图 7-2-4K），免疫组化：CK（－）、CD99（±）、CD3（+，背景 T 细胞）、CD45RO（+，背景 T 细胞）、CD20（+++）、CD79α（+++）、PAX-5（+++）、CD5（+，背景 T 细胞）、Ki67（+，60%）、CK19（－）、CD117（－）、CDla（－）、TdT（－）、EBER（－）、EMA（－）、Bcl-2（+，30%）、Bcl-6（+，30%）、CD10（+，20%）、MUM1（+，55%）、c-Myc（+，20%）、CD30（－）、ALK（－）、CD21（+，残存 FDC 网）、CD23（+，残存 FDC）、CD138（+，偶见）（图 7-2-4K），提示弥漫大 B 细胞淋巴瘤，来源于胸腺。

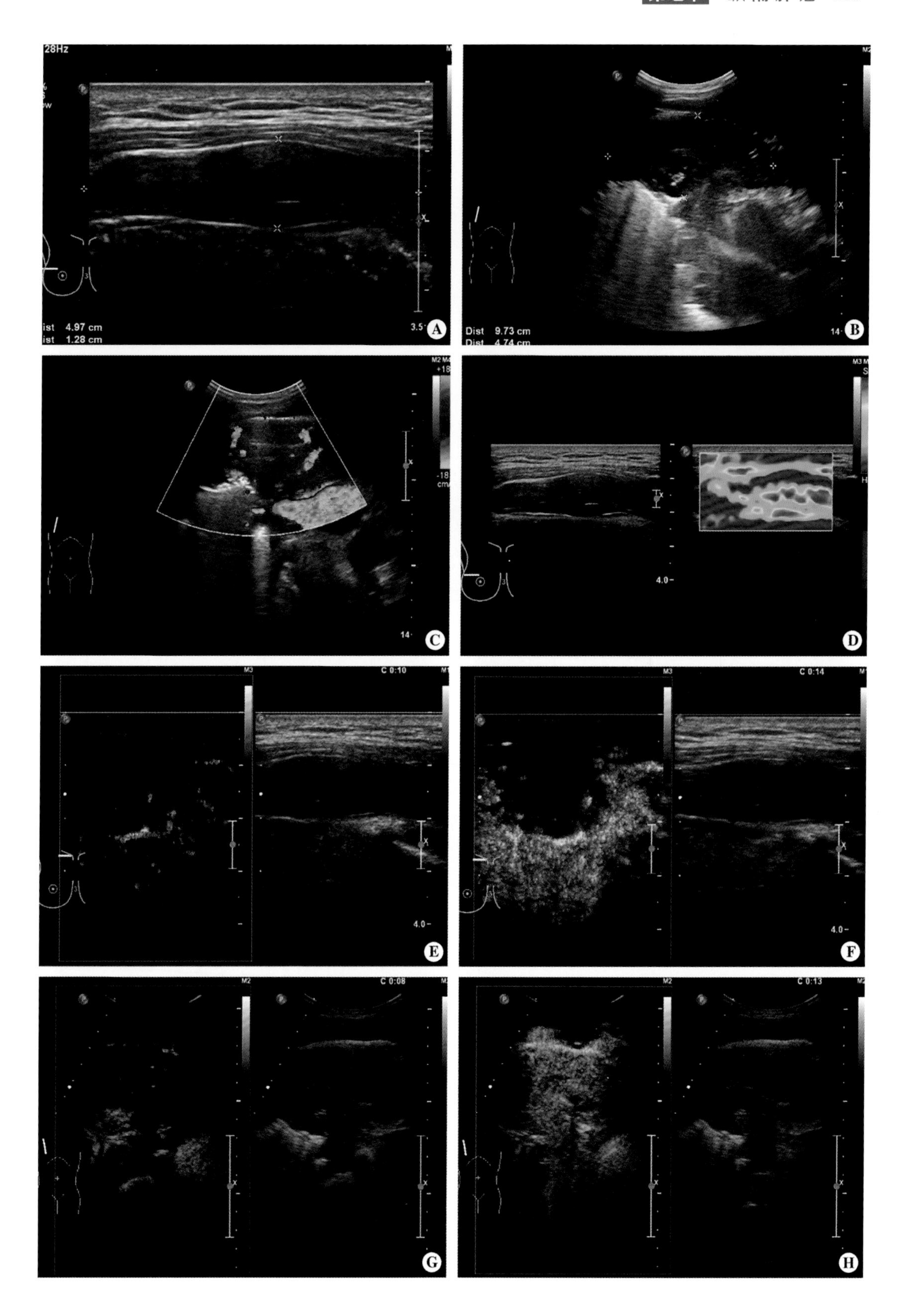
28Hz
ist 4.97 cm
ist 1.28 cm
3.5
A
Dist 9.73 cm
14
B
+18
-18
14
C
4.0
D
C 0:10
4.0
E
C 0:14
4.0
F
C 0:08
G
C 0:13
H

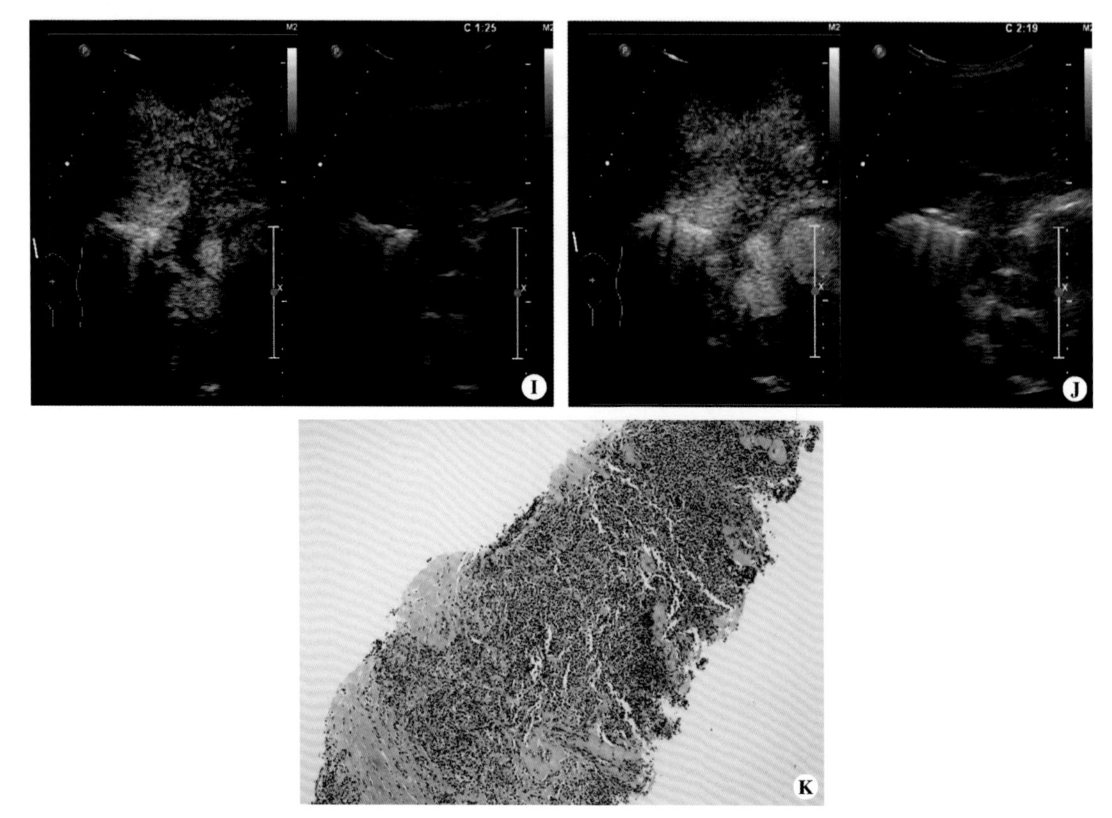

图 7-2-4 胸腺淋巴瘤（1）

A ～ C. 右侧前胸壁可见范围约 5.0cm×1.3cm 低回声团块，边界欠清，形态欠规则，团块内彩色血流信号不丰富，右侧胸腔内可见范围约 9.7cm×4.7cm 低回声团块，边界欠清，团块内可见条状彩色血流信号，与前壁低回声团块相通。D. 超声弹性成像：团块呈红蓝绿相间，以绿色为主。E ～ J. 团注造影剂后，胸壁处病灶 10s 时开始增强，逐渐呈不均匀性高增强，轮廓欠清晰，14s 时增强达峰，大小较灰阶超声所见明显增大，达峰时内部可见不规则无灌注区；胸腔内团块 8s 时开始增强，逐渐呈弥漫性高增强，轮廓欠清晰，13s 时增强达峰，大小较灰阶超声所见明显增大，达峰时团块内部未见无灌注区，此后团块内部造影剂廓清，85s、139s 时团块内部造影剂持续廓清。K. 病理检查（HE 染色，×100）：镜下异型淋巴细胞弥漫增生

病例 5

病史　患者，男性，81 岁，因“消瘦 3 个月，触及胸部包块 1 个月”就诊。体格检查：消瘦貌，右侧胸壁触及直径约 5cm 的肿块，边界欠清，无明显红肿，伴压痛，听诊右下肺呼吸音低，叩诊浊音，未闻及明显干湿啰音。胸部 CT：前纵隔右缘团片状软组织密度影，右侧胸腔积液（图 7-2-5A、B）。

灰阶及多普勒超声　右侧胸壁深处可见范围约 5.6cm×2.0cm 低回声团块，边界欠清，部分似延伸至胸骨后方，形态欠规则，团块内部彩色血流信号较丰富，并测及动脉频谱，RI 0.62（图 7-2-5C ～ E）。

超声造影　团注造影剂后，低回声团块内造影剂快速灌注，13s 时开始增强，呈“树枝样”弥漫性快速高增强，轮廓清晰，25s 时增强达峰，呈不均匀性高增强，范围较灰阶超声所见增大，此后造影剂逐渐廓清（图 7-2-5F ～ I）。

超声提示 胸骨右侧胸壁深处低回声团块，考虑纵隔来源。

行超声引导下穿刺活检术，取出组织条两条（图 7-2-5J）。

病理结果（纵隔团块穿刺） 小淋巴细胞呈弥漫性排列，结合免疫组化结果提示低级别 B 细胞淋巴瘤可能（首先考虑边缘区淋巴瘤）。免疫组化：CD3（+，少量）、CD5（+，少量）、CD10（-）、CD20（+）、CD21（+，扩大的滤泡树突状细胞网）、CD23（+，少量）、CD43（+）、BcL-2（+）、周期蛋白 D1（-）、Ki67（+，3%）、Bcl-6（-）、CD38（+，10%）、PAX-5（+）、CD79α（+）、CD138（+，灶区）、IgM（+）、CK（-）、EBER（-）（图 7-2-5K）。

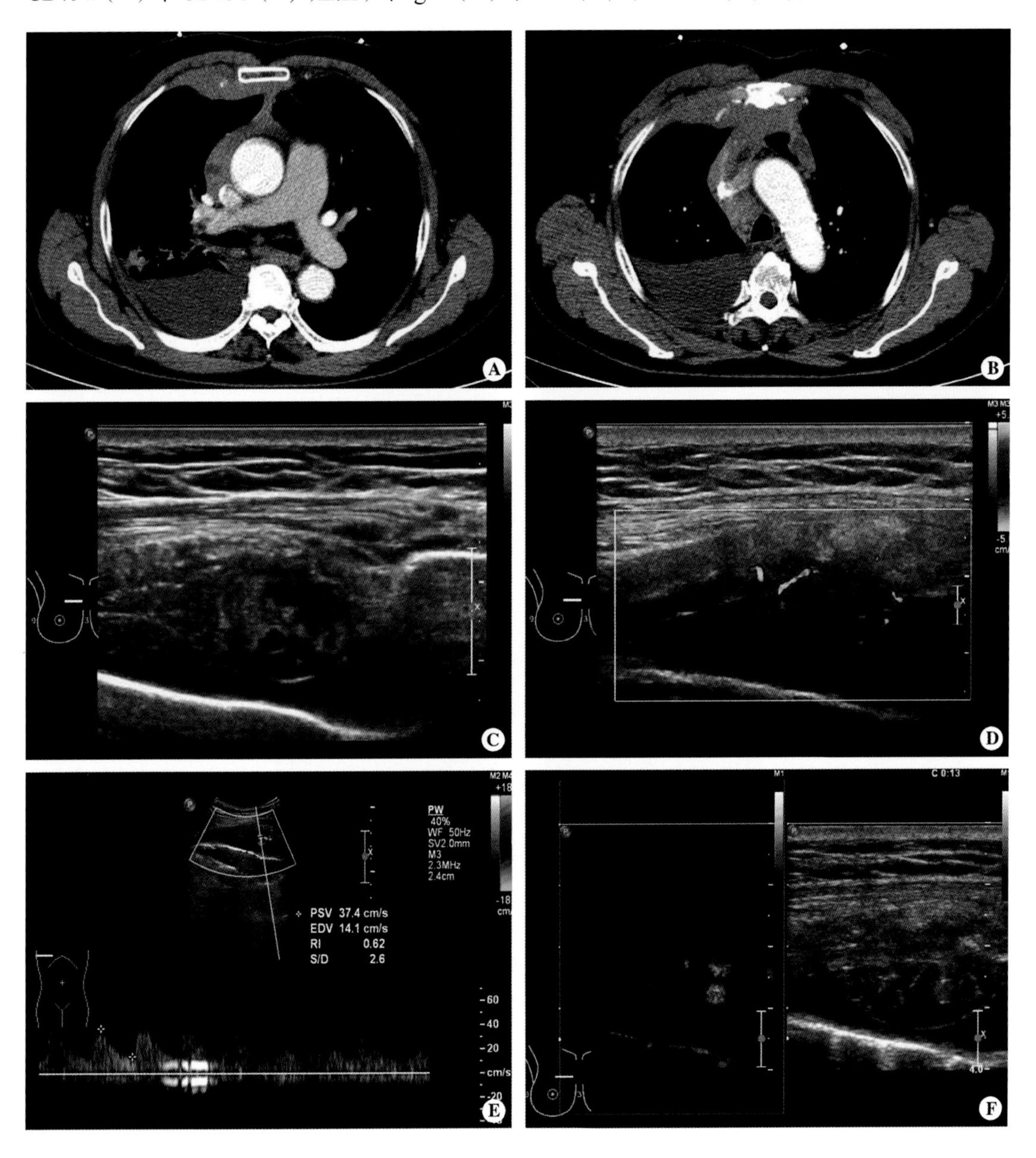

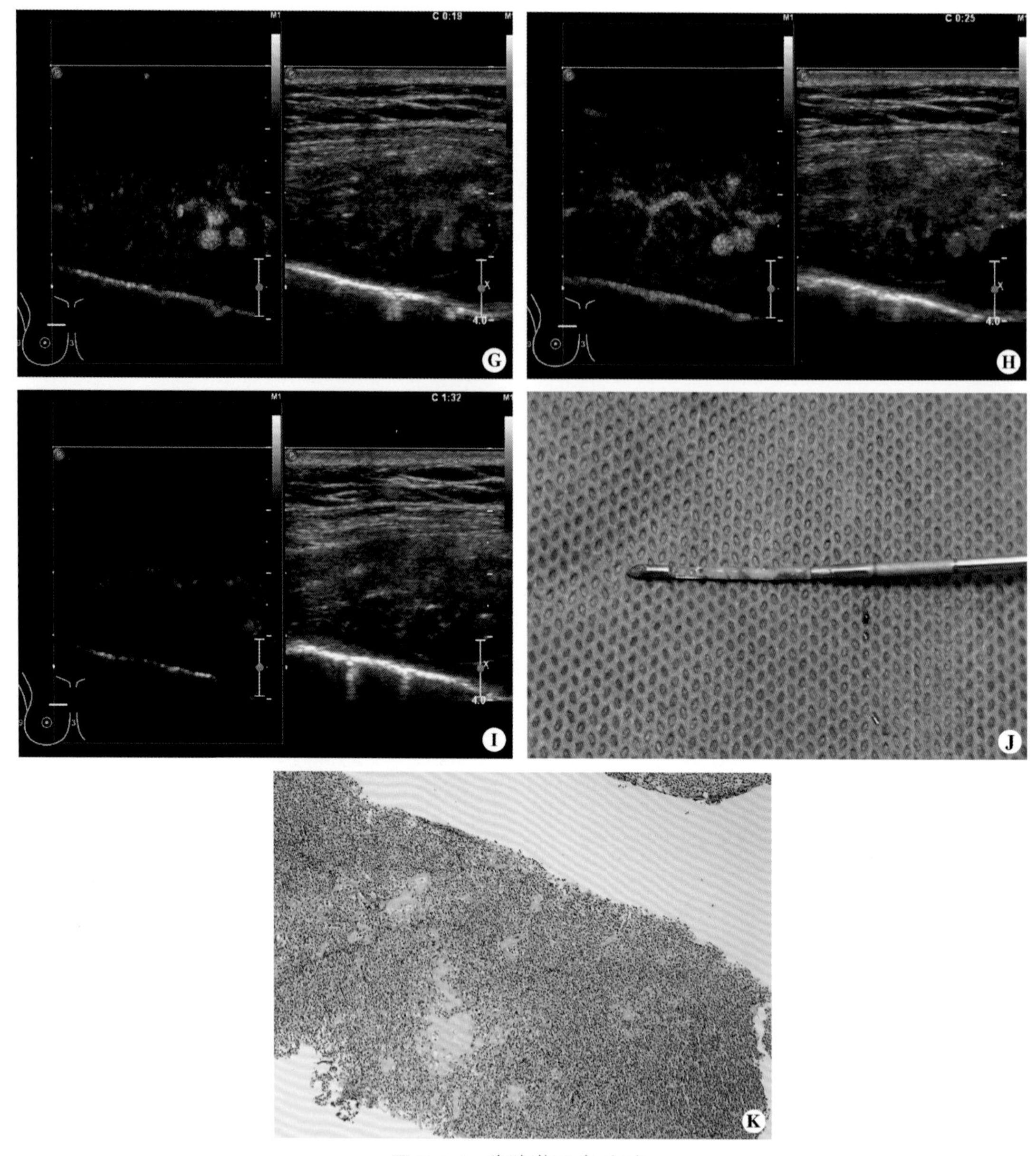

图 7-2-5 胸腺淋巴瘤（2）

A、B. 胸部 CT 提示前纵隔右缘团片状软组织密度影，不均匀性强化，右侧胸腔积液征象；C ～ E. 胸骨右侧胸壁深处可见范围约 5.6cm×2.0cm 低回声团块，边界欠清，形态欠规则，团块内部彩色血流信号较丰富，并测及动脉频谱，RI 0.62；F ～ I. 团注造影剂后，13s 时团块开始增强，呈“树枝样”弥漫性快速高增强，轮廓清晰，25s 时增强达峰，呈不均匀性高增强，范围较灰阶超声所见增大，92s 时团块内造影剂持续廓清；J. 右侧胸壁低回声团块穿刺组织条；K. 病理检查（HE 染色，×200）：镜下见肿瘤性小淋巴细胞弥漫性增生

（徐　栋　张盛敏）

第三节 纵隔畸胎瘤

【病因、发病机制与病理】

纵隔畸胎瘤是起源于胚胎期生殖细胞移行中的残留，含三个胚层演化的多种组织成分，按组织分化程度可分为成熟性囊性畸胎瘤（良性）与不成熟性畸胎瘤（恶性）两大类，多以成熟性为主。囊性畸胎瘤通常呈单房或多房，边缘呈轻度分叶状，囊壁为纤维组织，壁内层有皮肤组织，囊腔内包含胶样组织，亦可为毛发、皮脂物、牙齿等，有时在囊壁上还可出现钙化，绝大多数囊性畸胎瘤为良性。实性畸胎瘤是一种实质性混合瘤，肿瘤比较坚实，呈分叶状，生长快时也可发生囊性变，内部可出现人体任何器官的组织，但常可见内胚层及中胚层的胚胎性组织，包括骨质、胃肠道及肺等不成熟成分，可发生恶性变。纵隔畸胎瘤多发生于前纵隔，少部分位于后纵隔。

【临床表现】

纵隔是除生殖腺外最易发生畸胎瘤的部位，纵隔畸胎瘤也是纵隔肿瘤的常见肿瘤之一，其发生率约占原发性纵隔肿瘤的 21.5%。纵隔畸胎瘤出生前即可存在，但常于成年后因胸痛、咳嗽，或体检时偶然发现。

【超声表现】

纵隔畸胎瘤随内部成分构成比例不同而有不同的超声表现：畸胎瘤瘤体常较大，形态多不规则，成分单一者呈无回声或弱回声，成分混杂时内部回声杂乱，可有钙化。囊性畸胎瘤典型者可见“面团征”“脂–液分层”等特异征象。CDFI 示病灶内血流信号常不丰富，部分瘤体实性部分彩色血流信号可较丰富。瘤体可与心脏及周围血管毗邻，不随心脏搏动而搏动。超声造影显示病灶囊壁多呈高增强或低增强，病灶内部呈无增强表现，并可见条状增强区。

【病例】

病例 1

病史　患者，男性，26 岁，因“胸痛、咳嗽 3 天”就诊，深呼吸时加重，无畏寒发热。体格检查：右侧前胸壁隆起，皮肤无红肿热，轻压痛。胸部 CT 提示前纵隔右缘团片状混杂软组织密度影，其内可见团片状脂肪密度区，CT 值 –46HU（图 7-3-1A）。

灰阶及多普勒超声　胸骨后方右侧胸腔可见一混合回声团块，边界不清，向深部延伸性生长，大小约 9.7cm×6.5cm，团块内部回声混杂以无回声为主，可见团片状高回声区。

CDFI 示混合回声团块周边可见点状彩色血流信号（图 7-3-1B、C）。

超声造影　团注造影剂后，14s 时团块周边造影剂快速灌注，团块内部以无灌注区为主，27s 时内部可见条状增强区，43s 时团块内部及周边造影剂持续廓清（图 7-3-1D ～ F）。

超声提示　胸骨右侧胸腔混合性团块，纵隔来源可能性大。

病理结果　前纵隔畸胎瘤（图 7-3-1G）。免疫组化：CK、MC、CK5/6、Ki67、TTF-1、CK7 均未见异常。特殊染色：抗酸染色（－）、PAS（－）、PAM（－）、瑞吉染色（－）。

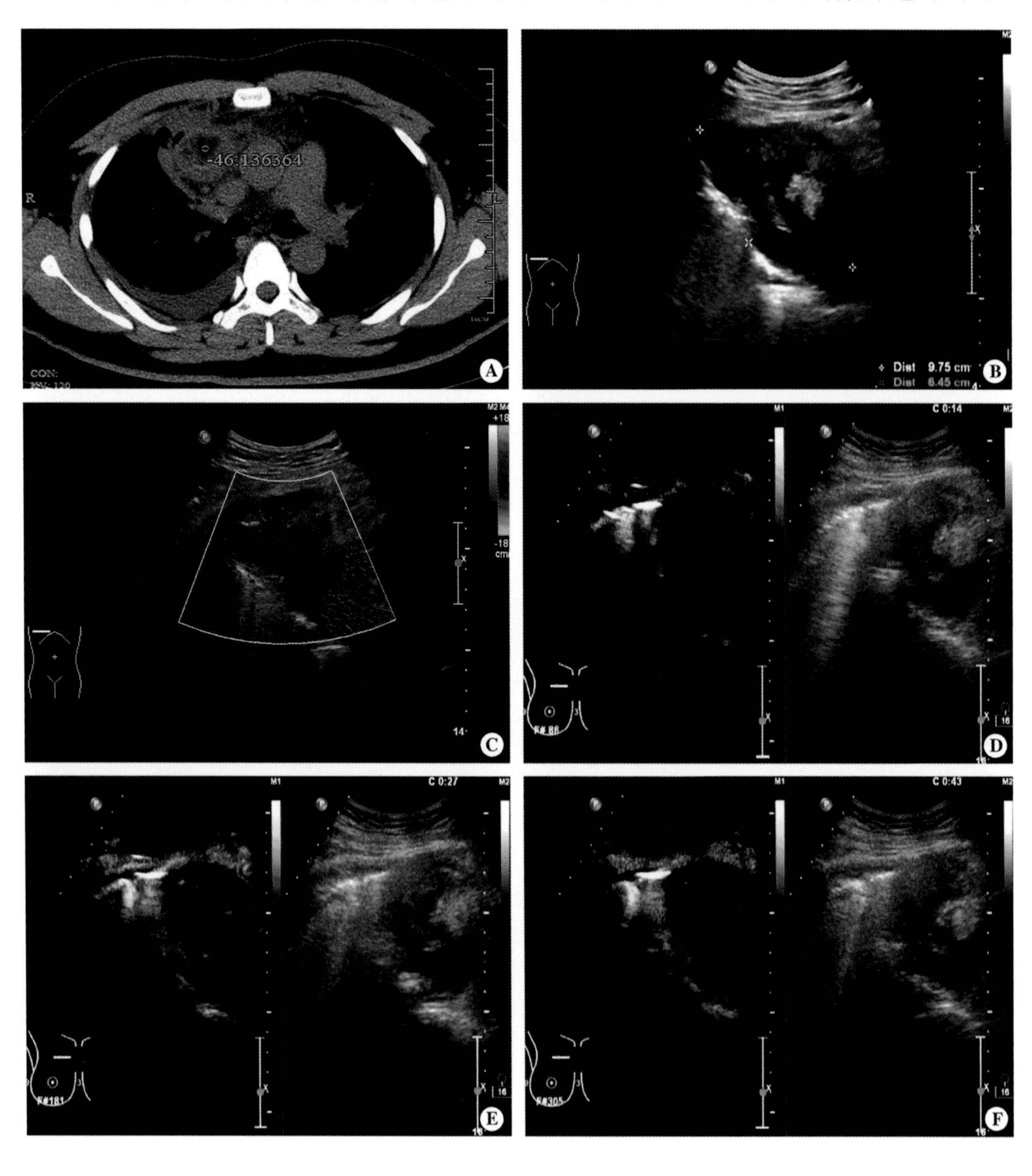

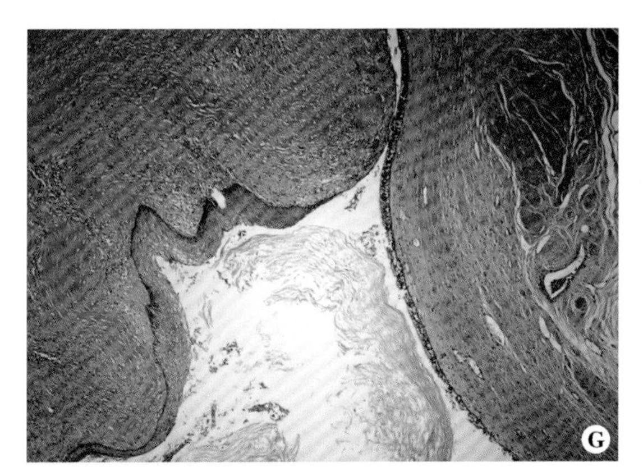

图 7-3-1 纵隔畸胎瘤（1）

A. 胸部 CT 提示前纵隔右缘团片状混杂软组织密度影，其内可见斑片状脂肪密度区，绿圈所指区域 CT 值 –46HU。B、C. 胸骨后方右侧胸腔可见一混合回声团块，边界不清，向深部延伸性生长，大小约 9.7cm×6.5cm，团块内部回声混杂，可见团片状高回声区；CDFI 示团块周边可见点状彩色血流信号。D ～ F. 团注造影剂后，14s 时团块周边造影剂快速灌注，团块内部以无灌注区为主，27s 时内部可见条状增强区，此后团块内部及周边造影剂缓慢廓清。G. 病理检查（HE 染色，×40）：囊性肿瘤伴分化良好的三胚层组织

病例 2

病史　患者，女性，27 岁，因“胸痛 1 周，发现前纵隔肿物 3 天”就诊。体格检查：双侧锁骨上未触及肿大淋巴结，颈静脉无怒张，气管居中，胸壁无畸形，双肺听诊呼吸音清。胸部正位片所示右侧前纵隔肺门区巨大团块，边界清，肺纹理略有增多增粗，两侧肺门大小未见异常（图 7-3-2A）。

灰阶及多普勒超声　心底右前区前纵隔区域可见混合回声团块，大小约 9.8cm×8.3cm，以无回声为主，团块内透声差，其内部边缘可见高回声突起，较大者长约 2.9cm，边界清晰，有包膜，形态欠规则，团块压迫右心房及下腔静脉（图 7-3-2B ～ D）。

超声提示　心底右前区前纵隔区域囊实性团块，畸胎瘤可能，建议行超声引导下穿刺活检术（图 7-3-2E）。

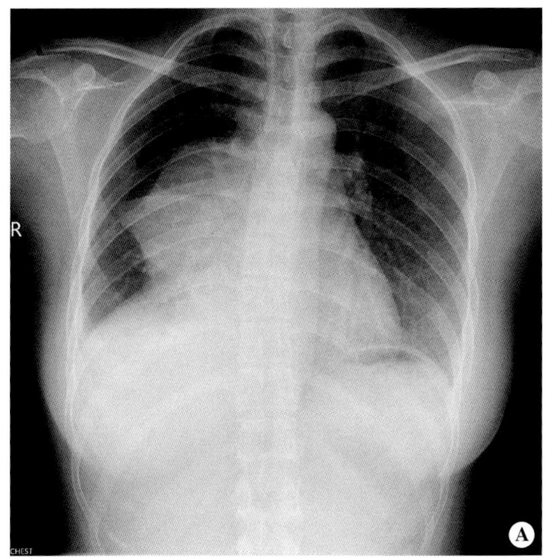

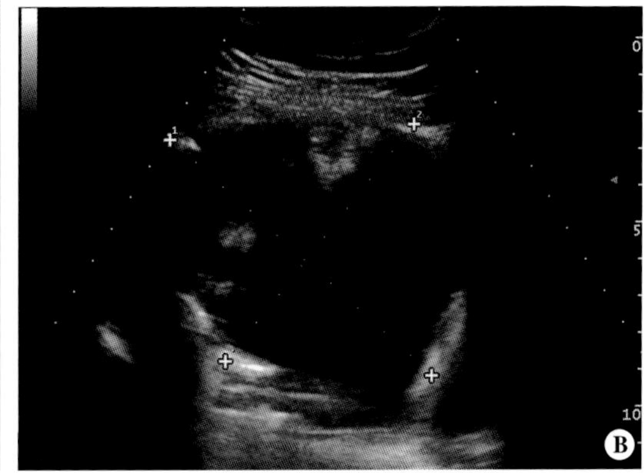

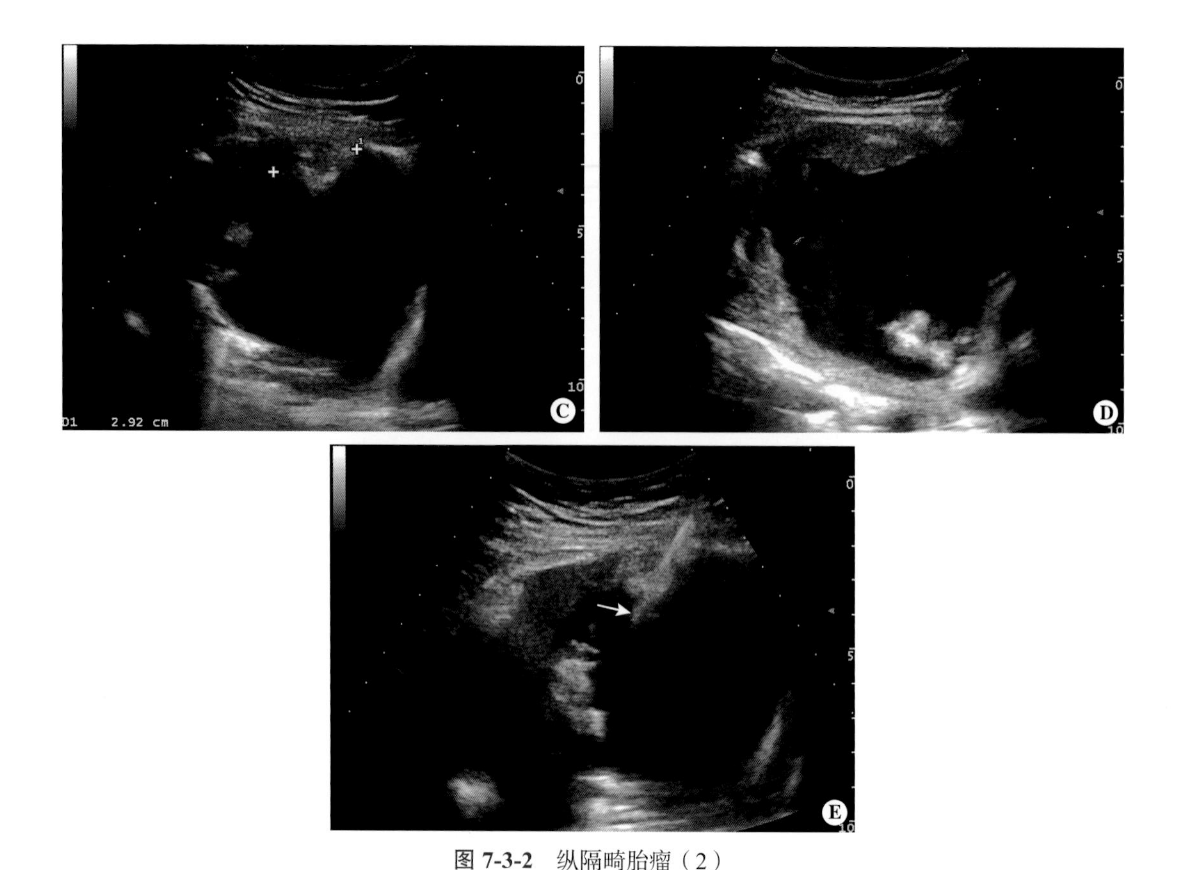

图 7-3-2 纵隔畸胎瘤（2）

A. 胸片所示纵隔右侧肺门区巨大团块，边界清；B ～ D. 心底右前区前纵隔区域可见混合回声团块，大小约 9.8cm×8.3cm，以无回声为主，团块内透声差，其内部边缘可见高回声突起，较大者长约 2.9cm，边界清晰，有包膜，形态欠规则，团块压迫右心房及下腔静脉；E. 超声引导下前纵隔团块穿刺活检术（箭头示穿刺针针尖）

病理结果（前纵隔穿刺组织条） 见表皮及皮肤附属器，角化过度，结合临床，符合畸胎瘤改变。

（方建华 赵 敏）

第四节 纵隔神经内分泌肿瘤

【病因、发病机制与病理】

纵隔神经内分泌肿瘤（mediastina neuroendocrine carcinoma）是起源于分布在组织器官中的神经内分泌细胞的一类肿瘤，占纵隔肿瘤的 2% ～ 4%，以胸腺来源为主。胸腺神经内分泌肿瘤可分为两大类：①高分化神经内分泌肿瘤，包括典型类癌和非典型类癌；②低分化神经内分泌肿瘤，包括大细胞神经内分泌癌和小细胞癌。

【临床表现】

纵隔神经内分泌肿瘤多为偶然发现，临床症状不典型，其中胸腺神经内分泌癌好发于中老年人，男性多见，常见症状为胸痛、咳嗽、呼吸困难等。仅少数患者可伴有神经内分泌症状，如库欣综合征、上腔静脉综合征等。

【超声表现】

病变常表现为前纵隔内体积较大的低回声团块，形态不规则，团块内部回声不均匀，部分瘤体可合并出血或坏死、囊变而表现为无回声区，少数病例可见点状、片状强回声钙化。肿瘤易侵犯周围结构，与周围组织常分界不清。CDFI 多可见条状血流信号，部分病灶血流信号较丰富。超声造影多表现为病灶不均匀性高增强，出血或坏死、囊变时病灶内部呈不规则无增强。

【病例】

病例 1

病史　患者，男性，71 岁，因“胸痛 2 月余，活动后加重 1 周”就诊。体格检查：左侧胸部按压痛，左侧肩颈部疼痛明显。实验室检查：白细胞 6.4×10^9/L，中性粒细胞 63.80%；肿瘤标志物：甲胎蛋白 1.95μg/L，癌胚抗原 28.15μg/L，CA125 16.5kU/L，CA15-3 16.8kU/L，CA19-9 9.91kU/L。胸部 CT 示前上纵隔见一团片状软组织低密度影，与周围组织分界不清，CT 值 30HU，增强扫描后不均匀强化，强化部分 CT 值约 60HU，并可见一肿瘤血管入内，提示前上纵隔恶性肿瘤（图 7-4-1A、B）。

灰阶及多普勒超声　胸骨后方左侧胸腔可见一低回声团块，大小约 12.5cm×8.9cm，边界欠清，团块内部回声不均匀。CDFI 示团块周边及内部可见条状彩色血流信号（图 7-4-1C、D）。

超声造影　团注造影剂后，低回声团块内造影剂快速灌注，12s 时开始增强，呈弥漫性快速高增强，29s 时增强达峰，呈不均匀性高增强，范围较灰阶超声所见增大，团块内部未见明显无灌注区，此后结节内造影剂缓慢廓清（图 7-4-1E ～ H）。

超声提示　胸骨后方左侧胸腔低回声团块，首先考虑纵隔占位，建议行穿刺活检术（图 7-4-1I）。

病理结果（左侧胸腔团块穿刺组织条）　小细胞恶性肿瘤，免疫组化结果提示低分化神经内分泌癌（图 7-4-1J）。

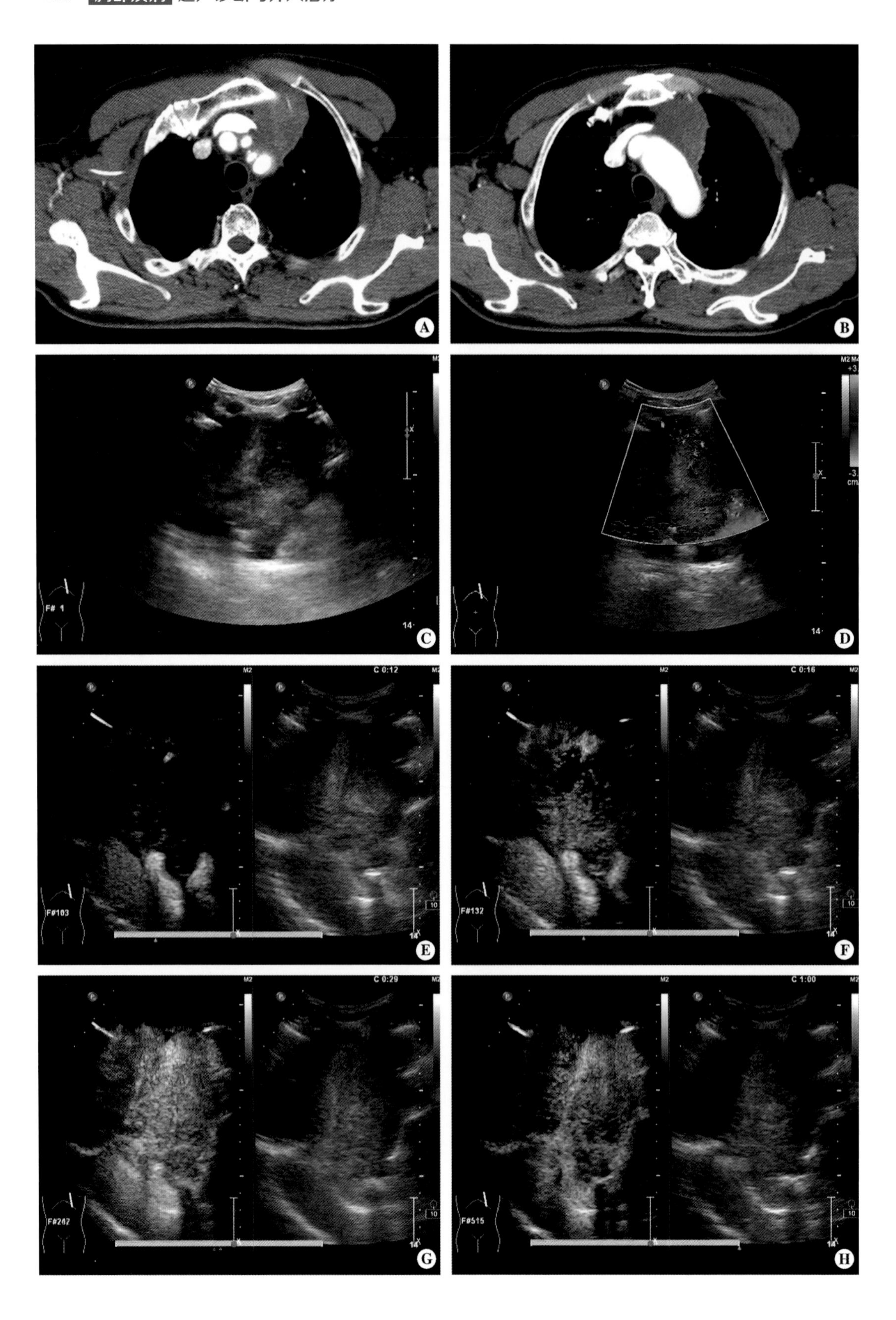
A
B
F# 1
C
D
F#103
C 0:12
E
F#132
C 0:16
F
C 0:29
G
F#515
C 1:00
H

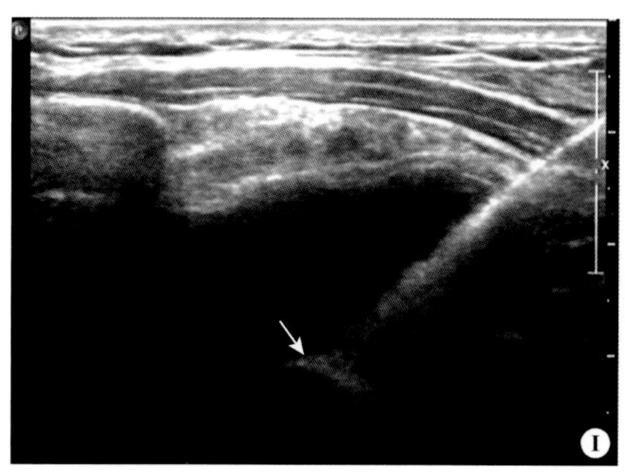

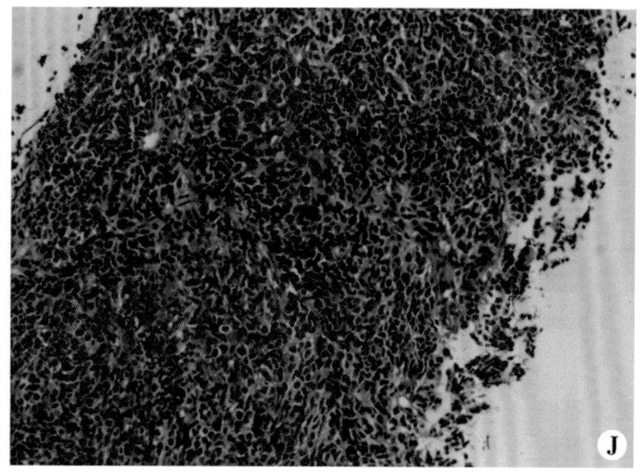

图 7-4-1　神经内分泌癌

A、B. 胸部 CT 示前上纵隔见一团片状软组织密度影，与周围组织分界不清，CT 值 30HU，增强扫描后不均匀强化，强化部分 CT 值约 60HU，并可见一肿瘤血管入内。C、D. 胸骨后方左侧胸腔可见一低回声团块，大小约 12.5cm×8.9cm，边界欠清，团块内部回声不均匀；CDFI 示团块周边及内部可见条状彩色血流信号。E ～ H. 团注造影剂后，左侧胸腔低回声团块内造影剂快速灌注，12s 时开始增强，呈弥漫性快速高增强，29s 时增强达峰，呈不均匀性高增强，范围较灰阶超声所见增大，团块内部未见明显无灌注区，60s 时结节内造影剂缓慢廓清。I. 超声引导下左侧胸腔低回声团块穿刺活检术（箭头示穿刺针针尖）；J. 病理检查（HE 染色，×400）：镜下显示弥漫性分布的挤压异型肿瘤细胞

病例 2

病史　患者，女性，80 岁，因“声音嘶哑、吞咽困难 1 个月”就诊。体格检查：全身浅表淋巴结未扪及肿大，气管居中，双肺听诊呼吸音稍低，移动性浊音阴性，肾区叩击痛阴性，无双下肢水肿，无杵状指，神经系统检查阴性。CT 示纵隔内见多发淋巴结影，前纵隔可见范围约 4.4cm×3.3cm 团块状软组织密度影，边界不清，团块内部可见液性低密度影，增强扫描后轻度强化，周边血管及气管呈推移受压改变。

灰阶及多普勒超声　前上纵隔见一偏低回声团块，形态不规则，边界不清晰，团块内部回声欠均匀。CDFI 示团块内部及周边可见点状血流信号（图 7-4-2A、B）。

超声造影　团注造影剂后，10s 时团块周边造影剂快速灌注，23s 时达峰，达峰时团块呈均匀性高增强，增强范围较灰阶增大，边界不清晰，团块整体呈“快进快退”表现（图 7-4-2C、D）。

超声提示　前上纵隔实性团块，恶性肿瘤可能，建议行超声引导下穿刺活检术（图 7-4-2E）。

病理结果（前上纵隔实性团块穿刺组织条 + 手术标本）　结合免疫组化结果，符合恶性肿瘤，主要为神经内分泌癌（小细胞癌）。

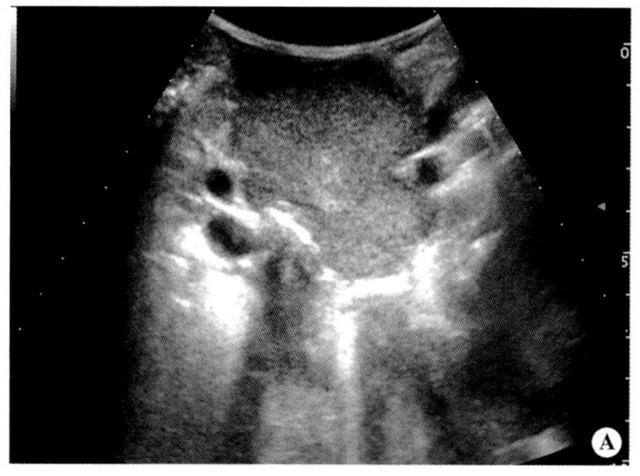

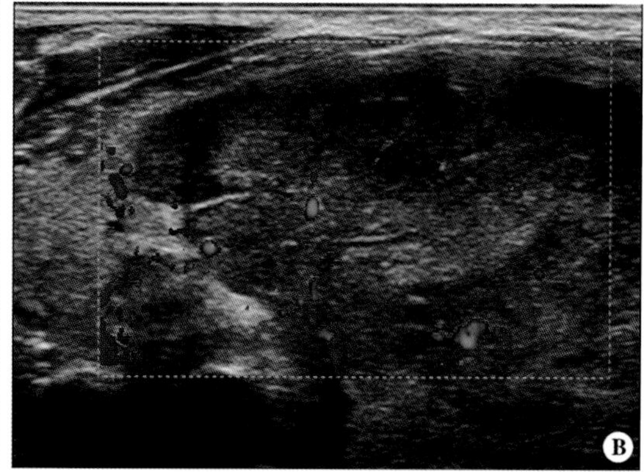

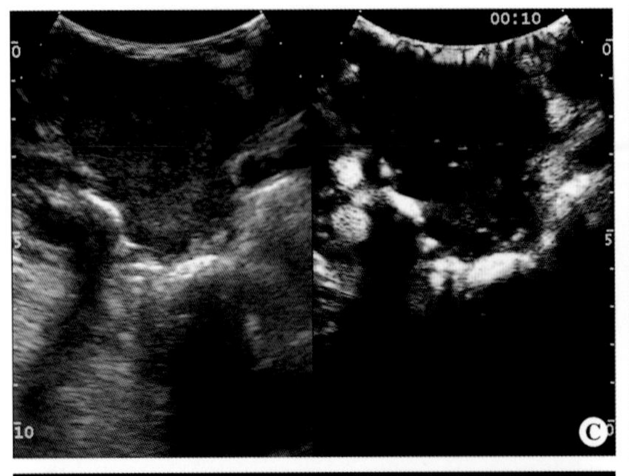

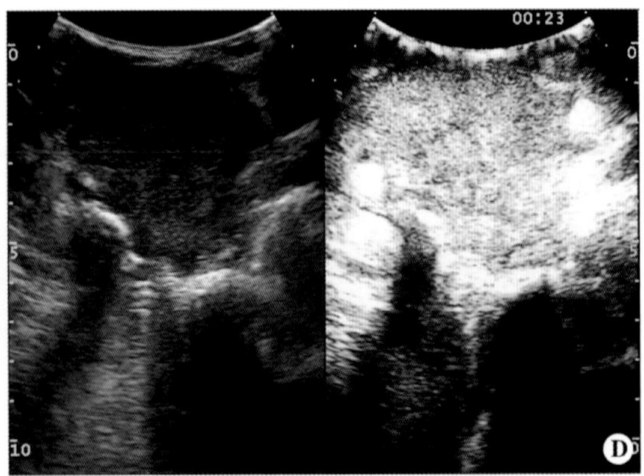

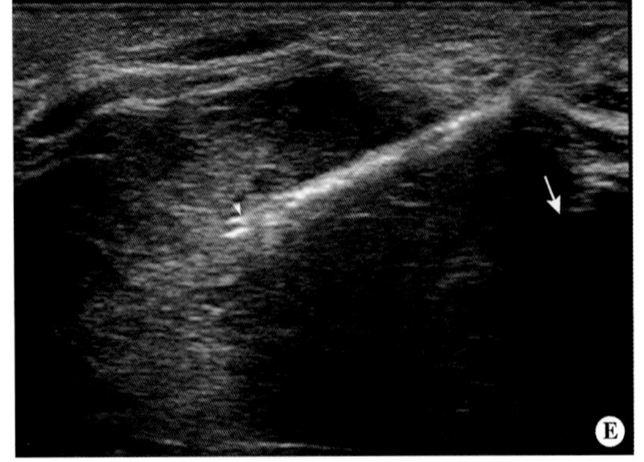

图 7-4-2　前上纵隔神经内分泌癌

A、B. 前上纵隔见一偏低回声团块，形态不规则，边界不清晰，团块内部回声欠均匀，CDFI 示团块内部及周边可见点状血流信号；C、D. 团注造影剂后，10s 时团块周边造影剂快速灌注，23s 时达峰，达峰时团块呈均匀性高增强，增强范围较灰阶增大，边界不清晰，团块整体呈“快进快退”表现；E. 超声引导下前上纵隔团块穿刺活检术（箭头示穿刺针针尖）

（赵齐羽　石　鹏）

第五节　纵隔转移性肿瘤

【病因、发病机制与病理】

纵隔内组织血流及淋巴回流较丰富，是全身各组织器官肿瘤易转移的部位，胸部及胸部以外的肿瘤均有可能发生纵隔转移，其中以肺部来源较多见，可达 60% 左右，其次是甲状腺来源，约占 25%。乳腺、食管、胃、结直肠、鼻咽等来源较少见。转移性肿瘤经淋巴转移、血行转移、邻近侵犯等途径转移至纵隔，常首先累及中纵隔淋巴结，故多以中纵隔为中心，分布于前纵隔、中纵隔、后纵隔。

【临床表现】

本病临床症状无特异表现，最常见的是咳嗽、胸闷和胸痛，可伴有声音嘶哑、吞咽困难、下肢水肿、上腔静脉阻塞综合征等症状。

【超声表现】

纵隔转移性肿瘤声像图多表现为不均匀低回声，多数体积较大，形态欠规则，与周围组织分界不清，易侵犯周围结构，病灶内部合并出血或坏死时可见无回声区。CDFI 示多可见点状及条状血流信号。超声造影显示病灶快速增强，呈不均匀性高增强，合并出血或坏死时病灶内部可见不规则无增强区。

【病例】

病史　患者，男性，64 岁，因“咳嗽、咳痰，痰中带血 3 个月”就诊。体格检查：右侧颌下可扪及大小约 3cm×2cm 团块，质地硬，活动度欠佳。体态消瘦，呼吸运动正常对称，双肺听诊呼吸音正常，叩诊清音。当地医院曾予以胸腔积液穿刺抽液，抽出液体约 1200ml，胸腔积液腺苷脱氨酶 10.5U/L，Xpert MTB/RIF（－）。胸部 CT 示左肺上叶、左肺门及纵隔可见团块状软组织密度影，呈分叶状，增强扫描后病灶呈明显不均匀分隔样强化，左肺动脉干受压变窄（图 7-5-1A、B）。

灰阶及多普勒超声　左侧纵隔区域可见范围约 16.7cm×11.7cm 低回声团块，边界尚清，形态欠规则，团块内部彩色血流信号稍丰富，测及动脉频谱，RI 0.80（图 7-5-1C、D）。

超声造影　团注造影剂后，7s 时团块内见造影剂灌注，12s 时局部区域快速增强，其余区域在 12s 后，即支气管动脉期开始增强，25s 达峰时呈不均匀性高增强，可见局灶性无增强区，此后造影剂逐渐廓清（图 7-5-1E ～ H）。

超声提示　左侧纵隔区域低回声团块，建议行穿刺活检术（图 7-5-1I）。

病理结果（左侧纵隔肿块穿刺）　小细胞上皮样细胞肿瘤。免疫组化：CgA（＋）、Syn（＋）、CD56（＋）、NSE（±）、TTF-1（＋）、CD20（－）、P63（－）、CK-p（－）、EMA（±）、CD5（－），提示为肺小细胞癌，肺癌纵隔转移（图 7-5-1J）。

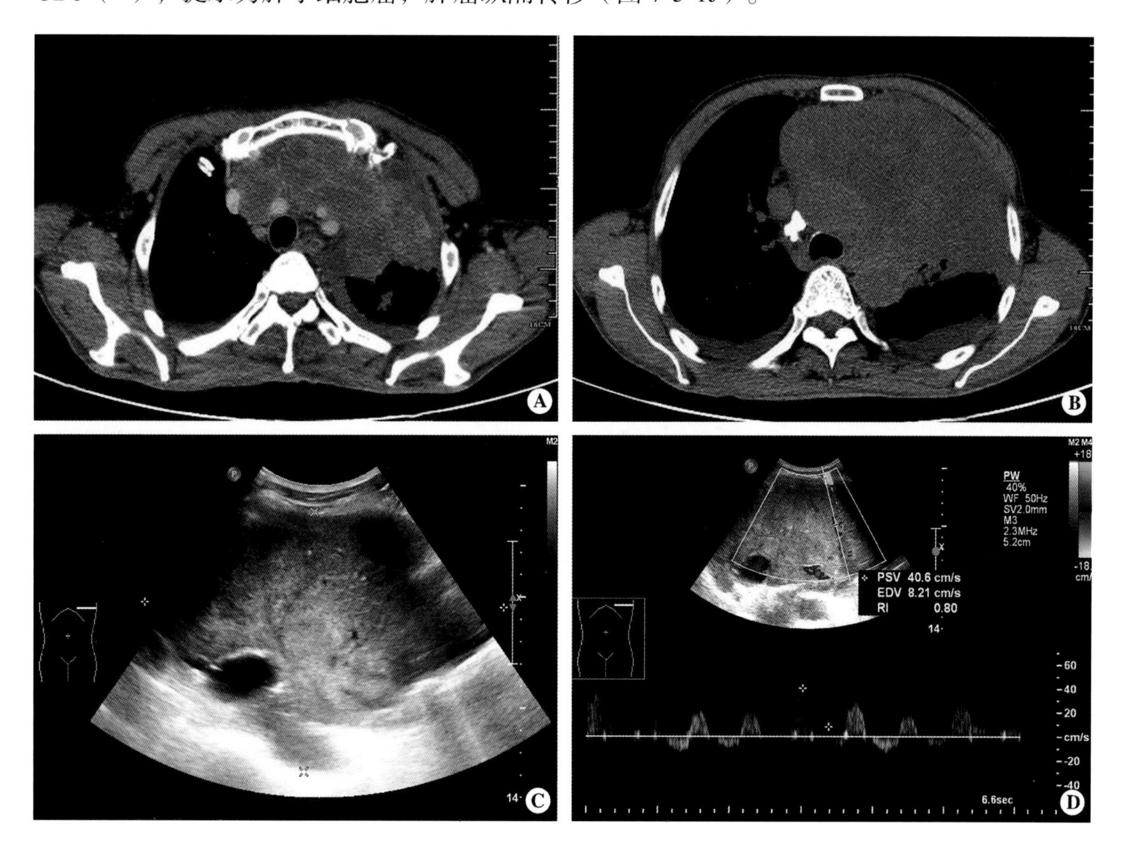

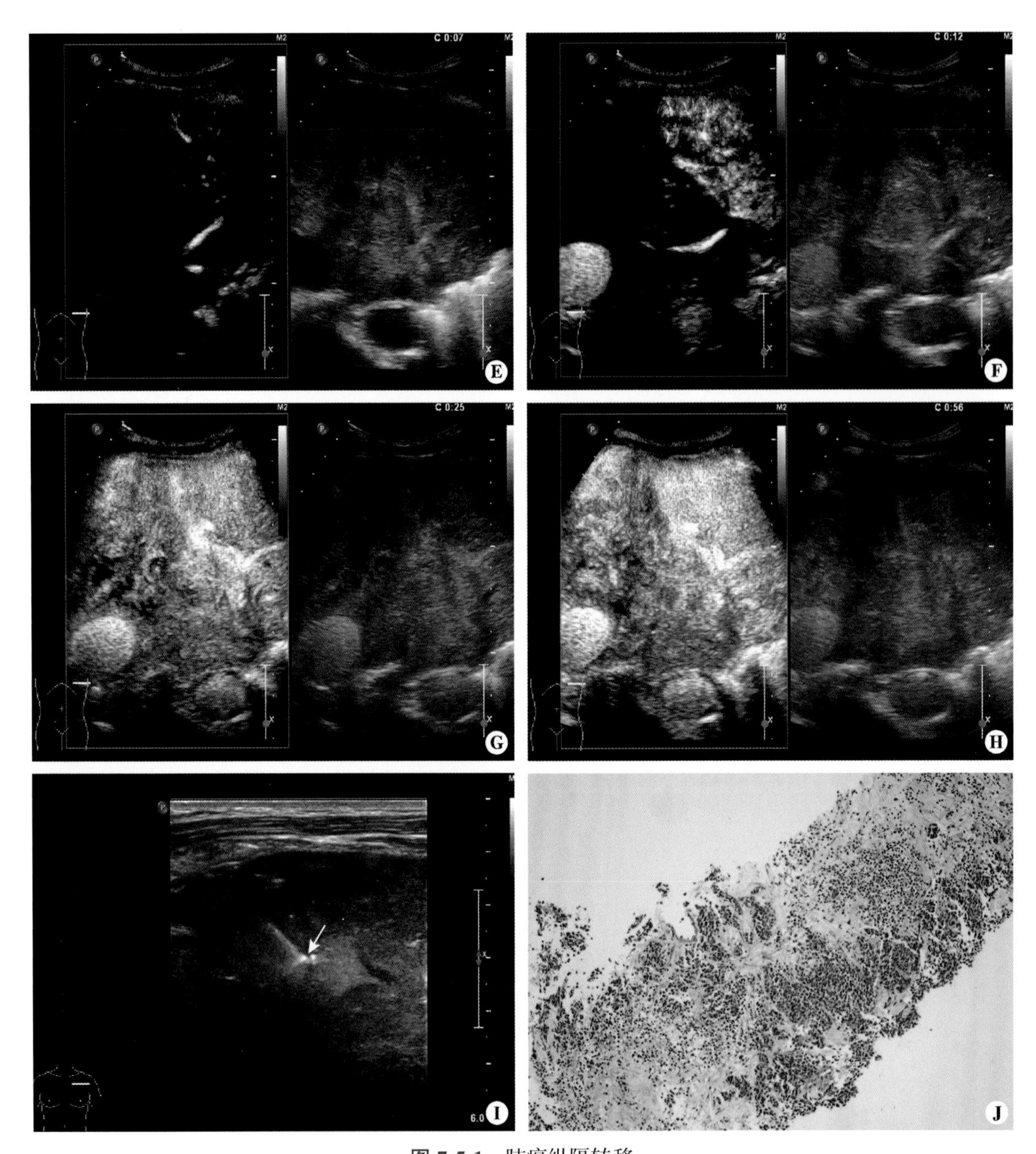

图 7-5-1 肺癌纵隔转移

A、B. 胸部 CT 示左肺上叶、左肺门及纵隔可见团块状软组织密度影，呈分叶状，增强扫描后不均匀分隔样强化，左肺动脉干受压变窄；C、D. 左侧胸腔可见范围约 16.7cm×11.7cm 低回声团块，形态不规则，边界尚清，形态欠规则，团块内部彩色血流信号稍丰富，测及动脉频谱，RI 0.80；E ～ H. 团注造影剂后，7s 时团块内见造影剂灌注，12s 时局部区域快速增强，其余区域在 12s 后，即支气管动脉期开始增强，25s 达峰时呈不均匀性增强，可见局灶性无增强区，56s 时造影剂逐渐廓清；I. 超声引导下左侧纵隔团块穿刺活检术（箭头示穿刺针针尖）；J. 病理检查（HE 染色，×100）：镜下显示挤压异型肿瘤细胞浸润

（张 燕 殷 骅）

参考文献

董其龙，林建生，钱根年，等，2005. 畸胎类肿瘤的影像学诊断研究 . 中国临床医学影像杂志，16（1）：44-46.

段江晖，胡莹莹，孙宏亮，等，2019. 胸腺神经内分泌肿瘤的 CT 表现、病理及临床特征 . 中国医学影像学杂志，27（5）：351-354，359.

范娜娣，1999. 王德延肿瘤病理诊断学 . 第 2 版 . 天津：天津科学技术出版社 .

黄宇清，刘军，姜冠潮，等，2006. 纵隔镜在仅以纵隔占位为表现的疾病诊断中的价值 . 中华胸心血管外科杂志，22（4）：228-231.

李姣，史维，唐宇，等，2019. 超声内镜引导下细针穿刺术对不明来源纵隔实性病变的诊断价值 . 中华消化杂志，39（10）：693-698.

李彦慧，王小丛，李晓东，等，2015. 经胸超声心动图对纵隔肿瘤的诊断 . 中国临床医学影像杂志，26（9）：676，677.

吕喆，聂永康，左玉强，等，2016. 纵隔神经内分泌癌的 CT 表现 . 医学影像学杂志，26（9）：1596-1598.

马艺，许顺，2018. 胸腺非典型类癌合并库欣综合征 1 例 . 中国肿瘤临床，45（1）：53.

申屠阳，丁征平，周允中，等，2005. 纵隔肿大淋巴结的诊断 . 中国综合临床，21（1）：64-66.

沈晶，魏娜，黄达永，等，2018. 伴纵隔大包块淋巴瘤 17 例临床分析 . 白血病・淋巴瘤，27（1）：41-44.

徐振武，许春伟，徐倩，等，2018. 胸腺肿瘤的临床病理特征 . 临床与病理杂志，38（1）：61-68.

许春伟，张博，林冬梅，2015. WHO（2015）胸腺肿瘤组织学分类 . 诊断病理学杂志，22（12）：813-814.

杨建涛，2019. 胸腺瘤的影像学现状 . 实用医学影像杂志，20（2）：170-173.

杨瑞静，李菁华，史翔宙，等，2018. 经胸超声诊断纵隔淋巴瘤的临床价值分析 . 临床超声医学杂志，20（1）：57-59.

张嵩，2018. 纵隔、肺疾病临床与影像解析 . 北京：科学出版社 .

赵有军，2006. 畸胎瘤超声诊断的意义 . 医学综述，12（8）：512.

周永昌，郭万学，2003. 超声医学 . 第 4 版 . 北京：科技文献出版社 .

Nestor L，Muller C，Isabela S，et al，2015. 胸部影像学 . 史景云，费苛，孙鹏飞，译 . 上海：上海科学技术出版社 .

Amore D，Cicalese M，Scaramuzzi R，et al，2018. Hybrid robotic thoracic surgery for excision of large mediastinal masses. J Vis Surg，4：105.

Araki T，Nishino M，Gao W，et al，2015. Anterior mediastinal masses in the framingham heart study：prevalence and CT image characteristics. Eur J Radiol Open，2：26-31.

Christakis I，Qiu W，Silva Figueroa AM，et al，2016. Clinical features，treatments，and outcomes of patients with thymic carcinoids and multiple endocrine neoplasia type 1 syndrome at md anderson cancer center. Horm Cancer，7（4）：279-287.

Duwe BV，Sterman DH，Musani AI，2005. Tumors of the mediastinum. Chest，128（4）：2893-2909.

Girard N，2017. Neuroendocrine tumors of the thymus：the oncologist point of view. J Thorac Dis，9（Suppl 15）：S1491-S1500.

Jia R，Sulentic P，Xu JM，et al，2017. Thymic neuroendocrine neoplasms：biological behaviour and therapy. Neuroendocrinology，105（2）：105-114.

Sharma P，Jha V，Kumar N，et al，2017. Clinicopathological analysis of mediastinal masses：a mixed bag of non-neoplastic and neoplastic etiologies. Turk Patoloji Derg，33（1）：37-46.

Vaziri M，Pazooki A，Zahedi-Shoolami L，2009. Mediastinal masses：review of 105 cases. Acta Medica Iranica，47（4）：297-300.

第八章 支气管内超声

支气管内超声（endobronchial ultrasonography，EBUS）是近年来呼吸病学领域逐渐广泛应用的一项诊断技术。该技术利用支气管镜将微型超声探头送入气管、支气管，通过超声扫查显示气管和支气管管壁、管腔外周及相邻远端组织、血管结构的超声图像。EBUS 经气道到达病变部位，通过缩短声波路径从而降低声波能量的衰减，采用高频技术，明显提高图像分辨率，使组织及周围血管结构的成像细微化，便于超声实时引导下穿刺诊断及治疗。

目前临床使用的 EBUS 总体上分为两类：一类为凸阵扫描式超声支气管镜（CP-EBUS），即超声探头嵌入光纤电子支气管镜的复合或者前置式结构，凸阵式超声探头位于内镜前端，扫描频率为 5 ～ 12MHz，扫描范围为 65° ～ 75°，扫描方向平行于气道长轴，具有灰阶、血流、脉冲多普勒、弹性成像及组织谐波等多种显示模式，可用于实时引导针吸活检术。另一类为独立的径向式支气管超声探头（RP-EBUS），为径向机械探头，放射状扫描，可产生垂直于气道轴线的 360° 圆形平面图像，常用频率为 20MHz 或 30MHz，扫描深度为 5cm，分辨率为 200mm，需经过支气管镜活检通道进入靶部位，用于明确病变部位及性质，便于支气管及肺局部病变的诊断和治疗。

CP-EBUS 引导下经支气管针吸活检术（transbronchial needle aspiration，TBNA）具有微创、安全及侵袭性小等优点，正逐步取代纵隔镜，成为纵隔及气道周围病变的首选诊断途径。EBUS 经口或鼻腔进入气管及支气管，在前期影像监测特征基础上，利用灰阶及弹性成像等超声显示模式探查气道周围淋巴结或病变，并结合血流及脉冲多普勒等模式明确病变周围血管分布，确定气道壁穿刺部位（软骨环间隙）后，置入专用的 21G 或 22G穿刺针，在超声图像的实时引导下进行 TBNA。根据同一部位取得的组织标本多少，可酌情进行 1 ～ 3 次穿刺，以便获得足够的组织学标本送病理检查，如需对多个淋巴结穿刺，建议更换穿刺针。支气管超声弹性成像（EBUS elastography，EBUS-E）是一种在进行 EBUS-TBNA 期间测量目标组织弹性物理特征的技术，可以用于鉴别靶病灶良恶性及精准引导 EBUS-TBNA，提高穿刺诊断阳性率。

RP-EBUS 导向鞘经支气管肺活检术（guide sheath transbronchial lung biopsy，GS-TBLB）用于肺外周病变的诊断。导向鞘内的凸阵式超声探头通过支气管镜的工作通道明确病变部位后退出探头，刷子或活检钳通过导向鞘进入病灶，可以提高活检的准确性，活检后通过引导鞘压迫有效减少出血。RP-EBUS 联合透视、虚拟或者磁导航有利于提高肺外周病变的诊断率。

【病例】

病例 1

病史 患者，男性，54 岁，因“间断发热 20 余天”就诊。体格检查：T 37.1℃，P 80 次 / 分，R 21 次 / 分，BP 114/71mmHg。浅表淋巴结未触及肿大，双肺听诊呼吸音低，两肺未闻及明显干湿啰音。胸部 CT 示右肺下叶片状低密度影伴右肺门及纵隔淋巴结增大，感染性病变可能性大（图 8-1-1A）。

支气管内超声 纵隔见多个肿大淋巴结，较大者约 2.8cm×2.7cm，边界欠清，肿大淋巴结内回声欠均匀，其内见条状血流信号（图 8-1-1B ～ D），提示纵隔淋巴结肿大。

病理结果（纵隔第 7 组淋巴结穿刺活检术） 凝血内见少量破碎纤毛柱状细胞、大量中性粒细胞、疑似组织细胞及少量平滑肌组织。特殊染色结果：抗酸（-）、PAS（-）、PAM（-）、瑞吉染色（-），提示纵隔淋巴结炎。

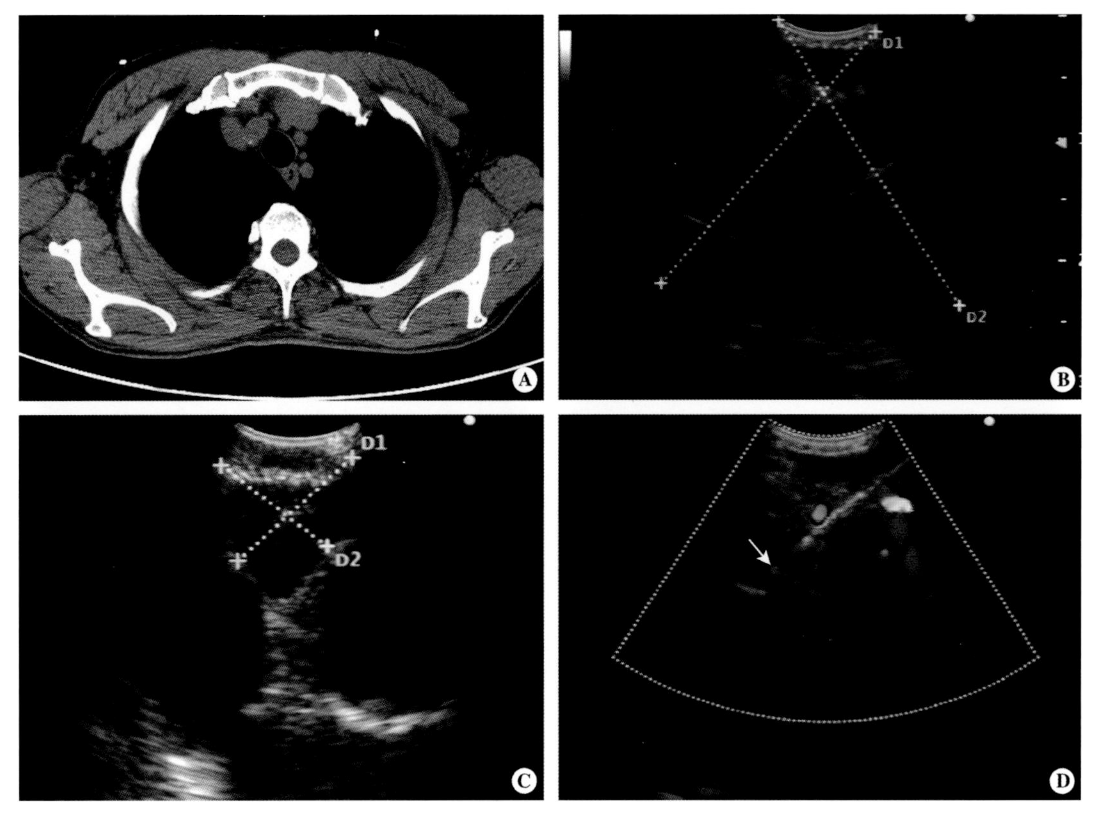

图 8-1-1 纵隔淋巴结炎

A. CT 可见纵隔内肿大淋巴结影；B、C. EBUS 显示气管周围的多个肿大淋巴结呈低回声；D. CDFI 示淋巴结内见点状血流信号，超声引导下穿刺活检术（箭头示穿刺针针尖）

病例 2

病史　患者，男性，12 岁，因“反复发热 1 个月”就诊。体格检查：T 37.8℃，P 118次 / 分，R 18 次 / 分，BP 104/71mmHg，浅表淋巴结未触及肿大，两肺听诊呼吸音清，未闻及明显干湿啰音，腹平软，全腹无压痛及反跳痛，肝脾肋下未触及，移动性浊音阴性，双下肢无水肿。胸部 CT 示两肺散在结节伴纵隔淋巴结肿大（图 8-1-2A）。

支气管内超声　纵隔见多发肿大淋巴结，较大者约 2.3cm×2.1cm，边界清，肿大淋巴结内回声不均匀，血流信号不明显（图 8-1-2B、C），提示纵隔淋巴结肿大，结合病史，考虑淋巴瘤，建议行穿刺活检术（图 8-1-2D）。

病理结果（纵隔 4R 淋巴结穿刺）　凝血及大量凝固性坏死，内见少量类上皮细胞，考虑结核可能。特殊染色结果：抗酸染色（－）、PAS（－）、PAM（－）、瑞吉染色（－）。

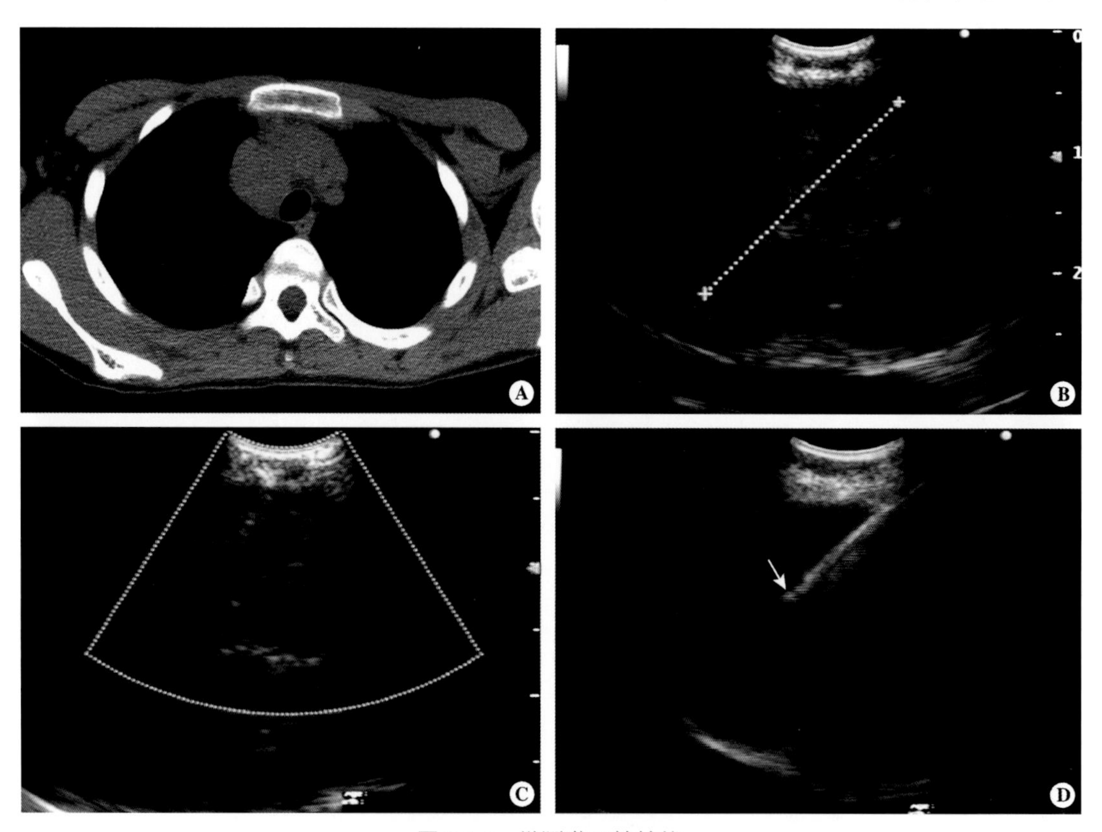

图 8-1-2　纵隔淋巴结结核

A. CT 可见纵隔内多发肿大淋巴结影；B. EBUS 显示气管周围的多发肿大淋巴结呈低回声，边界清，淋巴结内回声欠均匀；C. CDFI 显示血流信号不明显；D. 超声引导下穿刺活检术（箭头示穿刺针针尖）

病例 3

病史　患者，男性，43 岁，因“间断发热，咳嗽半年，加重 2 个月”就诊。半年前无明显诱因出现发热，体温最高 40℃，无寒战，伴刺激性咳嗽，咳少量白痰，胸部 CT 示肺门及纵隔淋巴结肿大，T-SPOT.TB（+），PPD试验（+），建议行支气管镜检查排除“肺结核”，患者拒绝。按“急性支气管炎”抗感染治疗10天，症状好转。两个月前再次出现发热，以夜间为主，晨起自行消退，伴刺激性咳嗽，偶咳白痰，自行服用止咳、退热药物。两天前胸部CT示右肺门增大，纵隔内气管周围多发肿大淋巴结，T-SPOT.TB（+），结核抗体（+），PPD试验强阳性，疑为“结核”，为求进一步诊治收治入院。

颈部超声　右侧颈部Ⅳ区可见多发肿大淋巴结，皮髓质分界欠清；超声造影呈不均匀性增强，内可见片状无增强区（图8-1-3A、B）。行超声引导下经皮右侧颈部Ⅳ区淋巴结穿刺活检术（图8-1-3C）。

支气管内超声　于气管周围探及第7、10R组肿大淋巴结回声，最大约2.3cm×3.1cm，边界清晰，淋巴结内回声不均匀，CDFI示血流不丰富，于超声引导下透壁针吸活检4次，出血量少，全过程顺利（图8-1-3D），提示右侧颈部Ⅳ区及纵隔第7、10R组多发淋巴结肿大。

病理结果　颈部淋巴结穿刺活检示小块淋巴结组织慢性肉芽肿性炎伴坏死，考虑结核；纵隔淋巴结穿刺活检示小块纤维组织慢性炎伴坏死及多核巨细胞反应，提示结核（图8-1-3E、F）。

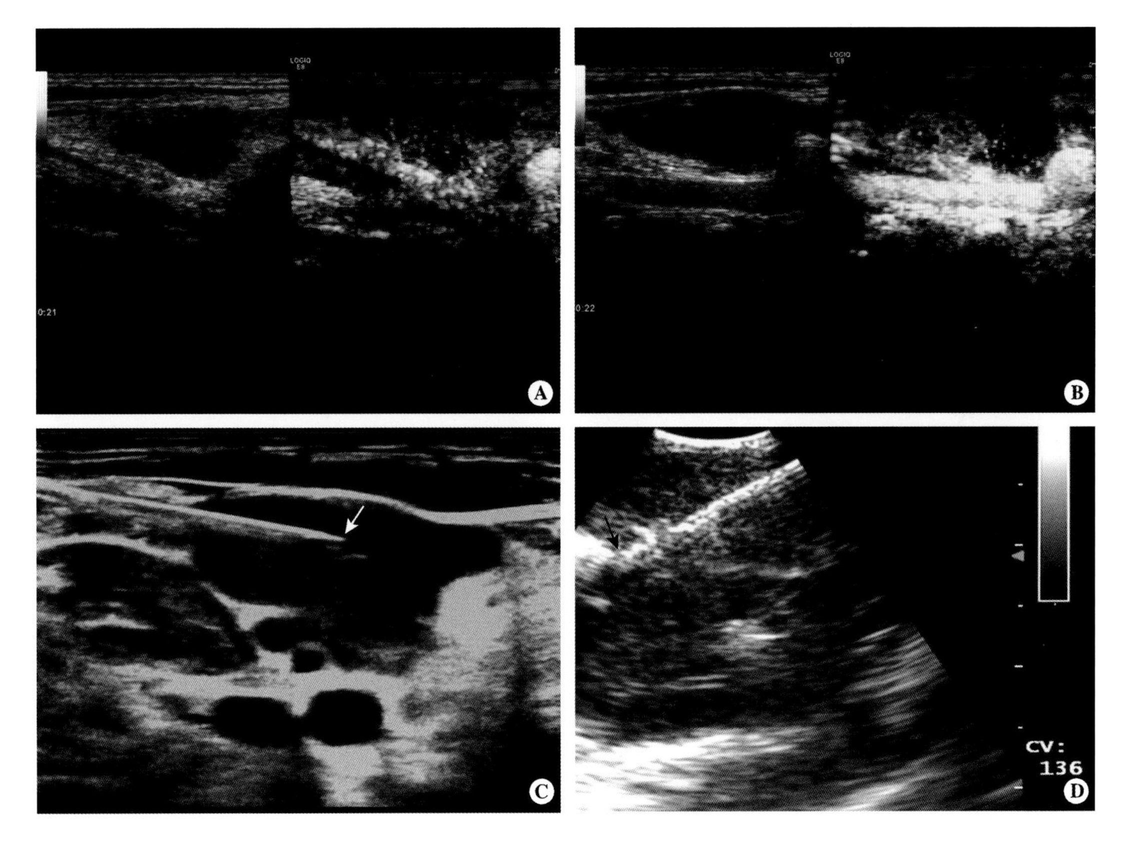

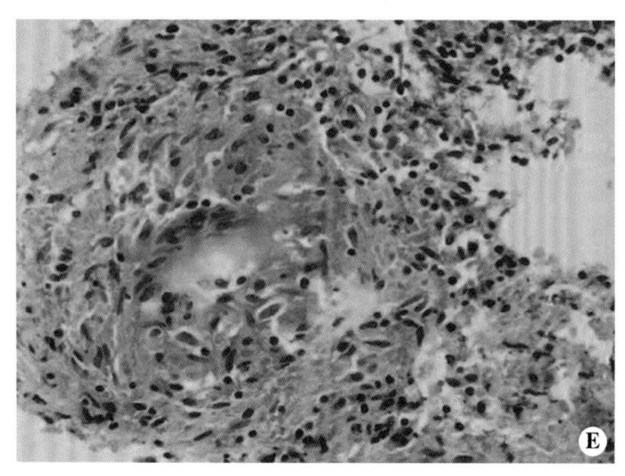

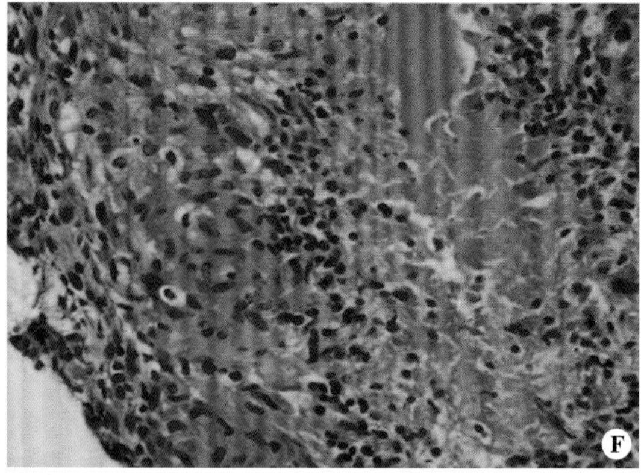

图 8-1-3 颈部及纵隔淋巴结结核

A. 右侧颈部Ⅳ区淋巴结超声造影，21s 时轮廓清晰；B. 22s 时达峰，淋巴结呈不均匀性增强，淋巴结内可见片状无增强区；C. 右侧颈部Ⅳ区淋巴结穿刺活检术（箭头示穿刺针针尖）；D. EBUS 下气管周围第 7、10R 组淋巴结透壁针吸活检术（箭头示穿刺针针尖）；E. 颈部淋巴结病理检查（HE 染色，×400）：镜下可见肉芽肿，马蹄形朗汉斯巨细胞；F. 纵隔淋巴结病理检查（HE 染色，×400）：镜下见肉芽肿伴凝固性坏死

病例 4

病史 患者，男性，58 岁，因“确诊霍奇金淋巴瘤 4 年伴腹胀 1 个月”就诊。体格检查：两肺听诊呼吸音低，腹部软，无压痛；双侧颈部触及肿大淋巴结。胸部 CT 示纵隔第 7 组淋巴结肿大（图 8-1-4A）。

支气管内超声 纵隔第 7 组淋巴结肿大，边界清晰，淋巴结内部回声欠均匀，其内见条索状高回声（图 8-1-4B），提示纵隔淋巴结肿大。

病理结果（纵隔淋巴结） 核大、异型淋巴细胞，结合病史及免疫组化结果提示霍奇金淋巴瘤。

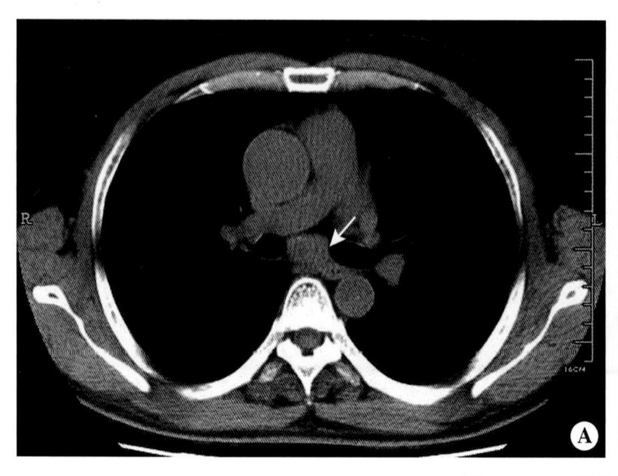

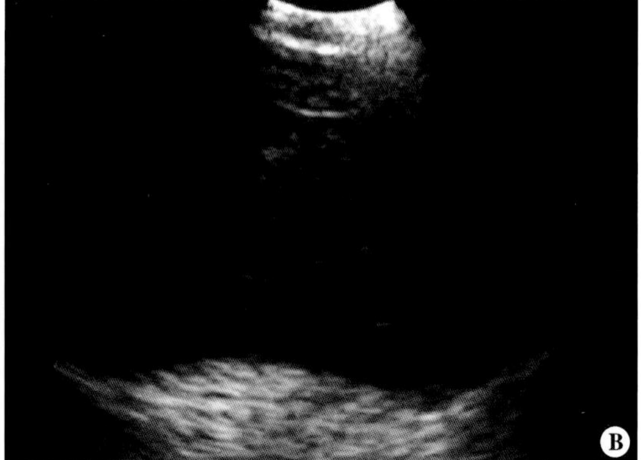

图 8-1-4 纵隔淋巴瘤（1）

A. CT 可见第 7 组淋巴结肿大，密度均匀（箭头）；B. EBUS 示纵隔第 7 组淋巴结内部回声欠均匀，边界清晰

病例 5

病史 患者，男性，63 岁，因“右侧胸痛伴恶心 1 个月”就诊。体格检查：右侧听

诊呼吸音低。胸部 CT 示纵隔第 7 组淋巴结肿大（图 8-1-5A）。

支气管内超声　纵隔第 7 组淋巴结肿大，淋巴结内部回声不均匀，可见条索状高回声，呈网格状（图 8-1-5B），提示纵隔淋巴结肿大。

病理结果（纵隔淋巴结）　小淋巴细胞弥漫性分布，小 B 细胞边缘区淋巴瘤。

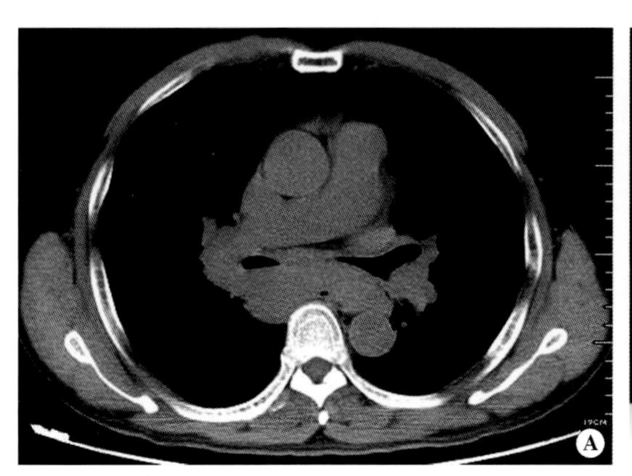
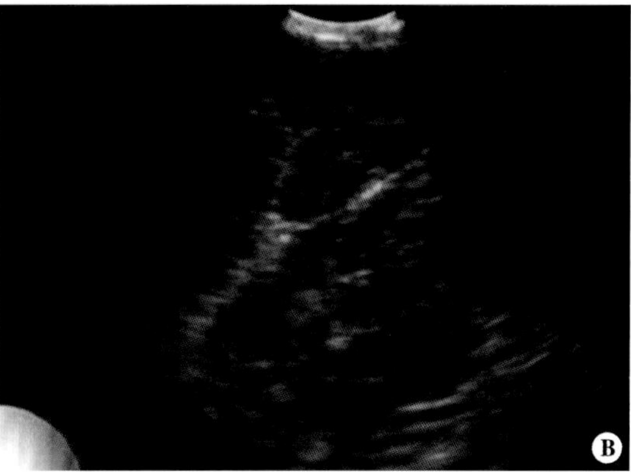

图 8-1-5　纵隔淋巴瘤（2）

A. CT 可见纵隔第 7 组淋巴结肿大，密度均匀；B. EBUS 示第 7 组淋巴结内部回声不均匀，可见条索状高回声

病例 6

病史　患者，男性，50 岁，因“反复咳嗽、咳痰 1 年余，加重 1 个月”就诊。体格检查：T 37.5℃，P 95 次 / 分，R 21 次 / 分，BP 139/90mmHg。全身浅表淋巴结未触及肿大，两肺听诊呼吸音低，双肺未闻及明显干湿啰音。胸部 CT 示肺恶性肿瘤伴肺内转移，纵隔多发淋巴结肿大，右肺上叶感染（图 8-1-6A）。

支气管内超声　纵隔可见多发肿大淋巴结，较大者约 2.5cm×2.3cm，边界清，淋巴结内部回声欠均匀，其内见条状血流信号（图 8-1-6B，图 8-1-6C），提示纵隔淋巴结肿大，结合病史，转移性淋巴结可能性大，建议行穿刺活检术（图 8-1-6D）。

病理结果（纵隔 4R 组淋巴结穿刺）　凝血内见破碎鳞状细胞癌组织。

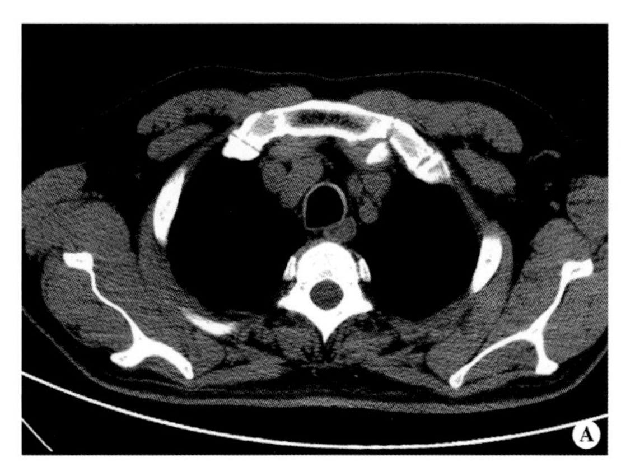
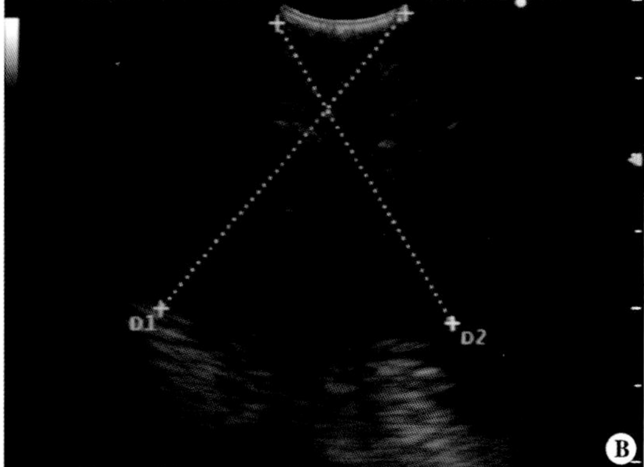

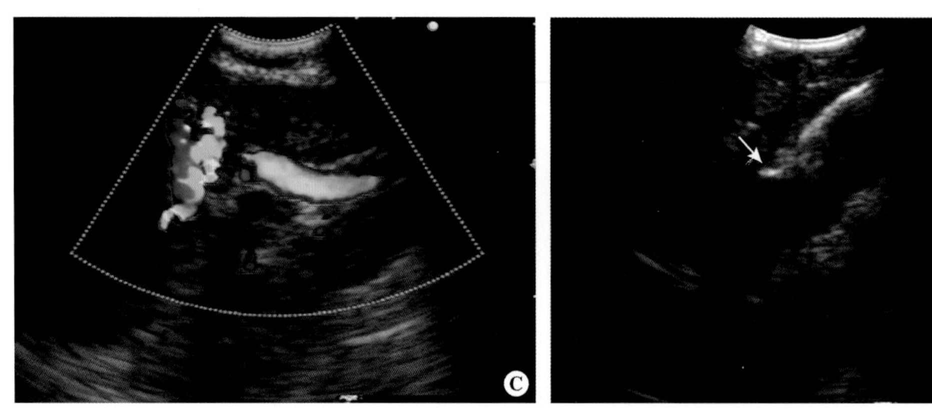

图 8-1-6 纵隔转移性淋巴结（1）

A. CT 可见纵隔内多发肿大淋巴结影；B. EBUS 显示气管周围的多发肿大淋巴结呈低回声；C. 彩色多普勒显示淋巴结内部条状血流信号；D. 超声引导下纵隔淋巴结穿刺活检术（箭头示穿刺针针尖）

病例 7

病史　患者，男性，55 岁，因“反复咳嗽 6 个月，加重 20 余天”入院。体格检查：T 36.7℃，P 82 次 / 分，R 20 次 / 分，BP 114/75mmHg，浅表淋巴结未扪及肿大，两肺听诊呼吸音低，未闻及干湿啰音。胸部 CT：右肺下叶术后改变，纵隔及左肺门处占位伴左肺感染（图 8-1-7A），考虑左肺上叶结核，建议行增强 CT 及支气管镜检查。

支气管内超声　纵隔见多发肿大淋巴结，较大者约 3.5cm×3.0cm，边界欠清，淋巴结内部回声欠均匀，其内见血流信号（图 8-1-7B，图 8-1-7C），提示纵隔淋巴结肿大，建议行穿刺活检术（图 8-1-7D）。

病理结果（纵隔 10L 组淋巴结淋巴组织两条）　血块中见散在挤压异型小细胞团，考虑小细胞癌。免疫组化：CK5/6（±）、CK7（－）、P53（±）、P63（－）、TTF-1（+++）、Ki-67（+）、CKpan（－）、嗜铬粒蛋白 A（+）、NSE（－）、Syn（+）、CD56（+）。

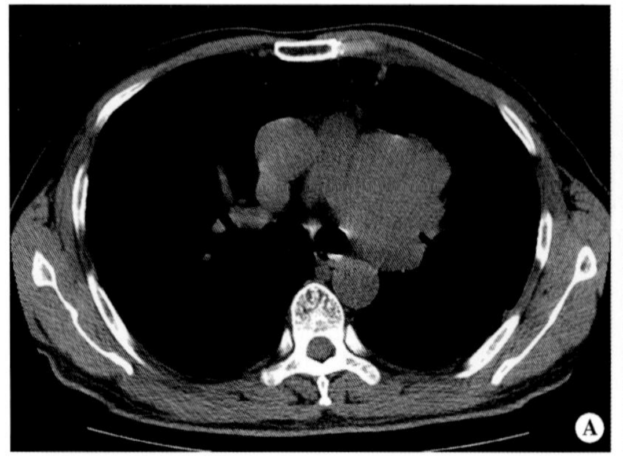

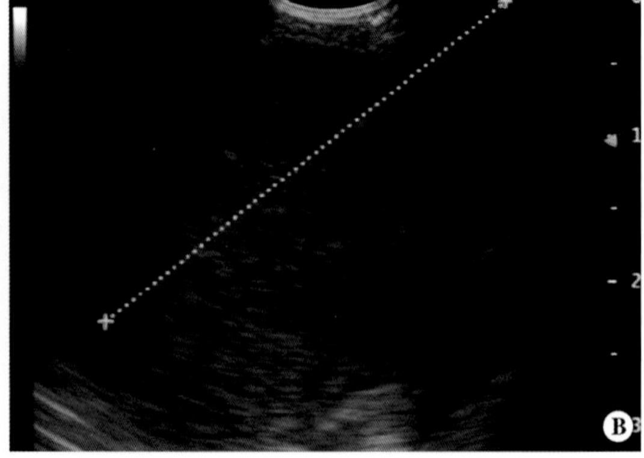

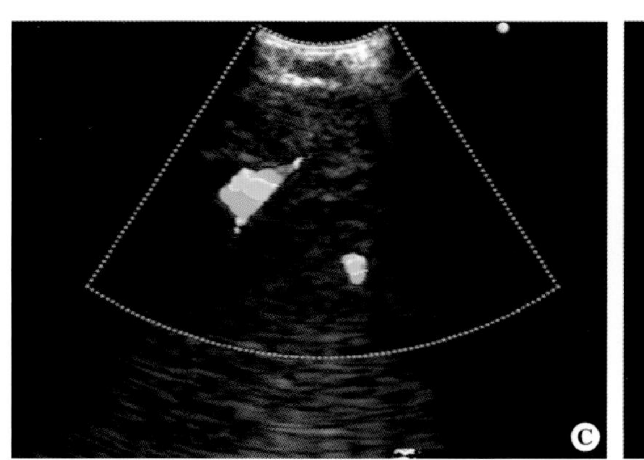

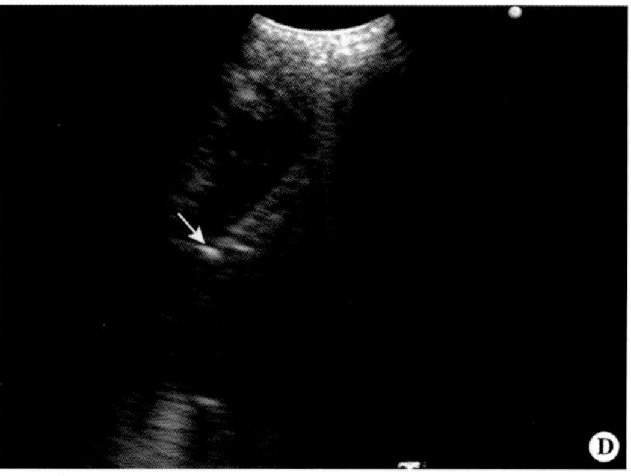

图 8-1-7 纵隔转移性淋巴结（2）

A. CT 可见纵隔及左肺门占位；B. EBUS 显示气管周围多发肿大淋巴结呈低回声；C. CDFI 显示内部见血流信号；D. 超声引导下纵隔淋巴结穿刺活检术（箭头示穿刺针针尖）

病例 8

病史　患者，女性，53 岁，因“咳嗽、咳痰 2 个月”入院，1 个月前胸部 CT 示双侧肺门及纵隔广泛淋巴结肿大，淋巴瘤待排，建议行增强 CT 检查。体格检查：浅表淋巴结未扪及肿大，两肺听诊呼吸音低，未闻及干湿啰音。胸部 CT 提示双侧肺门及纵隔淋巴结肿大，考虑结节病，双肺小结节灶（图 8-1-8A）。

支气管内超声　纵隔见多发肿大淋巴结，较大者约 3.6cm×3.3cm，边界清，淋巴结内部回声欠均匀（图 8-1-8B ～图 8-1-8D），提示纵隔多发淋巴结肿大。

病理结果　第 4R 组淋巴结穿刺活检示凝血块组织中见少量淋巴细胞及少量慢性不典型肉芽肿性炎。第 7 组淋巴结穿刺活检示凝血块组织中见破碎组织呈慢性不典型肉芽肿性炎改变。特殊染色：抗酸（－）、PAS（－）、PAM（－）、瑞吉染色（－），考虑结节病。

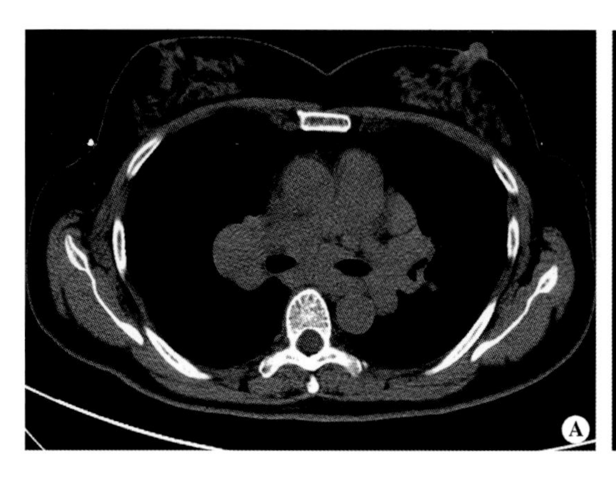

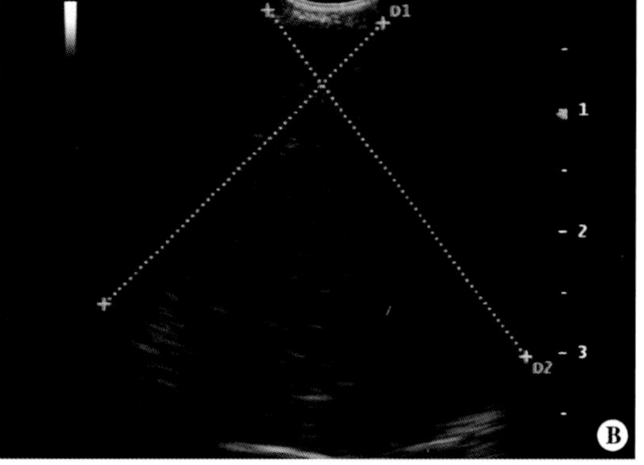

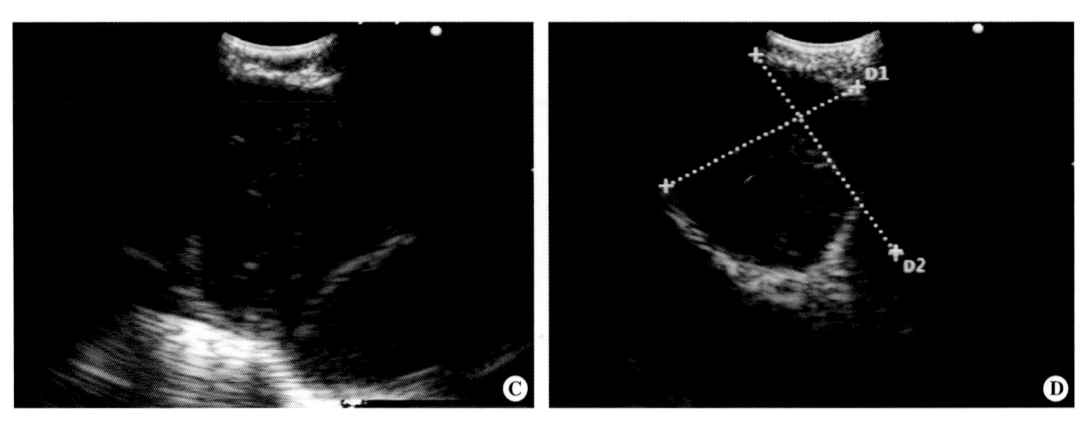

图 8-1-8 纵隔淋巴结结节病（1）

A. CT 可见双侧肺门及纵隔淋巴结肿大影；B ～ D. EBUS 显示气管周围多个肿大淋巴结

病例 9

病史　患者，男性，25 岁，因“双侧胸痛 1 月余”入院就诊。体格检查：T 36.6℃，P 74 次 / 分，R 20 次 / 分，BP 117/74mmHg。浅表淋巴结未触及肿大，两肺听诊呼吸音粗，未闻及明显干湿啰音。实验室检查：中性粒细胞 9×10^9/L，血管紧张素转化酶 43U/L，T-SPOT.TB（-）。胸部 CT 提示两肺斑点状、条状影，肺门及纵隔多发肿大淋巴结：淋巴瘤？结节病？建议行增强 CT 检查（图 8-1-9A）。

支气管内超声　纵隔见多发肿大淋巴结，较大者约 2.7cm×2.4cm，边界清，淋巴结内部回声欠均匀，其内见点状血流信号（图 8-1-9B，图 8-1-9C），提示纵隔多发淋巴结肿大，建议行穿刺活检术（图 8-1-9D）。

病理结果　第 10R、7 组淋巴结穿刺活检示凝血块组织中见破碎纤毛柱状细胞及小灶肉芽肿形成。特殊染色：抗酸（-）、PAS（-）、PAM（-）、瑞吉染色（-），考虑结节病，请结合临床及实验室检查。

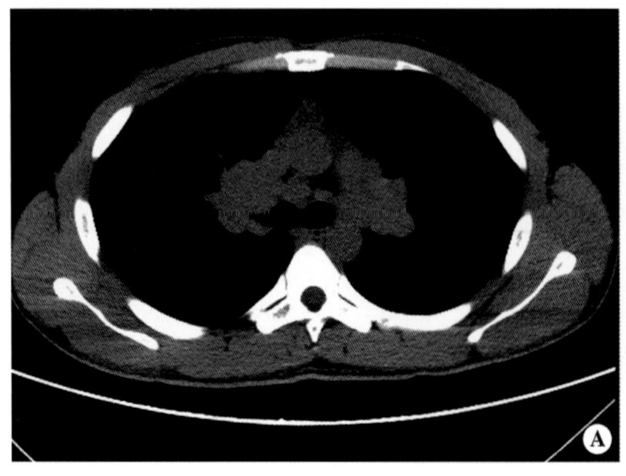

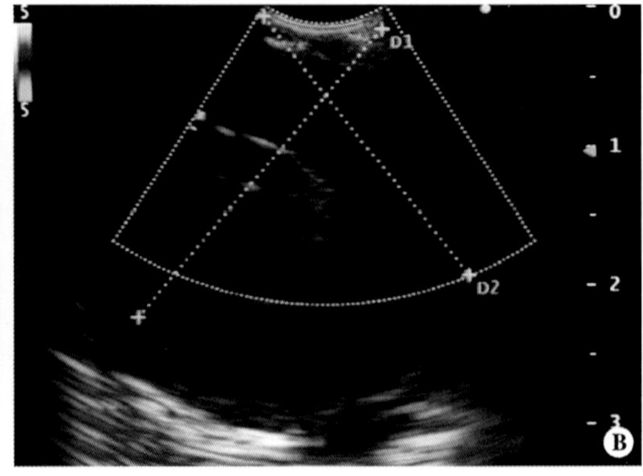

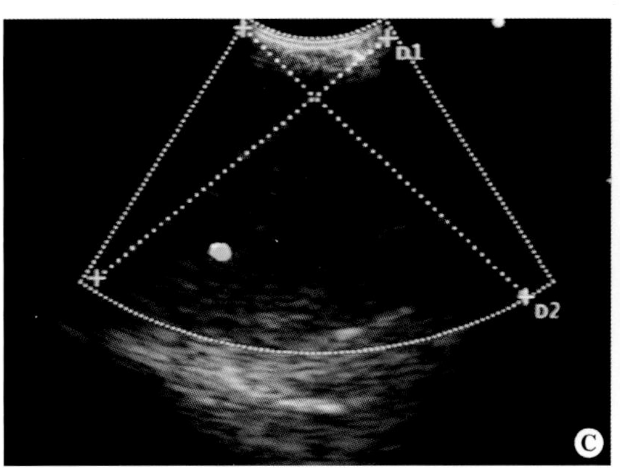

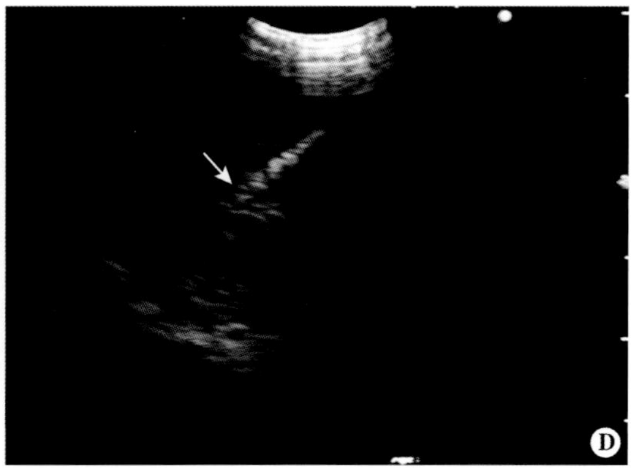

图 8-1-9 纵隔淋巴结结节病（2）

A. CT 可见双侧肺门及纵隔淋巴结肿大；B、C. EBUS 显示气管周围多发肿大淋巴结；D. 超声引导下纵隔淋巴结穿刺活检术（箭头示穿刺针针尖）

病例 10

病史　患者，女性，63 岁，因“背痛伴咳嗽 2 个月”就诊。体格检查：全身浅表淋巴结未触及，两肺听诊呼吸音清，未闻及干湿啰音。实验室检查：血管紧张素转化酶 114U/L。胸部 CT 示纵隔多组淋巴结肿大（图 8-1-10A）。

支气管内超声　纵隔多发淋巴结肿大，淋巴结内部回声不均匀，淋巴门不清，淋巴结内见紊乱条状彩色血流信号，其周围可见点状、条状彩色血流信号（图 8-1-10B）。

超声弹性成像　呈蓝绿相间，以蓝色为主，质地硬（图 8-1-10C）。

病理结果（纵隔淋巴结）　上皮样肉芽肿形成。

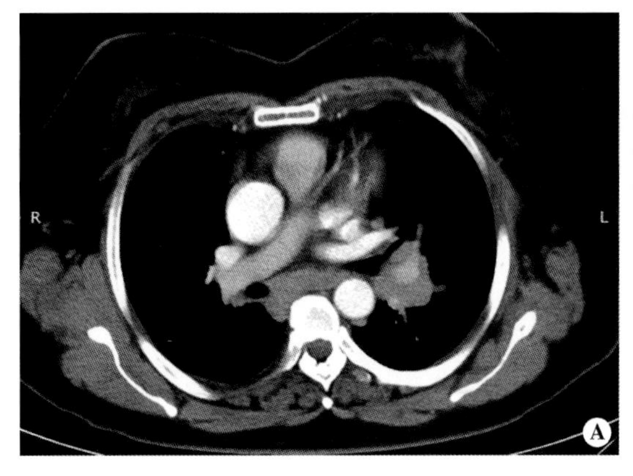

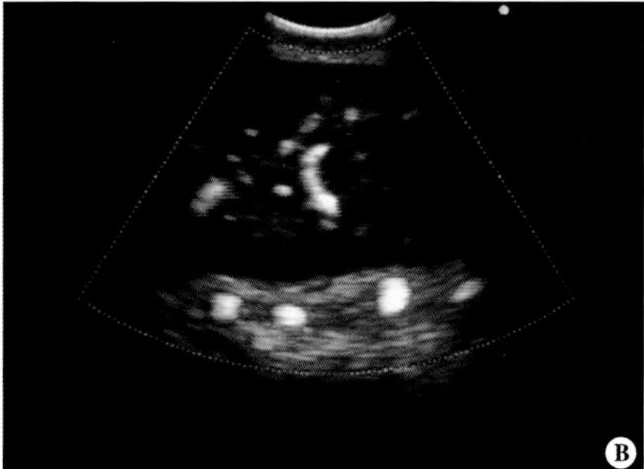

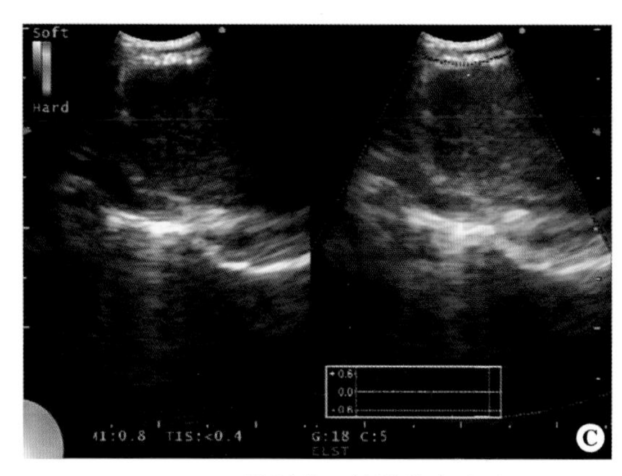

图 8-1-10 纵隔淋巴结结节病（3）

A. CT 可见纵隔第 7、11L、11R 组淋巴结肿大；B. EBUS 多普勒提示淋巴结内见紊乱条状彩色血流信号，其周围可见点状、条状彩色血流信号；C. EBUS-E 示病灶呈蓝绿相间，以蓝色为主，提示淋巴结质地硬

病例 11

病史　患者，女性，57 岁，因“反复胸闷 5 月余”就诊。体格检查：全身浅表淋巴结未触及肿大，两肺听诊呼吸音清，未闻及明显干湿啰音。胸部 CT 示中纵隔内可见一类圆形低密度影，平均 CT 值 25HU，边界清，边缘光滑，增强扫描后呈环形轻度强化（图 8-1-11A）。

支气管内超声　中纵隔囊性团块，边界清晰，团块内部透声欠佳，其内部及周边见闪烁伪像，未见明显血流信号（图 8-1-11B，图 8-1-11C），提示纵隔囊性团块。

病理结果　少量粉染无结构物质，未见细胞成分。

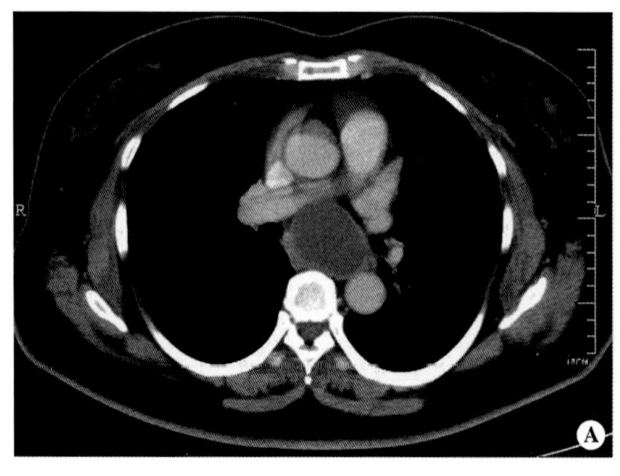

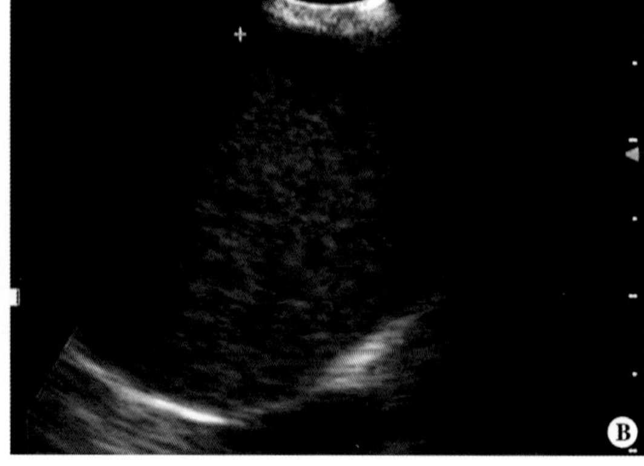

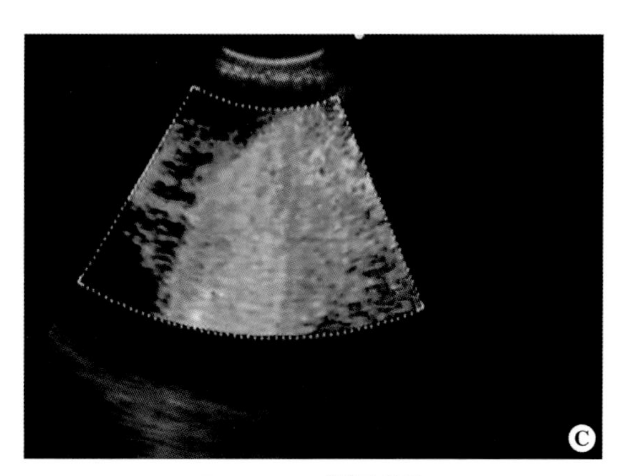

图 8-1-11 纵隔囊肿

A. CT 示中纵隔内可见一类圆形低密度影，平均 CT 值 25HU，边界清，增强扫描后呈环形轻度强化；B. EBUS 示中纵隔囊性病灶，边界清晰，病灶内部透声欠佳；C. EBUS 示病灶内见闪烁伪像

病例 12

病史 患者，男性，70 岁，因“咳嗽伴痰中带血 1 月余”就诊。体格检查：全身浅表淋巴结未触及肿大。胸部 CT 示右上肺占位，边缘强化，中心低密度；PET/CT 示右肺上叶紧贴右上纵隔肿块影，右上肺病灶边缘 FDG 代谢不均匀增高，病灶中心密度稍低伴 FDG 代谢降低（图 8-1-12A，图 8-1-12B）。

支气管内超声 右上肺气管旁低回声，与周围组织分界不清，低回声部分内部回声不均匀。

超声弹性成像 病灶以蓝色为主，质地较硬（图 8-1-12C）。

超声提示 右上肺占位。

病理结果 右上肺低分化癌，倾向腺癌，部分肉瘤样癌形态。

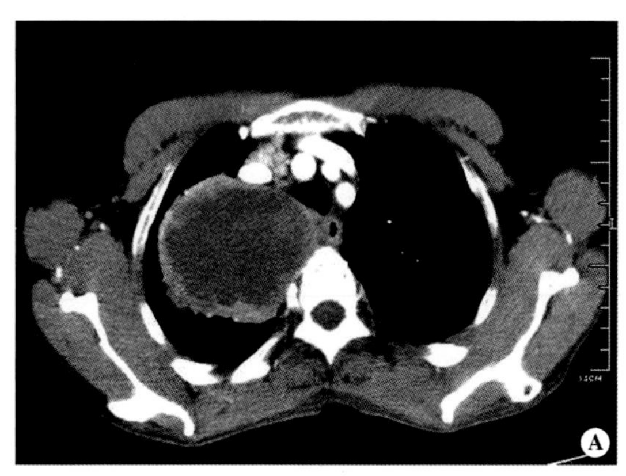

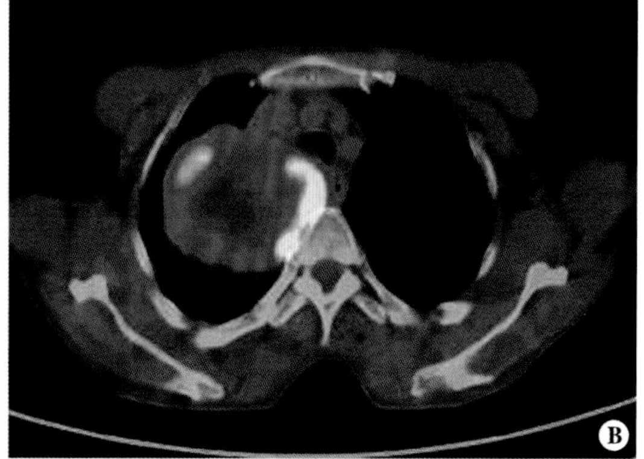

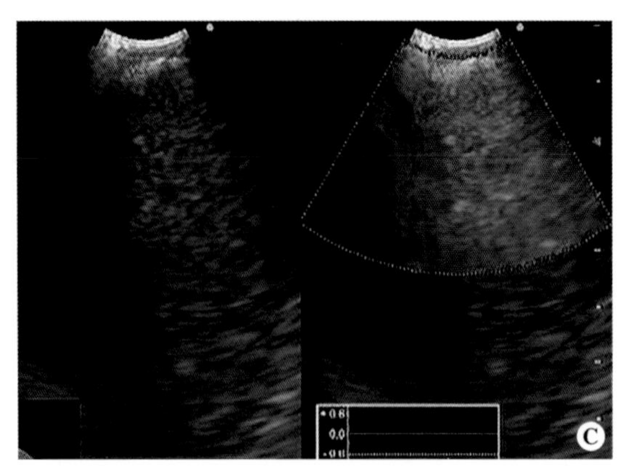

图 8-1-12 肺腺癌（1）

A. CT 可见右上肺团片状影，病灶内可见大面积坏死区，增强扫描后病灶边缘可见环形强化，病灶内部坏死区无增强；B. PET/CT 示右上肺病灶边缘 FDG 代谢不均匀增高，病灶中心密度稍低伴 FDG 代谢降低；C. EBUS 示右上肺气管旁占位，占位内部回声不均匀，弹性成像提示病灶中心硬度较高

病例 13

病史　患者，女性，56 岁，因“间断咳嗽 1 个月，加重 3 天伴活动后气短”就诊。体格检查：全身浅表淋巴结未扪及肿大，两肺未闻及干湿啰音。实验室检查：甲胎蛋白 1.02ng/ml，癌胚抗原 1253.1ng/ml，鳞状细胞癌相关抗原 0.8ng/ml，胃泌素释放肽前体 118.3pg/ml，铁蛋白 2000ng/ml。胸部 CT：双肺多发结节影；左上肺胸膜凹陷；双侧胸腔积液；心包积液。考虑血行播散型肺结核。

灰阶及多普勒超声　心包腔内可见不规则无回声区，左心室长轴切面舒张期测量右心室前壁前深约 1.1cm，左心室后壁后深约 1.5cm（图 8-1-13A）。超声引导下心包置管术，术中抽出深红色液体 100ml（图 8-1-13B）。

支气管内超声　左肺上叶前亚段管腔内探及异常低回声区，于左上肺前亚段、左下叶基底段管腔内分别取活检（图 8-1-13C，图 8-1-13D）。

超声提示　左上肺占位；心包积液（中量）。

病理结果　左肺腺癌（图 8-1-13E）。

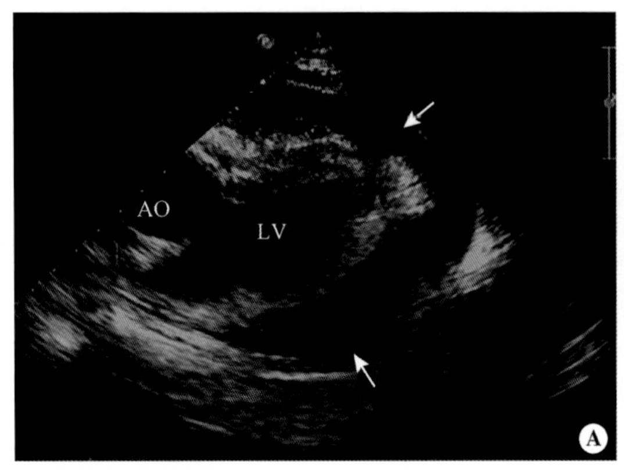

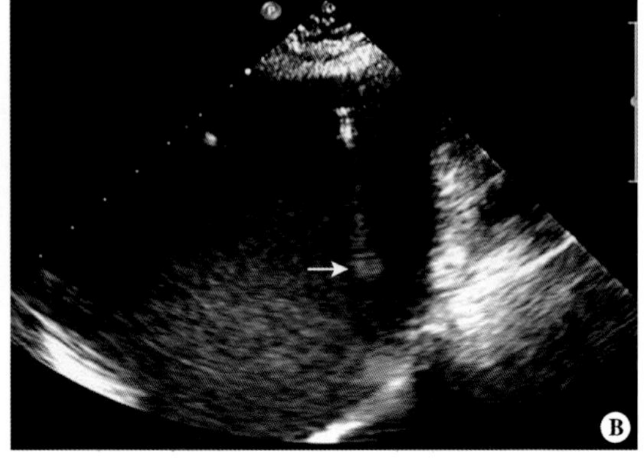

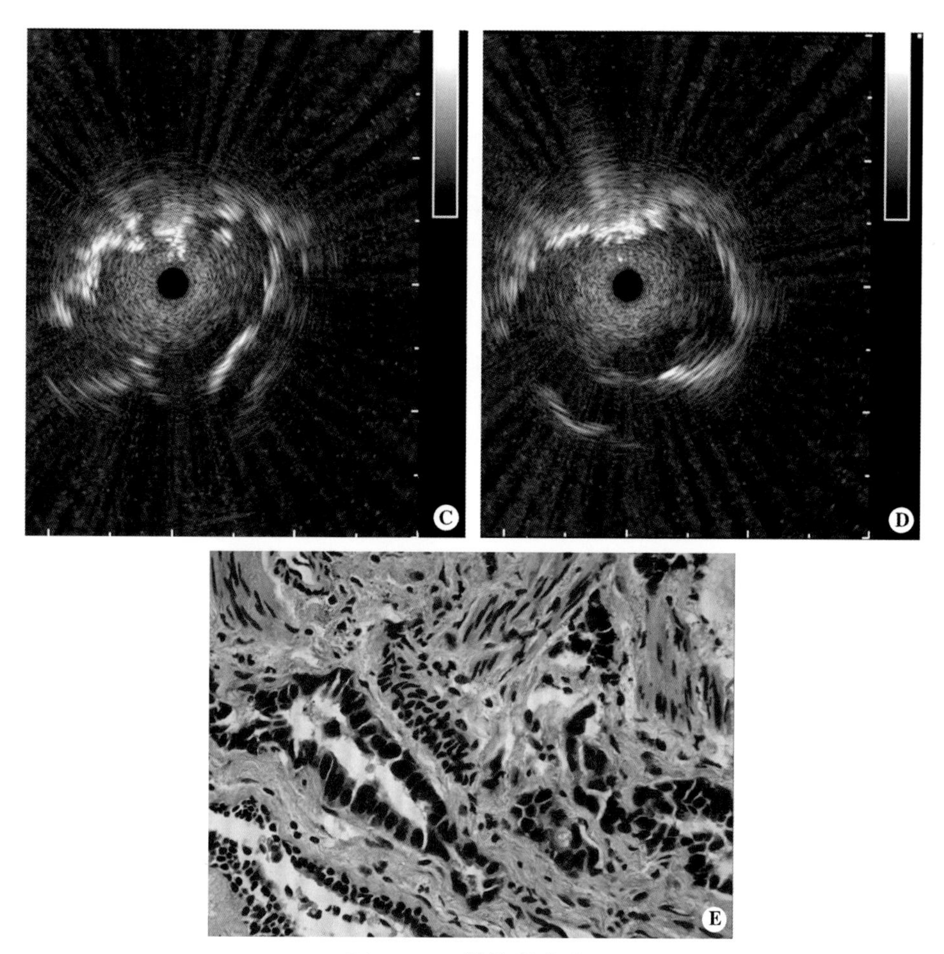

图 8-1-13 肺腺癌（2）

A. 心包积液中量；B. 心包穿刺置管；C、D. EBUS 可见病灶（黑色圆心为镜头，圆心周围低回声为病灶，外周中等偏强回声为正常肺组织）；E. 病理（HE×400）：间质内见较多异型腺体浸润

病例 14

病史　患者，男性，79 岁，因“确诊肺腺癌 3 年，靶向治疗后进展 1 个月”就诊。体格检查：两肺听诊呼吸音低。胸部 CT：右上叶斑片状影，部分实变（图 8-1-14A）。

支气管内超声　右上肺低回声病灶，病灶内部回声不均匀，形态不规则，边界不清，与周围组织分界不清（图 8-1-14B），提示右肺低回声团块。

病理结果（右肺上叶前段）　肺腺癌。

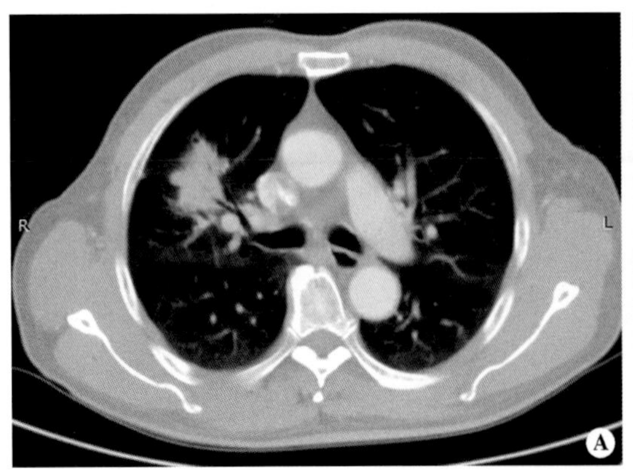
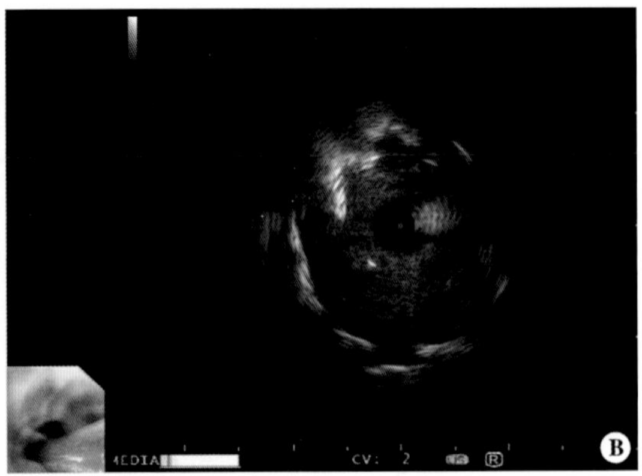

图 8-1-14 肺腺癌（3）

A. CT 示右肺上叶前段斑片状影，呈浅分叶状；B. EBUS 示右上肺低回声病灶，病灶内部回声不均匀，形态不规则，边界不清，与周围组织分界不清

病例 15

病史 患者，男性，61 岁，因“胸闷伴气喘 3 月余”就诊。体格检查：全身浅表淋巴结未触及肿大，两肺听诊呼吸音低，未闻及明显干湿啰音。胸部 CT：气管右侧肿块影，纵隔第 2 组淋巴结肿大伴钙化（图 8-1-15A）。

支气管内超声 右上肺气管旁低回声团块，团块内部回声不均匀，形态不规则。

超声弹性成像 团块呈蓝绿相间，以蓝色为主（图 8-1-15B）。

超声提示 右上肺气管旁占位。

病理结果（右上肺） 鳞状细胞癌。

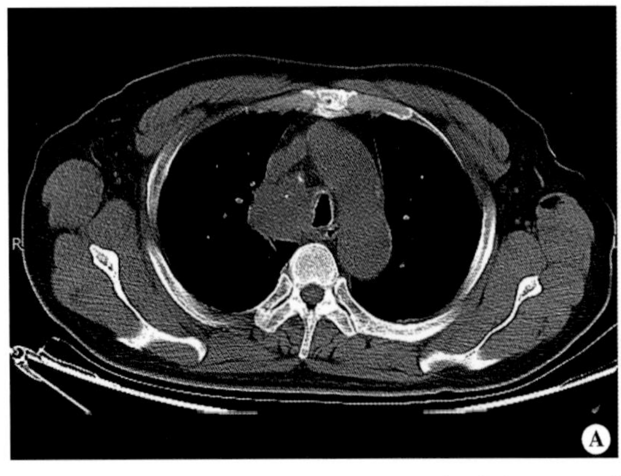
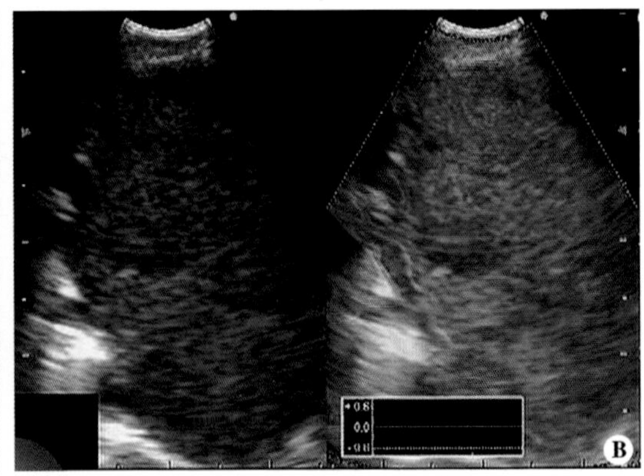

图 8-1-15 肺鳞状细胞癌

A. CT 可见气管右侧占位和第 2 组纵隔淋巴结肿大及钙化；B. EBUS 示右上肺气管旁低回声团块，团块内部回声不均匀，形态不规则，弹性成像示病灶呈蓝绿相间，以蓝色为主，间隔部分散在绿色

病例 16

病史 患者，女性，51 岁，因“发现肺占位 1 个月”就诊。体格检查：全身浅表淋巴结未扪及肿大。胸部 CT：右肺中叶内侧段及左下叶基底段占位，边界清晰，增强扫描后稍强化（图 8-1-16A）。PET/CT：右肺中叶内侧段及左肺下叶基底段病灶 FDG 代谢均

匀增高（图 8-1-16B）。

支气管内超声　左肺下叶外基底段可见低回声团块，边界清，团块内部回声欠均匀（图 8-1-16C），提示左肺低回声团块。

病理结果　黏膜相关淋巴组织结外边缘区 B 细胞性非霍奇金淋巴瘤。

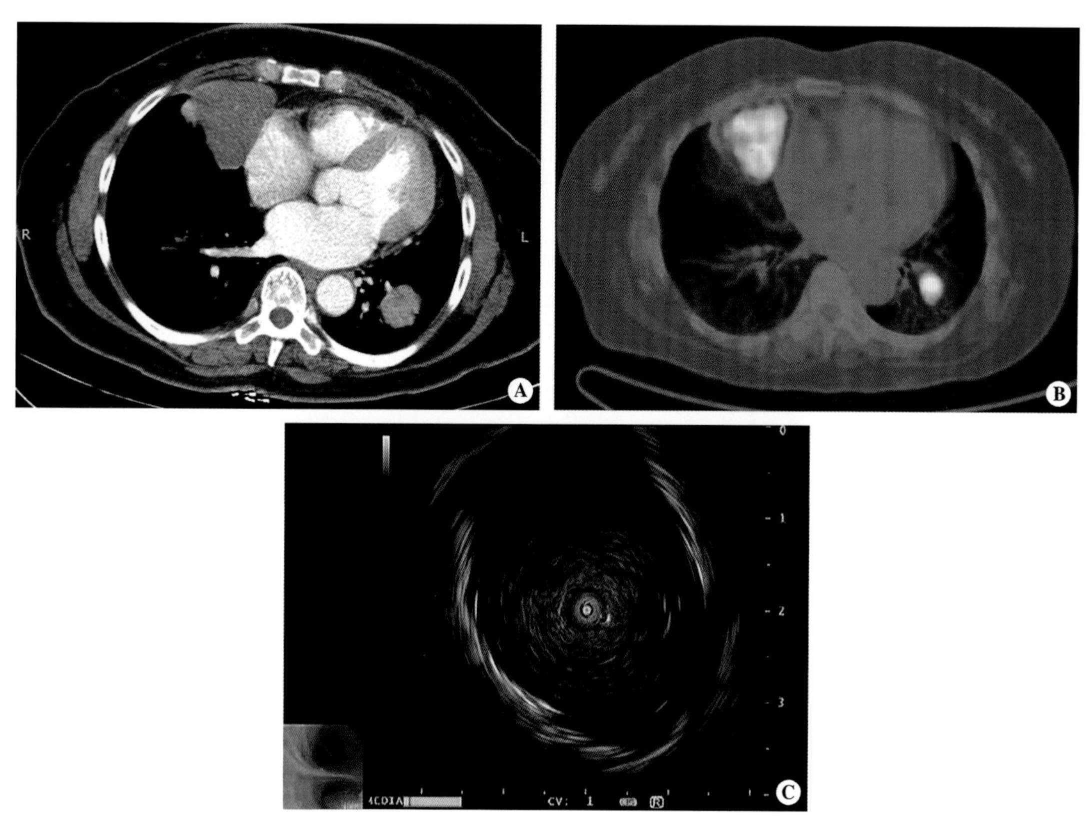

图 8-1-16　肺淋巴瘤

A. CT 示右肺中叶内侧段及左肺下叶基底段占位，边界清晰，增强扫描后稍强化；B. PET/CT 示右肺中叶内侧段及左肺下叶基底段病灶 FDG 代谢均匀增高；C. EBUS 示左下肺基底段病灶内部回声均匀，边界清晰

（鲍　彰　黄　毅　阮骊韬）

参考文献

阿曼・恩斯特，菲力克斯・赫斯，2012. 支气管腔内超声——图解指南 . 李强，武宁，译 . 天津：天津科技翻译出版公司 .

陈娉娉，陈正贤，何碧芳，等，2012. 正常气管壁超声图像及其对应的组织学分层的定量测量分析 . 中华结核和呼吸杂志，35（6）：409-414.

方芳，潘蕾，薄丽艳，等，2018. 导向鞘引导的超声支气管镜联合虚拟导航对周围型肺癌的诊断价值 . 中华结核和呼吸杂志，41（6）：472-476.

韩宝惠，孙加源，2012. 超声支气管镜技术 . 北京：人民卫生出版社 .

石磊，万毅新，2019. 支气管超声弹性成像技术应用于 EBUS-TBNA 的研究进展 . 临床肺科杂志，24（9）：1732-1735.

谭旭艳，李明，黄建安，2013. 超声支气管镜诊断纵隔淋巴结的临床应用 . 中华超声影像学杂志，22（11）：954-956.

赵辉，王俊，李剑锋，等，2010. 支气管内超声引导针吸活检术在胸部疾病中的临床应用价值 . 中国胸心血管外科临床杂志，17（5）：353-356.

Chan A，Devanand A，Low SY，et al，2015. Radial endobronchial ultrasound in diagnosing peripheral lung lesions in a high tuberculosis setting. BMC Pulm Med，15：90.

Hürter T，Hanrath P，1992. Endobronchial sonography：feasibility and preliminary results. Thorax，47（7）：565-567.

Jalil BA，Yasufuku K，Khan AM，2015. Uses，limitations，and complications of endobronchial ultrasound. Proc（Bayl Univ Med Cent），28（3）：325-330.

Kiral N，Caglayan B，Salepci B，et al，2015. Endobronchial ultrasound-guided transbronchial needle aspiration in diagnosing intrathoracic tuberculous lymphadenitis. Med Ultrason，17（3）：333-338.

Li W，Zhang T，Chen YQ，et al，2015. Diagnostic value of convex probe endobronchial ultrasound-guided transbronchial needle aspiration in mediastinal tuberculous lymphadenitis：a systematic review and meta-analysis. Med Sci Monit，21：2064-2072.

Mueller PR，Ferrucci JT Jr，Harbin WP，et al，1980. Appearance of lymphomatous involvement of the mesentery by ultrasonography and body computed tomography：the “sandwich sign”. Radiology，134（2）：467-473.

Ozgul MA，Cetinkaya E，Kirkil G，et al，2014. Lymph node characteristics of sarcoidosis with endobronchial ultrasound. Endosc Ultrasound，3（4）：232-237.

Yasufuku K，Nakajima T，Chiyo M，et al，2007. Endobronchial ultrasonography：current status and future directions. J Thorac Oncol，2（10）：970-979.

第九章 胸部肿瘤淋巴结转移

胸部肿瘤中肺癌最为常见，是我国发病率和病死率均居首位的恶性肿瘤，其中以非小细胞肺癌为主要病理类型。淋巴结转移是非小细胞肺癌最常见和最主要的转移途径，也是影响肺癌分期和预后最重要的因素。肺癌淋巴结转移一般遵循着肺内淋巴结、肺门淋巴结、纵隔淋巴结的顺序，但也有少数肺癌出现跳跃转移、交叉转移、微转移等。其他胸部肿瘤包括胸壁肿瘤、肋骨肿瘤等根据原发灶部位不同转移至相应引流区域的淋巴结。

【病因、发病机制与病理】

肺癌细胞经淋巴管道侵入邻近肺段或支气管周围淋巴结，到达肺门或气管隆突下淋巴结，或侵入纵隔淋巴结和支气管淋巴结，最后累及锁骨上前斜角肌淋巴结和颈部淋巴结，且纵隔、支气管及颈部淋巴结转移一般发生在肺癌同侧，但也可以在对侧，即所谓交叉转移。肺癌侵入胸壁或膈肌后，亦可向腋下淋巴结或腹腔淋巴结转移。

胸壁大部分浅淋巴管注入腋淋巴结，其中胸前壁上部的浅淋巴管注入颈外侧深淋巴结，胸壁深淋巴管注入胸壁淋巴结，即胸骨旁淋巴结、肋间淋巴结及膈上淋巴结。

淋巴结转移病理上表现为局灶淋巴结受累、明确的巢状结构、广泛坏死、窦性分布为主及淋巴管内瘤栓。病灶癌细胞脱落随淋巴液通过输入淋巴管进入淋巴结，首先在边缘窦增殖生长，并刺激促血管生成因子形成，早期即可诱发大量新生血管。当癌细胞快速增殖，血供不足时，会引起局部缺血性坏死。

【临床表现】

锁骨上、腋窝等浅表区域淋巴结转移时，多能扪及颈根部、腋下等区域的质硬结节，初期常为单个，无痛，边界清，推之可移动；随着病程进展，数目增多，相互粘连成团，与周边组织粘连而相对固定。若主要淋巴管被癌细胞侵犯，可出现患处皮肤或肢体水肿。纵隔内淋巴结转移，早期多无明显临床症状。当转移淋巴结增大压迫神经、血管时，可引起疼痛、麻木、声音嘶哑及血管栓塞等相应症状，晚期破溃后可出现出血或分泌物。

【超声表现】

（1）淋巴结增大，呈圆形、类圆形或不规则形，长 / 宽（L/S）＜ 2 多见。

（2）淋巴结边界清晰多见，如包膜外侵犯，则边界不规则或模糊，与周围组织无明确分界，造成软组织回声增高等表现，后期淋巴结可相互粘连融合。

（3）淋巴结皮质可呈不规则增厚，局部或整体回声可增高。淋巴结内可出现无回声，为出血、坏死及囊性变所致，常见于肺鳞状细胞癌转移。淋巴结内“砂砾样”钙化亦为转移的常见表现。

（4）淋巴门多变窄，呈偏心性，或消失。

（5）CDFI：以边缘型或混合型血供多见，系肿瘤细胞产生的血管生成因子，诱导形成肿瘤血管所致。多数学者认为转移性淋巴结的RI比良性淋巴结高，RI 0.7 ～ 0.8 为界值，其诊断敏感度为 47% ～ 80%，特异度为 94% ～ 100%。

（6）超声弹性成像：以蓝色为主，偏硬，当出现囊性变或大片坏死时，弹性分级可降低。

（7）超声造影：多表现为快速、搏动性、向心性高增强，即首先出现包膜增强，可呈细线样增强，之后出现紊乱、扭曲的肿瘤血管。随后皮质呈不均匀增强，为转移灶少血供或缺血坏死所致。部分淋巴结可表现为非向心性增强，少部分呈向心性缓慢高增强。

【病例】

病例 1

病史　患者，女性，55 岁，因“发现肺内结节 5 天”就诊。体格检查：右侧锁骨上窝触及多个大小不等、无痛性肿块，活动度差，质地硬。胸部 CT 提示左侧肺部实性结节影（图 9-1-1A）。血清癌胚抗原 358μg/L，血常规无明显异常。

灰阶及多普勒超声　右侧颈部Ⅳ区探及多发肿大淋巴结，包膜完整，淋巴门消失，淋巴结内部呈低回声，回声欠均匀，周围组织回声增强。CDFI：多个淋巴结内部见紊乱彩色血流信号，为混合型血供（图 9-1-1B ～图 9-1-1D）。

超声弹性成像　淋巴结整体呈蓝色（图 9-1-1E）。

超声造影　团注超声造影剂后淋巴结呈向心性搏动性增强，11s 时淋巴结边缘开始增强，19s 时增强达峰，中央可见局灶无增强区，21s 时淋巴结中央无增强区范围略增大（图 9-1-1F ～图 9-1-1H）。

超声提示　右侧锁骨上窝淋巴结肿大伴坏死，首先考虑转移性淋巴结，建议行超声引导下穿刺活检术（图 9-1-1I）。

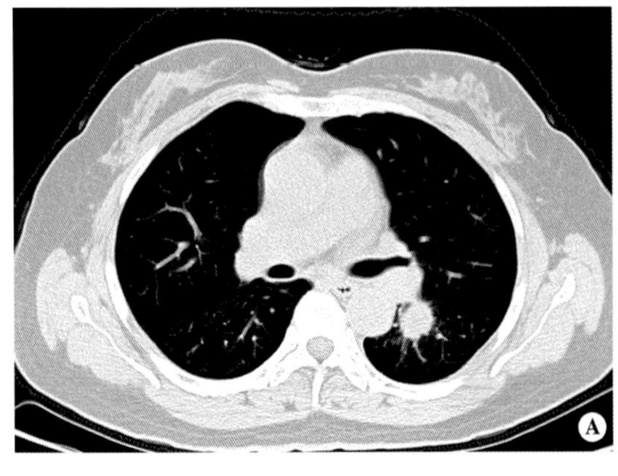

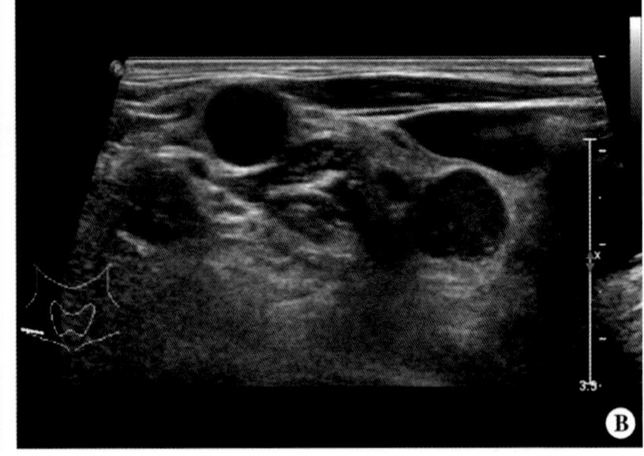

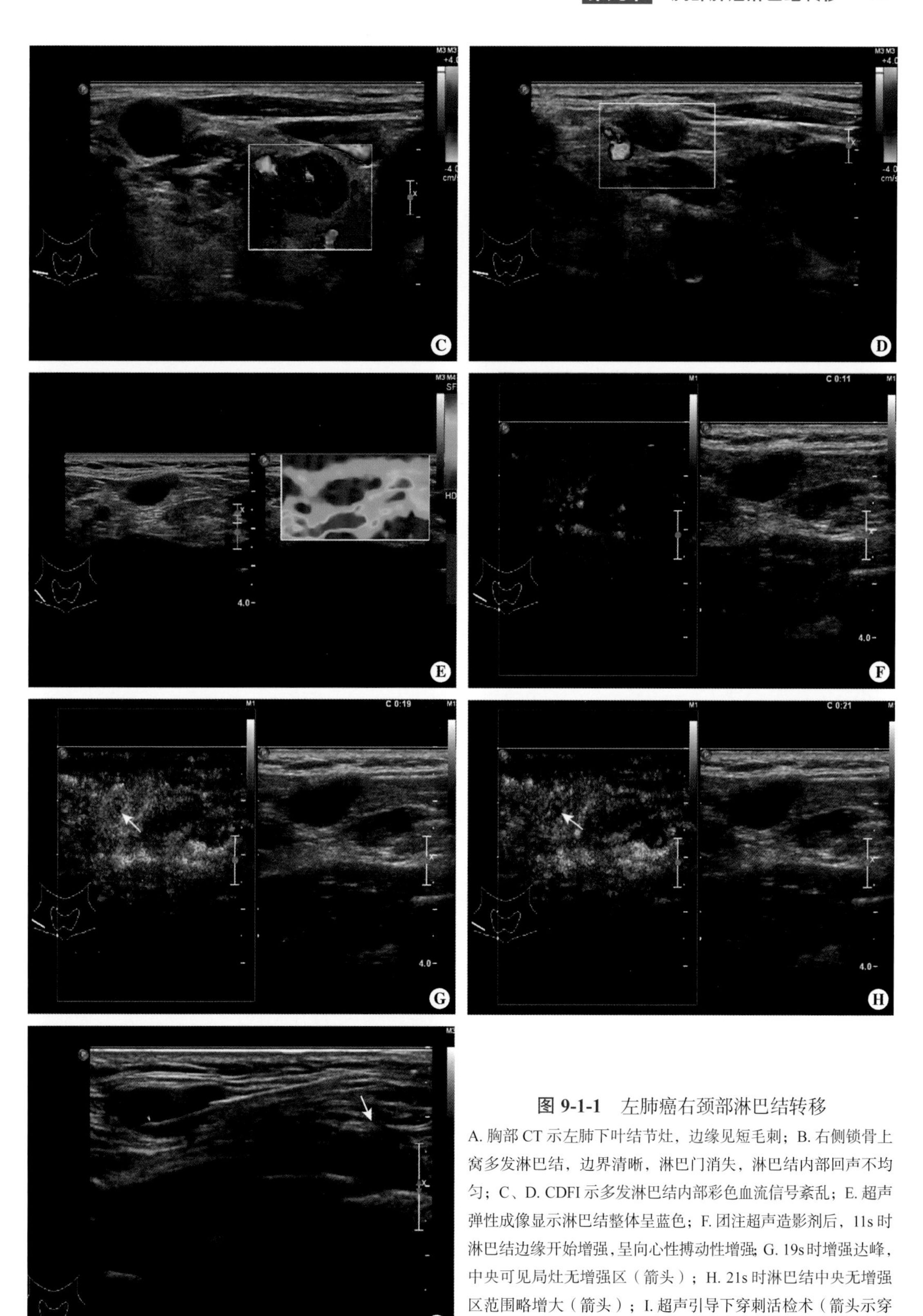

图 9-1-1 左肺癌右颈部淋巴结转移

A. 胸部 CT 示左肺下叶结节灶，边缘见短毛刺；B. 右侧锁骨上窝多发淋巴结，边界清晰，淋巴门消失，淋巴结内部回声不均匀；C、D. CDFI 示多发淋巴结内部彩色血流信号紊乱；E. 超声弹性成像显示淋巴结整体呈蓝色；F. 团注超声造影剂后，11s 时淋巴结边缘开始增强，呈向心性搏动性增强；G. 19s 时增强达峰，中央可见局灶无增强区（箭头）；H. 21s 时淋巴结中央无增强区范围略增大（箭头）；I. 超声引导下穿刺活检术（箭头示穿刺针针尖）

病理结果　转移性或浸润性腺癌；免疫组化：CK5/6（–），CK7（+），TTF-1（+，部分），突触蛋白 A（+），P53（–），Ki67（+，5%），CK20（–），CDX2（–），P63（–），提示肺腺癌转移。

病例 2

病史　患者，女性，56 岁，因“咳嗽半月，自行服用头孢半月无好转”就诊。体格检查：右侧锁骨上窝触及数个大小不等肿块，活动度差，质地硬，无压痛。胸部 CT 提示右上肺磨玻璃结节影（图 9-1-2A）。血清癌胚抗原 273μg/L，血常规未见明显异常。

灰阶及多普勒超声　右侧颈部Ⅳ区探及多发肿大淋巴结，较大的约 2.3cm×1.4cm，似为两枚淋巴结融合，淋巴门不清，内部回声欠均匀，可见点状强回声。CDFI：淋巴结内部可见条状彩色血流信号，呈混合型血供，脉冲多普勒（PW）测得淋巴结内动脉频谱，RI 0.65（图 9-1-2B ～图 9-1-2E）。

超声弹性成像　淋巴结呈蓝绿相间，以蓝色为主（图 9-1-2F）。

超声造影　团注造影剂后，9s 时淋巴结边缘及内部开始增强，呈弥漫性增强，19s 时增强达峰，呈高增强，46s 时淋巴结内部可见局灶性无增强区，157s 时造影剂缓慢廓清（图 9-1-2G ～图 9-1-2J）。

超声提示　右侧锁骨上窝多发淋巴结肿大，超声造影高增强伴局部坏死，结合 CT 考虑转移性淋巴结，建议穿刺活检（图 9-1-2K）。

病理结果　转移性或浸润性非小细胞癌；免疫组化：CK7（+），TTF-1（+），突触蛋白 A（+），CK5/6（–），P63（+），P53（–），CEA（+），Ki67（+，30%），CD56（±），CK19（+），提示肺腺癌转移。

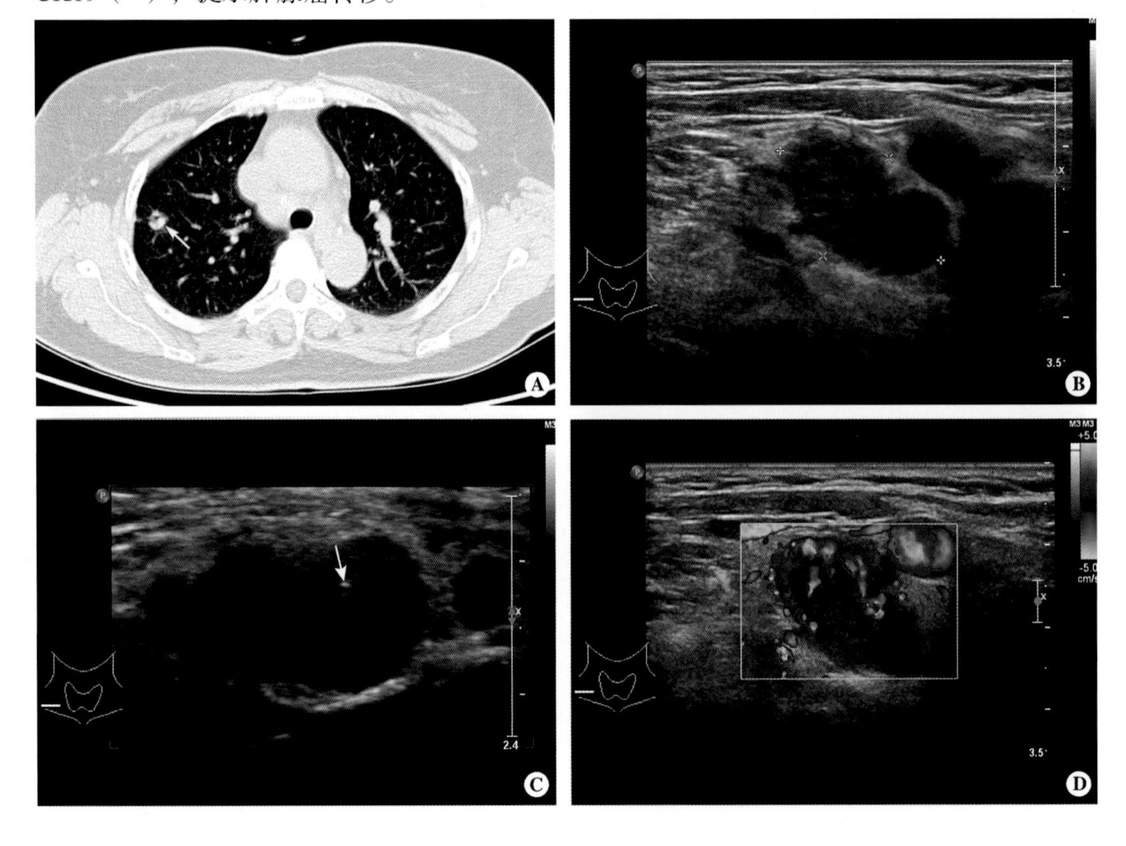

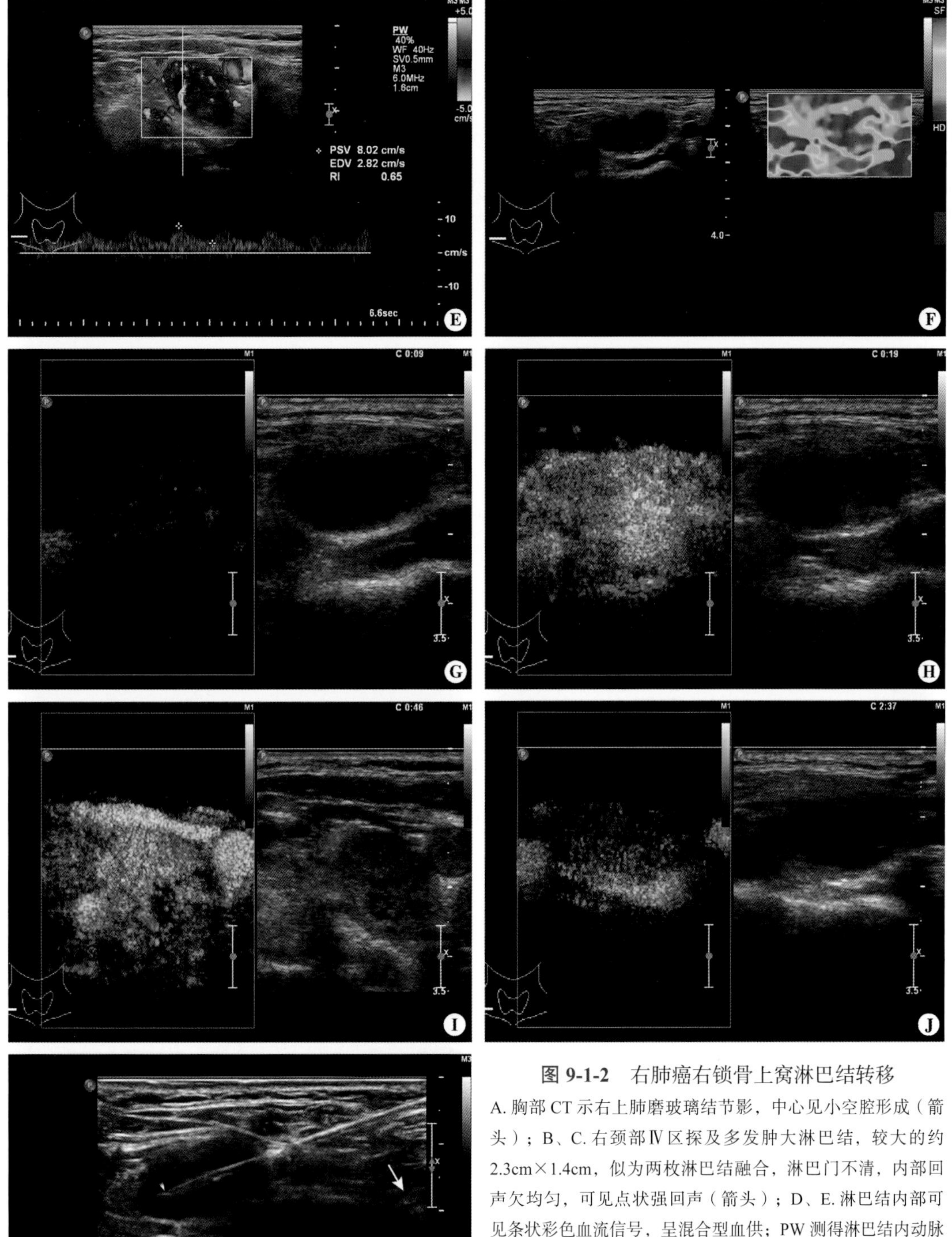

图 9-1-2　右肺癌右锁骨上窝淋巴结转移

A. 胸部 CT 示右上肺磨玻璃结节影，中心见小空腔形成（箭头）；B、C. 右颈部Ⅳ区探及多发肿大淋巴结，较大的约 2.3cm×1.4cm，似为两枚淋巴结融合，淋巴门不清，内部回声欠均匀，可见点状强回声（箭头）；D、E. 淋巴结内部可见条状彩色血流信号，呈混合型血供；PW 测得淋巴结内动脉频谱；F. 超声弹性成像示淋巴结呈蓝绿相间，以蓝色为主；G. 团注超声造影剂后，9s 时淋巴结边缘及内部呈弥漫性增强；H. 19s 时增强达峰，呈高增强；I. 46s 时淋巴结内部可见局灶性无增强区；J. 157s 时造影剂部分廓清；K. 超声引导下穿刺活检术（箭头示穿刺针针尖）

病例 3

病史 患者，男性，67 岁，因“发现左肺占位”就诊。体格检查：右侧锁骨上窝触及数个大小不等肿块，活动度差，质地硬，无压痛。胸部 CT 提示左肺下叶实性结节影（图 9-1-3A）。实验室检查：血清癌胚抗原 360μg/L，血常规未见异常。

灰阶及多普勒超声 右侧颈部Ⅳ区探及多发肿大淋巴结，较大的约 1.4cm×0.9cm，边界尚清晰，淋巴结内部回声不均匀，淋巴门显示不清。CDFI 示淋巴结边缘可见密集点状彩色血流信号（图 9-1-3B，图 9-1-3C）。

超声弹性成像 淋巴结整体呈蓝色（图 9-1-3D）。

超声造影 团注造影剂后，16s 时淋巴结边缘开始增强，呈向心性增强，27s 时增强达峰，淋巴结内部可见局灶性无增强区，44s、78s 时持续廓清（图 9-1-3E ～图 9-1-3H）。

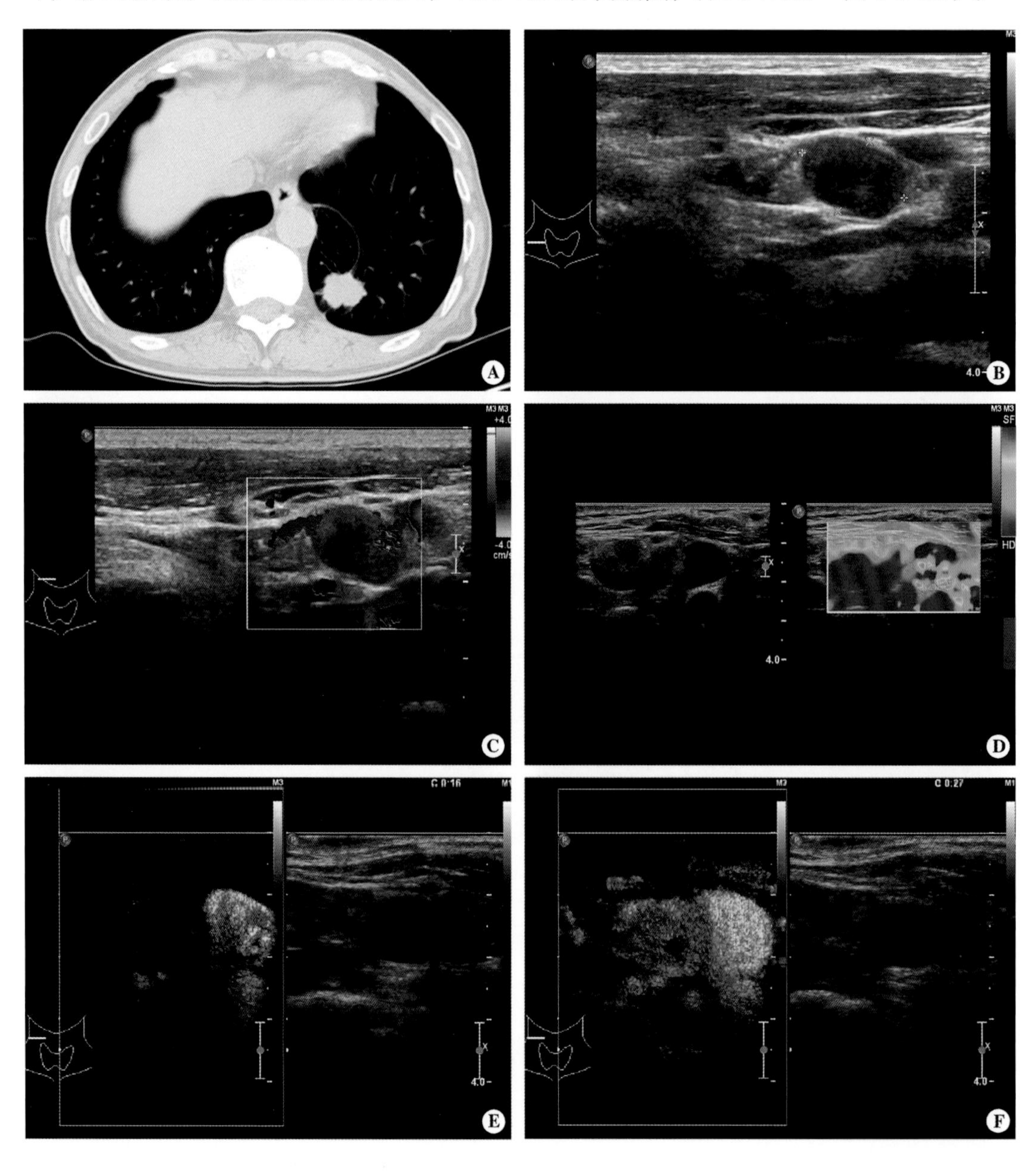

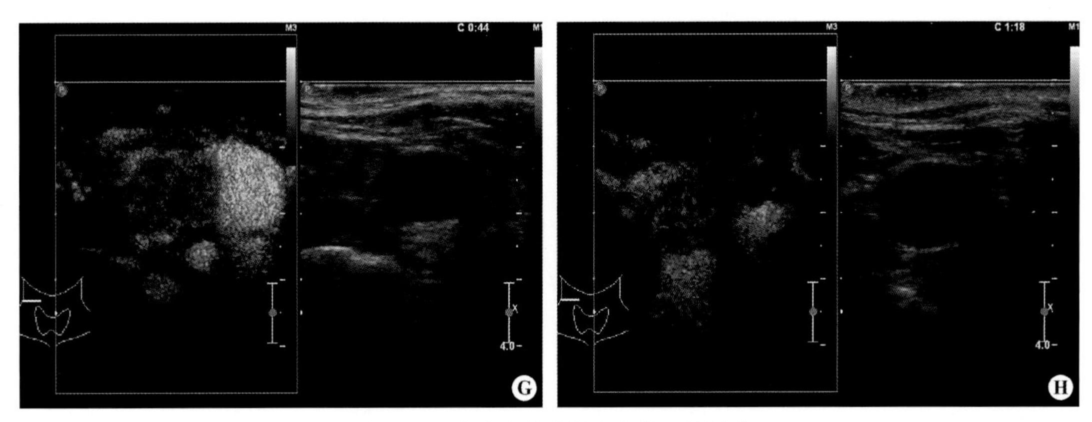

图 9-1-3　左肺癌右锁骨上窝淋巴结转移

A. 胸部 CT 示左肺下叶实性结节影，病灶呈浅分叶，边缘见短毛刺；B. 右侧锁骨上窝多发淋巴结肿大，较大的约 1.4cm×0.9cm，边界尚清晰，内部回声不均匀，淋巴门显示不清；C. 淋巴结边缘可见密集点状彩色血流信号；D. 超声弹性成像示淋巴结整体呈蓝色；E. 团注超声造影剂后，16s 时淋巴结边缘开始增强，呈向心性增强；F. 27s 时增强达峰，中心可见局灶无增强区；G、H. 44s、78s 时持续廓清

超声提示　右侧锁骨上窝多发淋巴结肿大，超声造影高增强伴局部坏死，结合胸部 CT 考虑转移性淋巴结，建议行穿刺活检术。

病理结果　转移性或浸润性非小细胞癌，免疫组化结果提示肺腺癌转移。

病例 4

病史　患者，男性，35 岁，因“右侧胸隐痛 10 余年，加重半月”就诊。体格检查：右侧胸廓缩小、凹陷，肋间隙变窄，皮肤无红肿热，轻压痛。胸部 CT 考虑右侧结核性脓胸，右侧胸廓畸形，右侧第 5、6 肋骨破坏。

灰阶及多普勒超声　右胸壁可见肋骨骨皮质中断，中断处见梭形低回声团块及多个强回声，后缘边界欠清（图 9-1-4A）。右侧腋窝探及两个肿大淋巴结，边界模糊，淋巴门消失，呈低回声，周围组织回声增强、不均匀。CDFI：淋巴结内未见彩色血流信号，周边软组织内见条状彩色血流信号（图 9-1-4B，图 9-1-4C）。

超声弹性成像　淋巴结呈蓝绿相间，以蓝色为主（图 9-1-4D，图 9-1-4E）。

超声造影　团注超声造影剂后，6s 时淋巴结边缘开始增强；12s 时增强达峰呈环状增强，中央为无增强区；38s 时淋巴结边缘环状增强区廓清，淋巴结内部见凸起的结节样增强；102s 时两个淋巴结均持续廓清（图 9-1-4F ～图 9-1-4I）。

超声提示　右胸壁占位伴肋骨破坏，右侧腋窝淋巴结肿大伴坏死，建议行超声引导下穿刺活检术（图 9-1-4J，图 9-1-4K），穿刺取出暗红色组织条及少量液体（图 9-1-4L）。

病理结果　胸壁未分化肉瘤（梭形细胞为主恶性肿瘤，部分呈上皮样，结果提示未分化肉瘤，部分呈上皮样伴肌源性分化）。（右腋窝淋巴结穿刺）小片出血及纤维脂肪组织边缘见少量异型细胞团，首先考虑恶性肿瘤。

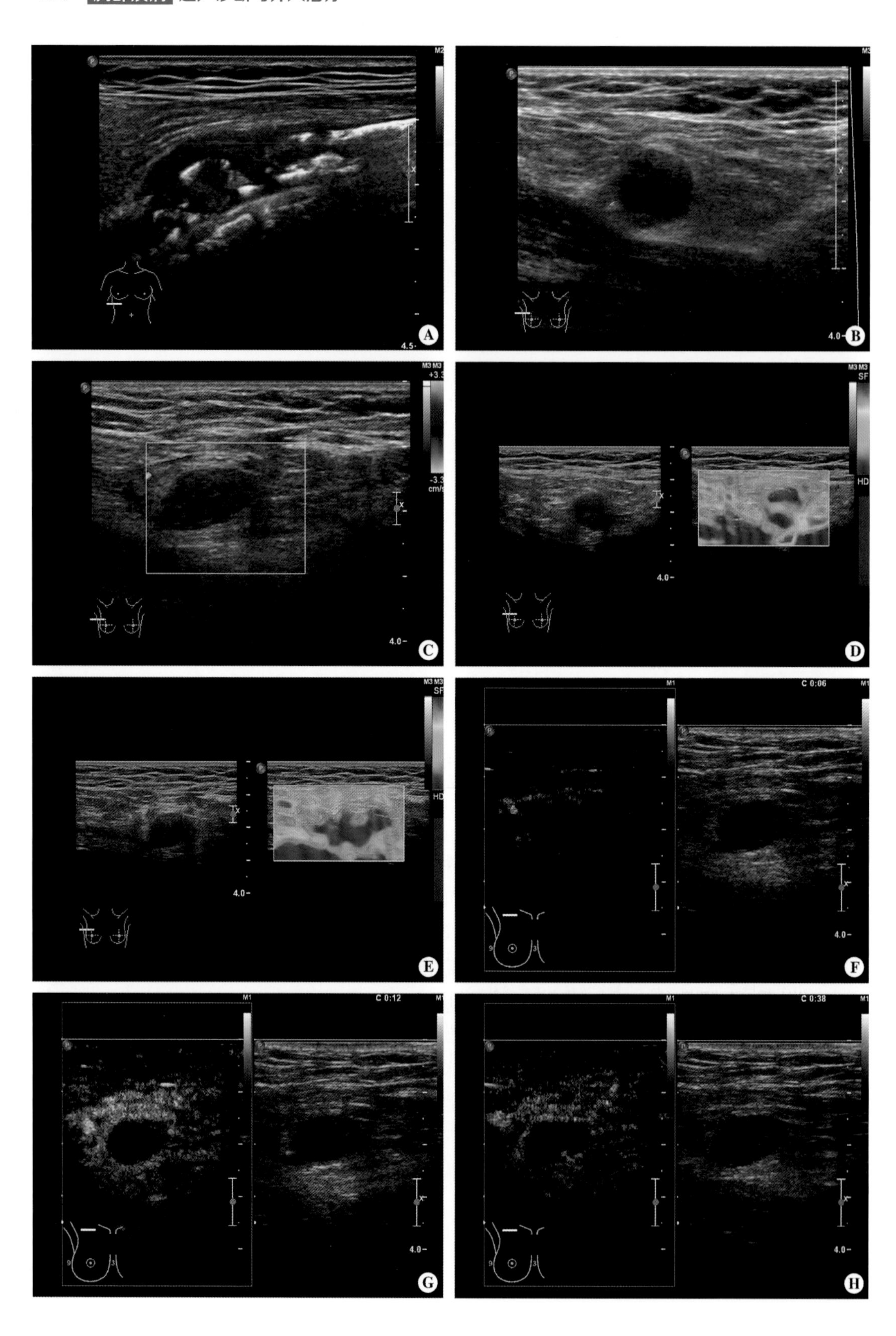

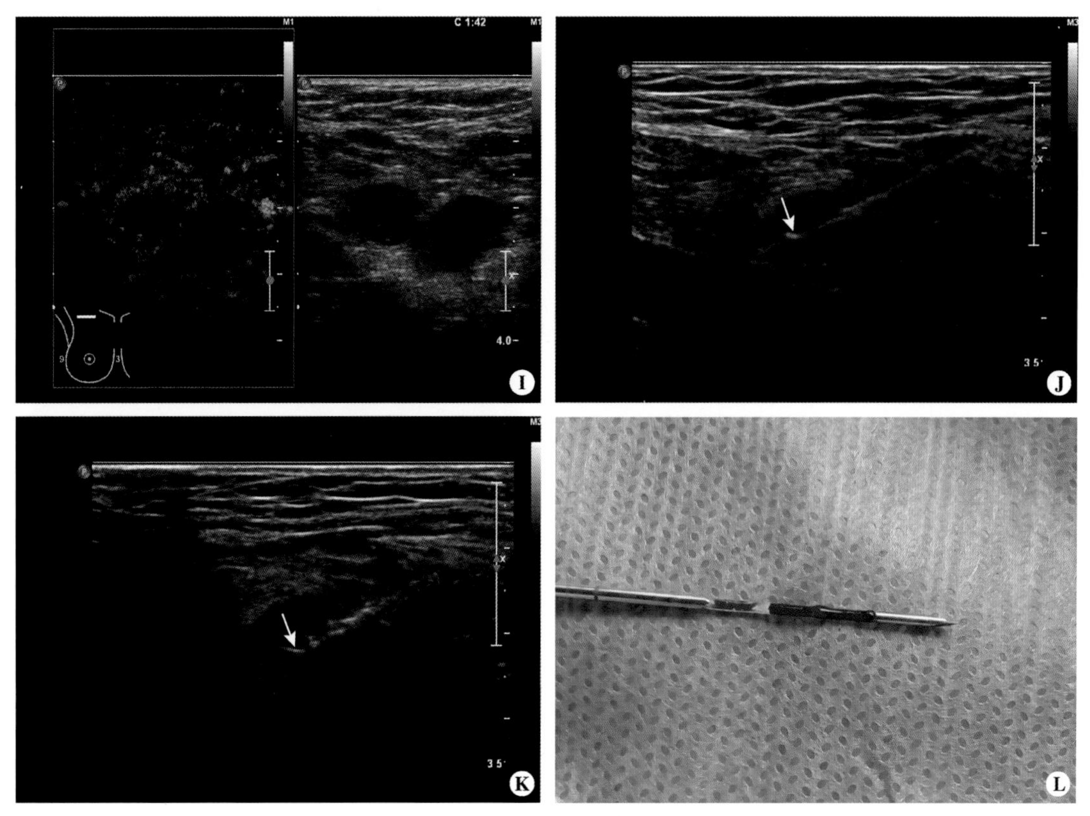

图 9-1-4 右胸壁肿瘤右腋窝淋巴结转移

A. 右侧胸壁扫查，肋骨骨皮质连续性中断，中断处见梭形低回声，回声杂乱；B、C. 右侧腋窝两枚淋巴结，边界模糊，淋巴门消失，呈低回声，周围组织回声增强、不均匀，CDFI 显示淋巴结内未见彩色血流信号，周边软组织可见条状彩色血流信号；D、E. 超声弹性成像显示淋巴结内呈蓝绿相间，以蓝色为主；F. 团注超声造影剂后，6s 时淋巴结轮廓显示；G. 12s 时淋巴结增强达峰，边缘呈环状增强，中央为无增强区；H. 38s 时边缘环状增强区廓清，内部可见结节样增强；I. 102s 时持续廓清，轮廓可辨，与邻近一枚淋巴结均呈环状增强；J、K. 两枚淋巴结均行超声引导下穿刺活检术（箭头示穿刺针针尖）；L. 穿刺组织条

（于天琢　张　旭）

参考文献

戴九龙，2011. 淋巴疾病超声诊断 . 北京：人民卫生出版社 .

韩峰，邹如海，林僖，等，2010. 常规超声和超声造影在浅表淋巴结良恶性鉴别诊断中的价值 . 中华超声影像学杂志，19（3）：234-237.

洪玉蓉，刘学明，2007. 超声造影在浅表淋巴结疾病中的应用 . 中国医学影像学杂志，15（3）：212-214.

洪玉蓉，刘学明，2008. 颈部转移性淋巴结的超声造影表现分析 . 中国超声医学杂志，24（6）：520-522.

芦彩霞，冯俊，2019. 超声对肺癌锁骨上淋巴结转移的诊断价值分析 . 天津医科大学学报，25（2）：161-163.

陆运，马腾，王雷，等，2019. 早期非小细胞肺癌淋巴结转移规律及清扫方式研究进展 . 中国肺癌杂志，22（8）：520-525.

吕晓玉，郝铁，姚兰辉，2013. 颈部淋巴结结核与转移性病变的超声鉴别诊断价值 . 华南国防医学杂志，27（9）：618-621，633.

许罡，汪栋，张传生，等，2010. 非小细胞肺癌 N2 跳跃性转移的临床研究 . 临床肿瘤学杂志，15（12）：1110-1112.

杨春江，王志刚，冉海涛，等，2006. 炎性及肿瘤转移淋巴结的超声造影实验研究 . 中华超声影像学杂志，15（2）：142-145.

杨高怡，张文智，徐栋，2019. 浅表淋巴疾病超声诊断 . 北京：中华医学电子音像出版社 .

杨钧媛，张颖，李曼，2018. 非小细胞肺癌的淋巴结转移规律及影响因素 . 大连医科大学学报，40（2）：167-170.

张家齐，刘磊，王桂阁，等，2019. 非小细胞肺癌跳跃性 N2 淋巴结转移的临床病理特点及预后 . 协和医学杂志，10（3）：

272-277.

张兰军，2018. 纵隔淋巴结清扫在肺癌诊疗中的共识与争议 . 中国肺癌杂志，21（3）：176-179.

赵蒙蒙，张磊，陈昶，2019. 非小细胞肺癌淋巴结转移规律和清扫的研究与实践进展 . 中国医师进修杂志，42（7）：585-589.

Harisinghani MG，2015. 淋巴结影像解剖与诊断 . 丁莹莹，于小平，译 . 北京：人民军医出版社 .

Rosai J，2006. 外科病理学 . 第 9 版 . 回允中，译 . 北京：北京大学医学出版社 .

Aoki T，Moriyasu F，Yamamoto K，et al，2011. Image of tumor metastasis and inflammatory lymph node enlargement by contrast-enhanced ultrasonography. World J Radiol，3（12）：298-305.

Esen G，2006. Ultrasound of superficial lymph nodes. Eur J Radiol，58（3）：345-359.

Kim BM，Kim EK，Kim MJ，et al，2007. Sonographically guided core needle biopsy of cervical lymphadenopathy in patients without known malignancy. J Ultrasound Med，26（5）：585-591.

Le Chevalier T，2010. Adjuvant chemotherapy for resectable non-small-cell lung cancer：where is it going? Ann Oncol，21（Suppl 7）：196-198.

Rubaltelli L，Corradin S，Dorigo A，et al，2007. Automated quantitative evaluation of lymph node perfusion on contrast-enhanced sonography. Am J Roentgenol，188（4）：977-983.

Shin LK，Fischbein NJ，Kaplan MJ，et al，2009. Metastatic squamous cell carcinoma presenting as diffuse and punctate cervical lymph node calcifications：sonographic features and utility of sonographically guided fine-needle aspiration biopsy. J Ultrasound Med，28（12）：1703-1707.

Yu M，Liu Q，Song HP，et al，2010. Clinical application of contrast-enhanced ultrasonography in diagnosis of superficial lymphadenopathy. J Ultrasound Med，29（5）：735-740.

第十章　肺部急重症超声评估与应用

循证医学证据表明，床旁肺部超声能够在短时间内对部分急性呼吸衰竭的病因做出准确判断，以便及时进行积极有效的处理。肺部超声作为急重症超声的一部分，可用于评估急重症患者肺部病变的发生发展，但鉴于全身各脏器相互依存又相互影响的关系，不能将肺部超声单独用于肺部评估，以免漏诊或误诊。

目前，肺部超声常以各种成熟的流程形式应用于临床诊断，主要流程方案：①急诊床旁肺部超声流程（BLUE 流程），用于急性呼吸衰竭病因的快速诊断。②改良的流程方案，包括改良的急诊床旁肺部超声检查方案（M-BLUE 流程）及俯卧位的 PLUE 方案等。对于危重症患者，为争取抢救时间多采用 BLUE 或 M-BLUE 方案。③根据肺部超声进行液体治疗的流程（FALLS 流程），用于指导急性循环衰竭的处理。

第一节　BLUE 流程

2008 年，法国学者 Daniel A. Lichtenstein 等提出了快速诊断急性呼吸衰竭的 BLUE 方案，该方案能够判断早期患者呼吸困难的病因并指导治疗，是重症肺部超声经典的流程化方案之一。

BLUE 流程根据多个特征性超声征象进行分类，利用决策树模式对占比 90% 以上最常见的 5 种急性呼吸衰竭病因做出判断，结合病史及体格检查等可获得最佳的诊断效果。

【超声征象】

BLUE 流程中的主要超声征象（图 10-1-1）

（1）“肺滑动征”（lung sliding）：胸膜线随呼吸运动与胸壁相对滑动。

（2）A 线（A line）：平行于胸膜线的等距离高回声线。

（3）B 线（B line）：垂直于胸膜线放射状排列的高回声束。

（4）A 特征（A profile）：双侧前胸部 A 线伴“肺滑动征”，如同时合并深静脉血栓，则可能与肺栓塞有关。

（5）A′ 特征（A′ profile）：双侧前胸部 A 线伴“肺滑动征”消失，提示气胸。

（6）B 特征（B profile）：弥漫性双侧前胸部肺 B 线伴“肺滑动征”，提示出现血流动力学肺水肿。

（7）B′ 特征（B′ profile）：弥漫性双侧前胸部肺 B 线伴“肺滑动征”消失，提示肺炎。

（8）AB 特征（AB profile）：一侧前胸部 A 线，另一侧 B 线。

（9）“肺点征”（lung point sign）：实时超声下胸膜滑动存在与消失交替出现的分界点。

（10）PLAPS点（posterolateral alveolar and/or pleural syndrome）：后外侧胸部肺泡和（或）胸膜综合征，即在后外侧胸部检查时发现“碎片征”、肺组织肝样变及胸腔积液等征象。

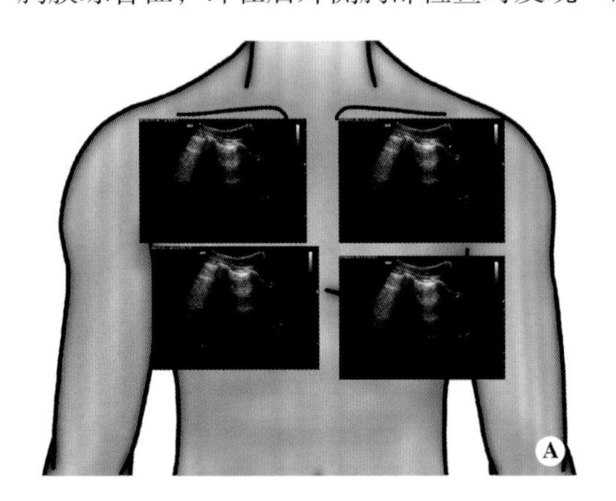

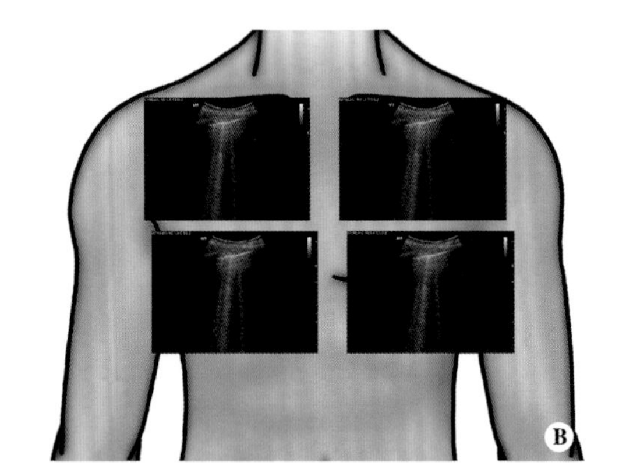

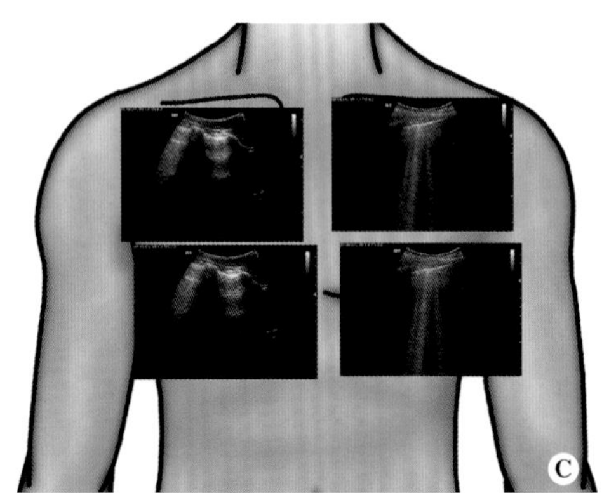

图 10-1-1　BLUE 流程中不同超声表现形式示意图

A. 双侧前胸部A线；B. 双侧前胸部B线；C. AB特征：一侧前胸部A线，另一侧B线

【超声扫查步骤及评估方案】

（1）BLUE流程主要通过几个相对固定的点进行定位，使超声探查标准化，包括上蓝点（上BLUE点）、下蓝点（下BLUE点）、膈肌点、后侧壁肺泡胸膜综合征（PLAPS）点（图10-1-2）。

第1步：经前胸部扫查（上蓝点和下蓝点）。患者取仰卧位或半卧位。检查者双手除拇指外其余四指置于单侧肺区的前胸壁。以患者右侧肺区为例，检查者左手的尺侧缘贴于患者锁骨下缘，中指指尖在胸骨正中线处，右手下缘贴于膈肌处。上蓝点位于左手的中指与环指根部之间的点，下蓝点为右手掌的中央。探头依次置于上蓝点和下蓝点扫查，主要观察有无气胸。

第2步：经侧胸部扫查（膈肌点），患者采取仰卧位。膈肌点指膈肌线（左手小指外缘）与腋中线的交点。通过膈肌点探查观察有无胸腔积液和肺部实变。

第3步：经后侧胸部检查（PLAPS点），患者向对侧转身，经后侧胸部扫查，PLAPS点为经过下蓝点向同侧腋后线作垂线的相交点。

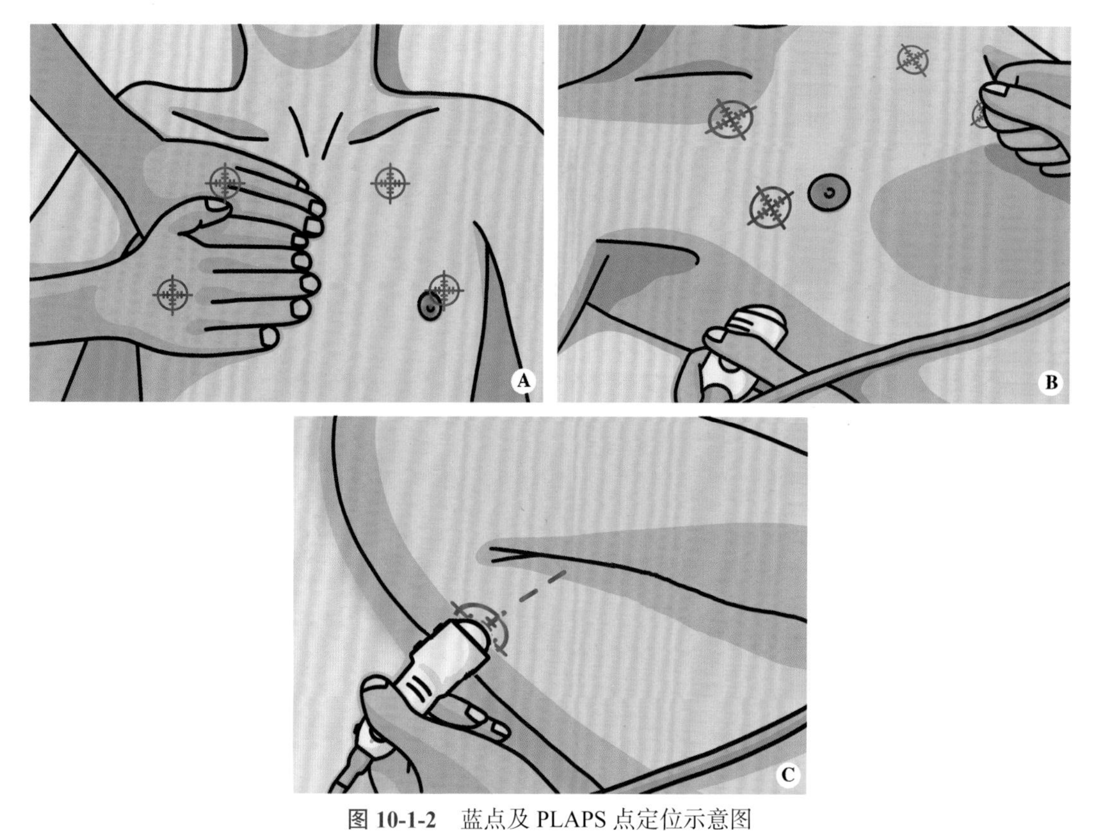

图 10-1-2 蓝点及 PLAPS 点定位示意图

A. 胸前区，上、下蓝点；B. 胸外侧区，膈肌点（探头所在处）；C. 胸后侧壁，PLAPS 点

BLUE 流程如下（图 10-1-3）：

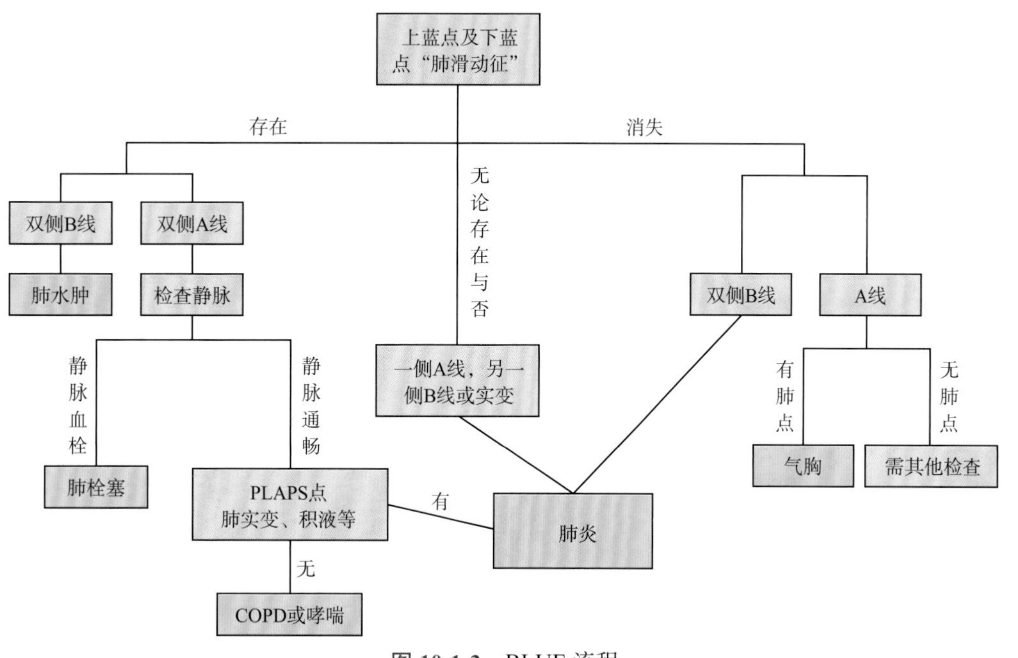

图 10-1-3 BLUE 流程

COPD，慢性阻塞性肺疾病

通过 BLUE 流程判断的经典病例（图 10-1-4，图 10-1-5）：

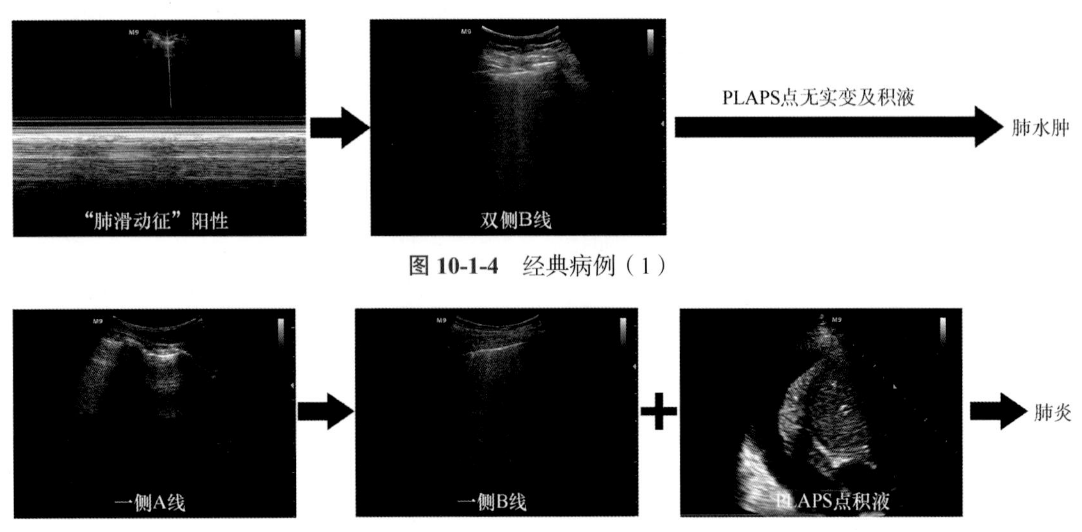

图 10-1-4 经典病例（1）

图 10-1-5 经典病例（2）

（2）M-BLUE 流程：是学者提出的改良床旁肺部超声评估方案。因重力依赖等因素，肺不张或实变多集中于背侧，BLUE 方案采用仰卧位，有助于超声检查的实施，但同时也限制了重力依赖区的检查，降低了对肺不张或实变诊断的敏感性。因此，M-BLUE 方案增加了后蓝点、M 点（图 10-1-6）。

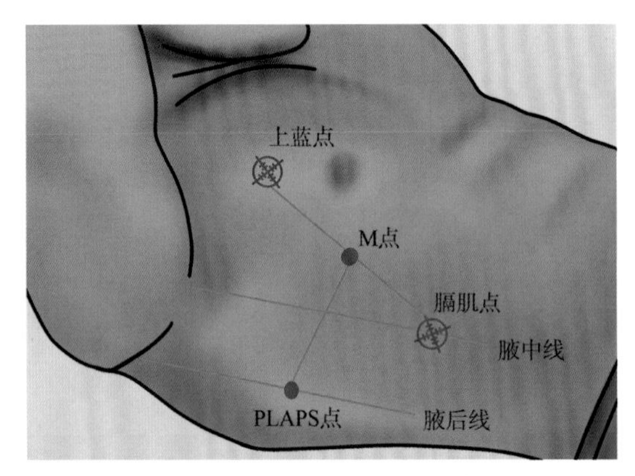

图 10-1-6 各检查点定位示意图

M-BLUE 流程中各检查点的位置情况

与传统的膈肌点不同，改良后的膈肌点位置是由超声定位方法确定，通过超声扫查腋中线水平来确定，较传统双手叠加法更精准，且不受年龄、体重或腹内压等因素的影响。上蓝点位置不变，后蓝点为肩胛下线和脊柱间的区域，M 点为上蓝点及膈肌点的中点，PLAPS 点为 M 点垂直向后与同侧腋后线的交点。M-BLUE 流程检查点、位置、具体要求见表 10-1-1。

表 10-1-1 M-BLUE 流程

检查点	位置	图像优化要求	切面要求
上蓝点	位于头侧的手的中指与环指根部之间的点（大致位于肺上叶）	（1）深度：要求超声图像上的胸膜线在屏幕的中上 1/3 处 （2）增益：超声图像的黑白无过暗或过亮 （3）图像稳定性：胸膜线以上组织及肋骨无晃动 （4）图像能清晰显示“蝙蝠征”	（1）超声探头的中轴线与骨性胸廓完全垂直 （2）超声探头滑动方向与肋间隙走向完全垂直 （3）超声屏幕上“蝙蝠征”居中，胸膜线水平、上下两根肋骨在同一水平线上，胸膜线清晰、锐利 （4）在膈肌点位置可见肝、脾“窗帘征”（窗帘征：含气肺组织动态阻挡后方结构的超声征象，位于肋膈角和肺外侧基底部）
膈肌点	超声探头于腋中线寻找膈肌位置		
M 点	上蓝点与膈肌点连线的中点		
下蓝点	位于足侧手掌的中心（大致位于肺中叶）		
PLAPS 点	M 点延长线与腋后线垂直的交点（大致位于肺下叶）		
后蓝点	肩胛下角线与脊柱间的区域（必要时可于腋后线、脊柱旁线间扫查）		

（叶瑞忠　张　莹）

第二节　FALLS流程

对于急性循环衰竭，已经有一系列的诊断工具被用于其诊断与评估，肺部超声指导的液体管理流程（FALLS 流程）是一个快速、实用及具有潜力的评估方法。

FALLS 流程是基于以下一系列概念产生：①肺水肿造成胸膜下小叶间隔增厚，可以被肺部超声探及；②当肺动脉楔压超过 18mmHg 时，重症患者前胸肺部超声由 A 线转变为 B 线；③ A 线与 B 线转变期间并不出现其他伪像或特征性声像，因此可以将这种肺部超声征象的突然转变作为临床判断容量状态的证据，用于直接评估肺水肿，尤其是肺间质的肺水肿情况。在最紧急的情况下，根据 FALLS 流程可以依次快速排除梗阻性休克、心源性休克及低血容量性休克，最后得出分布性休克（多为感染性休克）的诊断（图 10-2-1）。

【操作流程】

FALLS 流程参考休克的 Weil 分类方法：低血容量性休克、心源性休克、分布性休克和梗阻性休克，同时结合心脏超声信息（右心室是否扩张及有无大量心包积液）及肺部 BLUE 方案。

（1）明确是否为梗阻性休克：首先通过心脏超声明确有无大量心包积液（排除心脏压塞），然后观察右心室是否扩张（排除肺栓塞，如果心脏超声显像差，可用 BLUE 流程替代），进一步寻找有无 A′ 特征，明确有无张力性气胸，按照上述步骤，梗阻性休克可以被合理地排除。

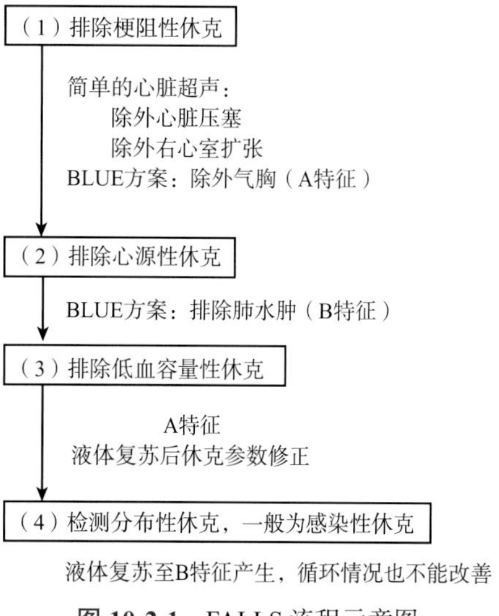

（2）明确是否为心源性休克：通过 BLUE 流

（1）排除梗阻性休克
简单的心脏超声：
除外心脏压塞
除外右心室扩张
BLUE方案：除外气胸（A特征）
（2）排除心源性休克
BLUE方案：排除肺水肿（B特征）
（3）排除低血容量性休克
A特征
液体复苏后休克参数修正
（4）检测分布性休克，一般为感染性休克
液体复苏至B特征产生，循环情况也不能改善

图 10-2-1　FALLS 流程示意图

程寻找B特征。如果不存在B特征，可排除左心室衰竭导致的心源性休克。

（3）明确是否为低血容量性休克：排除A′特征及B特征后，A特征患者可以继续给予液体复苏，观察液体复苏休克参数纠正情况，判断是否存在低血容量性休克。在液体复苏下，患者循环衰竭的临床及生物学表现有所改善，而A特征未发生变化，说明患者为低血容量性休克。

（4）明确是否为分布性休克：如果循环衰竭临床情况没有改善，液体复苏继续。

当前胸出现B线时，说明因液体复苏导致间质肺水肿，是肺水肿的早期阶段，提示停止液体复苏。这个阶段常常没有临床及生物学表现，如此时循环衰竭状况仍不能改善，需考虑为分布性休克。

FALLS流程是诊断低血容量性休克有效的工具，同时对于脓毒血症患者，FALLS流程可让液体复苏提前开始，而且可规划液体量，并将肺间质水肿控制在早期阶段，有助于降低脓毒性休克的病死率。但是FALLS流程仍存在一定的缺点，即患者存在弥漫性B特征或B′特征时，给控制液体量带来困惑。因此，FALLS流程的主要目的是帮助快速有效判断休克类型，无法评估危重症患者需补充的液体量（图10-2-2）。

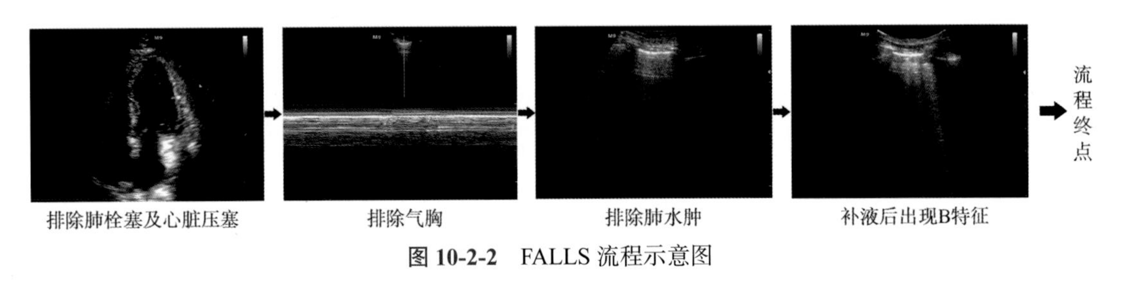

图10-2-2 FALLS流程示意图

（赵 敏 杨 晶）

第三节 肺部常见重症疾病

一、肺水肿

任何原因导致的肺内血管外液体的积聚均可形成肺水肿。根据发生机制，肺水肿可分为静水压性肺水肿（心源性肺水肿）和渗透性肺水肿（非心源性肺水肿）。

【病因、发病机制与病理】

根据发生部位和程度，肺水肿分为间质性肺水肿和肺泡性肺水肿。病理上，间质性肺水肿以肺泡壁毛细血管充血扩张、淋巴管扩张、肺泡壁增厚变形及周围间质增厚为主，伴有不同程度的肺泡腔扩大和积液等。当肺血管外水含量增加近50%后才开始出现肺泡水肿，肺泡腔内充满大量的粉红色液体或均匀红染的蛋白性渗出物，伴有不同程度的肺间质增厚，一般不伴有间质纤维化和肺结构破坏。

【临床表现】

临床上左心功能衰竭导致的心源性肺水肿最常见，临床症状主要为急性发作且病情严重，出现呼吸窘迫、发绀、咳嗽及咳血性泡沫痰，甚至咯血，伴有心动过速。

【超声表现】

肺水肿最主要的超声征象为B线，可分为均匀性分布B线、不均匀性分布B线、融合B线（即白肺），其产生原理与肺泡或肺间质内渗出导致液体量增加有关。

左心功能不全或容量超负荷导致的心源性肺水肿表现为两肺弥漫性、对称性分布的B线或者融合B线，肺实变征象少，通过脱水治疗，B线可消失。联合心脏超声可以快速发现病因，如心肌缺血、心肌病、瓣膜病、心房黏液瘤及心包积液（心脏压塞）等。非心源性肺水肿多由于肺部炎症引起血管通透性改变，导致炎性渗出增加，多表现为不均匀性分布的B线，胸膜毛糙或不规则增厚，肺实变及肺搏动征，且脱水治疗后，B线多不消失。

【病例】

病例 1

病史　患者，女性，66岁，因“咳嗽、咳痰、发热伴乏力、食欲减退1周”入院。T 40.5℃，血氧饱和度（SpO_2）70%，无创辅助通气效果不佳，SpO_2持续下降，给予气管插管机械通气，氧浓度100%，呼气末正压通气（PEEP）12cmH$_2$O，维持SpO_2 80%～86%。实验室检查：白细胞4.3×10^9/L，中性粒细胞66%，C反应蛋白（CRP）83mg/L，降钙素原0.24ng/ml。肺部CT：双肺弥漫性渗出性改变。

急诊床旁超声检查　①肺部超声：全肺探及“肺滑动征”，B线明显增多，呈“白肺征”（图10-3-1A）；②心脏超声：左心室收缩功能明显增强左心室射血分数[（LVEF）85%]，呈“KISS征”（收缩期左心室游离壁与室间隔接触），心包腔未见明显积液，右心室不扩张；③下腔静脉超声：下腔静脉最宽内径2.2cm，塌陷指数[（最宽内径－最窄内径）/最宽内径]为37.7%（图10-3-1B）。

超声提示　严重肺水肿（非心源性）。根据BLUE流程：B特征，左心功能增强（图10-3-1C）。

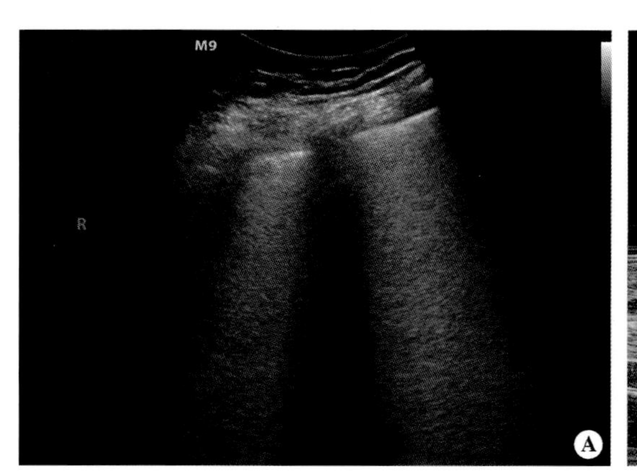

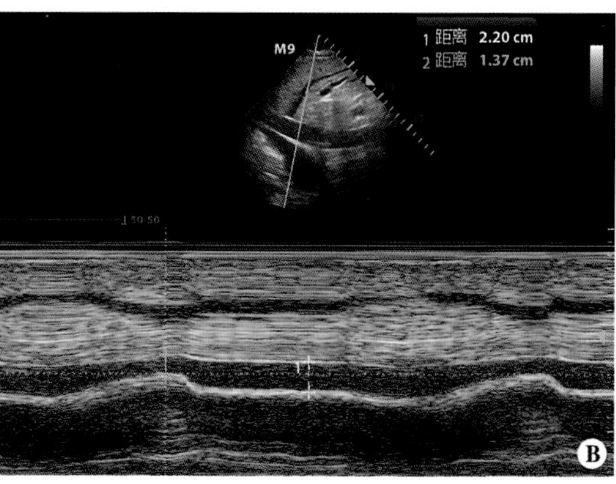

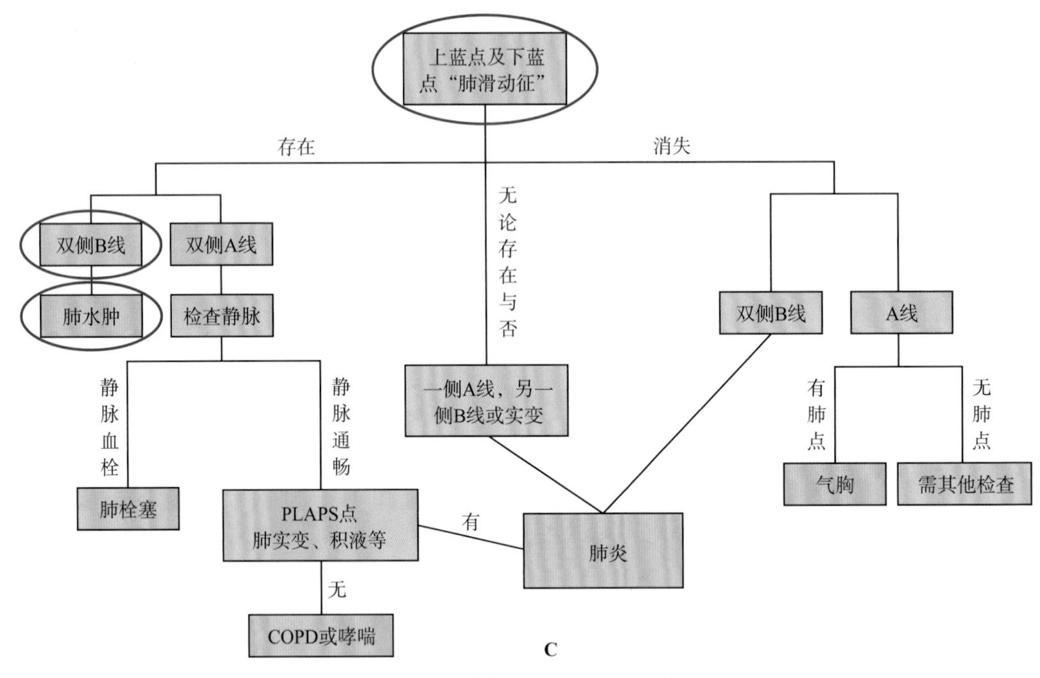

图 10-3-1 肺水肿 BLUE 流程（1）

A. 肺弥漫性 B 线增多（白肺）；B. 下腔静脉内径及塌陷率，塌陷指数 37.7%；C. 根据 BLUE 流程决策树快速评估，提示肺水肿

临床诊断　重症肺炎，Ⅰ型呼吸衰竭。给予静脉 - 静脉体外膜肺氧合（VV-ECMO）（1 个月），同时积极行抗感染、化痰、营养支持等综合治疗，3 个月后好转出院。

病例 2

病史　患者，女性，33 岁，因“频繁恶心呕吐 1 天”入院。既往有白塞综合征病史。体格检查：BP 82/50mmHg，HR 110 次 / 分。实验室检查：白细胞 16×10^9/L，中性粒细胞 90.6%，血红蛋白 131.0g/L，血小板计数 265×10^9/L，CRP 62.9mg/L，凝血酶原时间 25.0s，活化部分凝血活酶时间 38.6s，D- 二聚体 2910.0μg/L。心电图检查：①窦性心动过速；②Ⅰ、aVL、$V_{1\sim6}$ 病理性 Q 波，考虑急性心肌梗死。胸主动脉 CT 血管造影（CTA）：①主动脉弓置换术后，未见明确主动脉夹层动脉瘤表现；②冠状动脉左主干起始部狭窄；③心房、心室肌壁间液性密度影；④肺动脉高压。

急诊床旁超声检查　①肺部超声：全肺探及“肺滑动征”，胸膜线光整，前胸、侧胸均见致密 B 线（图 10-3-2A，图 10-3-2B）；背侧肺组织呈大片状肝样变；未见明显胸腔积液（图 10-3-2C，图 10-3-2D）。②心脏超声：左心室壁节段性运动异常（前壁、前间隔、侧壁运动减弱或消失，LVEF 约 25%），未见明显心包积液。③腹主动脉超声：未见明显异常。

超声提示　严重肺水肿（心源性）。根据 BLUE 流程：B 特征，左心室室壁运动异常，收缩功能明显降低。

临床诊断　急性心肌梗死，心源性休克，心源性肺水肿；升主动脉瘤，升主动脉、主动脉弓及主动脉瓣置换术后；白塞综合征。

依据FALLS流程进行快速评估判断休克类型，无心包积液（排除心脏压塞），右心室不扩张（排除肺栓塞），无A′特征（排除张力性气胸），梗阻性休克可以被排除。通过BLUE流程发现B特征，结合心脏超声，考虑左心室衰竭导致的心源性休克，予急诊行冠脉介入治疗后好转。

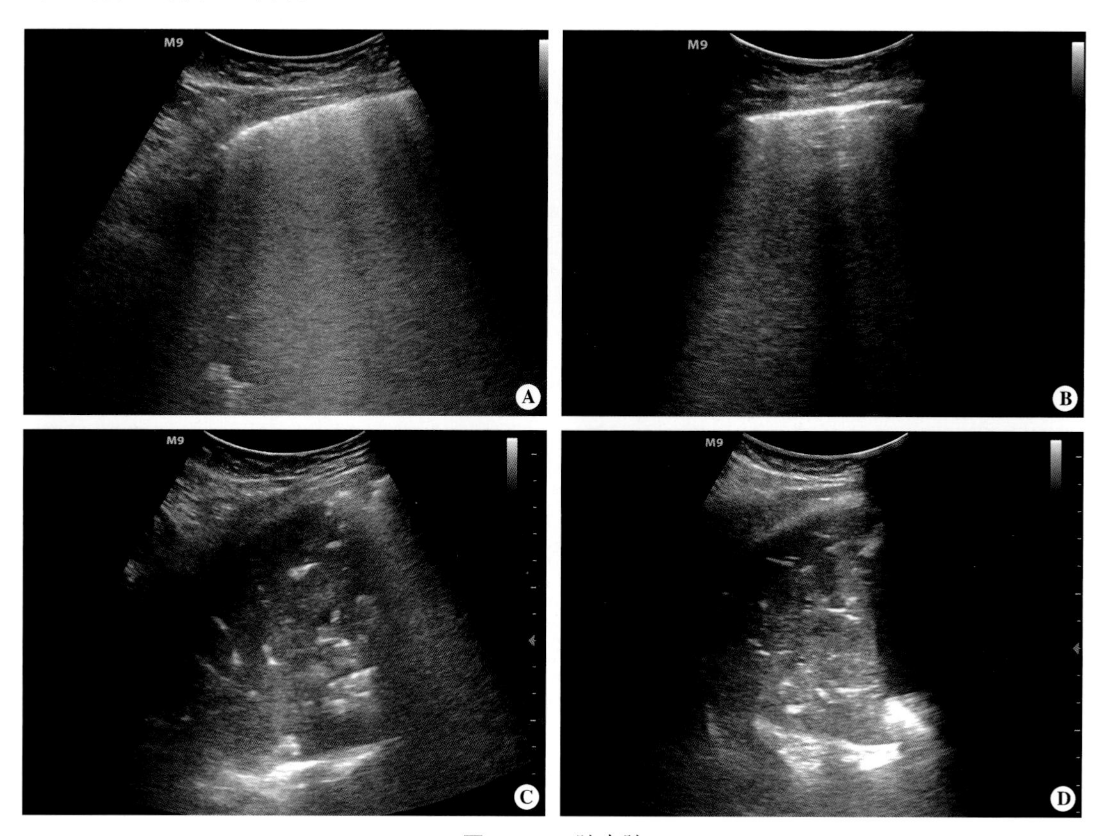

图 10-3-2 肺水肿

A、B. 双侧前、侧胸B线，胸膜滑动存在；C、D. 双侧背部肺组织呈肝样变；未见明显胸腔积液

二、急性呼吸窘迫综合征

急性呼吸窘迫综合征（acute respiratory distress syndrome，ARDS）指心源性以外，由肺内、肺外致病因素导致的急性、进行性、缺氧性呼吸衰竭综合征。ARDS是一种急性弥漫性肺部炎症，以顽固性低氧血症为显著特征，患者病死率可高达30%以上。

【病因、发病机制与病理】

ARDS是由于严重感染、休克、创伤等多种肺内、肺外疾病引起的肺泡毛细血管内皮细胞和肺泡上皮细胞损伤，以弥漫性肺间质及肺泡水肿为主要病理改变。并非具有危险因素的患者均会发展为ARDS。依据病变不同时期及对应的组织学特点，ARDS分为急性（渗出）期、机化（增生）期、慢性（纤维化）期。

【临床表现】

ARDS 以进行性呼吸窘迫和难治性低氧血症为临床特征，表现为迅速进展的呼吸困难、气促、干咳、胸痛与焦躁，出现咯血提示完全性 ARDS。胸部听诊闻及双肺啰音，常出现肺动脉高压伴右心功能衰竭（颈静脉怒张、肝大及周围性水肿等）。

【超声表现】

ARDS 主要表现为弥漫性 B 线、肺组织肝样变（肺实变）及胸腔积液。B 线间隔 ≥ 7mm 提示肺间质水肿或增厚，间隔 < 3mm 提示严重的肺泡水肿。肺实变区多合并有支气管充气征，尤其背侧肺内出现该征象为 ARDS 典型超声表现。合并气胸时，“肺滑动征”和 B 线均消失。胸膜改变在 ARDS 中也经常出现，如“肺滑动征”的减弱或缺失，也可表现为胸膜线毛糙、不规则增厚。

根据对既往研究的总结，ARDS 可表现为双侧病变的性质与程度可以不一致，同一侧肺不同部位的病变性质与程度也可以不一致。若一侧肺以实变为主，另一侧肺以水肿为主；或者一个部位以水肿和（或）积液为主，而另一部位以实变为主等。

有学者报道肺内病因的 ARDS 和肺外病因的 ARDS 有明显不同。肺内病因的 ARDS 两侧肺病变通常不对称，而肺外病因的 ARDS 两侧肺病变几乎都呈对称性。

【病例】

病例 1

病史　患者，男性，30 岁，右肾上腺嗜铬细胞瘤切除术 1 天，出现进行性加重的咳嗽伴呼吸困难。体格检查：BP 80 ～ 110/38 ～ 60mmHg，$SpO_2$70%，双肺听诊呼吸音粗，可闻及少许湿啰音。尿量 1000ml/24h。实验室检查：白细胞 11.7×10^9/L，中性粒细胞 88.0%，CRP 184.4mg/L；血气分析 PaO_2 56.8mmHg，动脉血二氧化碳分压（$PaCO_2$）36.9mmHg，血乳酸（Lac）0.8mmol/L，肌钙蛋白（TNI）0.638μg/ml，B 型尿钠肽（BNP）141pg/ml，D- 二聚体 3970μg/L。胸部 CT：双肺弥漫性渗出性改变（图 10-3-3A）。

急诊床旁超声检查　①肺部超声：双侧肺“滑动征”可见，双侧前胸可见 A 线，双侧胸 B 线明显增加，双侧背部见肺实变，未见胸腔积液（图 10-3-3B ～图 10-3-3E）；②心脏超声：左心室壁未见节段性运动异常，LVEF 64%（图 10-3-3F），右心室不扩张，心包腔未见积液；③下腔静脉超声：变异度为 28.4%（图 10-3-3G）；④下肢静脉超声：双侧股、腘静脉未见血栓征象。

超声提示　肺炎。根据 BLUE 流程决策树呈 A 特征（图 10-3-3H）；结合 A 特征、侧胸 B 线、背侧肺实变考虑为肺部炎症。因为存在进行性呼吸窘迫和难治性低氧血症等临床特征，同时心脏超声示心功能正常，故符合 ARDS 临床诊断。

临床诊断　ARDS，右肾上腺嗜铬细胞瘤切除术后。经过肺复张 + 肺保护性通气，稳定循环 + 液体负平衡，激素替代治疗及抗感染等综合治疗，2 周后康复出院。

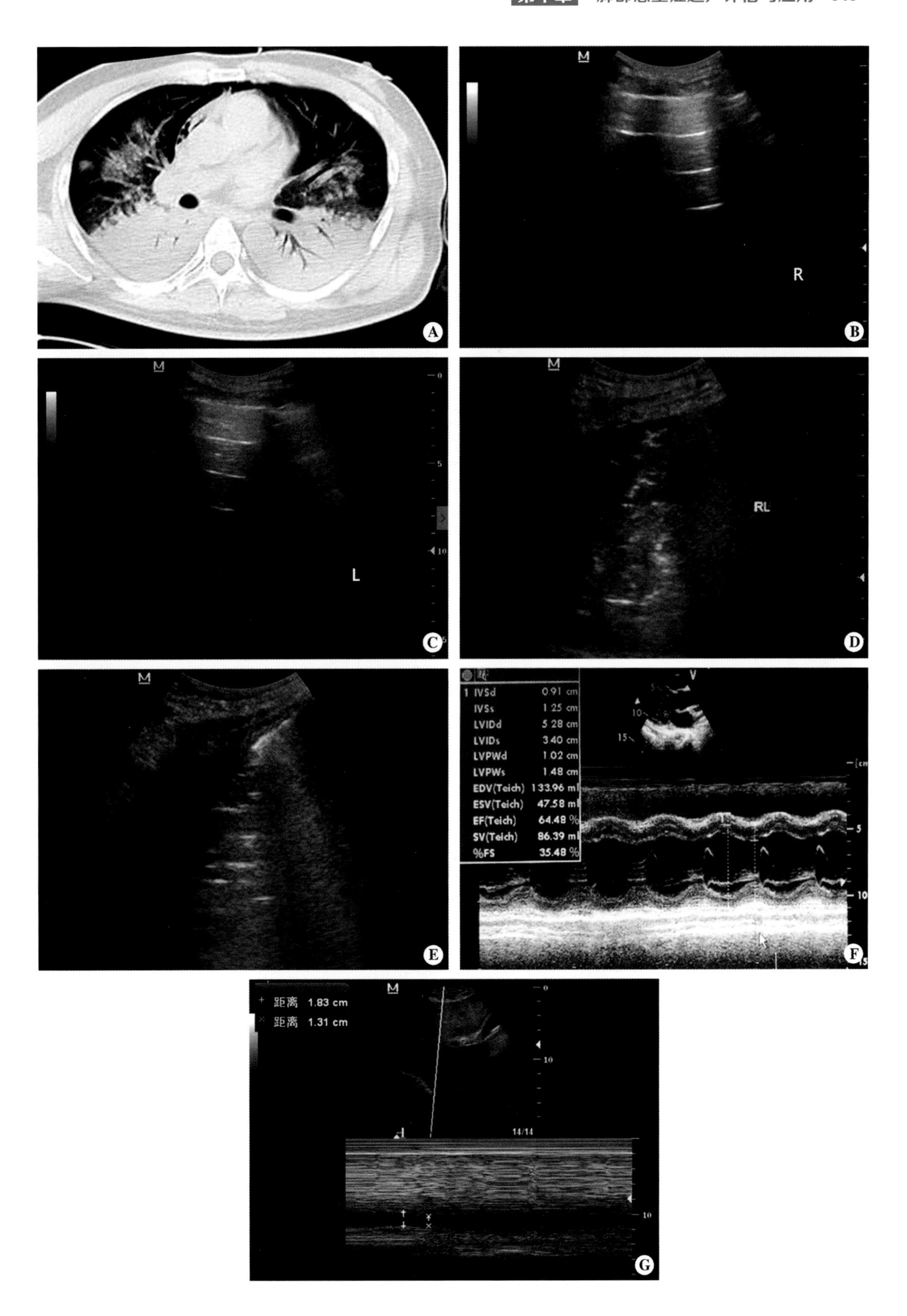
A
M
R
B
M
L
C
M
RL
D
M
E
1 IVSd 0.91 cm
IVSs 1.25 cm
LVIDd 5.28 cm
LVIDs 3.40 cm
LVPWd 1.02 cm
LVPWs 1.48 cm
EDV(Teich) 133.96 ml
ESV(Teich) 47.58 ml
EF(Teich) 64.48 %
SV(Teich) 86.39 ml
%FS 35.48 %
F
+ 距离 1.83 cm
× 距离 1.31 cm
M
14/14
G

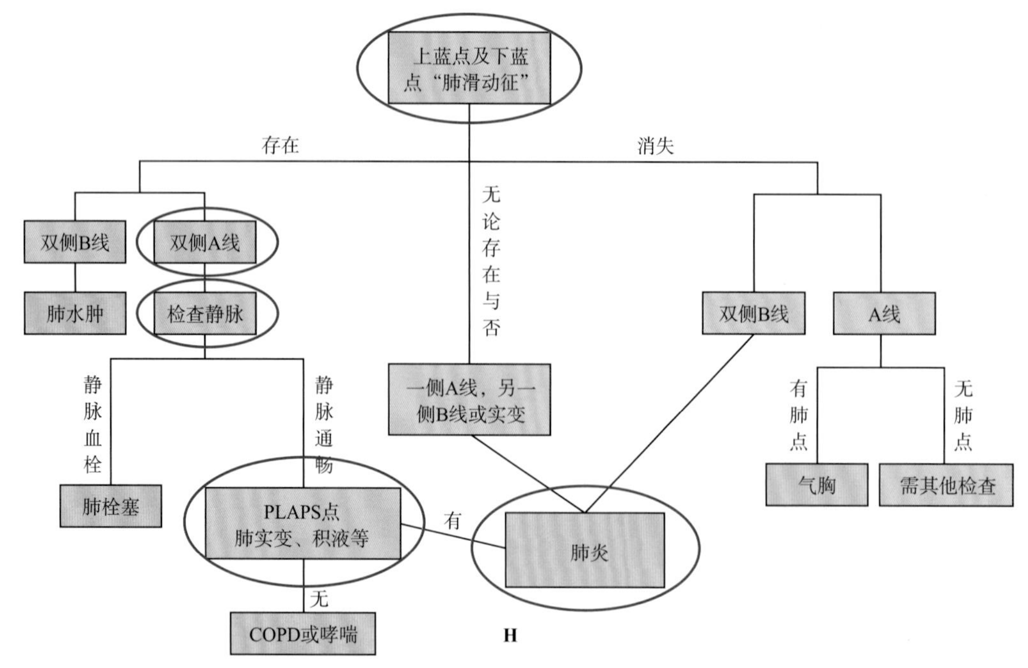

图 10-3-3 急性呼吸窘迫综合征影像图及 BLUE 流程（1）

A. 肺部 CT 提示肺部散在炎症，两下肺为主，其内可见支气管气象；B、C. 双侧肺“滑动征”存在，A 特征；D、E. 双侧背部肺实变，未见胸腔积液；F. 左心室收缩功能正常；G. 下腔静脉变异度为 28.4%；H. 根据 BLUE 流程决策树进行快速评估，提示肺炎，结合临床考虑 ARDS

病例 2

病史　患者，男性，50 岁。因“高处坠落致神志不清 5 小时”入院，送院途中发现心跳呼吸骤停，心肺复苏成功后转入加强监护病房（ICU）。体格检查：T 38.2℃，HR 154 次 / 分，BP 97/62mmHg，自主呼吸微弱，气管插管，呼吸机辅助，深昏迷，双侧瞳孔散大固定直径 6mm，对光反射消失，双肺听诊呼吸音粗，双下肺可闻及湿啰音，腹部膨隆。凝血功能常规：纤维蛋白原 0.88g/L。头颅及胸部 CT：①蛛网膜下腔出血，右侧额顶颞叶硬膜下积血，局部脑疝形成可能；②双侧颞骨、蝶骨骨折；③两肺散在炎症 / 挫伤，两侧胸腔少量积液，双侧肋骨多发骨折。脑电图：动态脑电图极度异常，背景持续性低电压，未见典型癫痫样放电。

超声检查　①肺部超声：双侧胸膜“滑动征”可见，双侧前胸见 A 线（图 10-3-4A，图 10-3-4B），双侧胸 B 线明显增加（图 10-3-4C，图 10-3-4D），双侧背部见肺实变，右侧肺见动态支气管征，左侧胸腔可见积液；②心脏超声：左心室壁运动增强，目测 LVEF 80%，心包腔未见明显积液，右心室不扩张；③下腔静脉超声：下腔静脉塌陷，内径变窄；④下肢静脉超声：双侧股、腘静脉超声未见血栓征象；⑤动态腹部超声发现脾周、盆腔积液增多，提示内脏破裂可能，诊断性穿刺为血性不凝液。

超声提示　ARDS 超声表现，腹部闭合伤伴腹腔出血。根据 BLUE 流程决策树进行快速评估判断：前胸 A 特征、侧胸 B 线、双侧背部肺实变，左心功能增强排除心源性因素，结合病史，提示肺挫伤，进展为 ARDS。患者左心功能增强、心包无积液及右心室不扩张，“肺滑动征”正常，前胸呈 A 特征，下腔静脉塌陷，腹部超声及诊断性穿刺提示血性不凝液，综合病史、临床表现和超声征象，考虑患者为失血性休克。

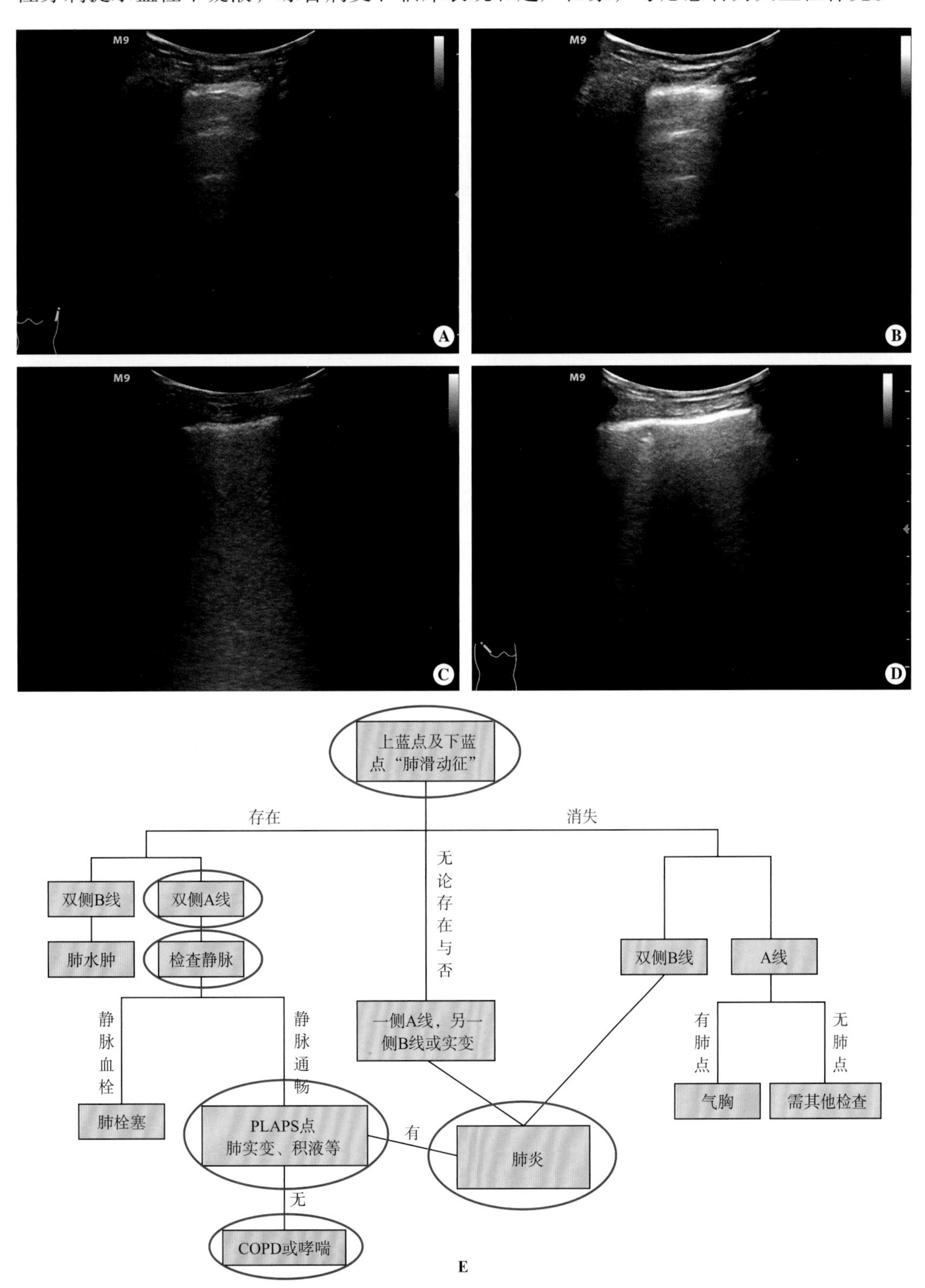

图 10-3-4 急性呼吸窘迫综合征影像图及 BLUE 流程

A、B. 双侧前胸 A 线；C、D. 双侧侧胸 B 线明显增加；E. 根据 BLUE 流程决策树进行快速判断评估，提示肺炎，结合临床考虑 ARDS

临床诊断 ①心肺复苏成功；②创伤性特重型颅脑损伤，即蛛网膜下腔出血，右侧额顶颞叶硬膜下积血，局部脑疝形成可能，双侧颞骨、蝶骨骨折；③肺挫伤；④多处肋骨骨折；⑤腹腔脏器破裂失血性休克。最终患者抢救无效死亡。

三、急性肺栓塞

急性肺栓塞（acute pulmonary embolism，APE）是由于内源性或外源性栓子堵塞肺动脉主干或分支引起肺循环障碍的临床病理综合征，血栓多来源于下肢深静脉。研究发现，肺栓塞多为双侧性或多部位同时发生，好发于右下肺叶。肺动脉一旦出现栓塞，可继发局部血栓形成，进一步加重栓塞程度。肺栓塞发生过程中，肺动脉出现机械性阻塞及反射性、体液性病理生理变化，肺动脉压力急剧增加，血流速度减慢，导致肺泡无效腔增大，严重影响有效气体交换。

【病因、发病机制与病理】

多数 APE 患者都有诱发因素，包括原发性因素，如遗传变异；也包括继发危险因素，如下肢深静脉血栓，长期心房颤动或心力衰竭，细菌性心内膜炎，胫骨、股骨及骨盆等骨折，口服避孕药，糖尿病等。深静脉血栓脱落是 APE 最常见的病因，因此任何导致静脉内血流淤滞、血管内皮损伤、血液高凝状态的因素均为诱发 APE 的高危因素。

多数情况下，APE 远端的肺实质仅显示轻度与极少量的肺泡内出血或水肿。肺不张可继发于反射性支气管收缩或局部表面活性物质不足。严重者，可单纯出血或出血合并坏死。早期，孤立性肺出血大体病理上与梗死相似，表现为近似楔形的肺红色实变区，与胸膜相接为其特点。随时间推移，由于肉芽肿组织坏死，肺实质与相邻肺的边界变得锐利，中性粒细胞释放的酶可使坏死组织液化与空洞形成。最后，梗死的肺实质完全由纤维组织所代替，形成结节状或长条形的瘢痕。

【临床表现】

APE 严重程度取决于疾病发病速度、肺动脉堵塞程度、原有心肺功能基础水平等，从无任何临床症状到猝死均可能出现，最为常见的症状为呼吸困难和气促。肺栓塞导致肺组织坏死，释放炎性介质，引起呼吸加快、血压下降、心率增快等症状。大面积 APE 可导致患者肺不张及出现室性心律失常等症状。

【超声表现】

通过肺部超声能直接诊断的肺栓塞多为周围型肺梗死，依据肺血管的楔形供血特点，肺梗死灶呈楔形，无血流信号，可区别于炎症性或肿瘤性肺实变。

中心型严重肺栓塞可通过心脏超声获得直接或间接诊断特征。

（1）直接征象：可在肺动脉内或右心腔内观察到血栓回声；胸骨上窝肺动脉切面见血栓形成并引起血供减少，部分在三尖瓣及下腔静脉内见血栓附着；上、下腔静脉和肝静脉血栓伴有右心室扩张或肺动脉高压也可视为直接征象，但约 91% 的患者未见直接征象。

（2）间接征象：主要是由于右心室负荷增加所致。右心室急性扩大，右心室壁变薄，运动减弱，卵圆孔重新开放；三尖瓣反流加重，多普勒超声测量三尖瓣反流峰值速度＞ 3.0m/s，估测肺动脉收缩压＞ 70mmHg；肺动脉直径增宽（肺动脉主干直径＞ 30mm，左、右肺动脉直径＞ 18mm），血流速度减低或异常；左心室内径减小，室间隔运动异常，舒张受限，呈“D”字征。单一间接征象特异性较低，但各征象叠加对肺栓塞的诊断特异性明显增加。

（3）其他少见征象：一些特殊的超声心动图表现有助于提高 APE 的诊断准确率，主要包括“拳指征”“McConnell 征”“60/60 征”及右心室流出道收缩中期切迹等。“拳指征”表现为肺动脉前向血流收缩早期加速较快，而晚期减速较慢的现象，因血流频谱形似拇指伸展的握拳状而得名，主要因血流被血栓阻挡所致；“McConnell 征”是指在右心室游离壁运动减弱的同时，右心室心尖部仍然表现为运动正常甚至加强的现象；“60/60 征”是指肺动脉前向血流加速时间小于 60ms，同时伴三尖瓣反流的跨瓣压差小于 60mmHg。右心室流出道收缩中期切迹作为肺动脉高压的表现，对急性肺栓塞的诊断也具有一定的提示作用。

【病例】

病史　患者，男性，62 岁，因“上腹部疼痛伴呕吐 6 小时”入院。肺动脉 CTA：右肺动脉主干及左肺动脉下支主干栓塞，双侧胸腔积液，两肺下叶节段性肺不张（图 10-3-5A，图 10-3-5B）；腹腔动脉 CTA 示肠系膜上动脉栓塞。凝血功能常规：D- 二聚体 15810.0μg/L。血气分析：二氧化碳总量 20.2mmol/L、肺泡 – 动脉氧分压差 34.6mmHg。

床旁超声检查　①肺部超声，双侧肺可见“肺滑动征”，右侧可见 A 线（图 10-3-5C），左侧可见 B 线（图 10-3-5D）；双侧胸腔未见积液。②心脏超声，右心室扩张（图 10-3-5E），右心室前壁变薄，厚约 2mm，三尖瓣中度反流，估测肺动脉收缩压 77mmHg（图 10-3-5F）；左心室壁运动增强，左心室舒张期呈“D”字征；肺动脉增宽，右支内见实质性回声，无血流充盈；心包腔未见积液。③下腔静脉超声，变异度为 30.3%（图 10-3-5G）；④下肢动脉超声，右侧腘动脉栓塞伴侧支循环形成。

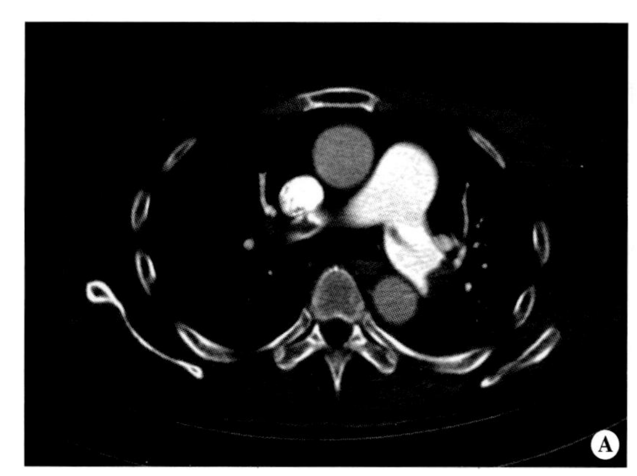

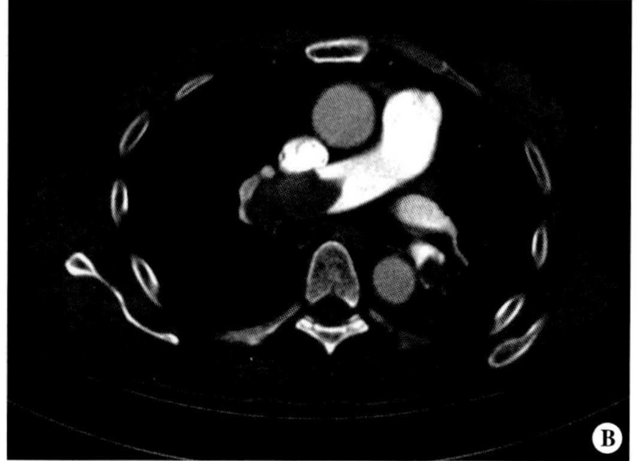

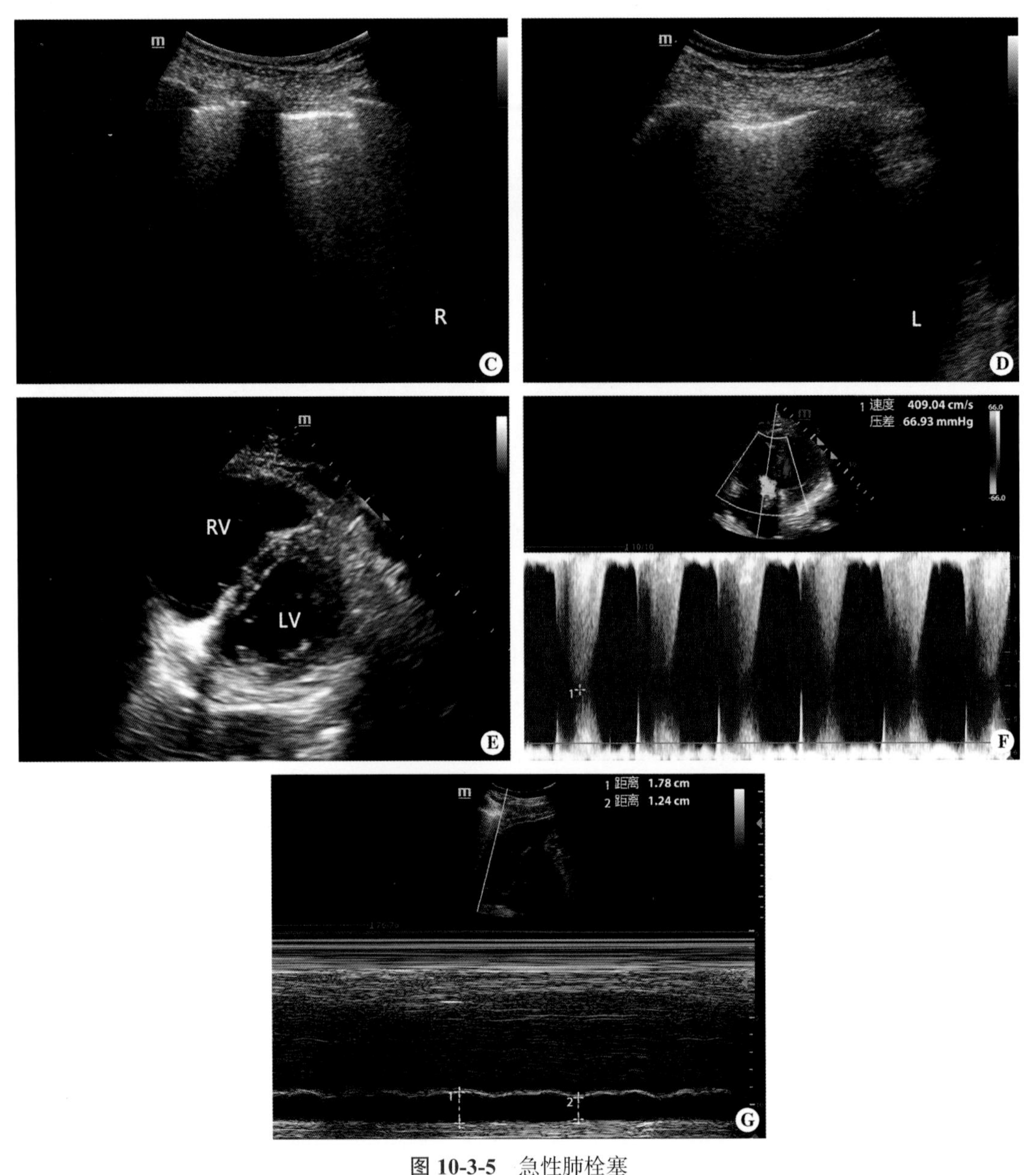

图 10-3-5　急性肺栓塞

A、B. 肺动脉 CTA 示右肺动脉主干及左肺动脉下肢主干栓塞；C. 左侧肺 B 线；D. 右侧肺 A 线；E. 右心室扩张，左心室舒张期呈“D”字征；F. 三尖瓣中度反流，肺动脉高压；G. 下腔静脉变异度为 30.3%

超声提示　肺栓塞，肺动脉高压，右侧腘动脉栓塞。鉴于患者同时存在左、右心系统栓塞情况，行外周静脉右心声学造影，发现房间隔卵圆孔重新开放，微气泡自右心房经卵圆孔进入左心房。

临床诊断　急性肺栓塞，肠系膜上动脉栓塞，右侧腘动脉栓塞。

四、重症肺炎

肺炎患者表现出严重的低氧血症，或急性呼吸衰竭，需要通气支持，或伴有低血压、休克等循环衰竭表现，以及其他的器官功能障碍等，均判定为重症肺炎。

【病因、发病机制与病理】

肺炎根据解剖分类可分为大叶性肺炎、小叶性肺炎和间质性肺炎。根据病因不同，可将肺炎分为细菌性肺炎、病毒性肺炎、支原体肺炎、真菌性肺炎和寄生虫肺炎。

细菌性肺炎病理表现为支气管、细支气管及肺泡的炎症，包括肺泡内的纤维素性渗出性炎症（大叶性肺炎）、以肺小叶为单位的浆液性化脓性炎症（小叶性肺炎）、急性纤维素性化脓性肺炎和急性弥漫性肺泡损伤（军团菌性肺炎）等。病毒性肺炎、支原体性肺炎病理改变主要为急性间质性炎等。

【临床表现】

重症肺炎有呼吸衰竭的表现，如呼吸困难、急促、精神神经症状等；精神神经症状主要有精神萎靡、嗜睡或烦躁，重者可出现意识障碍、视盘水肿、昏迷、惊厥，进而出现脑疝。重症肺炎还能导致循环系统受累，表现为脉搏微弱、心率加快、心音低钝、发绀加重等。出现休克或周围循环衰竭时会出现面色苍白、皮肤晦暗湿冷、尿量减少、血压下降、毛细血管充盈时间延长。体格检查：神志淡漠、面色苍白、四肢厥冷、口唇或指端发绀、脉搏细速、冷汗、血压降低等外周循环衰竭体征。白细胞计数和中性粒细胞多增高，可有核左移。血气分析：PaO_2、pH 值、标准碳酸氢盐、实际碳酸氢盐可降低，血清乳酸浓度可增高，呈代谢性酸中毒。

【超声表现】

（1）肺实变，多伴有动态支气管气象，气体完全吸收可见支气管液象。

（2）B线增多，多呈致密 B 线、融合 B 线或白肺。

（3）胸膜线异常，表现为胸膜线不光滑，不规则增厚，邻近肺滑动消失且伴有“肺搏动征”。

（4）部分患者可观察到胸腔积液。

（5）“碎片征”。

（6）肺内脓肿，表现为实变肺组织内低回声或无回声区，无血流信号。

【病例】

病史　患者，女性，47 岁，因“溺水后呼吸困难 1 小时”入院，病情持续进展，SpO_2 进行性下降，予气管插管机械通气后转入 ICU。体格检查：T 39.7℃，HR 122 次 / 分，BP 122/75mmHg（去甲肾上腺素维持），SpO_2 80%，昏迷，双肺听诊呼吸音粗，散在湿啰音。

实验室检查：白细胞 12.0×10^9/L，CRP 293mg/L，肌酸激酶 1761U/L。胸部 CT：双肺弥漫性渗出性改变，考虑吸入性肺炎，急性肺水肿。胸部 X 线：两肺渗出严重（图 10-3-6A）。

急诊床旁超声检查　①肺部超声：双侧“肺滑动征”消失；双肺大范围实变，部分实变区见动态支气管气象，左侧部分肺见弥漫性 B 线（白肺）；胸腔未见积液。②心脏超声：左心室壁运动增强，LVEF 70%；心包腔未见积液。③下腔静脉超声：静脉腔内见 ECMO 导管回声。

超声提示　肺炎、肺水肿，结合病史、症状、体征，考虑重症肺炎（图 10-3-6B），根据 BLUE 流程呈 B 特征，左心功能增强。

临床诊断　吸入性肺炎，呼吸衰竭。经 VV-ECMO+CRRT 治疗，联合镇静镇痛、抗感染、减轻肺水肿、营养支持等综合治疗，患者病情持续恶化。动态肺部超声检查：双侧肺实变组织内见多发低回声区，考虑肺脓肿形成并液化趋势（图 10-3-6C，图 10-3-6D），最终抢救无效死亡。

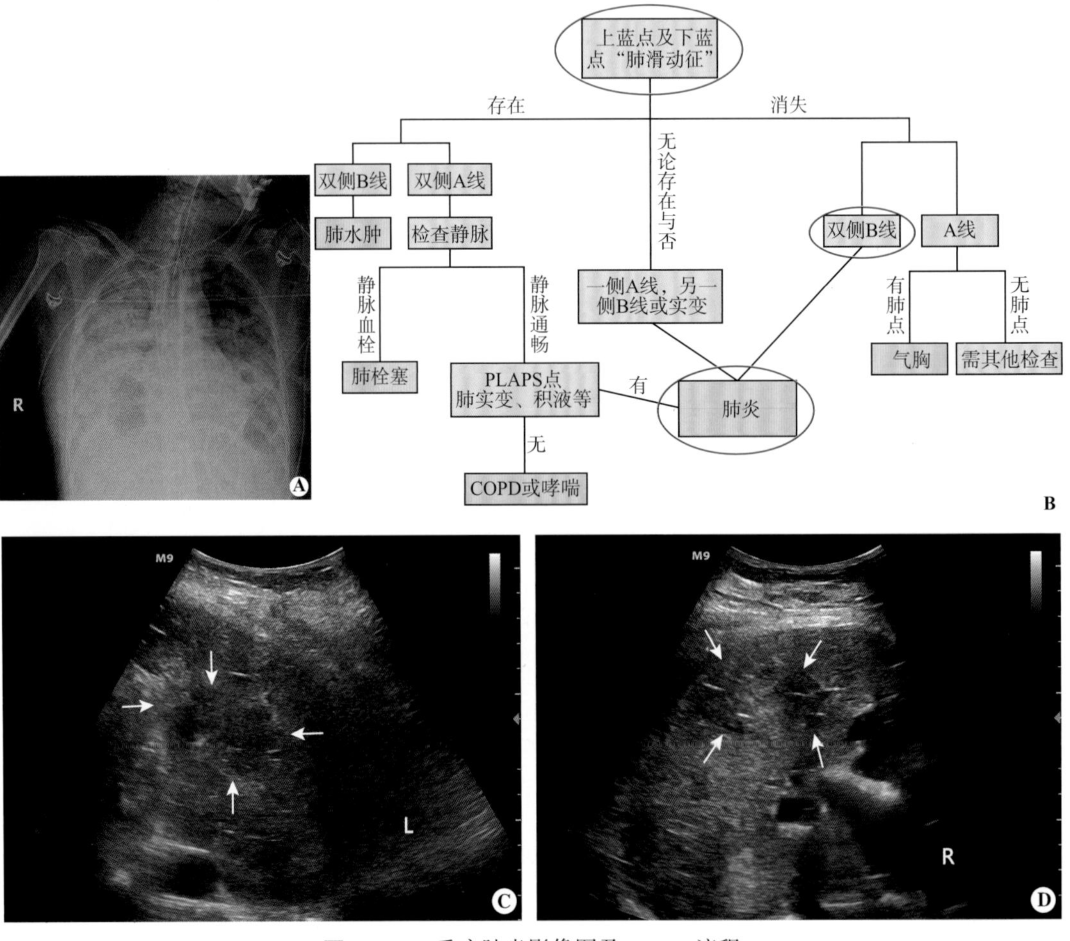

图 10-3-6　重症肺炎影像图及 BLUE 流程

A. 胸部 X 线片示两肺渗出严重；B. 根据 BLUE 流程决策树进行快速判断评估，提示肺炎；C、D. 双侧肺脓肿形成

（叶瑞忠　吕淑懿）

第四节 重症肺超声的临床应用

重症肺超声是医学超声的重要组成部分，尤其是相关评估流程的建立，对于快速获得急重症患者病变肺部、循环容量及心脏功能的相关信息起到重要作用，可以迅速指导临床实施精准诊疗，提高急重症救治的成功率。

一、急性呼吸困难病因鉴别

肺部超声 BLUE 流程是鉴别急性呼吸困难病因的实用、便捷工具。急性呼吸困难病因主要有以下几类：①心源性因素，如心源性肺水肿；②肺源性，如张力性气胸、大量胸腔积液或肺实变、重症肺炎、ARDS 及肺栓塞等；③其他原因，如呼吸肌功能障碍、膈肌麻痹等。主要鉴别点：

（1）两肺对称性、弥漫性、均匀性 B 线增多，胸膜线光整，多提示心源性肺水肿。

（2）前胸大面积“肺滑动征”消失，无肺搏动多提示气胸；只要超声探及 B 线，即可排除检查区域气胸的可能。

（3）背部肺底见大面积无回声区及肺组织肝样变提示大量胸腔积液及肺不张或肺实变；再根据有无动态支气管气体征，鉴别肺不张或炎症性肺实变。

（4）两肺弥漫性、不均匀性 B 线增多，胸膜线毛糙或不规则增厚，且部分肺病变区域夹杂正常肺超声征象，部分肺区合并实变肺组织及无回声区，提示 ARDS。

（5）两肺超声检查正常，心脏超声提示，右心室增大，右心功能障碍，外周静脉可见血栓征象，提示肺栓塞。

（6）肺部超声联合膈肌超声检查，评估膈肌功能及呼吸功能对脱机的影响。

二、肺组织实变病因鉴别

1. 炎症性肺实变 肺部炎症所致的肺实变初期常累及胸膜，表现为胸膜线毛糙及不规则增厚，合并融合 B 线，胸膜下伴肺不张；进展期，可出现“碎片征”、支气管充气象或支气管充液象等。有研究发现，炎症性肺实变区经彩色多普勒超声检查，可见清晰的血管走行。

2. 肺栓塞 周围型肺梗死为肺栓塞征象之一，肺部超声可以直接发现，肺梗死灶呈楔形，无血流信号，超声造影可进一步明确诊断，以此区别炎症性或肿瘤性肺实变。中心型严重肺栓塞可通过间接征象诊断，如超声可表现为右心室增大，右心室流出道及肺动脉增宽，即右心负荷增高；临床症状与肺部病变超声表现常不相符，如肺部超声无明显异常征象，但存在呼吸困难、氧合差等临床表现等；下肢静脉发现血栓则可进一步明确诊断。心肺联合超声检查，再结合其他临床指标，可提高肺栓塞的诊断敏感度。

3. 肺肿瘤 肺部肿瘤侵袭肺组织，肺部超声可见累及胸膜的肺实变（或肺不张）或周围型肺肿瘤。肺肿瘤内部失去正常的肺组织结构，恶性肿瘤多形态不规则，边界不清，侵犯胸膜则形成粘连，失去“肺滑动征象”，内部血流丰富，无支气管气体征。中央型肺癌，如侵犯气道，则形成肺段不张，不张的肺野呈肝样变，见静态支气管气象或液象。联合超声造影，能从微循环水平鉴别炎性病变与肿瘤（良恶性）。

三、心肺联合超声在循环功能评估及血流动力学监测中的应用

1. 低血压 / 休克病因鉴别 心肺联合超声可实现对急危重患者的快速准确评估，实现低血压 / 休克病因鉴别诊断，并指导下一步诊疗决策。

低血压 / 休克病因归类：

（1）低血容量性休克：心肺联合超声检查可见左心功能亢进，左心室舒张末期容积明显变小（动态呈“KISS 征”）；双肺多为 A 线；下腔静脉直径变小且呼吸变异度增大（自主呼吸时直径＜ 0.9cm，变异度＞ 50% 或机械通气时直径＜ 1.5cm，变异度＞ 18%）等表现。

（2）心源性休克：可见左心收缩功能减低，或左心室壁节段性运动异常；二尖瓣狭窄或黏液瘤等，或合并右心功能不全；下腔静脉直径大且呼吸变异度小；两肺弥漫性、对称性均匀 B 线增多，胸膜线光滑等。

（3）阻塞性休克：可能原因有张力性气胸、大量心包积液所致心脏压塞及主动脉夹层等，心肺联合超声可进行快速鉴别排除。

（4）分布性休克：常见于脓毒性休克，可行补液试验观察容量参数的变化及进行排他性诊断。

2. 循环容量评估 循环容量超声是指心肺及大血管联合超声检查，可应用于急危重患者的循环容量状态与容量反应性的评估。依据动态血流动力学监测原理，即不同循环容量状态情况下，胸腔内压力周期性变化对静脉回心血量及左心搏出量的影响程度不同。通过剑突下下腔静脉呼吸变异度，反映静脉回心血流随呼吸导致胸腔内压力的改变而发生周期性变化，提示右心前负荷状态及液体反应性；通过心脏超声观测左心室舒张末期容积大小，评估左心前负荷状态；通过动态肺超声检查，观测有无容量负荷性肺水增多征象（B 线出现），进而指导液体复苏进程。

3. 动态血管外肺水（extral vascular lung water，EVLW）评估 左心衰竭、肺炎、ARDS、中毒、烧伤等都可使肺组织的液体含量增加，增多的液体转移至肺间质或肺泡腔。血管滤过压，血管表面积增加，或肺血管通透性增加，即静水压或通透性增加，都会使 EVLW 增加。EVLW 水平与患者预后相关，动态测定 EVLW 可缩短机械通气及 ICU 住院时间。EVLW 的超声表现以 B 线增多为主，主要用于评估肺部有无容量负荷引起的渗出。通常情况下，容量负荷引起的肺部渗出呈双侧对称，均匀分布的 B 线增多征象，胸膜线多不累及。目前，临床用于监测 EVLW 的方法主要有脉搏指示连续心排血量监测（PICCO）技术和肺超声评分，即对肺部进行分区，对各区 B 线征象进行分类，并赋予相应的分值，通过分数相加实现 EVLW 的定量化评估。有不少研究证实，肺部超声评分评估 EVLW 与 PICCO 测量的结果相关性较好，肺部超声可作为替代动态监测 EVLW 的工具，但仍需结合病史，以鉴别基础肺部疾病（如肺间质炎症或纤维化等）导致的 B 线增多。

4. 心肺联合超声评估肺循环状态，指导液体治疗 在机械通气患者中，因存在心肺交互作用导致循环状态随呼吸周期而变化的现象，即在呼气过程中，收缩压随之下降，此现象反映随呼吸变化，左心室搏出量也随之变化。依据心肺交互作用机制，肺部病变程度及肺循环阻力大小会影响左右心功能状态，心脏超声因可以直接观测心功能在呼吸周期过程中的变化情况，故是一种非常有效的观测心肺交互作用的工具。

以肺部超声为基础的急危重超声强调肺部超声在呼吸循环功能评估中的重要价值。肺部超声操作简单易学，可短期内掌握，且可以实现快速并熟练识别肺部超声异常征象及解读原因。因此，通过心肺联合超声检查，可快速获得心功能及负荷状态等相关信息，并通过动态监测 EVLW，指导液体治疗。

（孙 静 田树元 杨高怡）

参考文献

丁欣，刘大为，王小亭，等，2014. 俯卧位肺部超声检查预测急性呼吸窘迫综合征患者俯卧位通气的预后价值 . 中华内科杂志，53（9）：719-723.

丁欣，王小亭，陈焕，等，2015. 不同床旁肺部超声评估方案评估膈肌点位置与征象的研究 . 中华内科杂志，54（9）：778-782.

樊伟，高虹，李雪娇，等，2016. 超声在肺部疾病诊断中的应用 . 中华临床医师杂志（电子版），10（19）：2954-2957.

李杰宾，2011. 肺部超声在危重症患者中的应用 . 中国急救复苏与灾害医学杂志，6（6）：567，568.

李黎明，李莲花，关键，等，2016. 肺部超声评分在呼吸机相关性肺炎疗效评价中的作用 . 中华内科杂志，55（12）：950-952.

李莉，艾宇航，姜宋，等，2017. 改良重症超声快速管理方案在重症腹源性呼吸困难和 / 或血流动力学不稳定患者腹部病因诊断中的作用 . 中华内科杂志，56（8）：583-587.

刘大为，王小亭，2017. 重症超声 . 北京：人民卫生出版社 .

刘大为，王小亭，张宏民，等，2015. 重症血流动力学治疗——北京共识 . 中华内科杂志，54（3）：248-271.

刘敬，曹海英，陈水文，等，2016. 肺部超声诊断新生儿暂时性呼吸增快症的价值 . 中华实用儿科临床杂志，31（2）：93-96.

刘敬，曹海英，程秀永，2013. 新生儿肺脏疾病超声诊断学 . 郑州：河南科学技术出版社 .

刘丽霞，吴佳骞，武巧云，等，2017. 潮气量对呼吸衰竭患者右心功能的影响 . 中华内科杂志，56（6）：419-426.

吕国荣，杨舒萍，2018. 肺部急重症超声 . 北京：北京大学医学出版社 .

沈鹏，罗汝斌，高玉芝，等，2014. 床旁超声对机械通气患者呼气末正压诱导肺容积改变的评估价值 . 中华结核和呼吸杂志，37（5）：332-336.

王小亭，刘大为，2012. 重症超声：急性呼吸窘迫综合征诊治中的新手段 . 中华内科杂志，51（12）：929-931.

王小亭，刘大为，张宏民，等，2017. 重症右心功能管理专家共识 . 中华内科杂志，56（12）：962-973.

王小亭，张宏民，刘大为，2018. 重症超声：规范与发展 . 中华内科杂志，57（5）：315，316.

王小亭，赵华，刘大为，等，2014. 重症超声快速管理方案在 ICU 重症患者急性呼吸困难或血流动力学不稳定病因诊断中的作用 . 中华内科杂志，53（10）：793-798.

王艺萍，肖菲，黎嘉嘉，等，2015. 床旁超声指导设定重度急性呼吸窘迫综合征患者的通气时间 . 中华医学杂志，95（19）：1448-1452.

徐峥嵘，张娜雯，张耀，2018. 肺部超声 POCUS 方案监测肺水肿的可行性评价 . 中国循证心血管医学杂志，10（6）：702-705.

尹万红，王小亭，刘大为，等，2018. 重症超声临床应用技术规范 . 中华内科杂志，57（6）：397-417.

喻文亮，2014. 急性呼吸窘迫综合征柏林标准解读 . 中国小儿急救医学，21（8）：473-477.

张丽娜，张宏民，王小亭，等，2016. 精准休克治疗：要重视重症超声导向的六步法休克评估流程 . 中华医学杂志，96（29）：2289-2291.

赵华，王小亭，刘大为，等，2015. 重症超声快速诊断方案在急性呼吸衰竭病因诊断中的作用 . 中华医学杂志，95（47）：3843-3847.

中国医师协会急诊医师分会，2016. 中国急诊重症肺炎临床实践专家共识 . 中国急救医学，36（2）：97-107.

中国医药教育协会超声医学专业委员会重症超声学组，2020. 感染性肺炎超声诊断专家建议 . 中华医学超声杂志（电子版），17（3）：244-250.

曾学英，尹万红，康焰，2017. 肺部超声在肺炎诊断中的应用 . 中华结核和呼吸杂志，40（2）：158-160.

Aspler A，Pivetta E，Stone MB，2014. Double-lung point sign in traumatic pneumothorax. Am J Emerg Med，32（7）：819.e1-e2.

Bataille B，Riu B，Ferre F，et al，2014. Integrated use of bedside lung ultrasound and echocardiography in acute respiratory failure a prospective observational study in ICU. Chest，146（6）：1586-1593.

Gargani L，Frassi F，Soldati G，et al，2008. Ultrasound lung comets for the differential diagnosis of acute cardiogenic dyspnoea：a comparison with natriuretic peptides. Eur J Heart Fail，10（1）：70-77.

Goh AY，Chan PW，Lum LC，et al，1998. Incidence of acute respiratory distress syndrome：a comparison of two definitions. Arch Dis Child，79（3）：256-259.

Ibrahim M，Omran A，AbdAllah NB，et al，2018. Lung ultrasound in early diagnosis of neonatal transient tachypnea and its differentiation from other causes of neonatal respiratory distress. J Neonatal Perinatal Med，11（3）：281-287.

Jambrik Z，Gargani L，Adamizca A，et al，2010. B-lines quantify the lung water content：a lung ultrasound versus lung gravimetry study in acute lung injury. Ultrasound Med Biol，36（12）：2004-2010.

Lichtenstein D，Mezière G，Biderman P，et al，2000. The “lung point”：an ultrasound sign specific to pneumothorax. Intensive Care Med，26（10）：1434-1440.

Lichtenstein DA，Mezière GA，2008. Relevance of lung ultrasound in the diagnosis of acute respiratory failure：the bLUE protocol. Chest，134（1）：117-125.

Liu J，Wang Y，Fu W，et al，2014. Diagnosis of neonatal transient tachypnea and its differentiation from respiratory distress syndrome using lung ultrasound. Medicine（Baltimore），93（27）：e197.

Luhr OR，Antonsen K，Karlsson M，et al，1999. Incidence and mortality after acute respiratory failure and acute respiratory distress syndrome in sweden，denmark，and iceland. the arf study group. Am J Respir Crit Care Med，159（6）：1849-1861.

Picano E，Frassi F，Agricola E，et al，2006. Ultrasound lung comets：a clinically useful sign of extravascular lung water. J Am Soc Echocardiogr，19（3）：356-363.

Soldati G，Sher S，Copetti R，2010. If you see the contusion，there is no pneumothorax. Am J Emerg Med，28（1）：106-107.

Suwatanapongched T，Gierada DS，Slone RM，et al，2003. Variation in diaphragm position and shape in adults with normal pulmonary function. Chest，123（6）：2019-2027.

Volpicelli G，Audino B，2011. The double lung point：an unusual sonographic sign of juvenile spontaneous pneumothorax. Am J Emerg Med，29（3）：355.e1-e2.

Zengin S，Al B，Genc S，et al，2013. Role of inferior vena cava and right ventricular diameter in assessment of volume status：a comparative study：ultrasound and hypovolemia. Am J Emerg Med，31（5）：763-767.

Zhang ZH，2015. Double lung point in an 18-month-old child：a case report and literature review. J Thorac Dis，7（3）：E50-E53.

第十一章 胸部疾病介入性超声

第一节 概 述

随着超声技术的飞速发展，胸部超声在临床的应用领域逐步扩展，目前介入性超声已成为多数胸部疾病诊疗中的重要方法。胸部疾病介入性超声包括超声引导下穿刺活检、超声引导下穿刺抽液、超声引导下置管引流、周围型肺肿瘤射频消融等，具有微创、安全等优势，目前已广泛应用于临床。

【适应证】

1. 胸部病变穿刺活检

（1）超声检查可清晰显示的，需要明确诊断的胸壁、胸膜、肺、纵隔病变。

（2）支气管镜难以到达或取材失败的肺周围型病变。

（3）手术、放疗或化疗前需确定肿瘤性质、组织学类型或转移瘤需要明确原发组织来源。

2. 胸腔积液抽液、置管引流及注药

（1）胸腔积液的诊断性穿刺，大量胸腔积液需抽液或引流以改善肺通气。

（2）影像学提示胸腔积液，临床叩诊无法确定穿刺点。

（3）液气胸的置管引流。

（4）胸腔积脓引流及药物冲洗。

（5）胸腔化疗药物注射，包裹性积液药物注射治疗。

3.肺肿瘤热消融治疗

（1）肺肿瘤患者因各种原因不能耐受或拒绝手术切除、手术切除后复发，以及其他器官肿瘤转移至肺。

（2）超声能显示的周围型肺肿瘤及合并肺不张的中央型肺肿瘤。

（3）一般用于肿瘤直径≤ 5.0cm 的单发结节，或多发结节＜ 3 个。

【禁忌证】

1. 胸部病灶超声引导下穿刺活检、抽液及置管引流

（1）超声显示不清的肺或胸膜病灶，或虽可以显示但受肋骨遮挡，或缺乏安全进针入路。

（2）有严重出血倾向、血小板＜ 50×10^9/L 和不能纠正的凝血功能障碍者（凝血酶原时间＞ 18s，凝血酶原活动度＜ 40%）。抗凝治疗和（或）抗血小板药物在消融前停用未超过 5 ～ 7 天。

（3）严重心肺功能异常，严重咯血、剧烈咳嗽或严重精神异常不能配合。

（4）肺动脉高压、肺大疱气肿患者，穿刺路径上胸壁、胸膜病灶厚度小导致肺组织损伤不可避免者。

2. 肺肿瘤超声引导下热消融治疗术 除参考胸部病灶超声引导下穿刺活检术禁忌证外，还须考虑下述因素。

（1）全身状况差（全身多发转移、严重感染、高热）、恶病质，如脑转移、出现颅内高压或意识障碍等。

（2）病灶包绕重要血管，消融易导致严重出血。

（3）心脏起搏器植入、金属物植入者。

（4）肿瘤邻近纵隔大血管致穿刺困难或患者自身无法配合等原因造成进针路径选择困难。

（5）大量胸腔积液、巨大肺癌或弥漫性肺癌患者。

【术前准备】

（1）术前核对患者基本信息，完善血常规、凝血功能、术前四项检查（乙肝、丙肝、梅毒、艾滋）、心脏功能、肺功能等检查。

（2）术前谈话，并签署介入手术知情同意书、超声造影知情同意书，训练患者屏气以便配合完成穿刺手术，过度紧张的患者，术前可适当使用镇静剂。

（3）穿刺手术间常备急救药品、心电血压监护仪、吸氧装置、抢救车、除颤仪、胸腔闭式引流包等。

（4）准备盛有甲醛的标本杯、玻片或一次性标本瓶等存储采集标本，以备病理或实验室检查。

（5）术前参考胸部 CT 或 MRI 检查，超声确定病灶位置或者确定胸腔积液范围，确定穿刺部位和进针路径，并选择合适的穿刺针、消融针或引流管（图 11-1-1 ～图 11-1-3）。

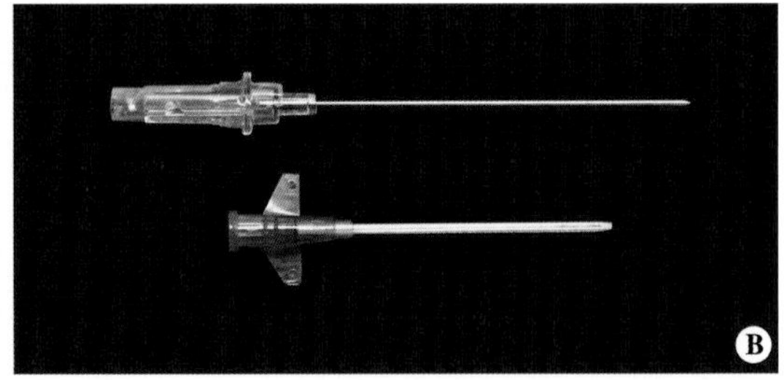

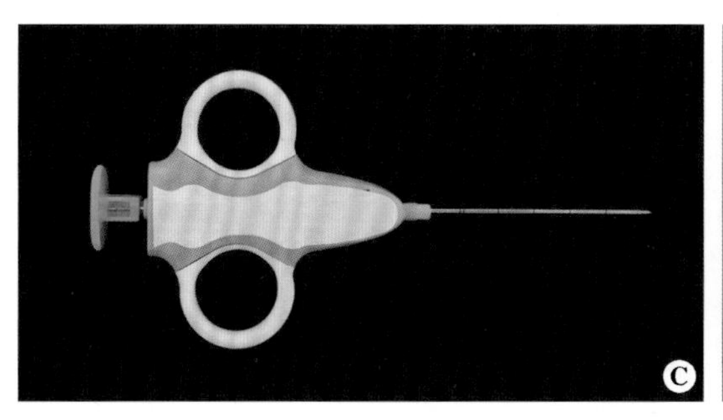

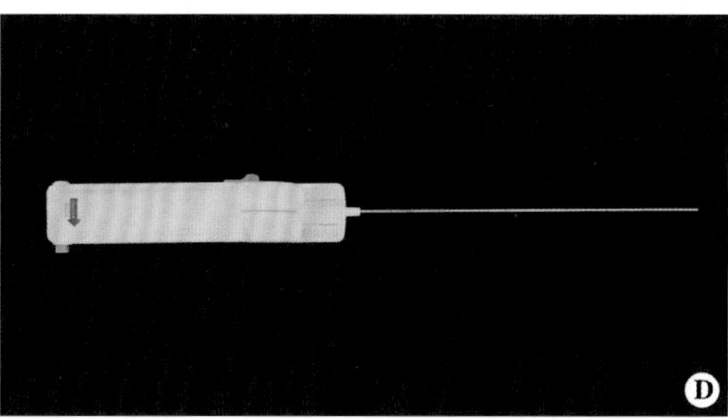

图 11-1-1　穿刺针

A、B. 穿刺抽液针；C.半自动穿刺活检针；D. 全自动穿刺活检针

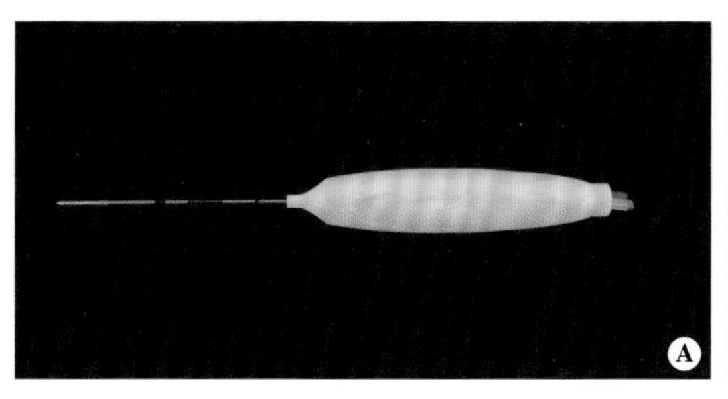

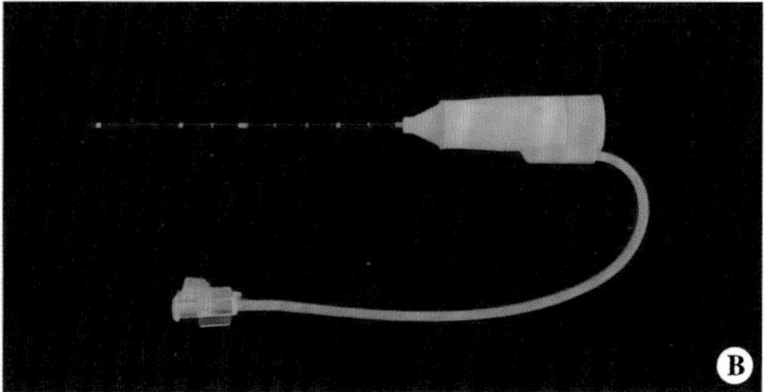

图 11-1-2　消融针

A. 射频消融针；B. 微波消融针

（6）引导穿刺的超声探头及超声仪器面板用无菌护套隔离。

（7）置管引流的患者，依据胸腔积液位置和范围，采用患者舒适的体位（坐位、半卧位、侧卧位或俯卧位），设计超声引导下穿刺路径及深度。

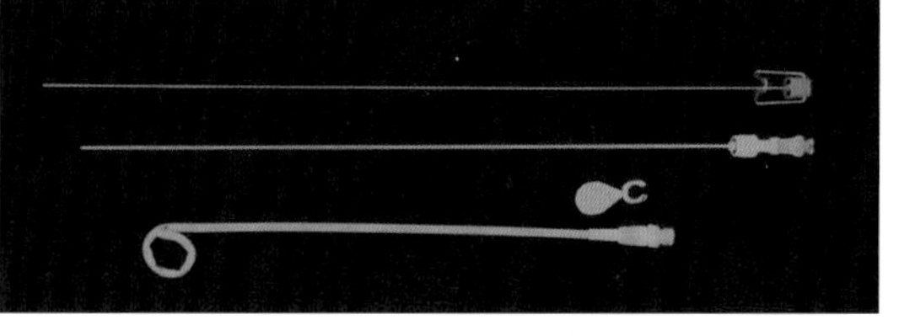

图 11-1-3　引流管

图示胸腔积液及胸壁脓肿引流管

（8）依据导致胸腔积液的不同病变类型和治疗目的，准备相应的注射药物。

（9）血供特别丰富的肺内病灶，穿刺活检术前 10 分钟预防性使用止血药（可用垂体后叶注射液稀释后静脉滴注）。

（10）肿瘤热消融术前禁食 6 小时，建立静脉通道，确定麻醉方式。

（蒋天安　于秀蕾）

第二节　胸壁及胸膜疾病超声引导下穿刺活检术

胸壁及胸膜因位置表浅，超声通常可显示其结构及病变，超声引导下穿刺活检术对明确胸壁、胸膜病变的性质、组织学来源及类型有着较高的应用价值，临床应用较为广泛。

【操作方法】

（1）根据手术要求选取适宜的体位（仰卧位、侧卧位、俯卧位），上肢上举以增宽肋间隙，常规心电监护、血压监测。

（2）超声多切面扫查确定穿刺点、穿刺路径、进针方向和深度，确保穿刺路径可避开胸壁大血管及正常肺组织。

（3）常规消毒、铺巾，2% 利多卡因局部麻醉，将穿刺针迅速刺入胸壁或胸膜病灶内，穿刺活检取材，一般取 2 ～ 3 针，将组织条送病理学及相关实验室检查。

（4）术后局部加压包扎，平卧 1 ～ 2 小时，避免剧烈咳嗽及运动，注意观察有无气胸等并发症发生。

【注意事项与并发症】

1. 注意事项

（1）进针路径宜选择皮肤至病灶的最短距离，当针尖显示不清时，禁止盲目进针或取材，可适当调整进针角度显示针尖，取材前确保针道长轴显示清晰。

（2）胸壁病灶可采用大角度倾斜进针或与肺表面平行的方向进针，不仅可增加病灶斜径上的取材量，也可降低气胸的发生率。

（3）术前常规观察肋间动脉及侧副支走行，肋间后动脉起自胸主动脉，最初走行于肋间隙中间，行至肋角处，相当于体表肩胛下角线稍内侧，分出较小的侧副支。此后，其本干走行于上位肋骨的肋沟内，而其侧副支则沿下位肋骨的上缘走行，行至肋间隙前端（靠近胸骨），均与胸廓内动脉和肌膈动脉的肋间前支吻合。所以，以肋角为界，若在侧胸壁穿刺时，为避免损伤肋间后动脉侧副支，应在肋间隙的中间进针，在后胸壁进行穿刺时，应在肋骨的上缘进针，可有效避免损伤肋间血管（图 11-2-1）。

（4）胸膜穿刺活检时，尽可能选择局部胸膜增厚明显或胸腔有积液的部位穿刺，以免伤及肺组织。

（5）可应用超声造影评估病灶内血供及坏死区，活检过程中避开大血管及病灶内坏死区取材，以提高穿刺取材成功率。

（6）观察并测量目标病灶，选择合适的活检枪，须预估射程，确保射程内避开肋骨、大血管和正常肺组织。运用彩色多普勒超声或超声造影探查穿刺点至病灶间及病灶周围有无粗大血管，如有较粗大血管，则可改变穿刺点或进针后实时调整穿刺路径以避免出血。

（7）送检的组织条避免挤压，保持完整，制作细胞学涂片时涂片要薄而均匀；如灰阶超声或超声造影提示病灶内有坏死区，则可先行超声引导下抽液，再行超声引导下组织学活检。

（8）在保障安全前提下，尽量采用较粗的穿刺针增加样本量，以提高病理诊断准确率。

（9）穿刺点压迫止血至少 15 分钟，超声复查胸腔及胸壁排除活动性出血。

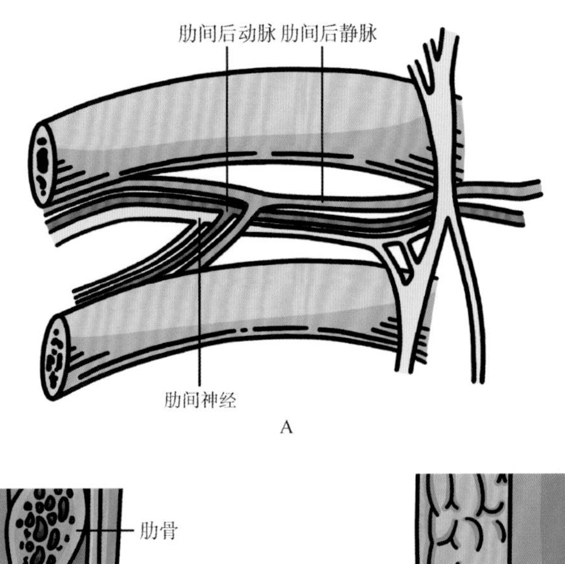

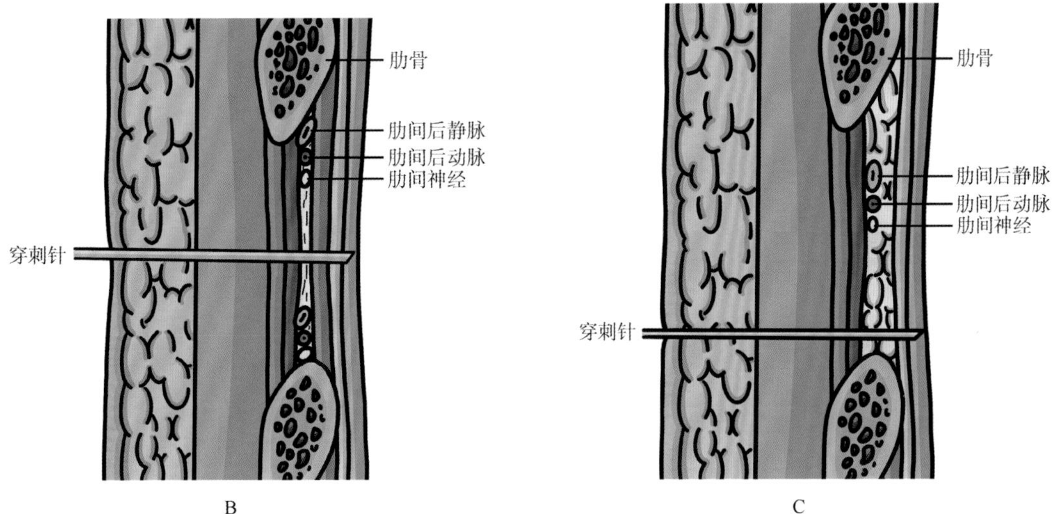

图 11-2-1 肋间血管、神经示意图

A. 肋间后血管、肋间神经示意图；B. 侧胸壁穿刺示意图；C. 后胸壁穿刺示意图

2. 并发症

（1）胸膜反应：为胸膜病灶穿刺活检的常见并发症，常为情绪紧张、穿刺针多次进出胸膜所致，必要时可使用套管针以减少进出胸膜次数，从而减少胸膜反应的发生。

处理原则：一旦发生胸膜反应，应立即停止操作，静卧，给予吸氧、心电监护、血压监测等预防休克，注意保暖，严重的胸膜反应及时给予肾上腺素对症处理。

（2）气胸：为胸膜病灶穿刺活检的并发症之一，超声实时显示进针针尖可降低气胸发生率，且多为少量气胸，无须治疗，可自行吸收恢复，中至大量气胸应行胸腔闭式引流。研究表明，进出胸膜 3 次以上时胸膜及肺组织损伤概率会增加，特别是当周边肺组织合并肺气肿或肺大疱时，气胸发生率明显增高。活检时患者如呼吸幅度过大，脏胸膜和壁胸膜活动度不一致，使得穿刺针对脏胸膜的切割作用增大，也可导致气胸风险增加，故患者不能控制咳嗽是手术禁忌证的原因之一。

处理原则：立即停止操作，少量气胸、无症状和稳定性气胸无须特殊治疗，可自行吸收恢复，气胸超过 20% 或气胸范围持续扩大或患者出现严重临床症状应立即通知主管医师进行相应处理行胸腔置管抽吸或者胸腔闭式引流。

（3）出血或咯血：由穿刺过程中肺组织或大血管损伤所致。

处理原则：少量咯血、肺实质内出血、针道出血及少量血胸无须特殊处理，可自行吸收；咯血量大时，应立即停止操作，给予止血药，患者患侧卧位（穿刺侧朝下），防止血被吸入健侧支气管，注意保持气道通畅，必要时行气管插管、输血等处理。大量血胸则行胸腔置管引流。出血量大、持续出血时，应立即给予吸氧、心电监护及血压监测，并组织相关科室参与救治，及时采用介入方法或外科手术止血。术前10分钟应用止血药物可降低出血风险。

（4）感染：为避免感染，应严格进行无菌操作。

（5）肿瘤种植转移：发生率极低，对不同的病灶穿刺可更换穿刺针。

（6）胸壁血肿：由于肋间动脉变异、走行异常等可能导致胸壁软组织积血形成血肿，穿刺前可应用彩色多普勒或超声造影检查提高肋间血管显示率。

【病例】

病例 1

病史　患者，男性，38岁，因“CT发现右侧胸膜病变”就诊。体格检查：双肺听诊呼吸音清，未闻及干湿啰音，无叩击痛。实验室检查：白细胞 6.8×10^9/L，CRP 35.0mg/L。胸部CT：右侧胸膜结节样增厚。

灰阶及多普勒超声　右侧胸腔可见一混合回声病灶，边界欠清，病灶内可见无回声区，透声差，病灶内未见明显彩色血流信号（图11-2-2A，图11-2-2B）。

超声造影　造影剂注入后，混合回声病灶内不均匀性增强，呈分隔样增强（图11-2-2C）。

超声提示　右侧胸膜病变，建议穿刺活检。

超声引导下穿刺　灰阶超声多切面显示病灶贴近胸膜，确定穿刺路径无肋骨遮挡，选取合适的穿刺活检枪、切割槽长度以避免刺破肺组织，彩色多普勒超声及超声造影评估穿刺点与病灶周边未见粗大血管，同时超声造影提示病灶呈不均匀性增强，病灶内部见片状无增强区，先行超声实时引导下对病灶多角度抽液（超声造影为无增强区），再行穿刺活检术（超声造影显示为增强区）（图11-2-2D，图11-2-2E）。

病理结果　胸膜结核。

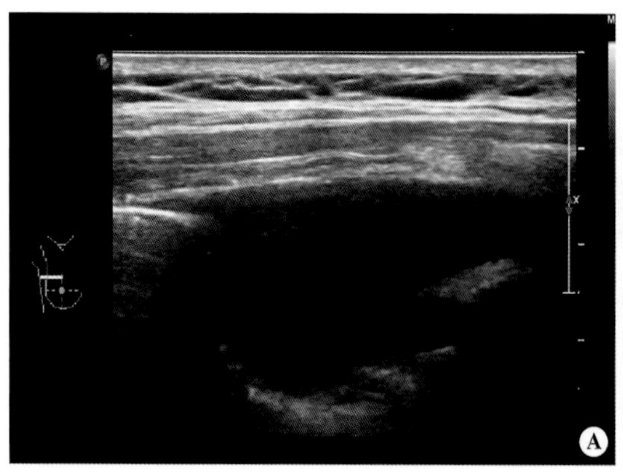

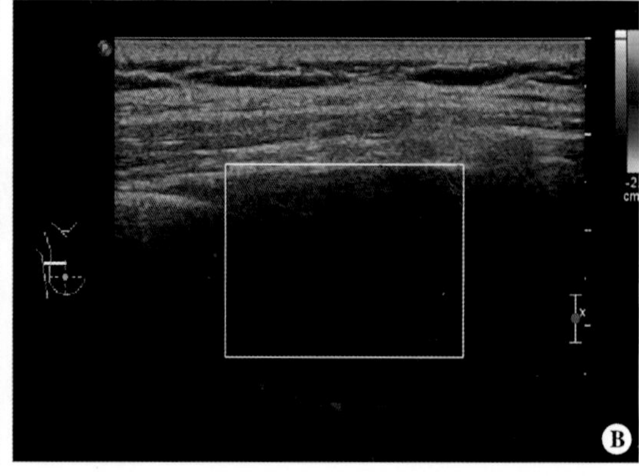

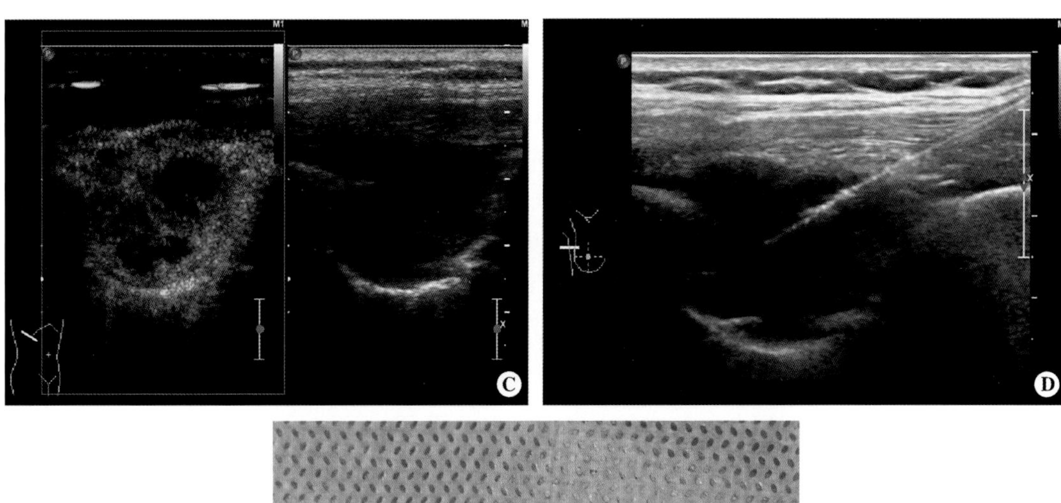

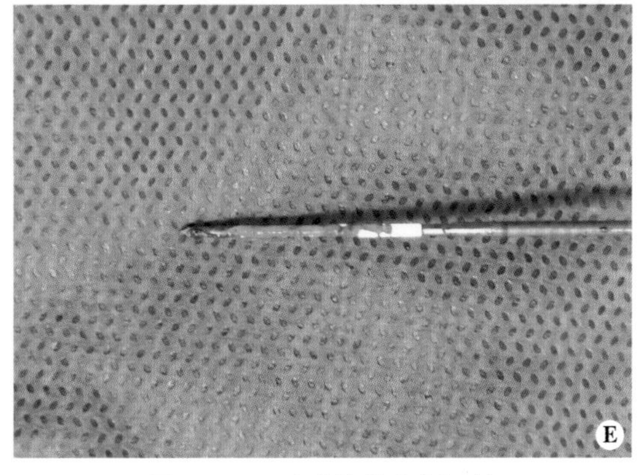

图 11-2-2 胸膜结核穿刺活检

A. 右侧胸腔可见一混合回声病灶，边界欠清，病灶内可见无回声区，透声差；B. 混合回声病灶内未见明显彩色血流信号；C. 超声造影示混合回声病灶内不均匀增强，呈分隔样增强；D. 超声引导下对增强区取材；E. 穿刺条标本大体观

病例 2

病史 患者，女性，72 岁，因“确诊左肺癌 4 年余，左下肺结节灶增大半年”就诊。体格检查：左侧侧胸壁可触及直径约 8cm 质硬肿块，边界不清，腹部可触及花生大小肿块，无明显压痛。胸部 CT：左肺上叶占位性病变，考虑肿瘤性病变；左下肺及右肺上叶结节灶。PET/CT：左肺癌化疗后，左肺尖不规则条片样稍高密度影，FDG 代谢轻度增高，考虑肿瘤活性存在可能；左下肺肺门旁软组织肿块影，与肺门区血管分界不清，FDG 代谢增高，考虑恶性病变（需鉴诊考虑转移或原发），伴远端阻塞性炎症；右上肺肺门旁、左上肺下舌段小结节，FDG 代谢增高，需考虑肺内转移；余肺内多发小结节，FDG 代谢未见增高，考虑转移不除外；双侧肾上腺结合部软组织结节伴 FDG 代谢增高，左侧胸背部（约第 10 肋水平）皮下结节影，FDG 代谢增高，左侧臀大肌、右侧耻骨肌多发结节样 FDG 代谢增高，扫描区多发骨灶性 FDG 代谢增高，局部伴骨质密度增高改变，考虑双侧肾上腺、皮下、肌肉及骨多发转移。

灰阶及多普勒超声 左侧侧胸壁可见低回声结节，大小约 2.9cm×1.5cm×2.0cm，结节内回声不均匀，形态不规则，边界不清晰，与周围组织分界不清，结节内部可见点状彩色血流信号（图 11-2-3A，图 11-2-3B）。

超声弹性成像 结节整体呈蓝绿相间（图 11-2-3C）。

超声造影 团注造影剂后，29s 时结节边缘及周边均可见造影剂灌注，42s 时达峰，结节呈不均匀性高增强，内见片状无增强区，增强扫描后范围明显大于灰阶超声，此后结节内造影剂快速廓清（图 11-2-3D ～图 11-2-3G）。

超声提示 左侧侧胸壁低回声结节伴坏死，建议活检。

超声引导下穿刺 灰阶超声多切面显示左侧侧胸壁软组织内低回声结节，未见明显坏死区，彩色多普勒超声及超声造影显示穿刺点与病灶间未见粗大血管，超声造影提示病灶内见片状无增强区，先行超声实时引导下对病灶抽液（超声造影显示为无增强区），抽出少许黏稠液体，结合灰阶超声图像分析原因可能与坏死部分液体较稠密不易抽吸有关，再行超声实时引导下对病灶深部穿刺活检（超声造影显示为增强区），取出红白色组织 3 条（图 11-2-3H ～图 11-2-3J）。

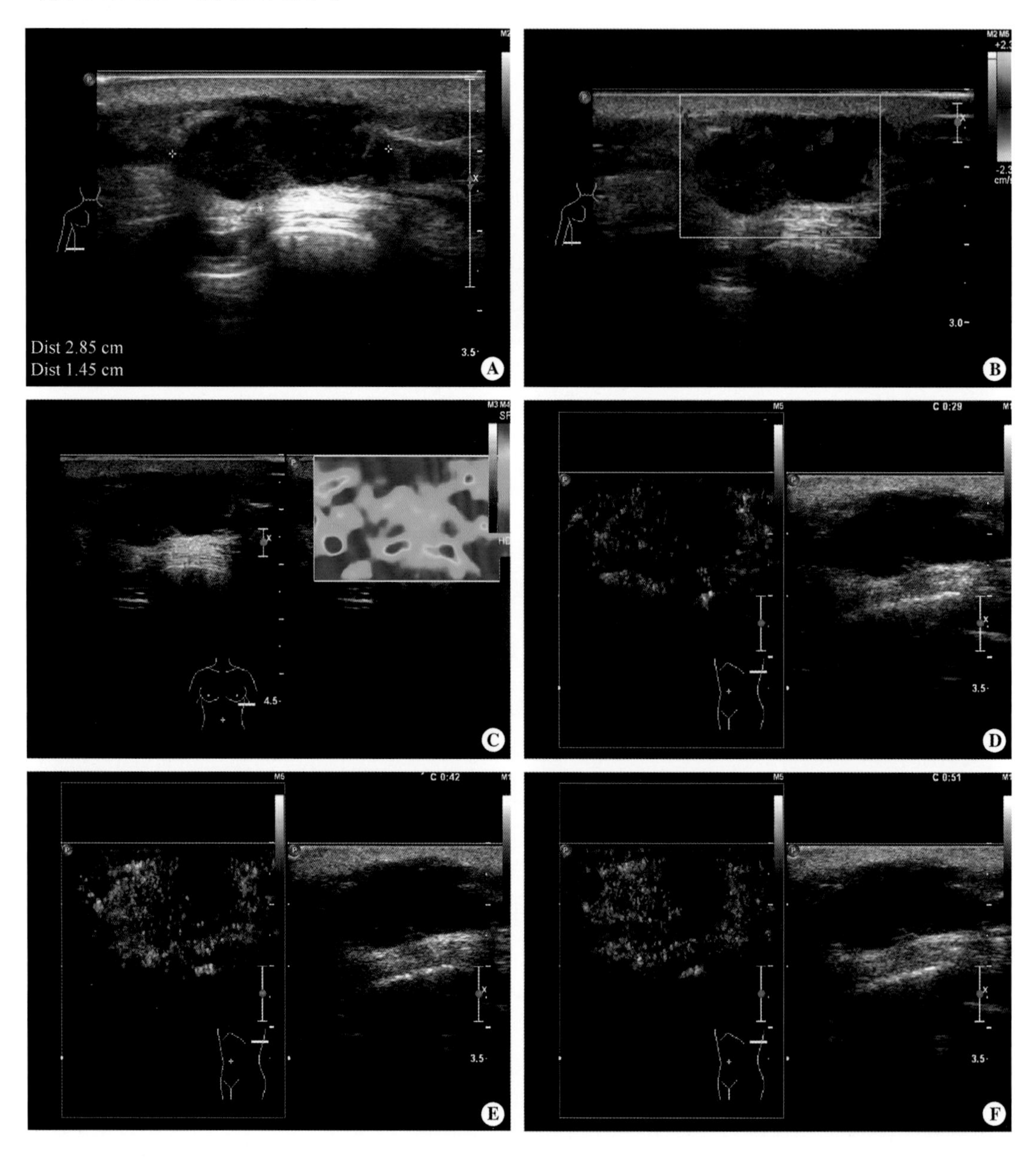

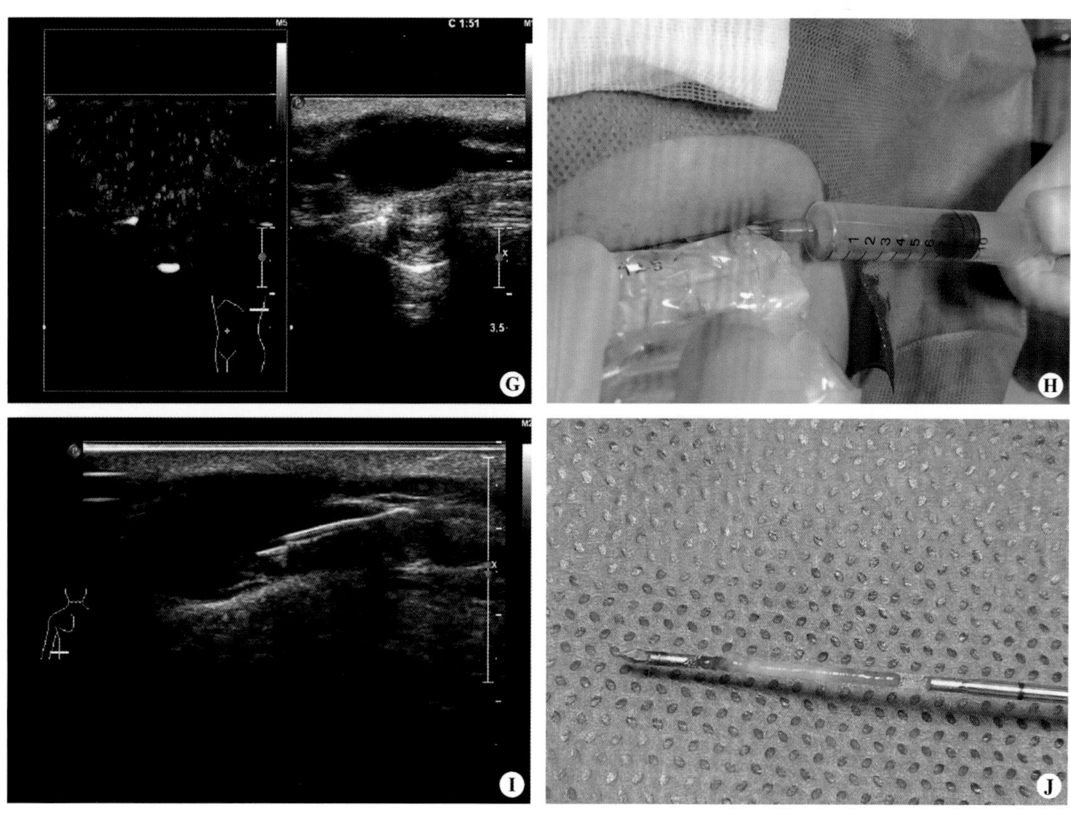

图 11-2-3　胸壁转移癌穿刺活检术

A、B. 左侧侧胸壁可见低回声结节，大小约 2.9cm×1.5cm×2.0cm，结节内回声不均匀，形态不规则，边界不清晰，与周围组织分界不清，结节内部可见条状彩色血流信号；C. 弹性成像结节整体呈蓝绿相间；D ～ G. 团注造影剂后，29s 时结节边缘及周边均可见造影剂灌注，42s 时增强达峰，结节呈不均匀性高增强，结节内见片状无增强区，结节增强后范围大于灰阶超声，此后结节内造影剂快速廓清；H ～ J. 超声引导下左侧侧胸壁结节抽液及穿刺活检术，抽出 0.2ml 黄色液体，并取出红白色组织 3 条

病理结果（左侧侧胸壁结节穿刺活检术）　转移或浸润性腺癌，结合免疫组化结果需除外乳腺、副乳腺等来源可能，请结合临床及相关检查。免疫组化：GATA3（+）、CA15-3（+）、CK7（+）、CK19（+）、钙网膜蛋白（局灶，+）、Ki67（+，20%）、E-Ca（+）、CK（H）（+）。

（黄　斌　唐　薇）

第三节　肺结节超声引导下穿刺活检术

肺结节常见病因包括结核、肿瘤、炎症、真菌及寄生虫感染等，是影像学诊断难点，尤其是直径小于 2cm 的肺部小结节，其影像缺乏特异性，目前可靠的诊断方法为穿刺活检术。超声引导下穿刺活检术具有实时、无放射性、便捷快速、可重复性高等优点，目前广泛应用于超声能显示的周围型肺结节或伴肺实变的中央型肺结节，即使患者呼吸运动干扰也可迅速取得有效组织，有助于明确病灶性质、组织学类型及来源，亦可用于介入治疗的术后评估。

【操作方法】

（1）根据病灶位置、病灶周边组织情况，选择合适体位、穿刺点、穿刺路径，常规消毒、铺巾（详见本章第二节）。

（2）超声多切面扫查观察病灶与胸壁的接触区大小，即无正常肺组织遮挡的可进针范围，范围较小者易损伤表面正常肺组织而导致气胸。

（3）对于中央型肺癌合并肺不张或者肺部病灶彩色多普勒评估血供不满意的患者，应用超声造影评估肿瘤的范围及判断病灶内坏死区可提高取材准确率，必要时行超声造影实时引导下穿刺活检术（图 11-3-1，图 11-3-2），可避免肺部病灶穿刺过程中“脱靶”。

（4）术后局部加压，平卧 30min，直至咯血量明显减少，注意观察有无皮肤隆起、气胸、呼吸困难、胸闷、胸腔积液等并发症发生，避免剧烈咳嗽及运动，平卧 1 ～ 2h，予以吸氧，心电、血压监护。

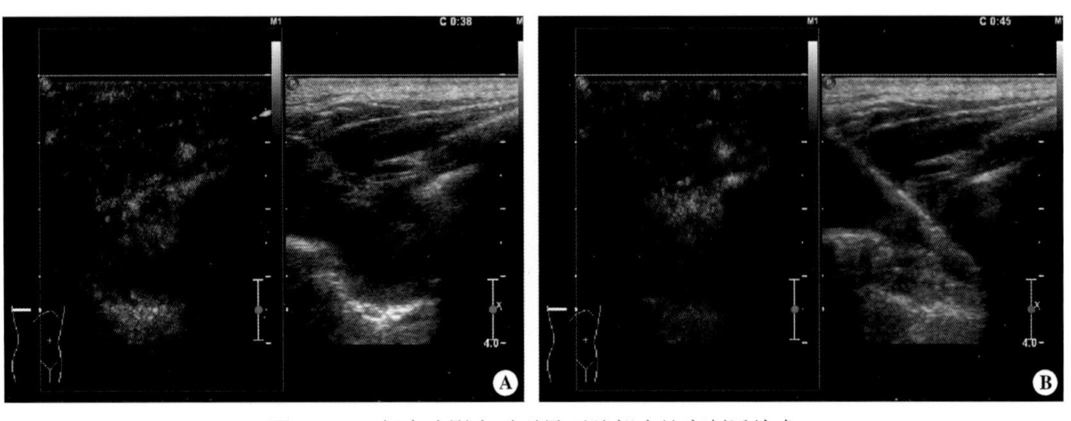

图 11-3-1　超声造影实时引导下肺部病灶穿刺活检术

A. 右侧肺部见一混合回声结节，超声造影前先将穿刺针置于病灶浅侧胸壁软组织内，再行超声造影，达峰时示结节内部不均匀增强，可见无增强区；B. 调整穿刺针方向，避开无增强区，对增强区进行穿刺活检

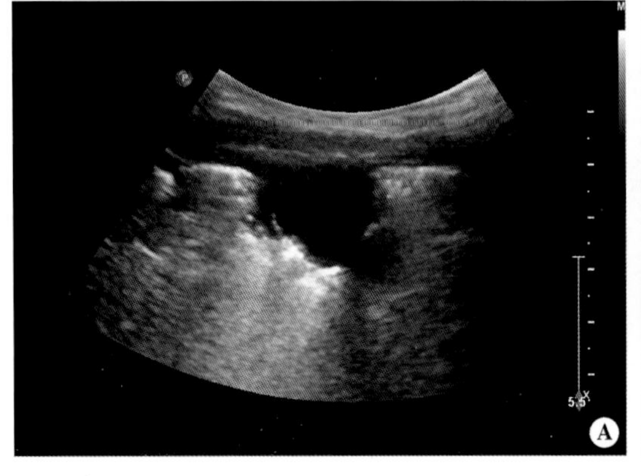

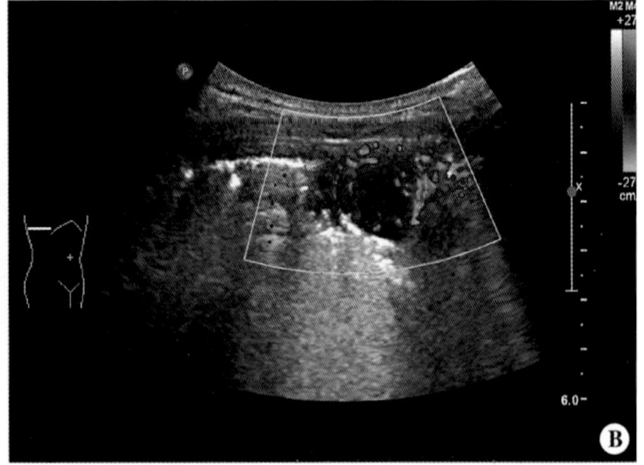

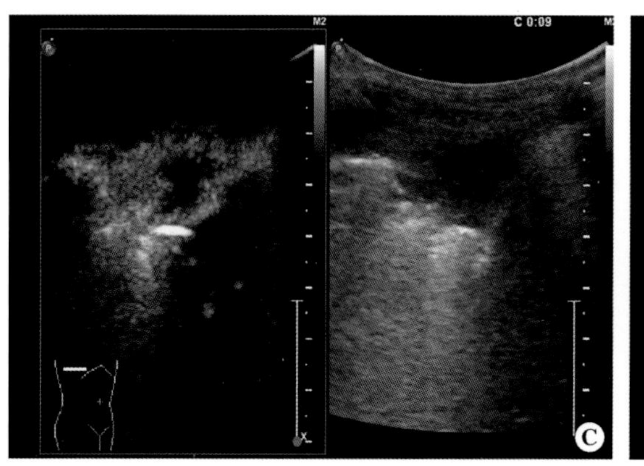

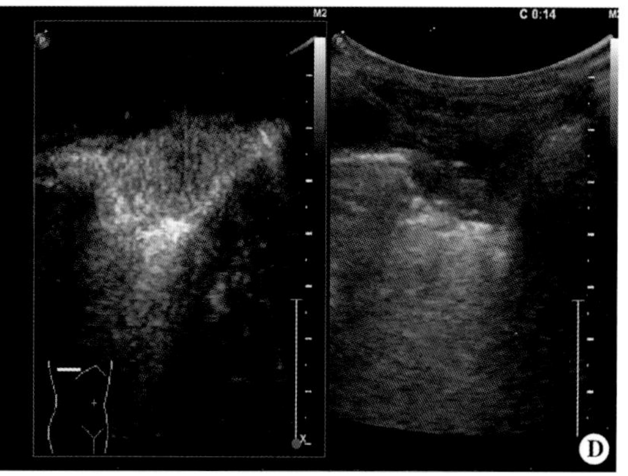

图 11-3-2 超声造影实时引导下肺部病灶穿刺活检术

A. 右肺内低回声病灶，边界尚清，内部回声尚均匀；B. 彩色多普勒超声示病灶内彩色血流信号丰富；C. 超声造影示右肺病灶呈不均匀性增强，可见无增强区；D. 超声造影实时引导下右肺病灶穿刺活检术，对病灶边缘明显增强区进行活检

【注意事项与并发症】

1. 注意事项

（1）术前知情同意应强调气胸、咯血等可能发生的并发症，同时应做好应急预案。

（2）术前参考 CT、MRI 等，并结合超声图像，选择合适的活检枪，须估计好射程，确保射程内没有椎体、大血管、心脏、大支气管和肺大疱。

（3）术前常规观察肋间动脉走行及侧副支的分布，前胸壁穿刺时宜在肋间隙的中间进针，后胸壁穿刺时宜在肋骨的上缘进针。

（4）术前行局部浸润麻醉时，应依据胸壁厚度选择进针深度，谨防进针过深发生肺损伤，如气胸发生导致病灶显示不清，应停止手术，必须待胸腔内气体吸收后择期穿刺活检术。

（5）进针点选择皮肤完整区域，避开皮肤破溃处。

（6）穿刺路径宜选择病灶至胸壁的最短距离，尽量避开周围正常肺组织，以免穿刺过程中肺组织损伤形成气胸，导致病灶显示不清。

（7）在保障安全前提下，尽量采用较粗的穿刺针增加标本量，以提高病理诊断准确率。

（8）较小的病变或病变与胸壁的接触区范围较小，可选择套管针活检，亦可选择小凸阵探头进行引导穿刺活检，以降低正常肺组织损伤风险（图 11-3-3）。

（9）应用超声造影评估病灶内血供及坏死区，活检术过程中避开大血管及病灶内坏死区取材，以提高穿刺取材成功率。

（10）针尖达胸壁深层邻近病灶处时停止进针，观察病灶在不同呼吸时相下的显示情况，嘱患者屏气后迅速将活检针刺入病灶，激发活检枪，快速拔出活检枪，缩短穿刺针在病灶内停留时间，有可能降低胸膜损伤及避免活检针的气体进入胸膜腔。

（11）穿刺过程中当针尖显示不清时，禁止盲目进针或取材，可适当调整进针角度显示针尖。

（12）若合并大量胸腔积液，可在胸腔积液穿刺抽吸后再行穿刺活检。

（13）两次穿刺活检进针间隙，做好患者情绪安抚，了解有无不适，嘱患者有痰液及时咳出（多为血性痰液或血凝块），可避免阻塞性肺炎的发生。

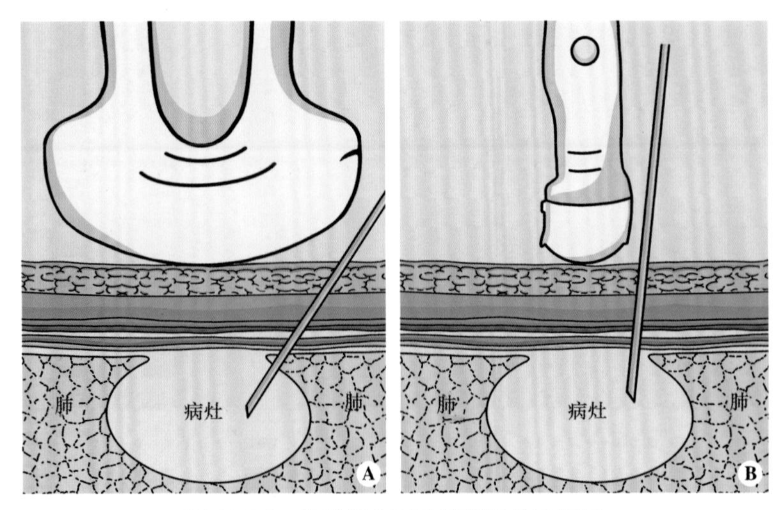

图 11-3-3 各类探头引导穿刺活检示意图

A. 普通凸阵探头超声引导穿刺活检术过程中进针路线与皮肤夹角小，斜行进针，病灶表面覆盖的正常肺组织容易损伤，导致气胸，使病灶显示不清，影响穿刺活检；B. 小凸阵探头超声引导穿刺活检术过程中进针路线与皮肤夹角大，近似垂直进针，可避免周围肺组织的损伤，从而减少气胸的发生

（14）穿刺点压迫止血至少 30 分钟，超声复查胸腔排除出血。术后卧床休息 1 ～ 2 小时。

（15）为了提高病理诊断阳性率，送检的组织条应避免挤压，保持完整，组织学活检术后可同时将切割槽内残余血性液涂片 2 ～ 3 张，用 95% 乙醇溶液固定涂片送细胞学检查，或将血性液送实验室细菌、真菌培养。制作细胞学涂片时涂片要薄而均匀。

2. 并发症

（1）胸膜反应及处理原则：参见本章第二节。

（2）气胸及处理原则：气胸为肺内病灶穿刺活检术的主要并发症（详见本章第二节）。评估术中气胸的方法：①穿刺前清晰显示的肺内病灶突然显示不清；②胸膜活动征象消失；③患者主诉突发胸闷，呼吸急促、呼吸困难。

（3）出血或咯血及处理原则：出血或咯血为肺内病灶穿刺活检术的常见并发症（详见本章第二节）。文献显示出血的发生率为 5.0% ～ 16.9%，咯血发生率为 1.2% ～ 7.0%。

（4）空气栓塞及处理原则：空气栓塞为肺穿刺活检术罕见但最危险的并发症，发生率为 0.02% ～ 0.4%，可引起休克、心搏骤停、偏瘫等严重后果甚至死亡，应当引起术者的足够重视。

目前认为空气栓塞的发生机制为空气沿穿刺针直接进入肺静脉、穿刺损伤造成医源性支气管 / 肺泡 – 肺静脉瘘导致肺内气体进入肺静脉或气体经过肺微血管循环进入肺静脉进而回流至左心房 – 左心室，再进入冠状动脉、颅内动脉等体循环系统。发生诱因：活检空洞性病变或血管炎性病变（如磨玻璃影）、咳嗽、正压通气等。若进入左心腔的空气量较少，对血流动力学无影响，患者可以无症状，发生冠状动脉空气栓塞时可以表现为短暂意识丧失和心肌缺血的心电图表现，颅内动脉空气栓塞则可以导致癫痫发作或者意识丧失。CT 扫描可以在栓塞器官或血管内见到气体征象，是诊断空气栓塞的客观依据。

处理原则：迅速识别空气栓塞并立即实施治疗十分重要，对于部分患者可以改善预后。一旦怀疑空气栓塞，应立即撤针，患者应被置于头低足高位，同时，密切监测生命体征，积极给予面罩吸氧及其他相应抢救措施。有学者提出应将患者置于右侧卧位，此时左心室位置高，可防止气体通过位于左心室底部的流出道进入体循环，但此体位增加了气体进入左冠状动脉的概率，也不利于心肺复苏的实施，应视情况而定。高压氧治疗是目前公认的体循环空气栓塞的一线治疗方法，早期干预可将脑血管空气栓塞的病死率降至 7%。但需注意的是，肺穿刺合并空气栓塞的患者常同时合并气胸，而未经临床处理的气胸患者进入高压氧舱可形成张力性气胸，加重患者病情，是高压氧治疗的绝对禁忌证。

预防：①选择穿刺活检目标时应谨慎选择空洞性病灶、血管炎性病灶等；②避免直立体位进行穿刺活检；③避免正压通气状态下进行穿刺活检；④避免同轴套管长时间暴露于空气中，注意随时插入针芯；⑤术中减少出血等医源性损伤，如反复穿刺等；⑥术中减少咳嗽、深呼吸、说话等行为。

3. 肿瘤种植转移 发生率极低，文献报道发生率小于 0.003%，故在满足病理检查条件下，应尽量减少进针次数，降低其发生率。

【病例】

病例 1

病史 患者，男性，59 岁，因“体检时 CT 发现右肺占位 1 月余”，为明确诊断入院。体格检查：左侧胸腔叩击浊音，无叩击痛。实验室检查：白细胞 8.5×10^9/L，CRP 11mg/L。胸部 CT 示右肺低密度影伴肺不张。

灰阶及多普勒超声 凸阵超声探头示右肺可见一低回声病灶，病灶内部回声不均匀，可见无回声区，伴周围肺不张（图 11-3-4A）；高频超声探头示右肺病灶内呈低回声，占位效应明显，伴周围肺不张（图 11-3-4B）；CDFI 示低回声区内彩色血流信号不丰富，周围肺不张区彩色血流信号较丰富（图 11-3-4C）。

超声造影 团注造影剂后，6s 时实变肺组织开始增强，低回声病灶内未见增强；13s 时实变肺组织呈高增强，低回声病灶内呈不均匀性增强，病灶内见无增强区，增强区内可见分隔样增强；28s 时病灶开始廓清，51s 时病灶持续廓清（图 11-3-4D ～图 11-3-4G）。

超声提示 右肺低回声病灶伴周围肺组织实变，首先考虑肺癌，建议穿刺活检（图 11-3-4H）。

病理结果（右肺穿刺组织） 肺小细胞癌。

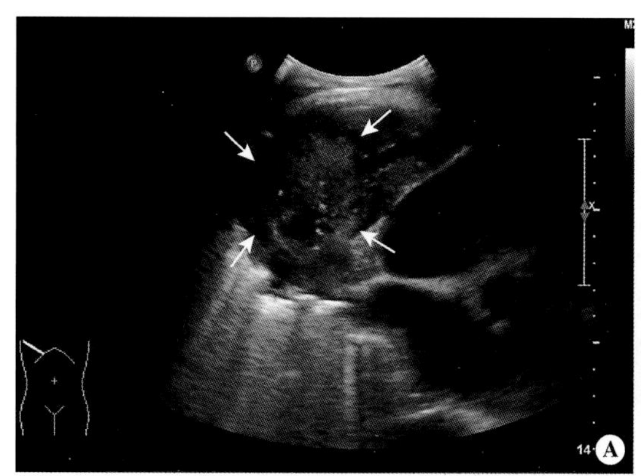

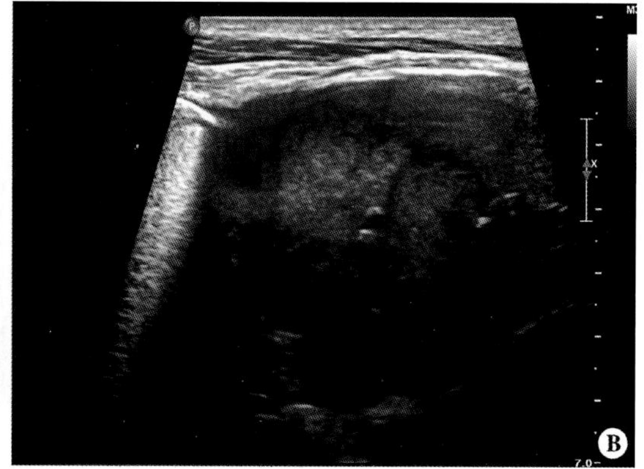

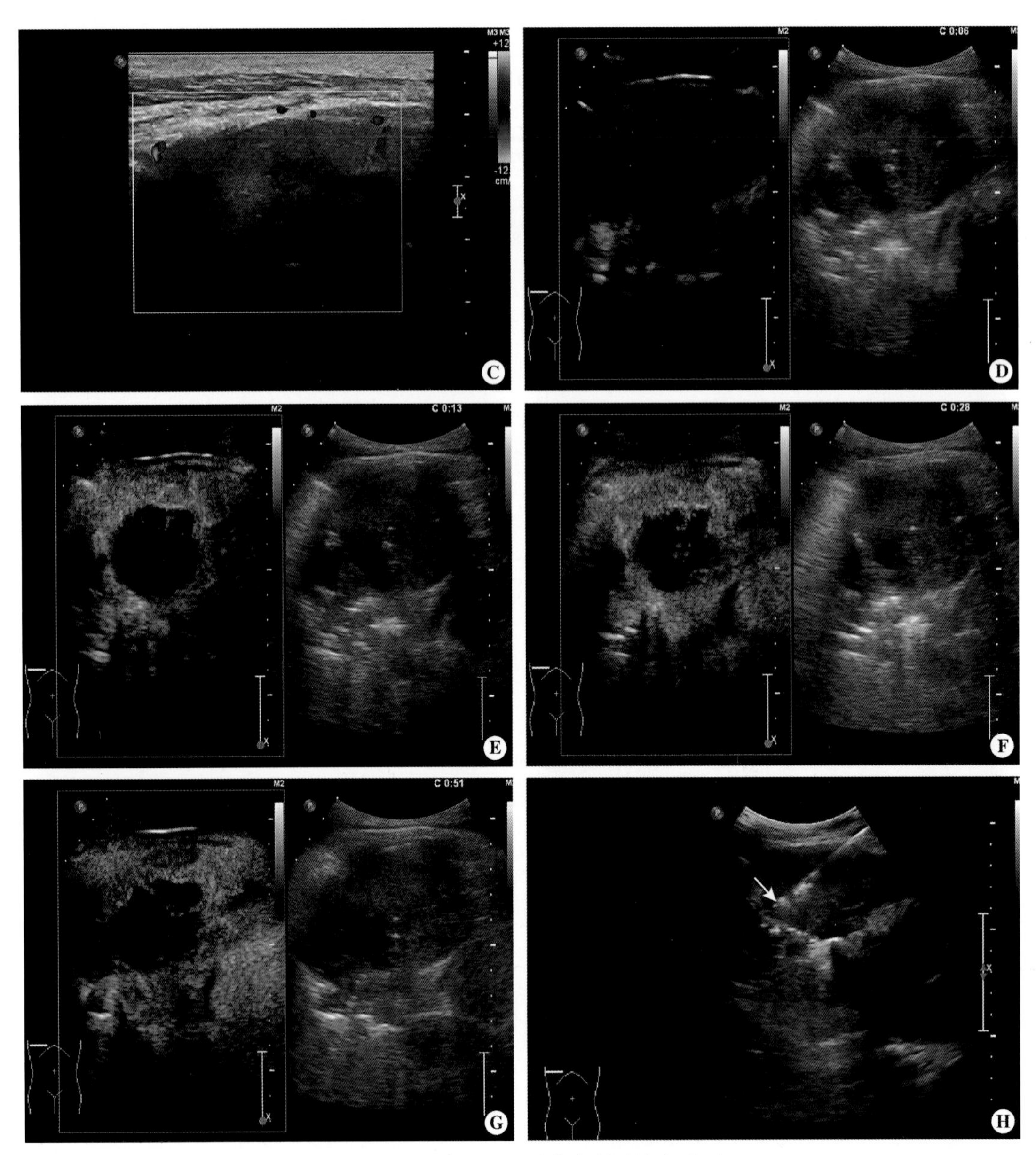

图 11-3-4 超声引导下肺癌穿刺活检术（1）

A. 右肺可见一低回声病灶（箭头），内部回声不均匀，可见无回声区，伴周围肺不张；B. 高频超声探头示右肺病灶内呈低回声，占位效应明显，伴周围肺不张；C. CDFI 示低回声区内彩色血流信号不丰富，周围肺不张区彩色血流信号较丰富；D. 超声造影团注造影剂后，6s 时实变肺组织开始增强，低回声病灶内无增强；E. 13s 时实变肺组织呈高增强，低回声病灶内呈不均匀性增强，内见无增强区，增强区呈分隔样增强；F. 28s 时病灶开始廓清；G. 51s 时病灶持续廓清；H. 超声引导下避开无增强区，对增强区行穿刺活检术（箭头示穿刺针针尖）

病例 2

病史　患者，男性，68 岁，因“咳嗽、咳痰半年余，发热 1 周”入院。体格检查：消瘦体貌，T 40.3℃。实验室检查：白细胞 15.4×10^9/L，CRP 16.00mg/L，癌胚抗原 CEA

2.5μg/L，CA125 59kU/L，CA19-9 9.05kU/L，鳞状细胞癌抗原 5.1μg/L，纤维支气管镜灌洗液实验室检查（-）。CT 示右下肺混杂密度片状影，首先考虑肺脓肿（图 11-3-5A）。

灰阶及多普勒超声　右肺内混合回声病灶，病灶内可见不规则无回声区及强回声区（钙化灶）（图 11-3-5B），CDFI 示病灶内彩色血流信号不丰富，周围肺组织内可见条状彩色血流信号（图 11-3-5C），高频超声示病灶浅部可见一通道样结构与胸壁相连，探头挤压后可见点状回声来回移动（图 11-3-5D）。

超声造影　团注造影剂后病灶边界不清，病灶内见大片无增强区（图 11-3-5E）。

超声引导下行“肺脓肿”置管引流术，引流出淡血性液体（图 11-3-5F，图 11-3-5G），冲洗后引流效果差。引流液送检后无细菌生长。引流液发现肿瘤标志物异常，癌胚抗原 1032μg/L，CA125 410kU/L，CA19-9 454kU/L，建议再次行超声引导下穿刺活检术。

超声复查　病灶较引流术前无明显变化（图 11-3-5H，图 11-3-5I）。

超声造影复查　团注超声造影剂后，12s 时病灶近胸壁处开始增强，20s 时病灶深部可见增强，30s 时病灶深部可见团状增强区，形态不规则呈“孤岛样”（图 11-3-5J ～图 11-3-5L）。

行超声引导下穿刺活检术，取出苍白鱼肉样组织条 3 条（图 11-3-5M，图 11-3-5N）。

病理结果（右肺病灶穿刺组织）　非小细胞肺癌。

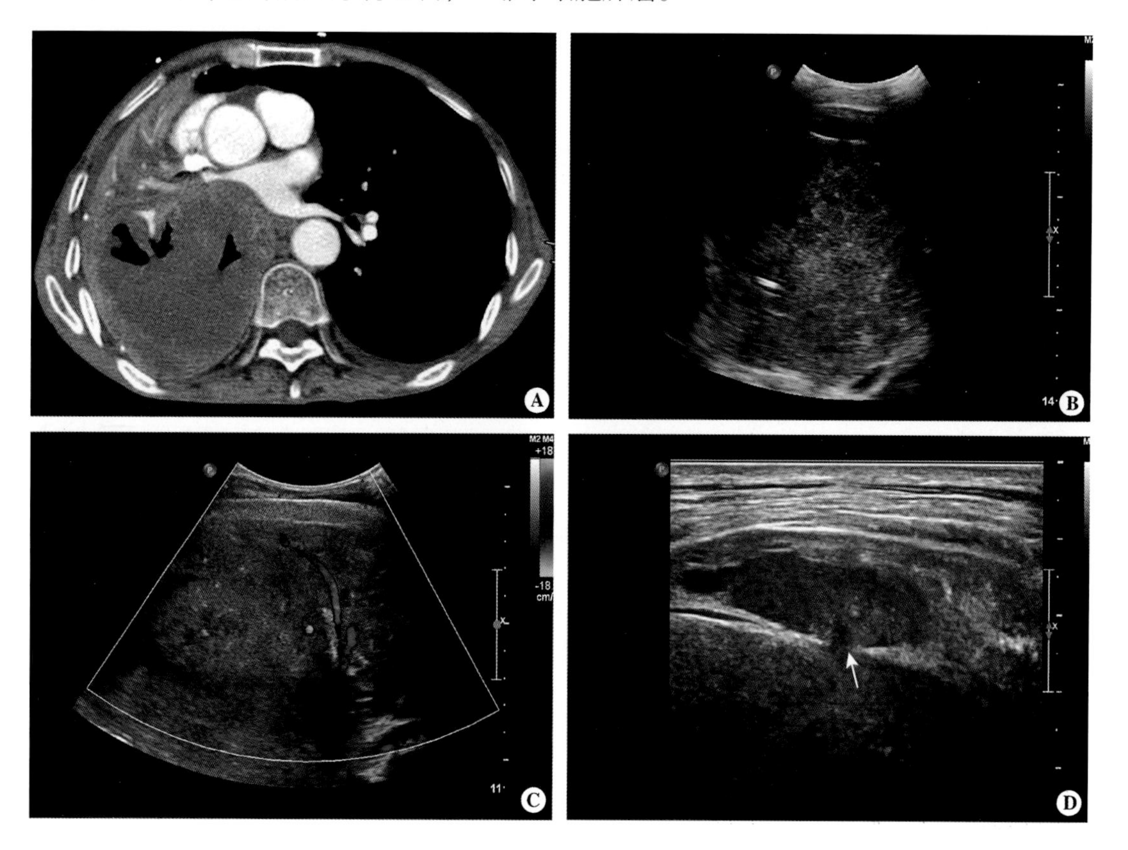

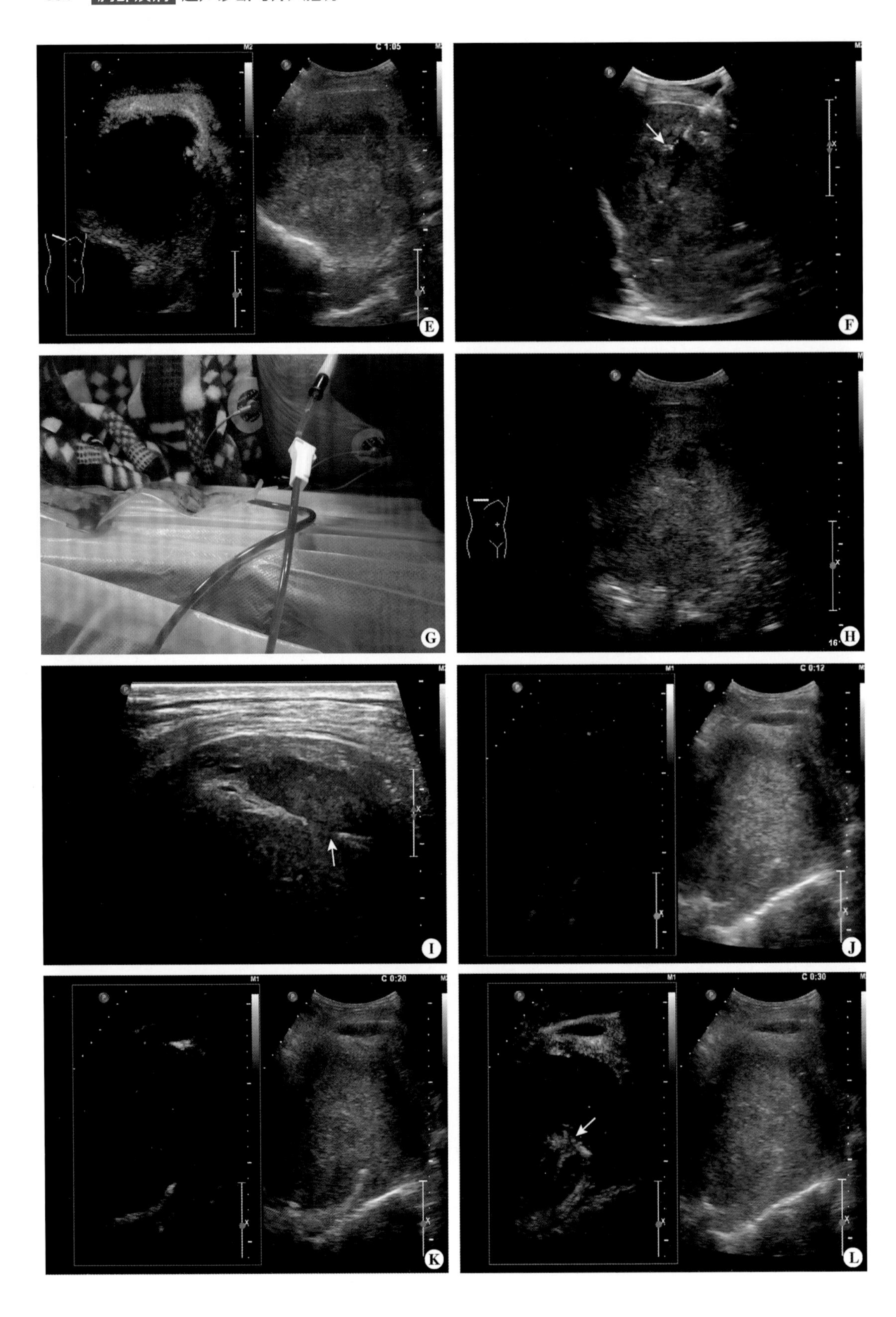
E
F
G
H
I
J
K
L

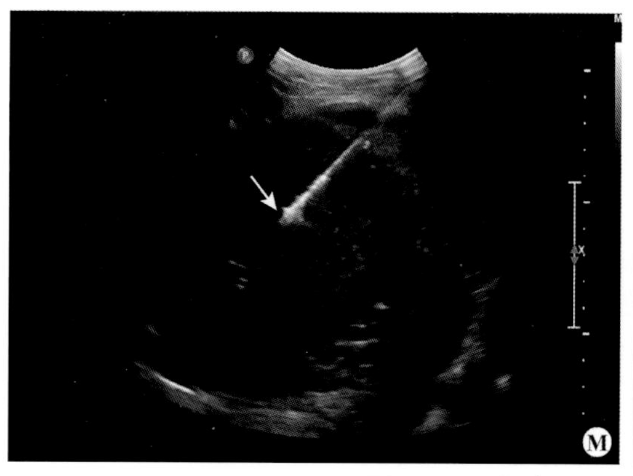

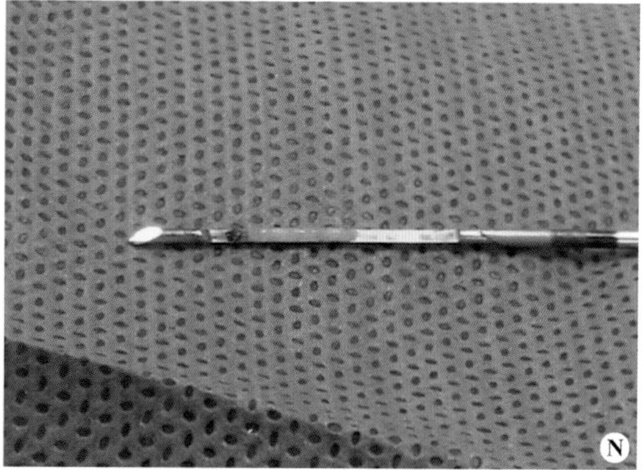

图 11-3-5 超声引导下肺癌穿刺活检术（2）

A. CT 示右下肺片状混杂密度影，内部密度不均，可见气液平；B. 超声示右肺内混合回声病灶，病灶内可见不规则无回声及强回声钙化灶；C. CDFI 示病灶内彩色血流信号不丰富，周围肺组织内可见条状彩色血流信号；D. 高频超声示病灶浅部可见一通道样结构与胸壁相连（箭头），探头挤压后可见点状回声来回移动；E. 超声造影示病灶边界不清，病灶内见大片无增强区；F. 超声引导下行"肺脓肿"置管引流术（箭头示穿刺针针尖）；G. 引流液呈淡红色；H. 再次行超声检查，病灶较引流术前无明显变化；I. 通道样结构如前（箭头），仍有透声差的无回声来回移动；J. 再次行超声造影，团注超声造影剂后，12s 时病灶近胸壁处开始增强；K. 20s 时病灶深部可见增强；L. 30s 时病灶深部团状增强区，形态不规则，呈"孤岛样"（箭头）；M. 超声引导下对增强区行穿刺活检术（箭头示穿刺针针尖）；N. 穿刺活检组织条标本

病例 3

病史 患者，女性，56 岁，因"CT 示右肺多发结节 2 月余"入院，有肺结核病史 1 年余。体格检查：左侧胸腔叩击清音，无叩击痛。实验室检查：白细胞 6.3×10^9/L；CRP 5.0mg/L。胸部 CT 示右肺多发结节影，部分结节贴近胸膜（图 11-3-6A，图 11-3-6B）。

灰阶及多普勒超声 右肺内可见一低回声病灶，大小约 3.2cm×2.3cm，边界不清，其浅侧两端可见肺组织遮挡，CDFI 示病灶内未见明显彩色血流信号；右肺下叶另见一较大的低回声病灶，边界清，位于肋膈角，病灶内未见明显彩色血流信号（图 11-3-6C ～图 11-3-6F）。

超声造影 团注造影剂后，16s、33s 时右侧胸腔较小病灶内未见明显增强，周边环形增强；93s 时观察右肺下叶较大病灶呈不均匀性增强，可见少量无增强区（图 11-3-6G ～图 11-3-6I）。

超声诊断 右肺低回声病灶伴部分病灶坏死，结合病史考虑肺结核。行超声引导下右肺穿刺活检术（图 11-3-6J）。

实验室结果（穿刺组织） Xpert MTB/RIF（+）

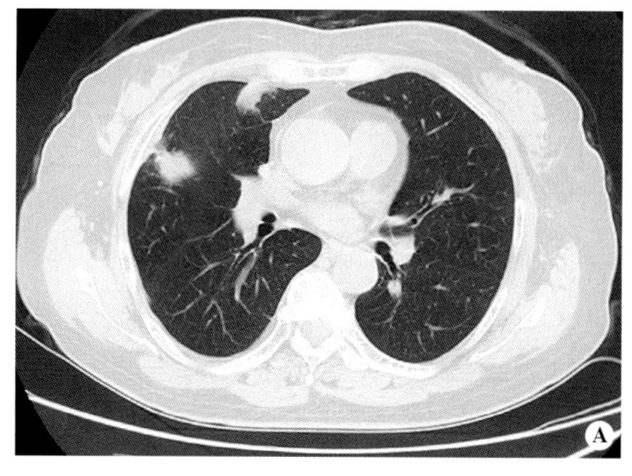

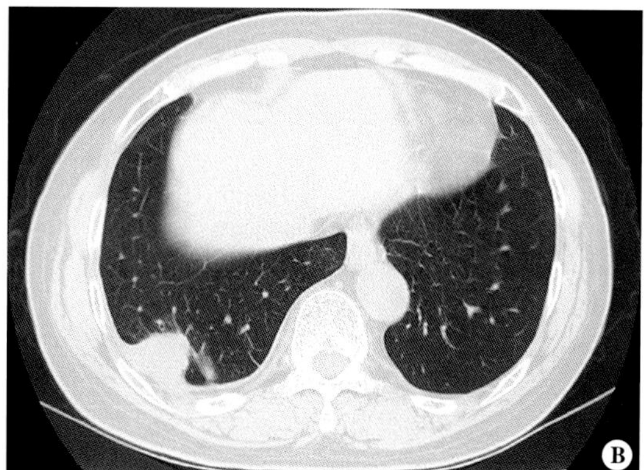

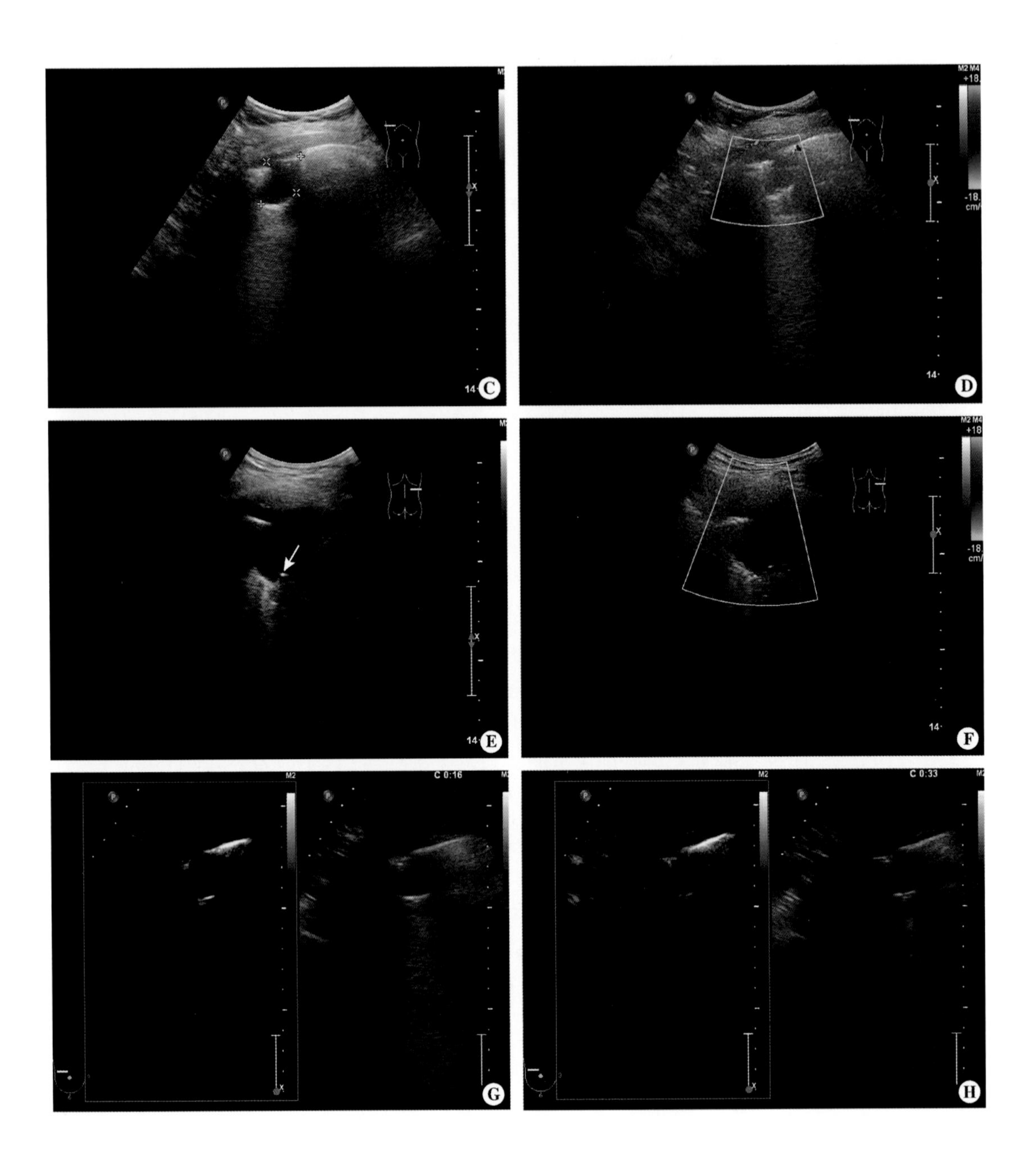
C
D
E
F
C 0:16
G
C 0:33
H

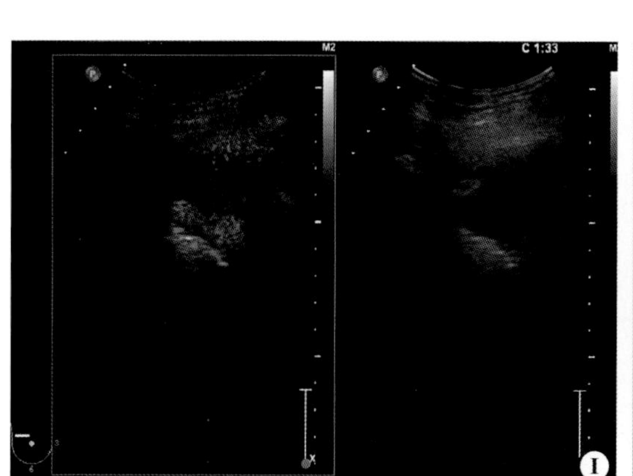

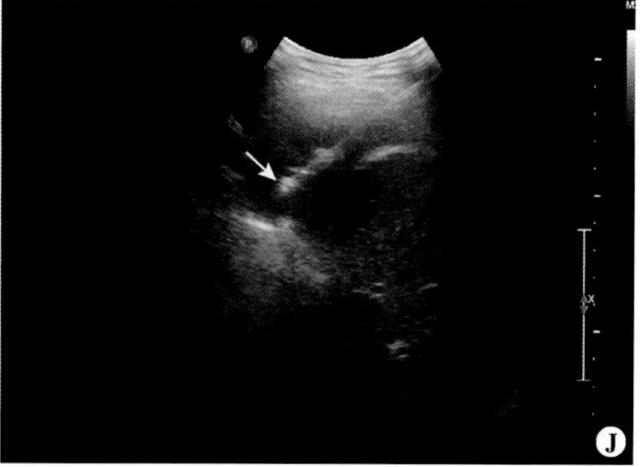

图 11-3-6 超声引导下肺结核穿刺活检术（1）

A、B. 胸部 CT 示右肺多发结节影，部分结节贴近胸膜；C. 右肺可见一低回声病灶，边界不清，其浅侧两端可见肺组织遮挡；D. CDFI 示病灶内未见明显彩色血流信号；E. 右肺下叶另见一较大低回声病灶，边界清，位于肋膈角；F. 病灶内未见明显彩色血流信号；G、H. 团注造影剂后，16s、33s 时右侧胸腔较小病灶内未见明显增强，周边环形增强；I. 93s 时观察右肺下叶较大病灶呈不均匀性增强，可见少量无增强区；J. 超声引导下穿刺活检术（箭头示穿刺针针尖）

病例 4

病史　患者，男性，41 岁，因“CT 发现右肺占位 1 月余”入院，既往肺结核病史。体格检查：右侧胸腔局部听诊呼吸音减低。实验室检查：白细胞 7.3×10^9/L，CRP 8mg/L。胸部 CT 示右肺低密度影，考虑炎性病灶。

灰阶及多普勒超声　右肺内低回声病灶，边界尚清，呈楔形，与壁胸膜分界清，病灶内彩色血流信号较丰富，可见两支粗大的血管来源于深部肺组织内，PW 示病灶内高阻频谱（图 11-3-7A ～图 11-3-7C）。

超声造影　团注造影剂后，6s 时病灶开始增强，呈树枝状增强，16s 时病灶内不均匀性增强，可见不规则无增强区，45s 时病灶开始廓清（图 11-3-7D ～图 11-3-7F）。

超声提示　右肺内低回声病灶伴部分坏死，结合病史考虑肺结核。行超声引导下右肺穿刺活检术（图 11-3-7G，图 11-3-7H）。

实验室结果（穿刺组织）　Xpert MTB/RIF（+）。

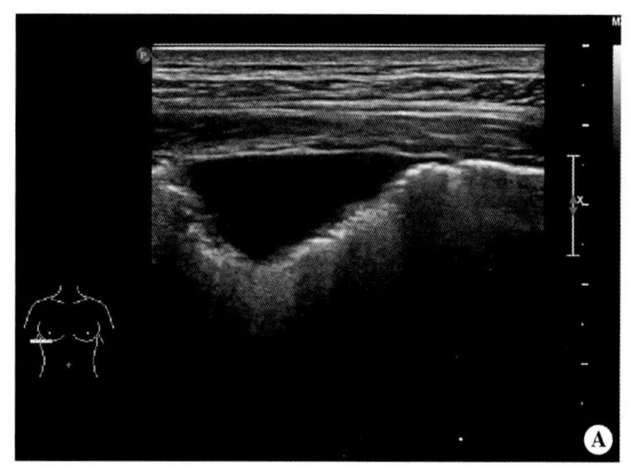

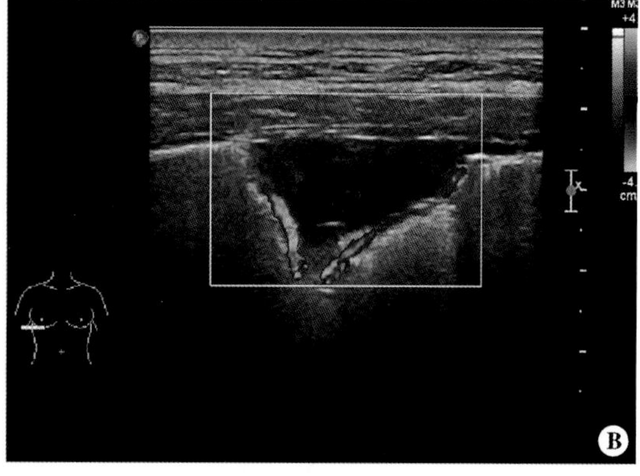

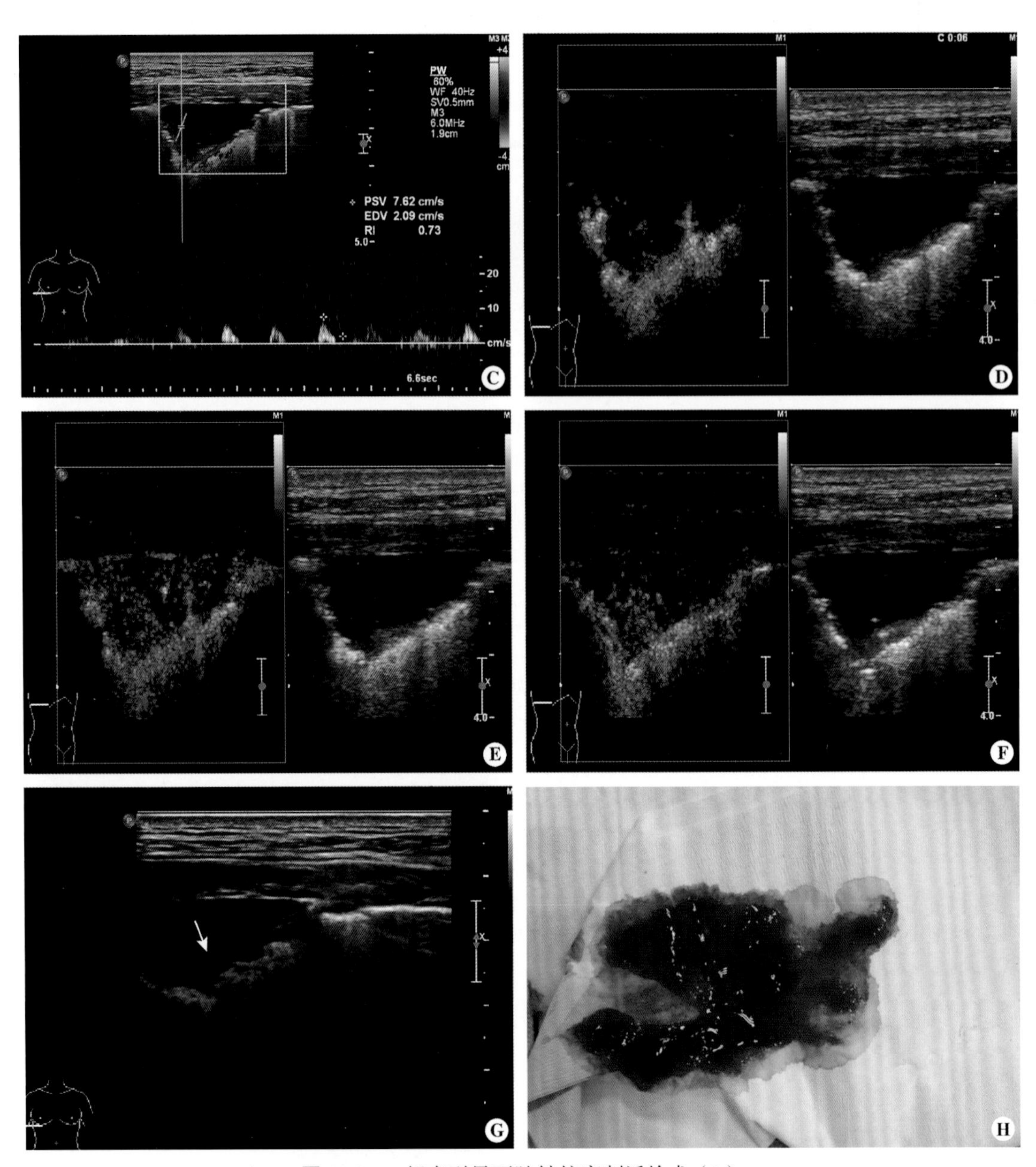

图 11-3-7　超声引导下肺结核穿刺活检术（2）

A. 右肺低回声病灶，边界尚清，与壁胸膜分界清；B. 病灶内彩色血流信号较丰富，可见两支粗大的血管来源于深部肺组织内；C. PW 示病灶内高阻频谱；D. 团注造影剂后，6s 时病灶开始增强，呈“树枝状”增强；E. 16s 时病灶内不均匀性增强，可见不规则无增强区；F. 45s 时病灶开始廓清；G. 超声引导下右肺病灶穿刺活检术（箭头示穿刺针针尖）；H. 穿刺 1 分钟后患者咯血，自咯出血凝块到痰中带少量血丝历时约 15 分钟

（徐建平　冯　娜）

第四节　纵隔疾病超声引导下穿刺活检术

因胸骨、肋骨的遮挡，超声对纵隔占位性病变常显示率较低，经胸超声引导下纵隔占位穿刺活检术在多数情况下应用于前纵隔占位。但近年来，内镜超声、EBUS 等超声技术

的发展，使得超声引导下纵隔占位穿刺活检术应用范围更为广泛，适用于经胸超声不易显示的后纵隔、上纵隔及下纵隔占位性病变。有学者研究表明，超声引导下纵隔占位穿刺活检术诊断准确率可达96%，敏感度95%。

【操作方法】

（1）根据病灶位置、周边组织情况，选择合适体位、进针点、穿刺路径，通常前纵隔、中纵隔病变活检经胸骨旁入路，其他后纵隔病变经椎旁入路。常规消毒、铺巾、局部麻醉，超声实时引导下穿刺活检术，活检组织送相关检查（详见本章第二节）。

（2）术后局部加压，静卧，吸氧、心电监护（详见本章第三节）。

【注意事项与并发症】

1. 注意事项

（1）术前行CT、MRI等影像学检查，评估病灶大小变化及与周围血管、心脏、肺等重要脏器的毗邻关系，确定进针路径避免损伤上述器官。

（2）术前常规观察肋间动脉及内乳动脉的分布，并选择进针路径，避免损伤肋间血管。经胸骨旁进针路径穿刺过程中需反复结合CDFI来显示内乳动脉，避免其损伤。

（3）宜选择皮肤至病灶的最短距离，对于可进针范围较窄的病灶，尽可能地选用小凸阵探头引导，缩短穿刺针在病灶内的停留时间。当针尖显示不清时，禁止盲目进针或取材，可适当调整进针角度显示针尖，但应尽量避免反复调整。

（4）可应用超声造影评估病灶内血供及坏死区，穿刺过程中避开大血管及病灶内坏死区，以提高穿刺取材成功率。

（5）穿刺点压迫止血至少15分钟，超声复查纵隔、心包腔、胸腔排除出血。一旦发现纵隔积液、新发心包积液，应积极止血及严密观察是否有心脏压塞，必要时选择外科手术治疗。

2. 并发症

（1）气胸及处理原则（详见本章第二节）：尽量选择小凸阵探头引导穿刺，减少气胸的发生。

（2）出血：多为咯血和胸腔内出血，主要由穿刺过程中未能避开大血管所致，少量出血在局部加压包扎后可自行恢复；大量出血或咯血应嘱患者静卧休息、避免剧烈咳嗽，必要时可加用止血药物，酌情考虑外科手术止血。

（3）感染：注意无菌操作，术后应用抗生素预防，一般可避免发生。

（4）肿瘤种植转移：发生率极低，对不同的病灶可更换穿刺针。

【病例】

病史　患者，男性，59岁，因“CT发现纵隔占位1天”就诊。体格检查：胸骨右侧可触及肿物，边界不清，质地硬，活动度差，无压痛。实验室检查：白细胞4.3×10^{9}/L。胸部CT示上纵隔实性占位，不均匀性强化，提示纵隔肿瘤，来源于胸腺可能（图11-4-1A，图11-4-1B）。

灰阶及多普勒超声　胸骨右侧纵隔内可见一低回声团块，大小约6.7cm×4.5cm，与肺分界不清，与升主动脉、心包壁分界不清，部分包绕升主动脉，团块浅表部分回声不均匀，与胸膜、胸壁分界不清（图 11-4-1C，图 11-4-1D）。CDFI 示低回声团块内彩色血流信号较丰富，并测得高阻动脉频谱，RI 0.78（图 11-4-1E，图 1-4-1F）。

超声弹性成像　团块以蓝色为主，质地较硬（图 11-4-1G）。

超声造影　团注造影剂后，10s 时团块内开始增强，20s 时增强达峰，团块内部均匀高增强，25s 时团块内造影剂开始廓清，45s 时持续廓清，70s 时多方向观察团块内可见无增强区（图 11-4-1H ～图 11-4-1L）。

超声提示　右侧纵隔低回声团块，血供丰富伴坏死，首先考虑胸腺恶性肿瘤，行超声引导下团块穿刺活检术（图 11-4-1M）。

病理结果（活检组织）　见明显的异型上皮样细胞浸润，结合免疫组化结果提示鳞状细胞癌，考虑胸腺癌。

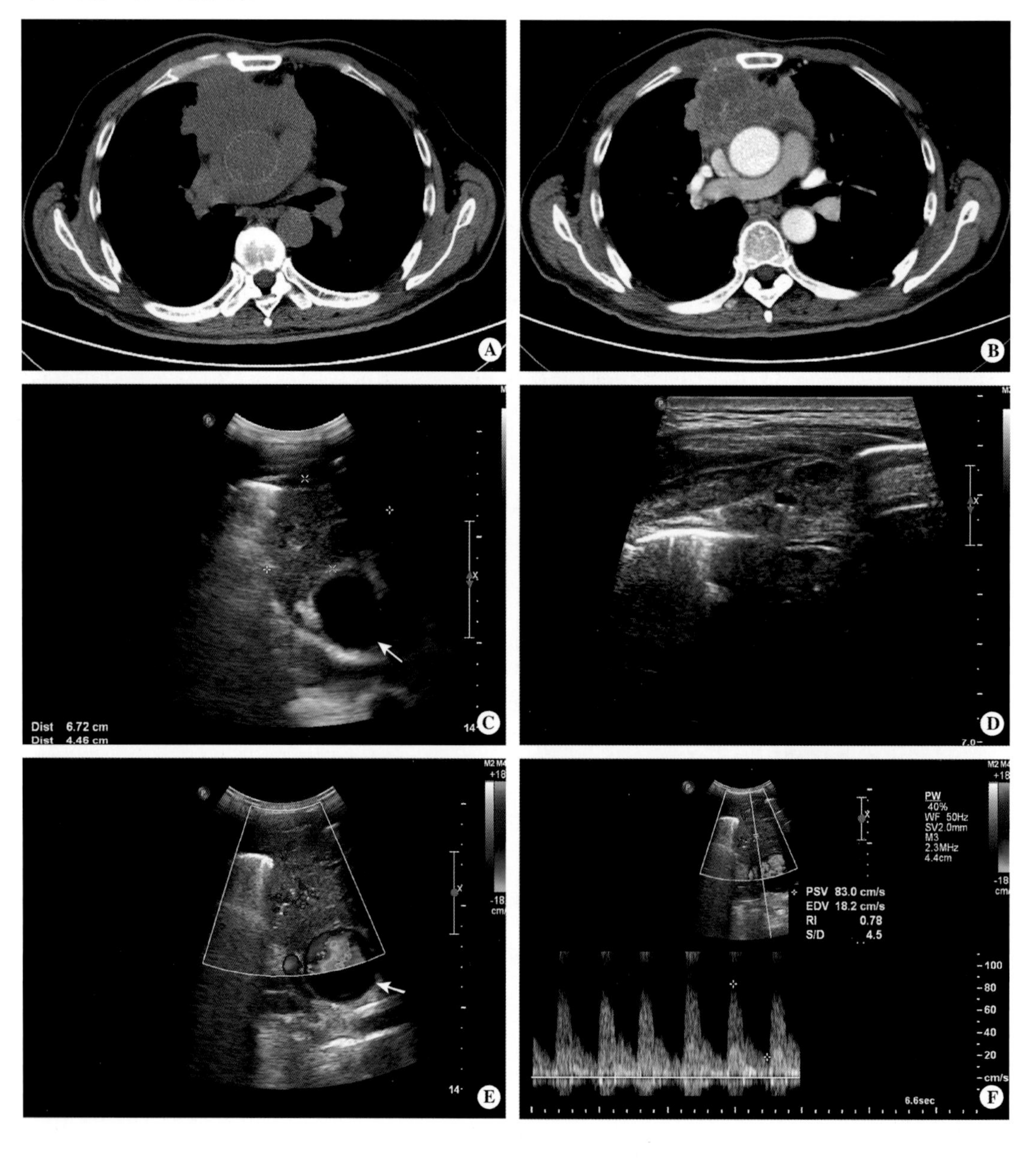

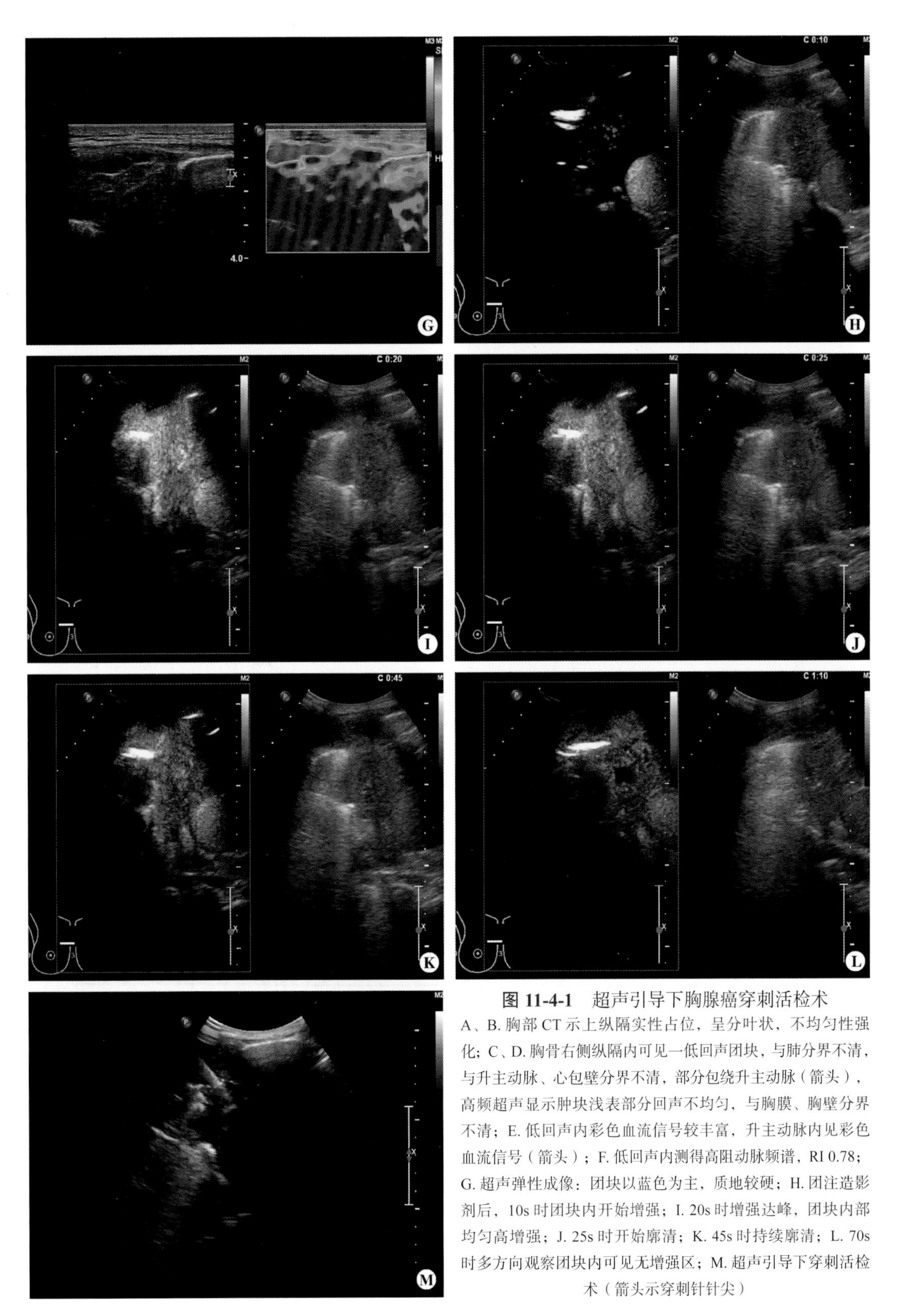

图 11-4-1 超声引导下胸腺癌穿刺活检术

A、B. 胸部 CT 示上纵隔实性占位，呈分叶状，不均匀性强化；C、D. 胸骨右侧纵隔内可见一低回声团块，与肺分界不清，与升主动脉、心包壁分界不清，部分包绕升主动脉（箭头），高频超声显示肿块浅表部分回声不均匀，与胸膜、胸壁分界不清；E. 低回声内彩色血流信号较丰富，升主动脉内见彩色血流信号（箭头）；F. 低回声内测得高阻动脉频谱，RI 0.78；G. 超声弹性成像：团块以蓝色为主，质地较硬；H. 团注造影剂后，10s 时团块内开始增强；I. 20s 时增强达峰，团块内部均匀高增强；J. 25s 时开始廓清；K. 45s 时持续廓清；L. 70s 时多方向观察团块内可见无增强区；M. 超声引导下穿刺活检术（箭头示穿刺针针尖）

（于秀蕾 程 芸）

第五节 胸腔积液超声引导下抽液术及置管引流术

胸腔积液包括恶性、感染性、心源性、肾源性、风湿免疫性、外伤性、医源性及膈下手术或炎症导致的反应性胸腔积液等，临床常需对其进行定性诊断或介入治疗以达到明确积液性质、消除肺部压迫、改善通气、包裹性积液腔内注药等目的。超声引导下胸腔抽液术及置管引流术因实时直观、安全性高等优势在临床上应用日益广泛。

胸腔穿刺抽液术：超声引导下胸腔穿刺适用于超声能显示的胸腔积液，极少量的胸腔积液穿刺成功率亦是极高的，可明确胸腔积液的性质。

胸腔穿刺置管引流术：无论何种类型的大量胸腔积液，为减少反复操作及感染机会，目前临床上常采用置管引流术。液气胸患者、脓胸患者均可采用置管引流术。胸腔置管引流后，引流管留置的时间一般不超过 15 天，特殊情况可酌情延长留置时间。

胸腔注药：恶性胸腔积液化疗药物注射，脓胸患者引流、冲洗、药物注射，结核性胸腔包裹性积液尿激酶注射等。

【操作方法】

（1）患者取坐位或侧卧位，严重外伤或重症患者可采用半卧位或卧位。

（2）术前常规超声检查：①胸腔积液穿刺常以腋后线及肩胛线为进针路线，故除常规探查胸腔积液量外，还需重点观察腋后线及肩胛线之间的无回声范围；②观察胸膜有无增厚、钙化、胸膜腔内有无占位性病变；③结合术前 CT 检查确定包裹性积液数目、范围、积液内部透声及有无分隔等。

（3）依据穿刺距离最近、液体最深，以及避开肺组织、膈肌、心脏及钙化多的胸膜的原则，选取诊断性穿刺或置管的部位，并在体表标记，选择合适的器械：① PTC（percutaneous transluminal coronary）针 18G；②中心静脉导管；③多功能引流管（猪尾巴导管），能引流较浓稠的胸腔积液，并可用于冲洗。

（4）常规消毒、铺巾和局部麻醉。

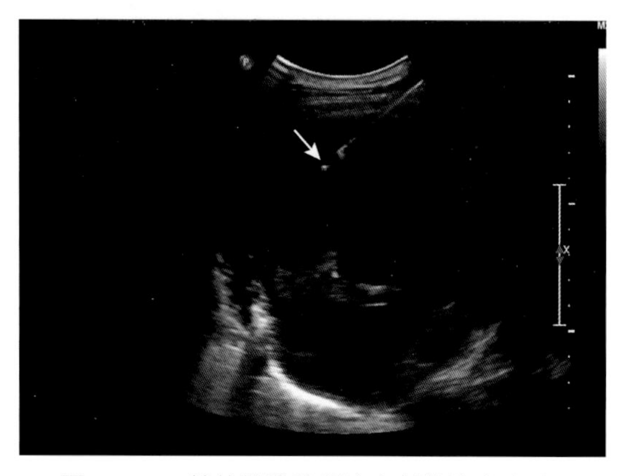

图 11-5-1　结核性胸腔积液穿刺抽液术（1）
超声引导下胸腔积液穿刺抽液术，术中实时显示穿刺针（箭头示穿刺针针尖）

（5）呼吸控制：少量的胸腔积液穿刺时，让患者保持呼吸平静，以减少穿刺针对肺脏、膈肌及膈下脏器的损伤。

（6）术中全程心电监护和血压监测：观察心率、血压、呼吸频率变化，做到实时胸膜反应预警。

（7）超声实时引导穿刺抽液术，实时显示针尖位置、进针深度（图 11-5-1），抽液过程中实时调整针尖位置，避免损伤周围脏器（图 11-5-2）。

（8）胸腔置管引流时，常使用中心静脉导管，因其穿刺针较细，穿刺时迅速通过胸膜置入导丝及引流管，不易损伤肺及胸膜。积液透声较差者可选用多功能引流管（猪尾巴导管）。

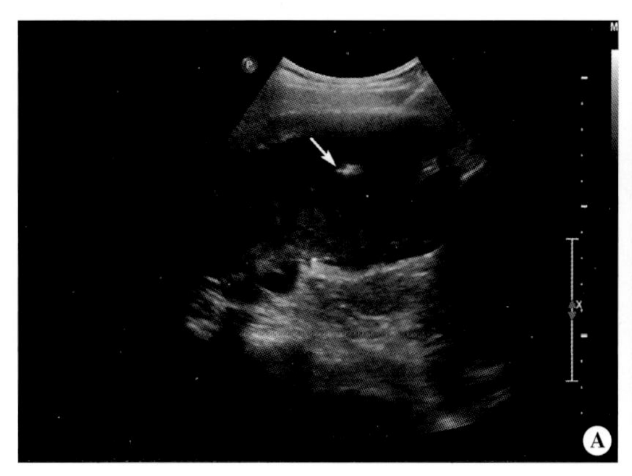
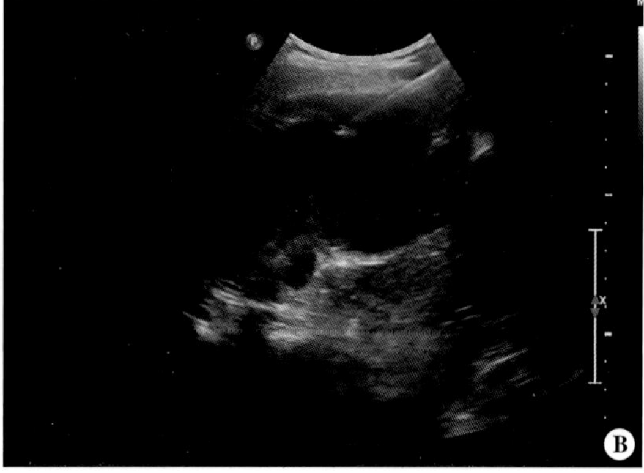

图 11-5-2　结核性胸腔积液穿刺抽液术（2）

A. 超声引导下胸腔积液穿刺抽液术，术中实时调整穿刺针（箭头示穿刺针针尖）；B. 根据抽液通畅程度及胸腔积液量实时调整针尖方向及位置

（9）引流液送检：根据不同病情选取体液常规、细胞学检查、细菌培养 + 药物敏感试验、结核基因检测等多项检查项目。

【注意事项】

（1）穿刺点宜选择腋后线、肩胛线肋骨上缘进针，术前探查肋间动脉走行，穿刺路径避开肋间动脉。

（2）置入引流管时导管宜置于胸腔低位，以提高引流效果。结核性脓胸需放置引流管时，为了避免形成长期不愈的窦道，应选择正常皮肤处斜行进针通过胸壁，进针路径选择均匀一致的区域，避免通过含气区域，以降低发生支气管胸膜瘘的风险。

（3）抽液和引流应缓慢进行，避免放液过快导致急性肺充血或纵隔摆动。一般成人初次引流液小于 1000ml，之后每天引流总量 1000ml 左右。双侧胸腔引流时，引流量按照上述原则进行。

（4）术后注意事项：术后卧床休息，普食，保持伤口干燥，禁止剧烈运动。告知可能的并发症，如有胸壁异常隆起，需马上就诊。

（5）术后引流不畅，需观察引流管壁外段有无弯折，复查胸腔超声，观察引流管位置，如引流管位置在胸腔积液区内，则可用生理盐水冲洗引流管，或者拔出部分引流管等方法使引流顺畅。结核性包裹性胸腔积液患者引流不畅常为纤维分隔或者坏死物堵塞引流管，可对其进行尿激酶注射 20 万 U 封管 1 ～ 2 小时后重新开放引流管。

（6）如因引流堵塞冲洗不成功需要更换引流管的患者，应先拔出旧管，后再重新置管；可进针范围较小的包裹性积液患者，可在拔出旧管后 1 ～ 2 天待皮肤的创口愈合后再重新置管，以便减少出血、气胸、感染等并发症的发生。

【并发症及处理方法】

（1）胸膜反应（详见本章第二节）。

（2）血胸：可能因肋间血管损伤所致，有时原因不明（处理方法详见本章第二节）。

（3）肺复张后低血压：患者在抽液或抽气后出现心慌、胸闷、出汗、面色苍白、脉搏细弱及血压下降等症状。

（4）复张后肺水肿：由于过多过快地抽液或抽吸负压过大，使胸膜腔负压骤然增大，压缩的肺组织快速复张，肺血管也随之扩张，可很快造成血管外渗，形成复张后肺水肿，按急性肺水肿处理。

（5）胸壁血肿：多因肋间血管损伤所致（处理参考血胸）。

（6）气胸：常为空气经抽液器械漏入胸膜腔或因穿破肺组织所致，后者在实时超声引导下操作发生率极低。少量气胸不须处理，量较多时可以抽出。临床症状明显的气胸立即行胸腔闭式引流。

（7）引流管堵塞：使用生理盐水冲洗，如不能解除可考虑更换更粗的引流管。

【病例】

病例 1

病史　患者，女性，55 岁，因“CT 发现左侧胸腔积液 1 周”就诊。体格检查：左侧胸腔叩击浊音，无叩击痛。实验室检查：白细胞 7.4×10^9/L。胸部 CT 示左侧胸腔积液、胸膜增厚。

灰阶及多普勒超声　左侧胸腔片状无回声，内可见较多分隔，壁胸膜可见结节样改变（图 11-5-3A ～图 11-5-3C）；超声造影示部分肺组织实变，呈高增强，分隔无增强（图 11-5-3D ～图 11-5-3F）。

超声提示　左侧胸腔包裹性积液伴胸膜结节样增厚，考虑结核性胸腔积液。行超声引导下胸腔积液置管引流术（图 11-5-3G ～图 11-5-3I）。

实验室结果（胸腔积液）　培养未见结核分枝杆菌生长，Xpert MTB/RIF（+）。

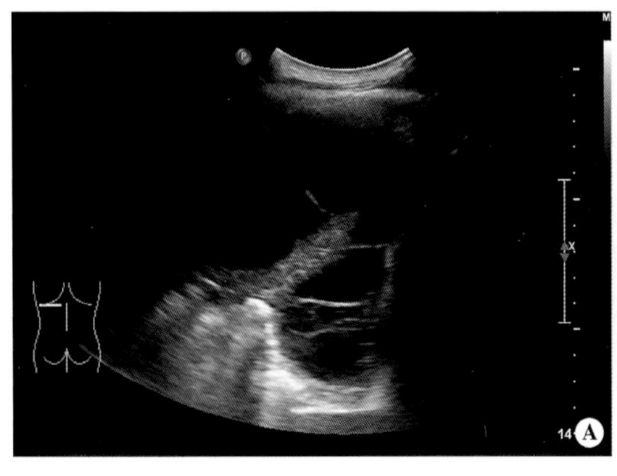

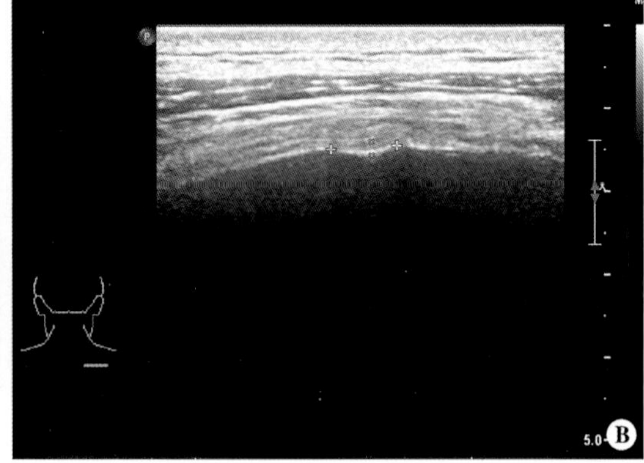

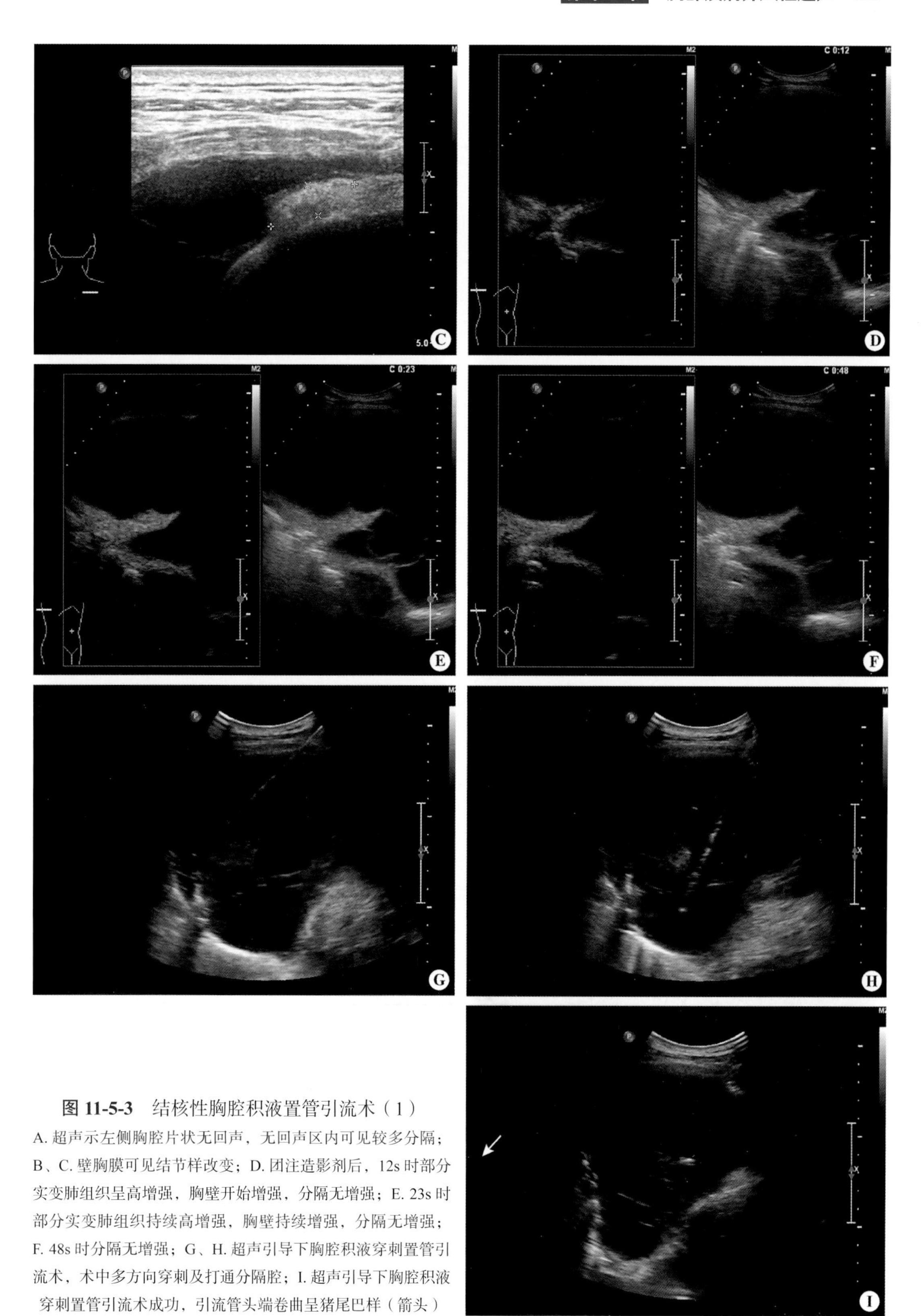

图 11-5-3 结核性胸腔积液置管引流术（1）
A. 超声示左侧胸腔片状无回声，无回声区内可见较多分隔；B、C. 壁胸膜可见结节样改变；D. 团注造影剂后，12s 时部分实变肺组织呈高增强，胸壁开始增强，分隔无增强；E. 23s 时部分实变肺组织持续高增强，胸壁持续增强，分隔无增强；F. 48s 时分隔无增强；G、H. 超声引导下胸腔积液穿刺置管引流术，术中多方向穿刺及打通分隔腔；I. 超声引导下胸腔积液穿刺置管引流术成功，引流管头端卷曲呈猪尾巴样（箭头）

病例 2

病史　患者，女性，48 岁，因“确诊肺结核 1 个月，右侧胸腔积液 2 周”就诊。体格检查：右侧胸腔叩击浊音，无叩击痛。实验室检查：白细胞 5.6×10^{9}/L。胸部 CT 示右侧胸腔积液、胸膜增厚。

灰阶及多普勒超声　右侧胸腔见片状无回声区，内可见较多分隔呈网状（图 11-5-4A），CDFI 示分隔未见明显彩色血流信号（图 11-5-4B）；高频超声显示胸壁深部有粗大血管（图 11-5-4C，图 11-5-4D）；超声造影示肺部呈高增强，胸壁呈高增强，无回声区及分隔无增强（图 11-5-4E ～图 11-5-4H）。

超声提示　左侧胸腔包裹性积液伴胸膜结节样增厚，考虑结核性胸腔积液。行超声引导下胸腔积液置管引流术（图 11-5-4I，图 11-5-4J）。

实验室结果（胸腔积液）　培养未见结核分枝杆菌生长，Xpert MTB/RIF（+），证实为结核性胸腔积液。

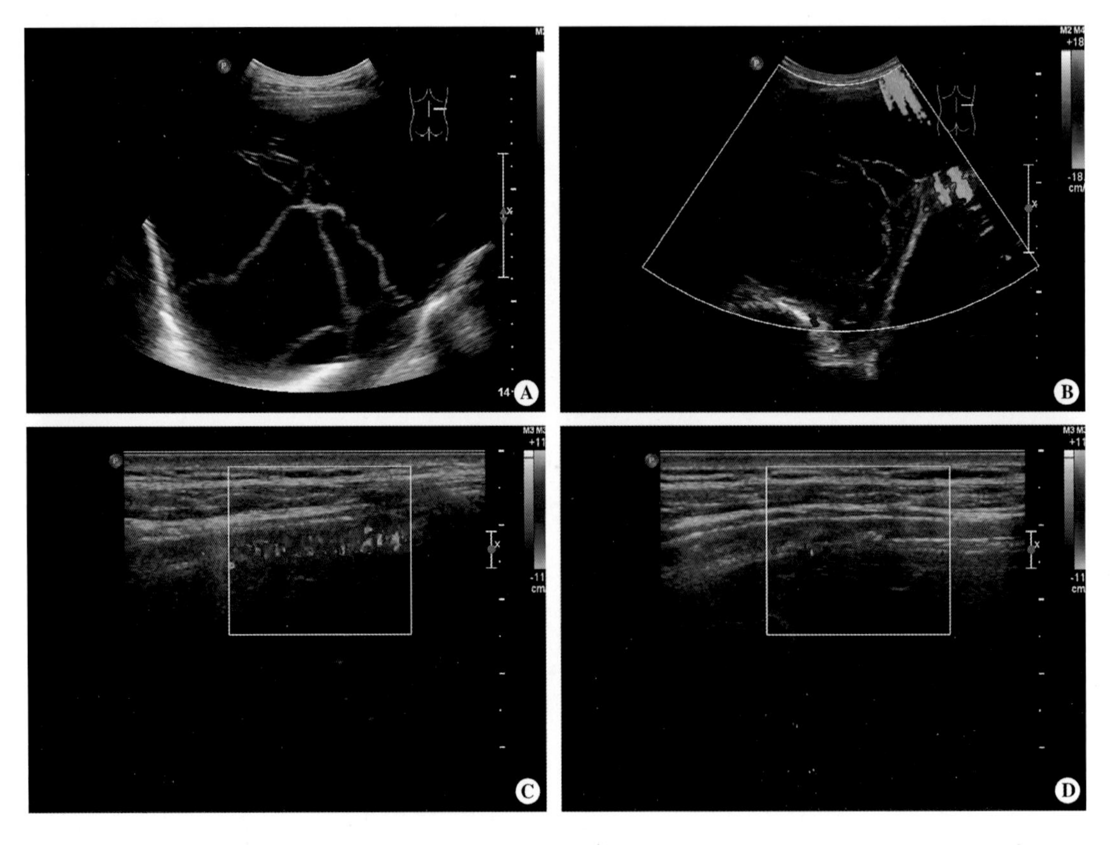

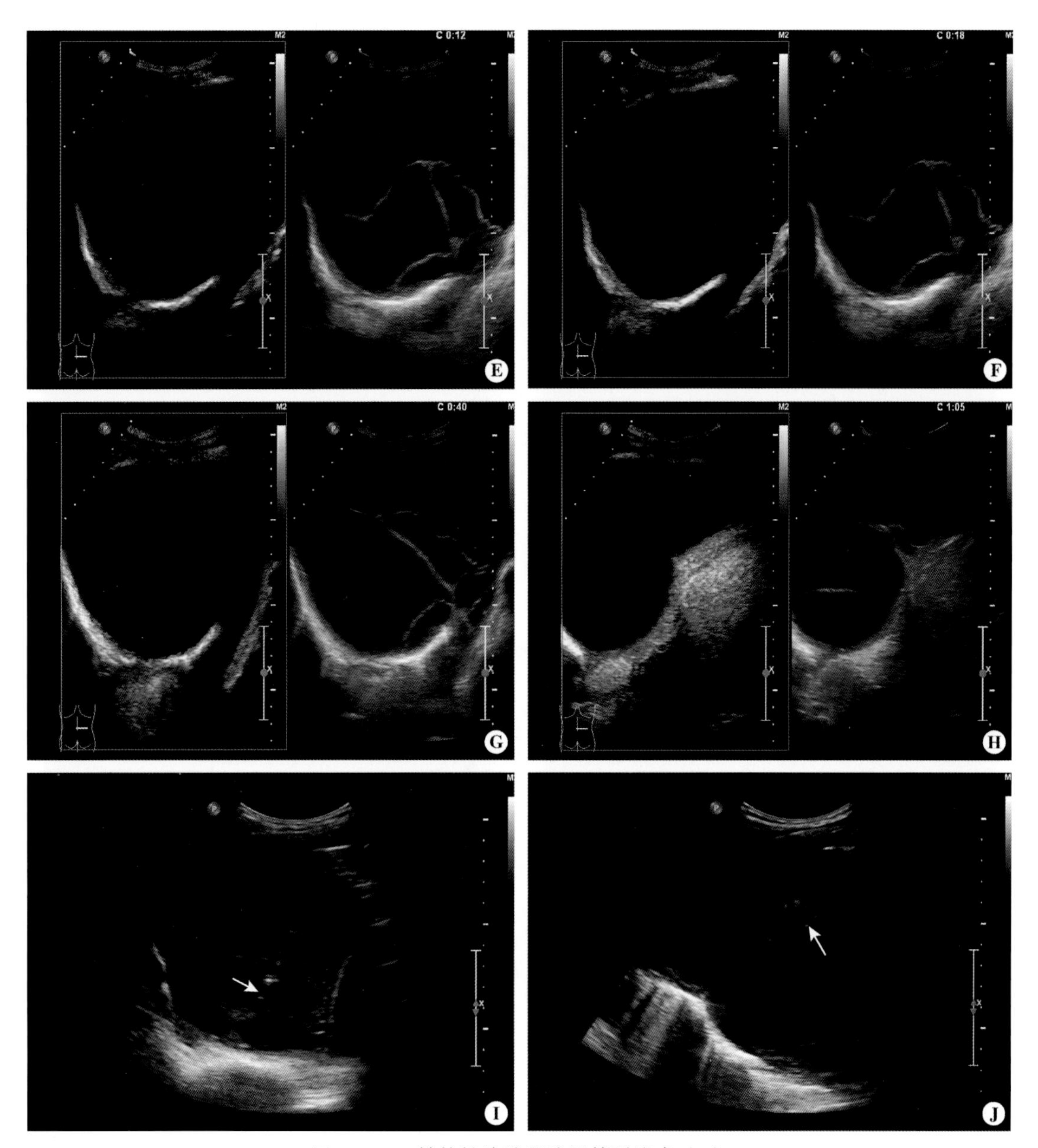

图 11-5-4 结核性胸腔积液置管引流术（2）

A. 超声示右侧胸腔片状无回声区，内可见较多分隔呈网状；B. CDFI 示分隔未见明显彩色血流信号；C. 高频超声显示胸壁深部有较大的血管，穿刺过程中应避开；D. 高频超声显示胸壁未见明显粗大血管，穿刺路径可选择此区；E. 团注造影剂后，12s 时肺部呈高增强，胸壁开始增强，分隔无增强；F. 18s 时肺组织持续高增强，胸壁持续增强，分隔无增强；G. 40s 时分隔无增强；H. 65s 时周围分隔无增强；I、J. 超声引导下胸腔积液置管引流术，术中多方向穿刺及打通分隔腔（I 图箭头示穿刺针针尖，J 图箭头示引流管）

（张文智　肖淑君）

第六节　胸壁脓肿介入性超声治疗

胸壁脓肿是胸壁的感染性疾病，常见于结核分枝杆菌感染，可发生于胸壁各层组织。胸壁脓肿介入性超声治疗包括超声引导下抽液冲洗术、置管引流术及注药术等，胸壁脓肿暂无破溃危险时，在抗感染治疗的基础上对其行介入性超声治疗，不仅可缓解疼痛等临床症状，更可促使病灶吸收，缩短病程，是一种安全有效的治疗方法。

【操作方法】

（1）根据脓肿部位及周边有无粗大血管，选择合适的体位和穿刺路径，常规消毒、铺巾、局部麻醉（详见本章第二节）。

（2）行超声引导下抽液术或置管术时将穿刺针迅速潜行刺入脓肿内，置管者可将针尖置于中央，置入引流管，术后将抽出的脓液送实验室检查以明确诊断。

（3）抽出脓液后，经生理盐水反复冲洗 2 ～ 4 次并抽尽。

（4）如脓腔较大时，可放置引流管进行引流，引流期间应每天定时用生理盐水冲洗引流管，确保引流通畅。

（5）术后局部加压包扎，压迫止血。

（6）平卧休息，避免剧烈咳嗽及运动，注意观察有无皮肤隆起、引流管通畅程度。

（7）如为结核性胸壁脓肿注药治疗，注入药物通常为异烟肼或利福平，在冲洗液体清亮后注入，每隔 1 天治疗 1 次或每周 2 ～ 3 次，疗程根据脓腔缩小程度而定。

【注意事项与并发症】

1. 注意事项

（1）避免损伤肋间血管（详见本章第二节）。

（2）可应用超声造影评估病灶周边血供及坏死区，穿刺过程中准确评估坏死区范围，以提高脓液抽出率。

（3）选择内径适宜的引流管，脓液较稠厚的，尽量选择较粗的多功能引流管，必要时可植入两根引流管，便于冲洗。

（4）胸壁结核性脓肿患者，穿刺点应位于脓肿的外上方（图 11-6-1），穿刺针在皮下组织潜行后再刺入脓肿，抽取脓液，避免针道成直线导致脓液外漏，形成胸壁窦道。

（5）胸壁结核性脓肿注药后尽量不要加压包扎，以免增加脓腔内压力，导致药物外溢。

（6）抽液速度宜慢不宜快，可降低脓腔内坏死物及分隔堵住针孔而导致抽液失败的概率。抽液困难的患者，可使用 16G 静脉留置针抽液，不仅可提高抽液效率，而且可降低抽液过程中损伤脓腔内壁引起出血的风险。

2. 并发症

（1）穿刺部位疼痛：是穿刺置管术后常见并发症，一般于穿刺后 24 小时可自行缓解。

（2）出血：由穿刺过程中损伤大血管所致。少量出血通过局部加压包扎可自行停止，患者应保持平静呼吸，避免剧烈咳嗽，必要时可加用止血药物。中、大量出血应请胸外科会诊并处理。

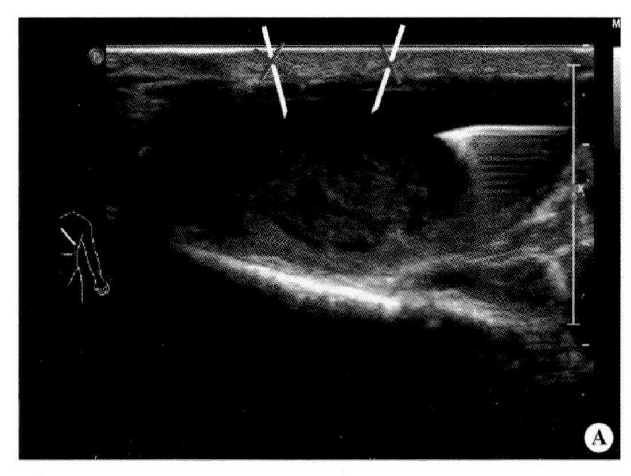
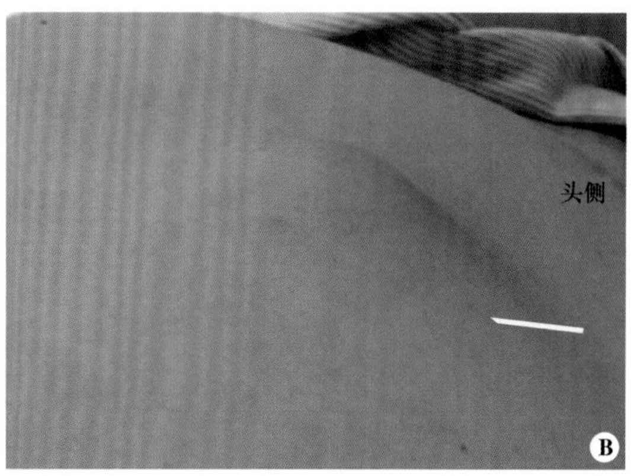

图 11-6-1 胸壁脓肿穿刺点及路线选择

（3）感染：为避免感染应严格无菌操作。

【病例】

病例 1

病史 患者，女性，36 岁，因“右侧侧胸壁肿物”就诊。体格检查：右侧侧胸壁触及鸭蛋大小肿块，皮肤无红肿热，轻压痛（图 11-6-2A）。实验室检查：白细胞 6.3×10^9/L。胸部 CT 示右侧肺尖部钙化灶，提示陈旧性肺结核。

灰阶及多普勒超声 右侧侧胸壁可见一混合回声团块，边界欠清，深部向肋间隙延伸，与胸膜紧贴，分界不清，团块内部可见无回声区，透声差，可见絮状沉积物。CDFI 示混合回声周边见点状彩色血流信号（图 11-6-2B，图 11-6-2C）。

超声造影 注入造影剂后团块边缘见环形增强，内无增强（图 11-6-2D，图 11-6-2E）。

超声提示 右侧侧胸壁混合回声团块，结合病史考虑结核性脓肿，行超声引导下穿刺抽液，抽出脓性液体（图 11-6-2F，图 11-6-2G）。

实验室检查（脓液） 培养后见结核分枝杆菌生长，Xpert MTB/RIF（+）。

超声引导下注药术 抽液后注入抗结核药物异烟肼（图 11-6-2H）。

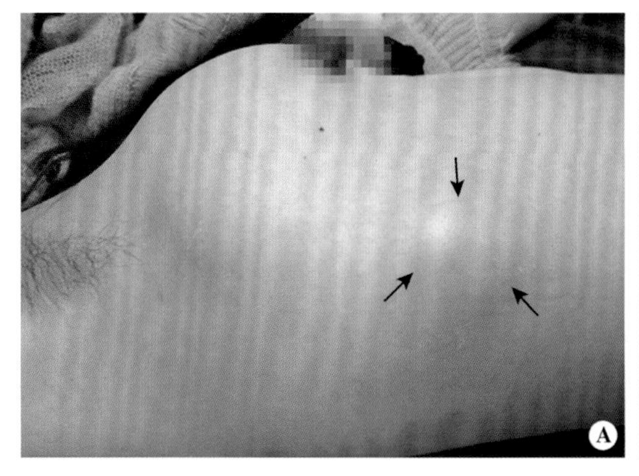
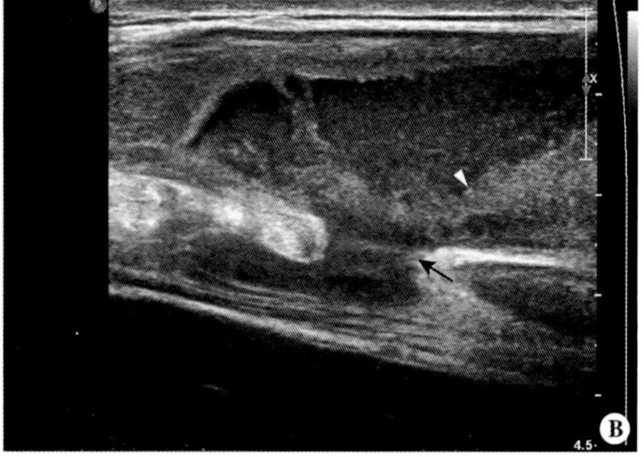

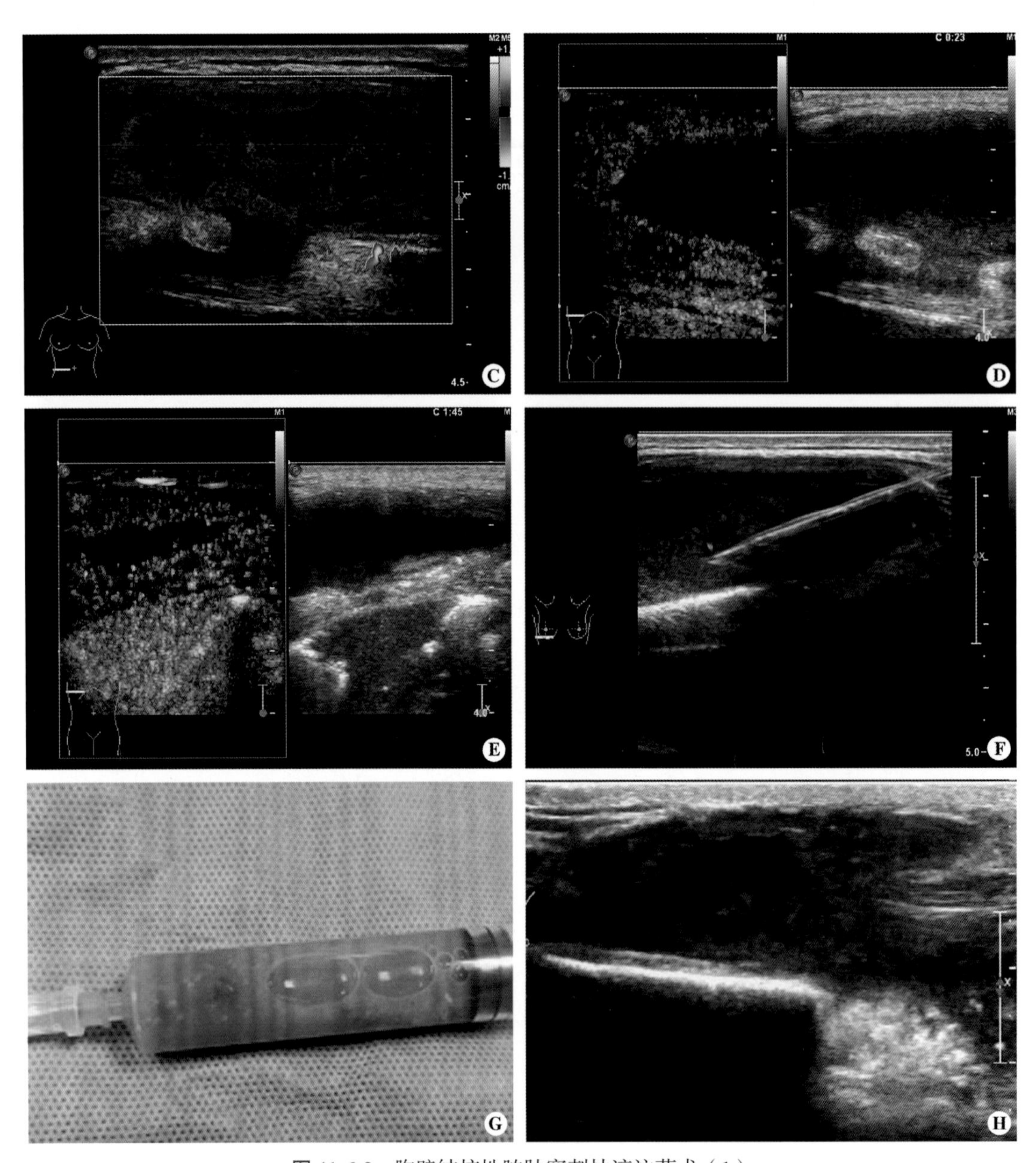

图 11-6-2 胸壁结核性脓肿穿刺抽液注药术（1）

A. 右侧侧胸壁肿物（箭头）体表观；B、C. 超声示右侧侧胸壁可见一混合回声团块，边界欠清，深部向肋间隙延伸（箭头），与胸膜紧贴，分界不清，团块内部可见无回声区，透声差，可见絮状沉积物（三角形箭头），CDFI 示混合回声周边可见点状彩色血流信号；D、E. 超声造影边缘环形增强，内无增强；F、G. 超声引导下混合回声抽液术及脓液标本（箭头示穿刺针针尖）；H. 抽液后注入抗结核药物

病例 2

病史 患者，男性，31 岁，因“反复发热伴左前胸壁包块 3 个月，增大 2 周”就诊。体格检查：左侧前胸壁触及鸭蛋大小肿块，皮肤无红肿热，轻压痛（图 11-6-3A）。实验室检查：白细胞 7.1×10^9/L。胸部 CT 示左侧胸膜增厚。

灰阶及多普勒超声 左前胸壁可见一混合回声团块，大小约 6.3cm×3.4cm，部分边界欠清，深部向肋间隙延伸，与胸膜紧贴，分界不清，团块内部可见无回声区，透声差，可见不完全分隔呈“水草样”（图 11-6-3B）。

超声造影　团注造影剂后，左前胸壁混合回声团块边缘呈环形增强，团块内部无增强（图 11-6-3C，图 11-6-3D）。

超声提示　左前胸壁混合回声团块，结合病史考虑结核性脓肿。行超声引导下穿刺抽液术及冲洗术（图 11-6-3E）。

实验室检查（脓液）　培养后见结核分枝杆菌生长，Xpert MTB/RIF（+）。

行超声引导下注药，抽液后注入抗结核药物异烟肼（图 11-6-3F），术后 2 周到半年随访，脓肿逐渐缩小（图 11-6-3G ～图 11-6-3L）。

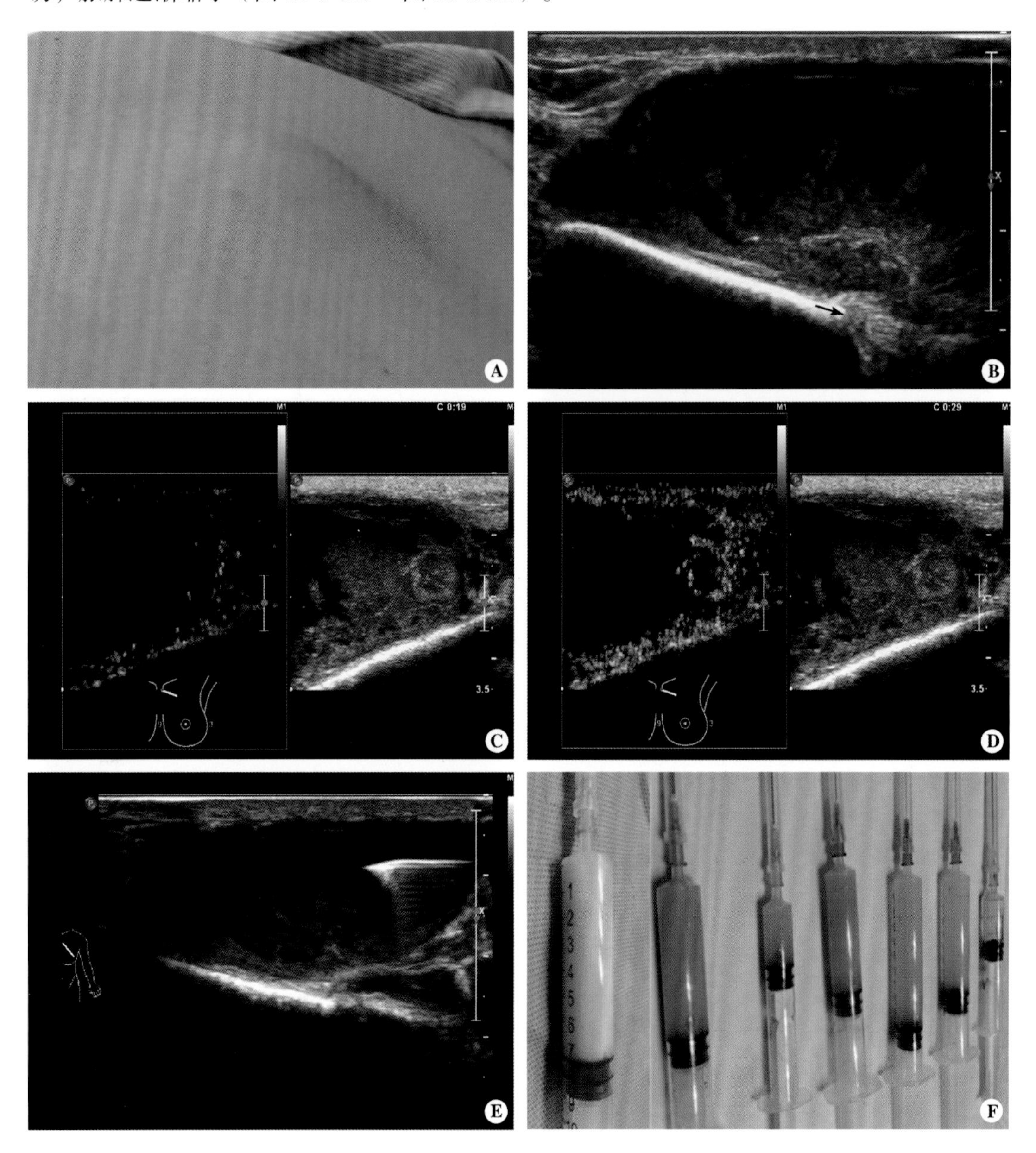

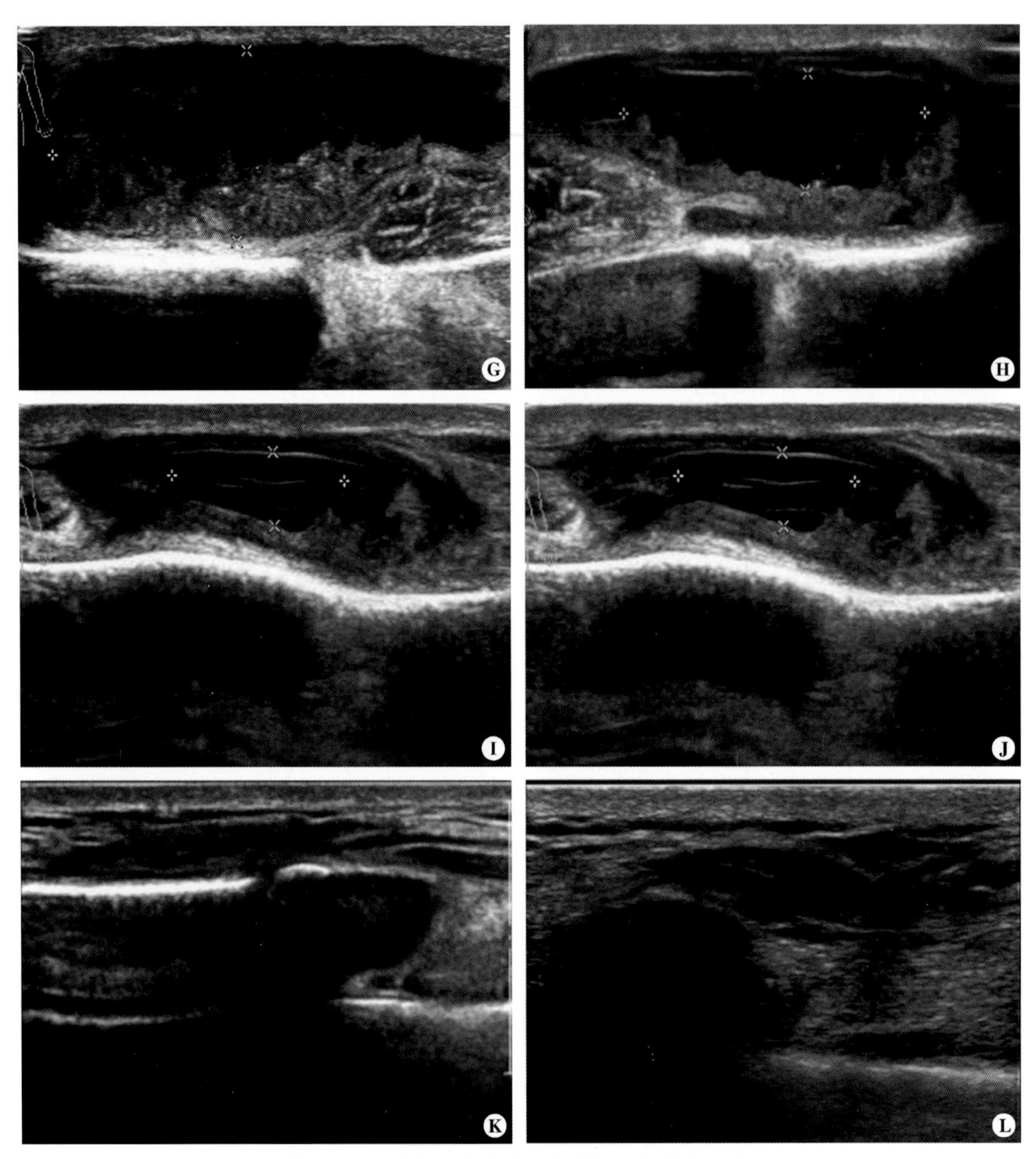

图 11-6-3　胸壁结核性脓肿穿刺抽液注药术（2）

A. 左前胸壁肿块体表观；B. 超声示左前胸壁见一混合回声团块，大小约 6.3cm×3.4cm，部分边界欠清，深部向肋间隙延伸（箭头），与胸膜紧贴，分界不清，团块内部可见无回声区，透声差，可见不完全分隔呈“水草样”；C、D. 超声造影示混合回声团块边缘呈环形增强，团块内部无增强；E. 超声引导下抽液术；F. 穿刺后抽出的脓液及反复生理盐水冲洗脓腔后抽出的冲洗液；G. 超声引导下注药术后 2 周；H. 术后 1 个月；I. 术后 2 个月；J. 术后 3 个月，脓肿明显缩小，大小约 0.8cm×0.3cm；K. 术后 4 个月；L. 术后 6个月

病例 3

病史　患者，女性，56 岁，因“右侧前胸壁肿物 2 月余”就诊。体格检查：右侧前胸壁触及鸡蛋大小肿块，皮肤无红肿热痛。实验室检查：白细胞 5.6×10^9/L。胸部 CT 示

右侧胸膜增厚伴少量积液。

灰阶及多普勒超声　右侧前胸壁可见一混合回声团块，大小约 5.4cm×2.6cm，部分边界欠清，团块内部可见无回声区，透声差，团块内见条带状分隔（图 11-6-4A）。

超声提示　右侧前胸壁混合回声团块，结合病史考虑结核性脓肿。行超声引导下穿刺抽液术，抽出脓性液体（图 11-6-4B）。

实验室检查结果（脓液）　菌培养后见结核分枝杆菌生长，Xpert MTB/RIF（+）。

超声引导下注药术　抽液后注入抗结核药物异烟肼，术后 2 周至 4 个月随访，脓肿逐渐缩小并愈合（图 11-6-4C ～图 11-6-4H）。

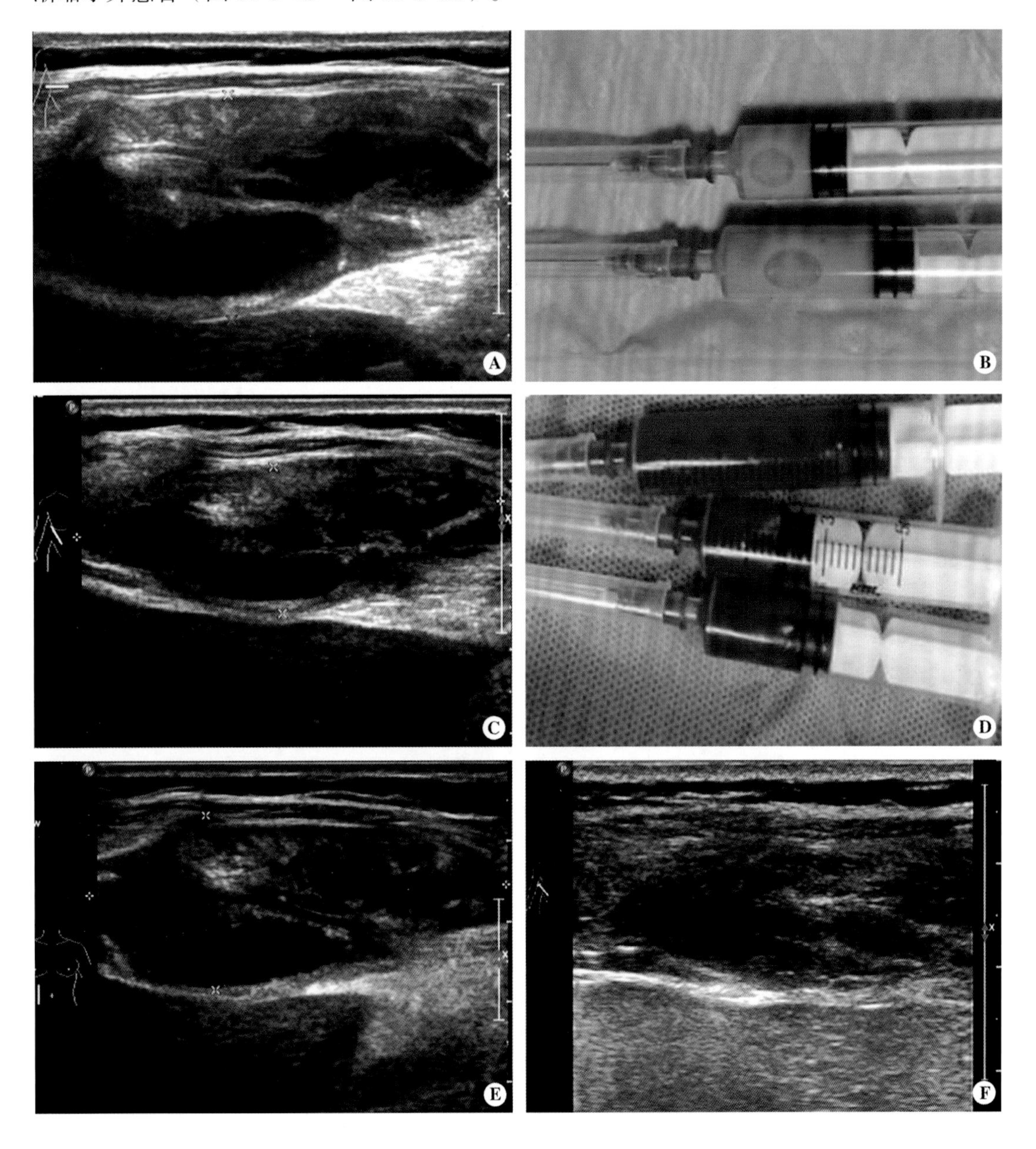

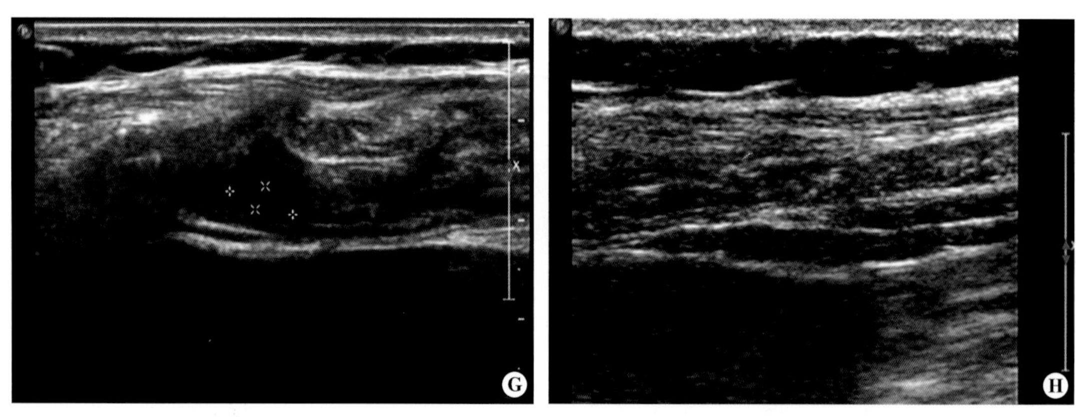

图 11-6-4 胸壁结核性脓肿穿刺抽液注药术（3）

A. 超声示右侧前胸壁见一混合回声团块，大小约 5.4cm×2.6cm，部分边界欠清，团块内部可见无回声区，透声差，见条带状分隔；B. 超声引导下穿刺抽液术，抽出脓液，较稠厚；C. 超声引导下注药术后 2 周；D. 治疗 2 周后冲洗液呈淡血性；E. 术后 1 个月；F. 术后 2 个月；G. 术后 3 个月，脓肿明显缩小，大小约 0.7cm×0.3cm；H. 术后 4 个月，脓肿基本消失、愈合

病例 4

病史　患者，男性，38 岁，“左侧胸壁肿块 1 月余”就诊。体格检查：左侧前胸壁触及鸡蛋大小肿块，皮肤无红肿热痛。实验室检查：白细胞 5.8×10^9/L，肺结核病史半年，正规抗结核治疗中。

灰阶及多普勒超声　左侧胸壁混合回声团块，边界尚清，团块内部回声不均匀，可见无回声区，透声差，病灶包绕肋骨，大范围扫查病灶与深部胸膜关系紧密，深部呈“工”字形；CDFI 示病灶内未见明显彩色血流信号（图 11-6-5A ～图 11-6-5C）。

超声造影　病灶呈分隔样增强，内部坏死区明显较灰阶超声范围增大（图 11-6-5D）。

超声提示　左侧胸壁混合回声团块，结合病史考虑结核性脓肿。

超声引导下行穿刺抽液，抽出脓性液体（图 11-6-5E，图 11-6-5F）。

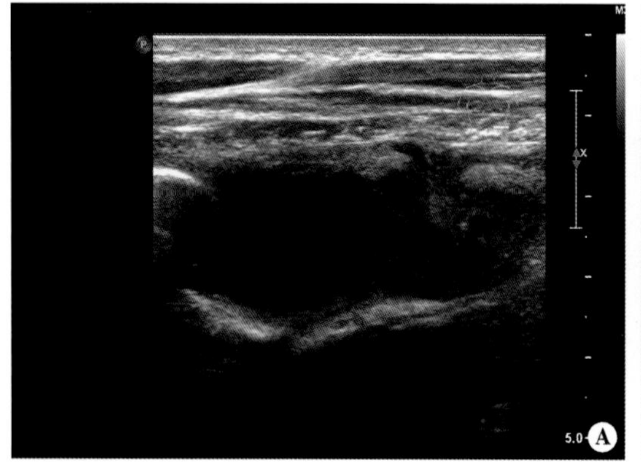

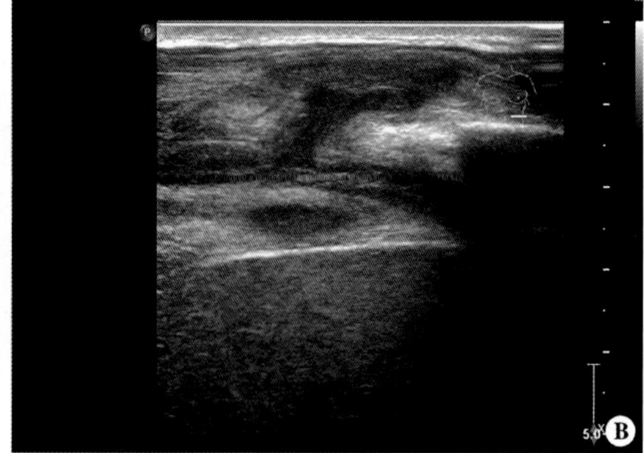

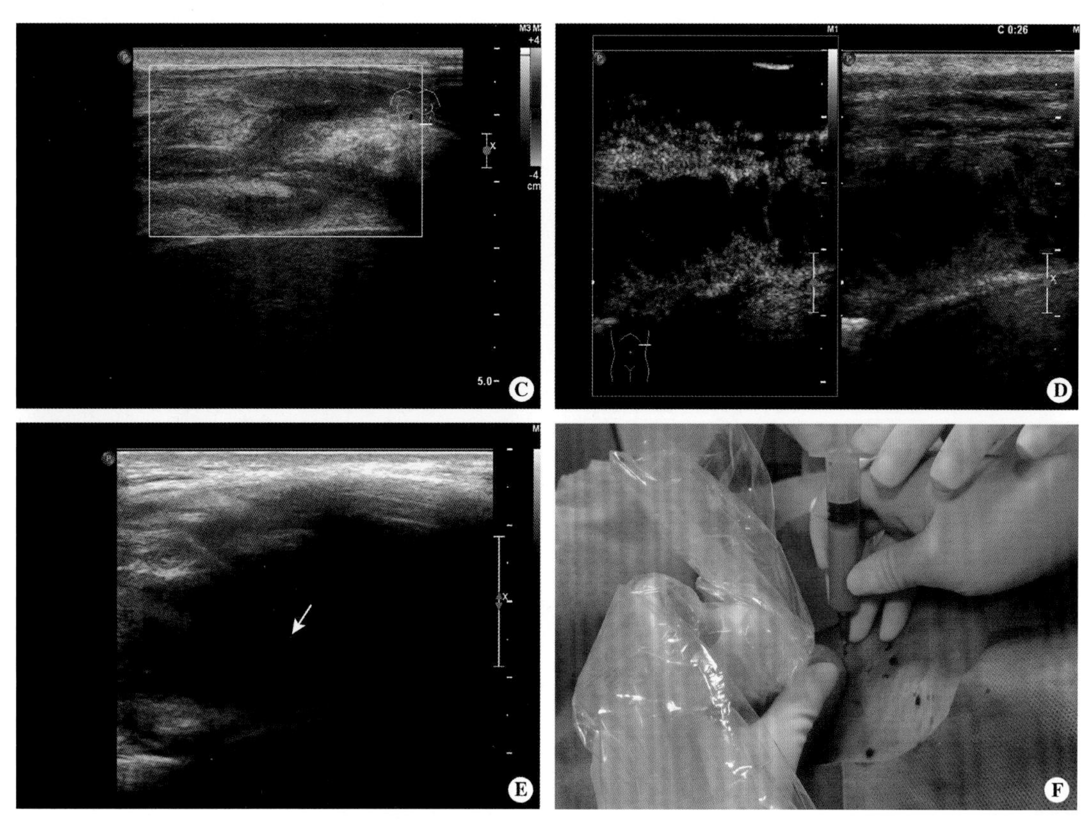

图 11-6-5 胸壁结核性脓肿抽液

A. 超声检查示左侧胸壁混合回声结节，边界尚清，结节内部回声不均匀，可见无回声，透声差，病灶包绕肋骨；B. 大范围观察病灶与深部胸膜关系紧密，深部呈“工”字形；C. CDFI 示病灶内彩色血流信号未显示；D. 超声造影显示病灶呈分隔样增强，病灶内部坏死区明显较灰阶超声范围增大；E. 超声引导下抽液术（箭头示穿刺针针尖）；F. 抽液术中可见脓液抽出

病例 5

病史　患者，男性，73 岁，“左侧胸壁肿块 1 月余”就诊，体格检查：左侧前胸壁触及巨大肿块，皮肤无红肿热（图 11-6-6A），轻压痛。实验室检查：白细胞 5.8×10^9/L，有肺结核病史 1 年，正规抗结核治疗中。

灰阶及多普勒超声　左侧胸壁混合回声病灶，病灶内见无回声区，透声差，部分呈团状低回声；CDFI 示病灶内未见明显彩色血流信号，周边可见点状超声血流信号（图 11-6-6B ～图 11-6-6D）。

超声造影　团注造影剂后，10s 时病灶周边增强，17s 时增强达峰，病灶内部无增强，55s 时病灶内部仍呈无增强（图 11-6-6E ～图 11-6-6G）。

超声提示　左侧胸壁混合回声病灶，结合病史考虑结核性脓肿，行左侧胸壁混合回声病灶超声引导下置管引流术（图 11-6-6H）。

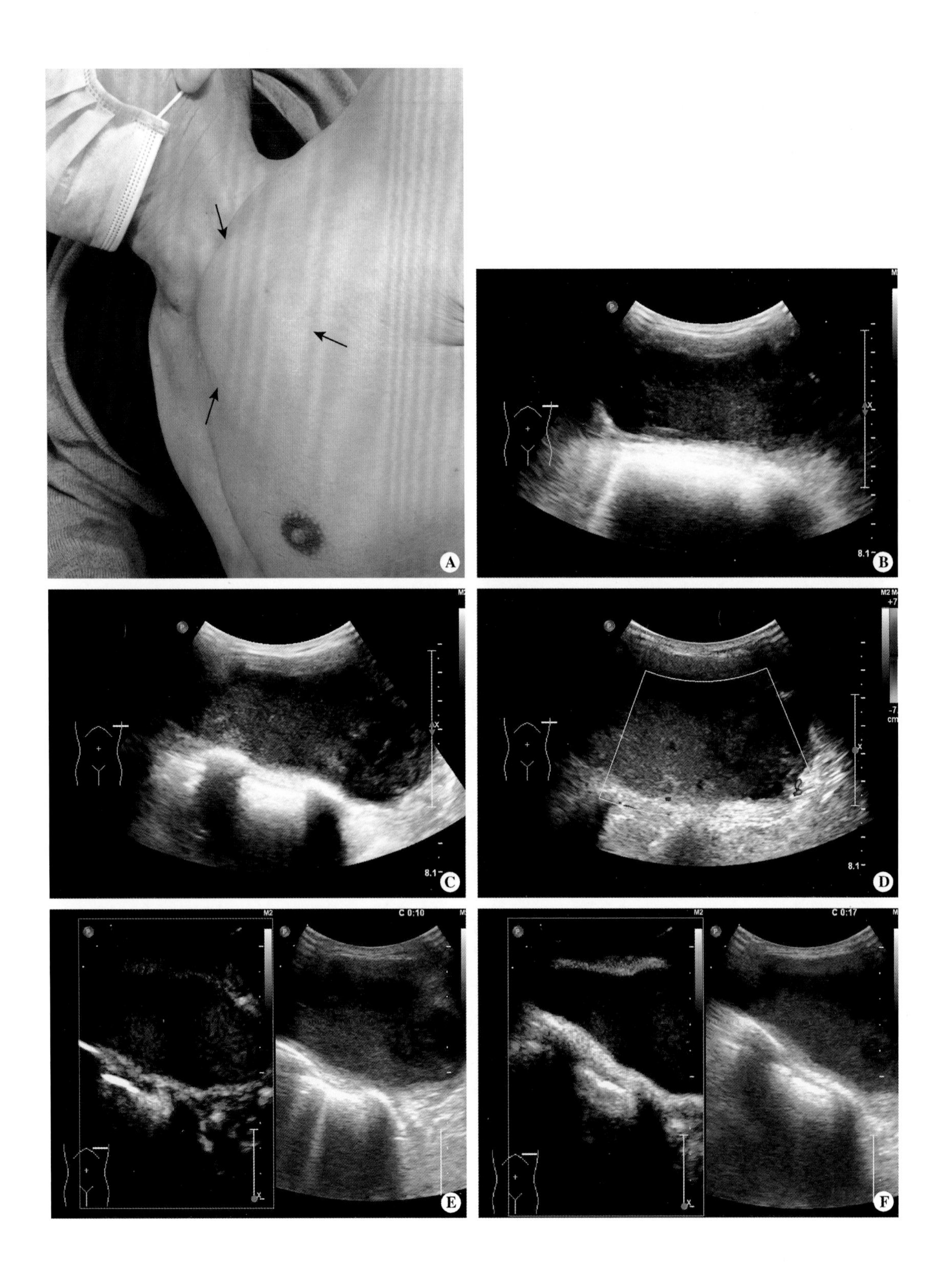
A
B
C
D
E
F
8.1
C 0:10
C 0:17

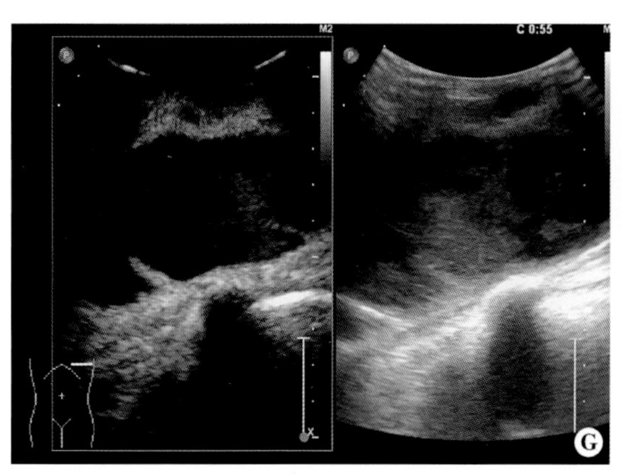
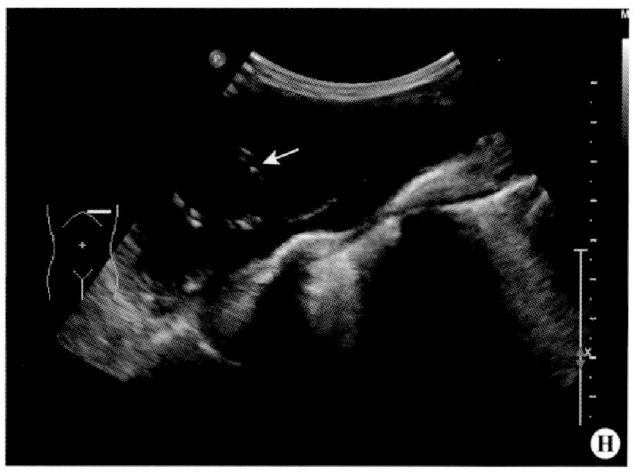

图 11-6-6　胸壁结核性脓肿置管引流术

A. 左侧前胸壁巨大肿块（箭头）体表观；B、C. 多切面观察左侧胸壁病灶，病灶内见无回声区，透声差，部分呈团状低回声；D. CDFI 示病灶内未见明显彩色血流信号，周边可见点状超声血流信号；E. 团注超声造影剂后，10s 时病灶周边增强；F. 17s 时增强达峰，病灶内部无增强；G. 55s 时病灶内部仍无增强；H. 超声引导下置管引流术（箭头示引流管）

病例 6

病史　患者，女性，40 岁，因“右乳癌 + Ⅱ期乳房再造术后 1 年，反复肿胀 3 个月”入院。体格检查：T 40℃，两肺听诊呼吸音清，皮肤无黄染。右乳可见长约 5cm 手术瘢痕，并可见乳房假体植入术后改变，皮肤无红肿，局部未触及波动感，右乳溢液阴性，右侧上肢活动不利。实验室检查：白细胞 13.7×10^9/L，中性粒细胞 12.4×10^9/L，血红蛋白 128g/L，CRP 65mg/L。

灰阶及多普勒超声　右侧乳腺假体周围可见无回声区，较深处约 1.5cm，无回声区内透声欠佳（图 11-6-7A）。

超声引导下行穿刺置管引流术，抽出淡黄色明亮液体（图 11-6-7B ～图 11-6-7E）。

病理结果（右乳假体取出术后标本）　纤维囊壁样组织伴黏液变性，肉芽组织增生、组织细胞反应及大量中性粒细胞浸润、化脓性炎改变。

实验室结果（穿刺液厌氧菌培养）　金黄色葡萄球菌中量。

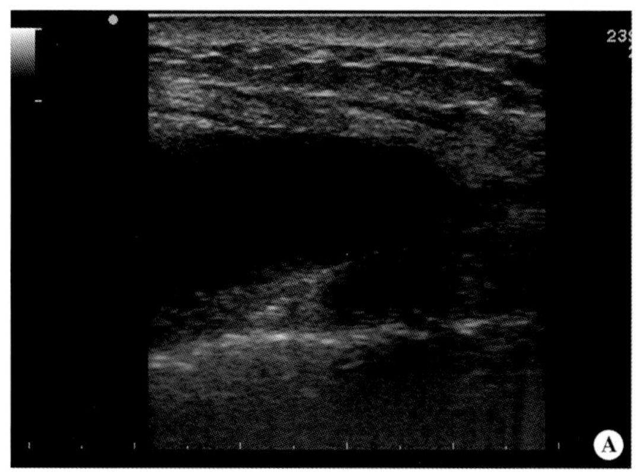
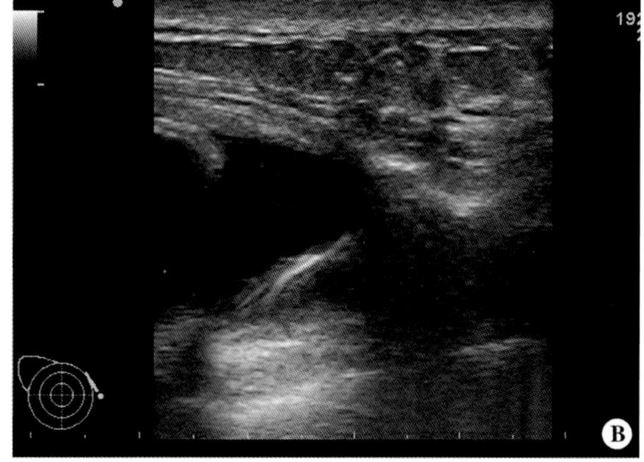

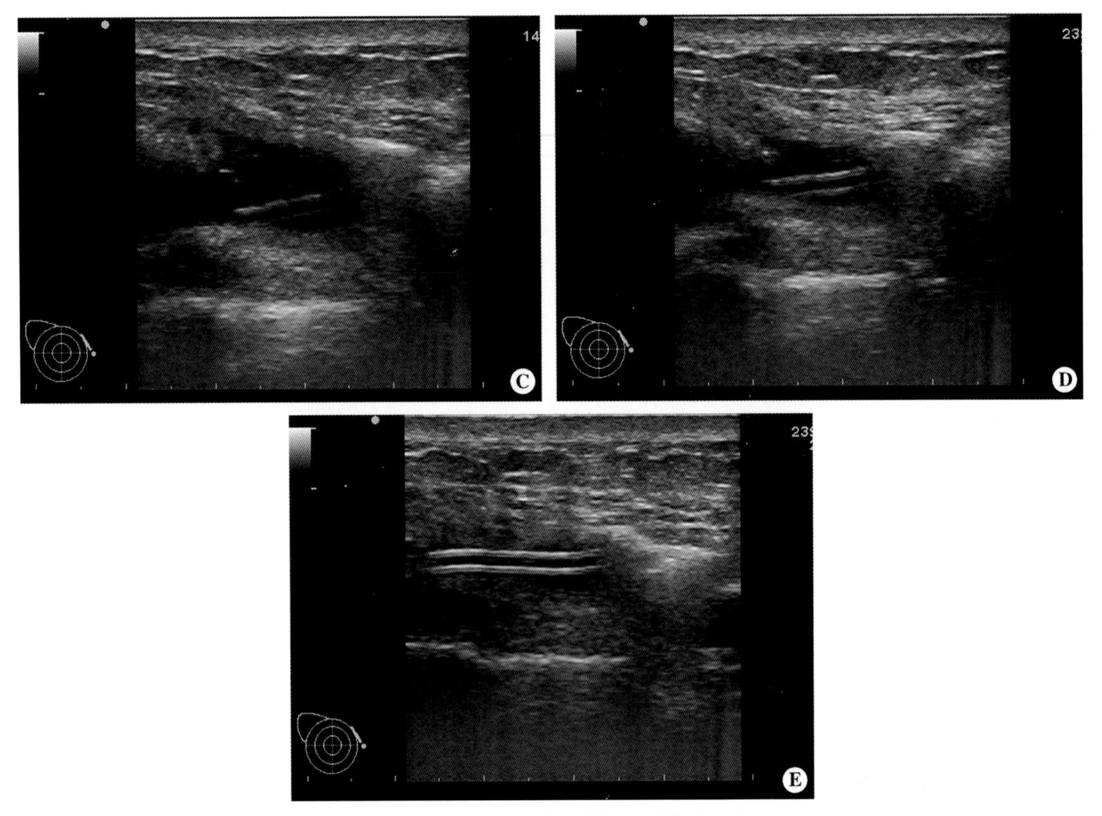

图 11-6-7 胸壁细菌性脓肿置管引流术

A. 右侧乳腺假体周围可见无回声区，较深处约 1.5cm，无回声区内透声欠佳；B ～ E. 超声引导下置入引流管术，抽出淡黄色明亮液体，直至抽尽

（闻波平 蒋慧青）

第七节 肺癌超声引导下热消融术

热消融术治疗肺癌是利用高温原位灭活肿瘤的技术，自 2000 年首次报道肺肿瘤的射频消融术以来，目前热消融术已成为不可手术切除的早期肺癌和部分转移性肺肿瘤的有效替代治疗方法。临床上常用的热消融技术主要包括射频消融术、微波消融术、激光消融术三种。对于紧贴胸膜或者伴有肺不张的中央型肺肿瘤，超声可以清晰显示病灶，这为超声引导下热消融术治疗提供了条件。热消融术过程中肺肿瘤周围含气的肺部组织可以起到隔热的效果，有利于热消融术等技术产生的热能集聚在肿块周围，为肺肿瘤的热消融治疗提供保障。

（1）射频消融术（radiofrequency ablation，RFA）：是对靶肿瘤施以频率 460 ～ 500kHz 的射频电流，使肿瘤组织内的极性分子处于一种激励状态，发生高速震荡摩擦产热，局部温度可达 60 ～ 120℃，肿瘤组织发生凝固和坏死。射频治疗后肿瘤坏死清除过程中刺激机体，可增强机体的免疫力，从而抑制肿瘤生长。射频消融术作用范围可控性好，适用范围较广。RFA 也存在一定的缺点，“热沉效应”常导致大血管旁的癌灶残留而复发。

（2）微波消融术（microwave ablation，MWA）：医用微波一般采用 915MHz 或

2450MHz 两种频率。在影像技术引导下，将微波天线经皮肤穿刺进入肿瘤组织内，在微波电磁场的作用下，肿瘤组织内的水分子、蛋白质分子等极性分子产生极高速振动，造成分子之间的相互碰撞、相互摩擦，在短时间内产生高达 60 ～ 150℃的高温，从而导致细胞凝固性坏死。因其消融时间短、消融范围大、受血流灌注影响小、局部复发率低等优势，适用于体积较大的肿瘤。MWA 也存在不足，穿刺针较粗、消融范围可控性偏弱，对于小病灶消融进针偏钝，消融效率过高。

（3）激光消融术（laser ablation，LA）：是指将激光辐射生物组织，光子能量入射到组织后光能转化为组织分子动能振动摩擦，从而使被照射组织温度升高。热效应主要是热致组织凝固变性，随着温度升高而导致局部生物组织凝固坏死、碳化、汽化甚至蒸发。激光消融术穿刺针细，常为 21G，外径 0.8mm。LA 在电磁波中波长最短，YAG 的波长为 1064nm，故其消融区域最精准，范围更可控，对于一些靠近主要脏器的病灶消融，激光消融术稳定性、安全性更好。

【操作方法】

（1）完善术前相关检查（参考本章第一节）。

（2）根据肿瘤部位、肿瘤大小选择合适的消融方式：射频消融术、微波消融术或激光消融术，肿瘤直径＞ 5cm 可选择微波消融术或射频消融术，肿瘤直径＜ 3cm 可选择射频消融术或激光消融术。特殊部位肿瘤慎用微波消融术和射频消融术，对易损伤重要脏器及重要血管的肿瘤可辅助化学消融术。对已植入心脏起搏器、金属物植入的患者，不宜选择射频消融术。

（3）结合 CT、MRI 等影像学资料，对于超声可能显示不全、超声仅显示部分病灶或者术中体位变化影响病灶显示的患者，可应用容积导航技术进行消融。

（4）多角度观察病灶部位、评估周边重要组织和脏器，选择合适且清晰显示病灶的体位。

（5）心电监护、血压监测，消毒、铺巾，用 1% 利多卡因或其稀释液对皮肤、胸壁软组织、胸膜进行充分麻醉，对于儿童、术中不能配合、预计手术时间长、肿瘤贴近壁层胸膜可能引起剧痛的患者，推荐采用清醒镇静或全身麻醉。

（6）根据肿瘤的大小预设消融功率和消融时间，然后根据预设的消融治疗计划布消融针，待消融针到达预定的位置，开启电源进行单次消融、多点消融。

（7）为确保完全消融靶肿瘤，在安全的前提下，射频电极的覆盖范围应包括靶肿瘤及瘤周部分肺组织，即所谓的“消融区”。侵犯胸膜的周围型肺肿瘤消融范围包括瘤周部分肺组织及部分胸壁组织。

（8）特殊部位肿瘤，如邻近心脏大血管、气管、支气管、食管、膈肌和胸膜顶病灶，建议使用单电极，穿刺方向尽可能与重要结构平行，并保证安全距离。

（9）应用超声造影评估肿瘤消融情况，如有病灶残留，进行补充消融。

（10）消融完毕后须进行针道消融，拔出消融针，敷贴加压包扎。

（11）术后平卧 1 ～ 2 小时，避免剧烈咳嗽及运动，平卧，吸氧，心电、血压监护。

（12）消融术过程需要密切观察心率、血压、血氧饱和度、呼吸、疼痛、咳嗽、咯血等情况，必要时对症处理。

（13）消融术后可行胸部增强 CT 检查，观察肿瘤消融范围及是否有气胸、出血等并发症的发生。

【注意事项与并发症】

1. 注意事项

（1）应用容积导航技术进行消融术，为达到精准影像融合，定位器宜选择病灶附近的体表，且体位要与术中体位相一致。

（2）多针消融的患者，宜从肿瘤的深部向浅部消融、从远处向近处消融，可减少气体干扰影响消融疗效。

（3）发现消融术过程中有出血，可在超声造影后调整消融针，对出血区消融止血。

（4）术前进行超声造影评估病灶血供、判断肺组织血供及肿瘤的边界有助于进针路径的设计和减少术中出血及气胸等并发症的发生。

（5）对于经肩胛骨边缘进针的病灶，可通过让患者抬高上肢及外展或内收使得肩胛骨位置移动，除了更加清晰地显示病灶外，还可增加进针路线的选择范围。

（6）针对周围型肺病变的热消融术，术前要消除患者紧张情绪，训练患者呼吸频率和深度，以使术中患者配合度更佳；对于焦虑的患者，静脉麻醉可提高手术安全性。

（7）对于距离胸膜 1cm 以内的病灶，消融前彻底麻醉病灶附近胸膜可减少胸膜反应的发生。

2. 并发症及处理

（1）胸膜反应

常见原因：①消融过程中刺激了支配壁胸膜的迷走神经，兴奋的迷走神经可使心率减慢、甚至心搏停止；②局部麻醉不充分，患者对治疗手段恐惧，甚至处于高度紧张状态；③病灶距离胸膜 1cm 以内（处理原则详见本章第二节）。

（2）疼痛：①术中疼痛。原因：在局部麻醉条件下手术，一般均有不同程度的疼痛，可能是热传导刺激胸膜神经所致。治疗：如果疼痛剧烈，需要对胸膜彻底麻醉或者需要镇痛剂，甚至清醒镇静麻醉；或者降低靶温度到 70℃，几分钟后，再逐渐升高到靶温度。②术后疼痛一般为轻度疼痛，可持续数天，也有人持续 1 ～ 2 周，一般无须特别处理，很少出现中度以上的疼痛，可以用非甾体药物镇痛。

（3）发热：术后发热多为低热，与肿瘤发生凝固性坏死、机体吸收有关。体温一般不超过 38.5℃，1 周左右可降至正常，无须特殊处理。若体温超过 39℃，可酌情使用抗生素治疗。

（4）气胸（详见本章第二节）。

（5）术中咯血：大咯血的发生率极低。肺内出血发生率与术中咯血和术后血痰并不一致。其原因与没有发现特殊的高危因素或与病灶小、穿刺路径长、合并慢性阻塞性肺疾病、肺动脉高压有关。术中出现咯血后立即启动消融有利于止血。术后血痰多具有自限性，可持续 3 ～ 5 天。

（6）少见并发症：其他潜在致命的并发症包括支气管胸膜瘘、空气栓塞、肺动脉假性动脉瘤和心脏压塞。其他严重并发症包括邻近神经损伤（如臂神经丛、肋间神经、膈神经、喉返神经等对热敏感）、针道种植、肺脓肿、皮肤灼伤等。

【疗效评估】

一般评价疗效包括患者的症状体征、肿瘤标志物、T 淋巴细胞亚群、体力状态评分、肺功能、生活质量等。局部疗效评价常选择胸部增强 CT 检查或者超声造影检查，有条件者可选择 PET/CT 检查，主要用于评价靶肿瘤是否完全消融、有无局部进展、新发病灶等。术后 4 ～ 6 周复查胸部增强 CT，并以此为基础进行评价，术后 2 年内每 3 个月复查胸部增强 CT，2 年后每 6 个月复查 1 次。PET/CT 可以在消融术后 3 个月或 6 个月第一次复查。PET/CT 检查判断疗效更准确，并有助于确定有无肺外转移。

【病例】

病例 1

病史　患者，男性，52 岁，因“颈痛伴右上肢酸痛麻木 2 个月”入院。3 年前曾有“食管癌及口底癌”手术史。术后病理：高分化鳞状细胞癌。体格检查：T 36.8℃，神志清，皮肤巩膜无黄染，浅表淋巴结未及，心肺听诊未见异常，腹平软，无压痛。专科检查：颈椎无畸形，活动可，颈椎棘突旁压痛（+）。颈椎 MRI 提示颈椎退行性改变；$C_{4,5}$ 椎间盘突出；$C_{5,6}$、$C_{6,7}$ 椎间盘膨出；胸部 CT 提示左下肺结节，结合病史，考虑转移瘤（图 11-7-1A，图 11-7-1B）。

灰阶及多普勒超声　左下肺可见一低回声结节，相邻胸膜略增厚，结节与胸膜分界尚清（图 11-7-1C）。

超声造影　团注造影剂后，6s 时造影剂到达结节周围肺组织，9s 时结节周边开始增强，31s 时达峰，呈不均匀低增强（图 11-7-1D ～图 11-7-1F）。

超声提示　左下肺低回声结节，结合病史考虑转移瘤。

病理结果（左下肺结节穿刺）　中分化鳞状细胞癌，结合病理免疫组化提示食管癌肺转移。

超声引导下行经皮肺结节穿刺活检术及微波消融术（图 11-7-1G ～图 11-7-1J），消融后即刻 CT 显示消融周边炎性反应带（图 11-7-1K）。

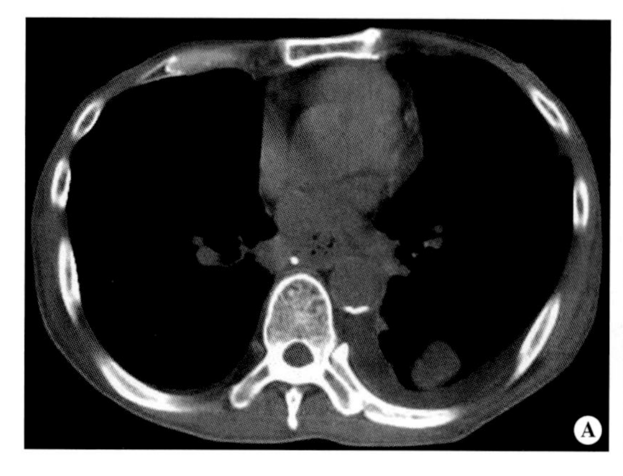

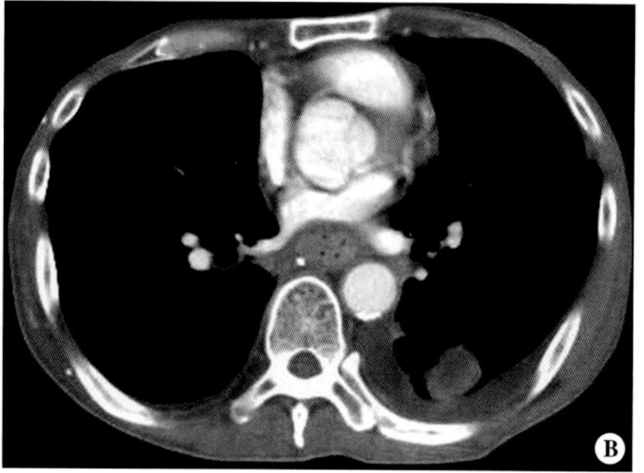

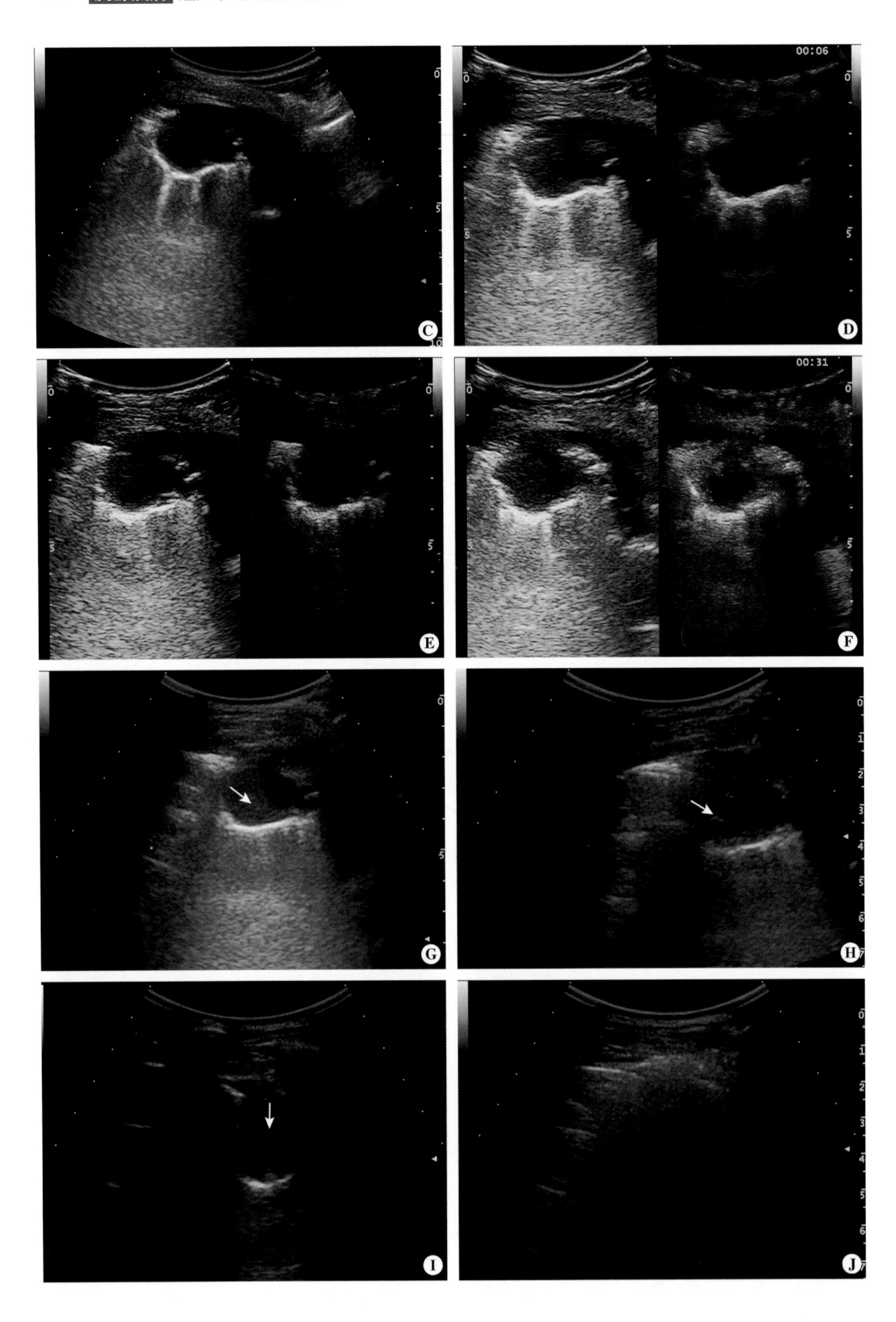
C
00:06
D
E
00:31
F
G
H
I
J

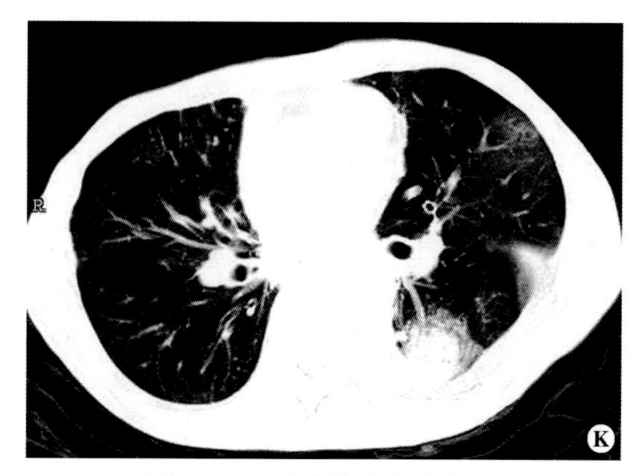

图 11-7-1　肺癌微波消融（1）

A、B. 胸部CT示左下肺结节影，可见强化，左侧胸腔见少量弧形积液；C. 灰阶超声检查左下肺见一低回声结节，相邻胸膜略增厚，结节与胸膜分界尚清；D. 团注超声造影剂后，6s 时造影剂到达病灶周围肺组织；E. 9s 时结节周边开始增强；F. 31s 时达峰，呈不均匀性低增强；G. 超声引导下左下肺结节穿刺活检术（箭头示穿刺针针尖）；H. 消融针精准穿刺进入病灶内（箭头）；I. 横切面扫查确认消融针（箭头）；J. 消融术后高回声完全覆盖病灶；K. 消融术后即刻 CT 显示消融周边炎性反应带

病例 2

病史　患者，男性，70 岁，因“右肺癌术后 2 年余，左肺及纵隔转移 5 月余”入院。体格检查：神志清，精神欠佳，浅表淋巴结未触及明显肿大，右胸部可见手术瘢痕，两肺听诊呼吸音粗，未闻及明显干湿啰音，心律齐，未闻及病理性杂音，腹软，无压痛及反跳痛，移动性浊音（-）。实验室检查：白细胞 7.8×10^9/L，肿瘤标志物癌胚抗原 7.28ng/ml，铁蛋白 518.78ng/ml。胸部 CT 提示左上肺结节灶。

灰阶及多普勒超声　左上肺可见一低回声结节，紧贴胸膜，与胸膜分界清（图 11-7-2A）。

超声造影　团注造影剂后，7s 时造影剂到达结节周围肺组织，10s 时结节内开始增强，26s 时达峰，呈不均匀性低增强（图 11-7-2B ～图 11-7-2D）。

超声提示　左上肺低回声结节，结合病史考虑转移瘤。

病理结果　左上肺结节中分化腺癌。

超声引导下行经皮微波消融术（图 11-7-2E ～图 11-7-2G），消融后即刻 CT 检查冠状面（肺窗）清晰显示消融针道及周边炎性反应带（图 11-7-2H）。

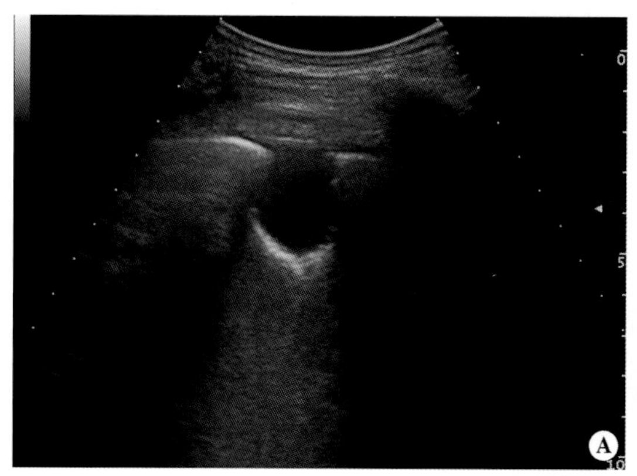

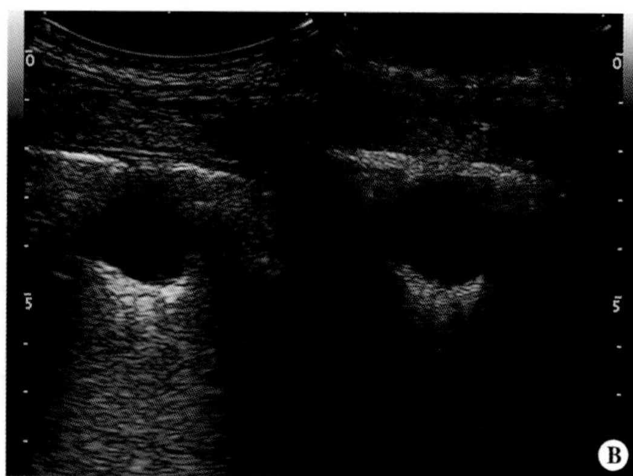

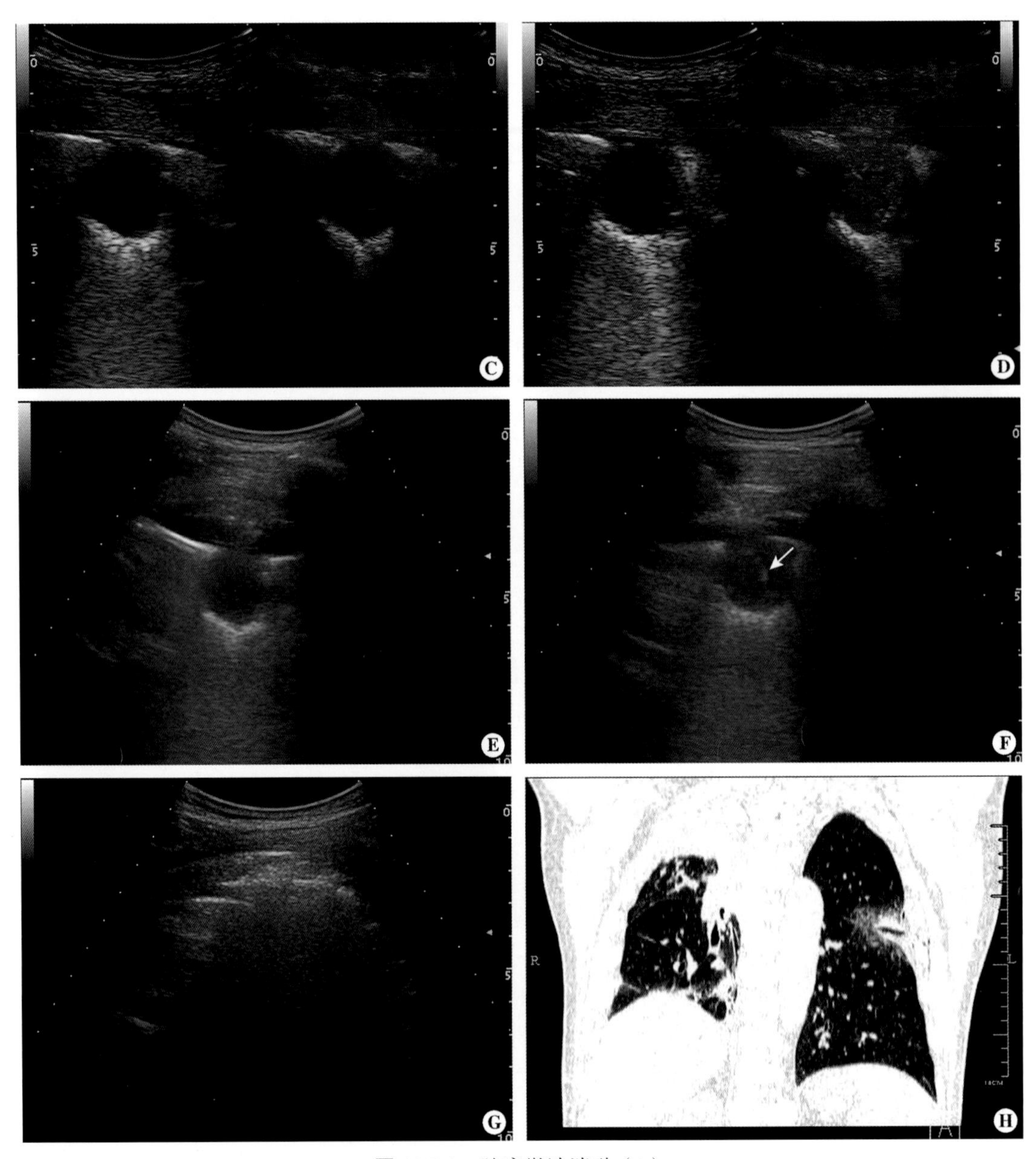

图 11-7-2 肺癌微波消融（2）

A. 灰阶超声示左上肺可见一低回声结节，与胸膜分界清；B. 团注造影剂后，7s 时造影剂到达结节周围肺组织；C. 10s 时结节内部开始增强；D. 26s 时达峰，呈不均匀性低增强；E. 消融前在结节与胸膜间注射稀释的利多卡因；F. 消融针精准地布在预定位置；G. 消融后高回声完全覆盖结节；H. 消融后即刻 CT 检查冠状面（肺窗）清晰显示消融针道及周边炎性反应带

病例 3

病史 患者，女性，62 岁，因“左肺癌根治术后 6 个月，3 周期化疗后 3 月余”入院。体格检查：T 36.2℃，神志清，精神欠佳，全身浅表淋巴结未触及明显肿大，皮肤巩膜无黄染，左侧胸壁可见陈旧性瘢痕，愈合良好，两肺听诊呼吸音清，左侧呼吸音减弱，未闻及明显干湿啰音。术后病理：左肺中央型低分化腺癌伴少量肉瘤样癌。实验室检查：白细

胞 14.4×10^{9}/L，肿瘤指标正常。肺部增强 CT 复查示左肺癌术后改变，右肺低密度结节灶，考虑为转移灶（图 11-7-3A，图 11-7-3B）。

灰阶及多普勒超声　右肺可见一低回声结节，侵犯胸膜，两者无明确分界（图 11-7-3C）。

超声造影　团注造影剂后，8s 时造影剂到达结节周围肺组织，11s 时结节周边开始增强，27s 时达峰，呈不均匀低增强（图 11-7-3D ～图 11-7-3F）。

超声提示　右肺低回声结节，侵犯胸膜，结合病史考虑转移瘤。

病理结果　右肺组织为非小细胞癌，结合免疫组化结果提示肺腺癌。

超声引导下行经皮微波消融术（图 11-7-3G，图 11-7-3H），消融后即刻超声造影检查结节内无增强（图 11-7-3I）。

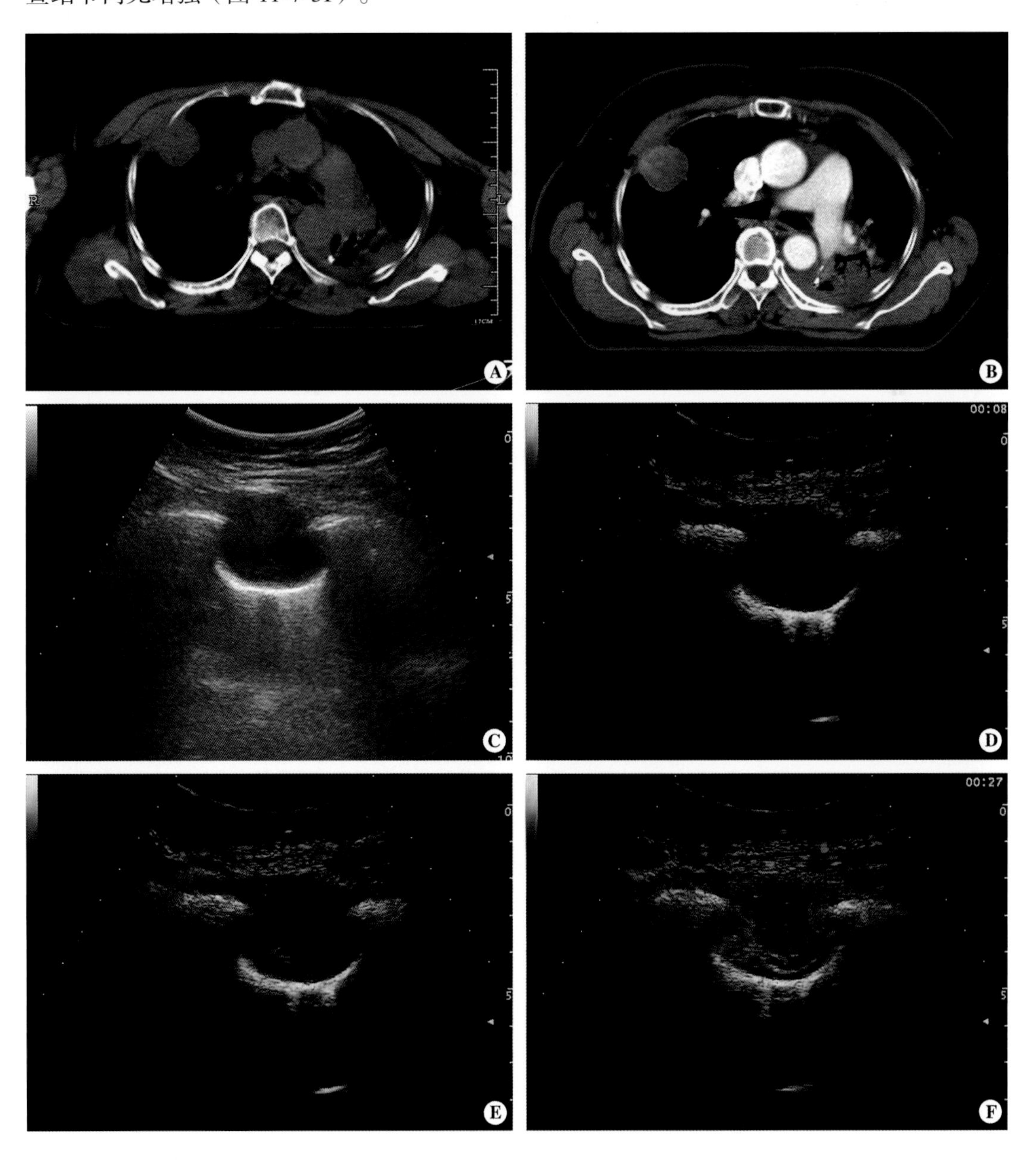

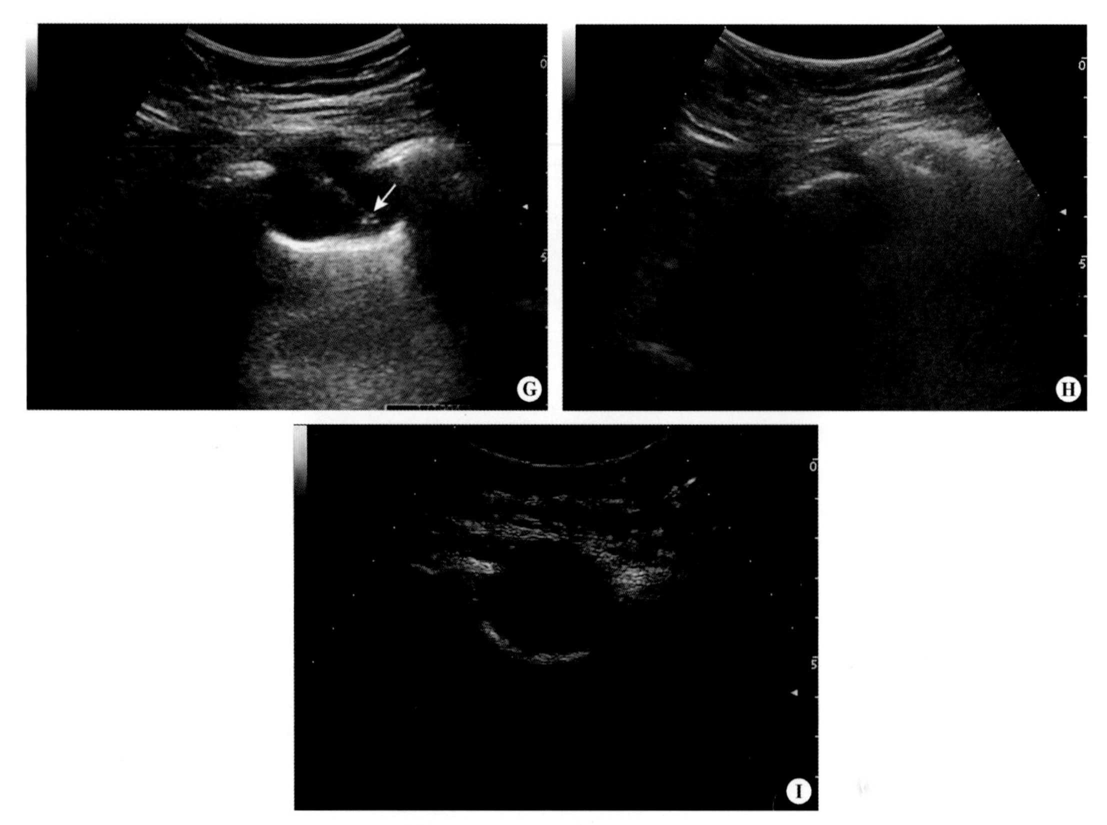

图 11-7-3 肺癌微波消融（3）

A、B. 肺部 CT 示右肺低密度结节灶，可见轻度强化；C. 灰阶超声示右肺可见一低回声结节，结节侵犯胸膜；D. 团注造影剂后，8s 时造影剂到达结节周围肺组织；E. 11s 时结节内部开始增强；F. 27s 时达峰，呈不均匀性低增强；G. 消融针精准穿入肿块内；H. 消融后高回声覆盖病灶；I. 消融后即刻超声造影显示病灶内无增强

病例 4

病史　患者，男性，70 岁，因“右肺癌术后 2 年余，左肺及纵隔转移近 1 年、左肺肿块消融治疗半年余”入院。体格检查：神志清，精神欠佳，全身浅表淋巴结未触及明显肿大，右胸部可见手术瘢痕，两肺听诊呼吸音粗，未闻及明显干湿啰音，心律齐，未闻及病理性杂音，腹软，无压痛及反跳痛，移动性浊音（-）。实验室检查：角质蛋白 21-1 3.67ng/ml，癌胚抗原 27.96ng/ml，铁蛋白 450.64ng/ml；血常规未见明显异常。PET/CT 检查示左肺上叶肿块微波消融术后，局部葡萄糖代谢异常旺盛，考虑肿瘤复发（图 11-7-4A）。

灰阶及多普勒超声　左肺可见一低回声团块，边界欠清，与胸膜分界不清（图 11-7-4B）。

超声造影　团注造影剂后，原消融区未见增强，其周边可见高增强区（图 11-7-4C）。

超声提示　左肺低回声团块，结合病史考虑为肿瘤消融术后复发。

病理结果　左肺组织为低－中分化腺癌。

超声引导下行经皮复发性病灶微波消融术（图 11-7-4D，图 1-7-4E），消融后即刻超声造影检查示肿块内未见增强（图 11-7-4F）；消融后即刻 CT 检查示消融周边炎性反应带（图 11-7-4G）。

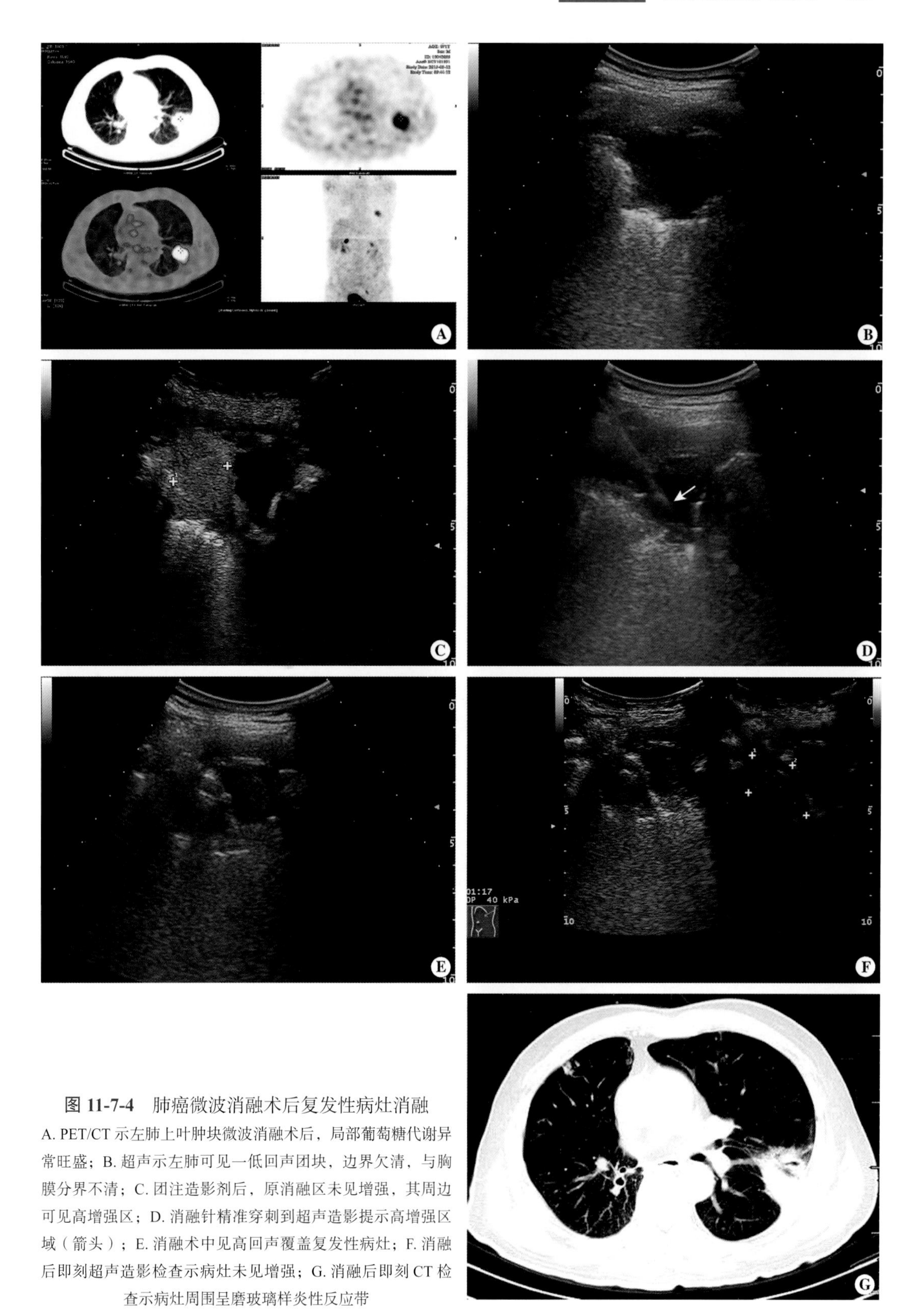

图 11-7-4 肺癌微波消融术后复发性病灶消融

A. PET/CT 示左肺上叶肿块微波消融术后，局部葡萄糖代谢异常旺盛；B. 超声示左肺可见一低回声团块，边界欠清，与胸膜分界不清；C. 团注造影剂后，原消融区未见增强，其周边可见高增强区；D. 消融针精准穿刺到超声造影提示高增强区域（箭头）；E. 消融术中见高回声覆盖复发性病灶；F. 消融后即刻超声造影检查示病灶未见增强；G. 消融后即刻 CT 检查示病灶周围呈磨玻璃样炎性反应带

病例 5

病史　患者，男性，68 岁，因“体检发现左肺结节 1 周”入院，肠道肿瘤手术史 5 月余。体格检查：T 36.7℃，呼吸音清，浅表淋巴结未触及。肿瘤指标：角蛋白 19 片段 4.15μg/L。胸部 CT 见左肺上叶低密度影，结合病史考虑转移癌。

灰阶及多普勒超声　左上肺近胸膜处可见一低回声结节，边界清，大小约 0.9cm×0.7cm，结节内部回声欠均匀。CDFI 示结节内彩色血流信号不明显（图 11-7-5A ～图 11-7-5C）。

超声造影　团注造影剂后，16s 时低回声结节开始增强，20s 时增强达峰，呈不均匀性高增强，47s 时廓清（图 11-7-5D ～图 11-7-5F）。

超声提示　左上肺近胸膜处低回声结节，超声造影提示结节血供不丰富。

病理结果（左上肺结节穿刺）　浸润性腺癌。

超声引导下行射频消融术，消融针顺利进入病灶目标区，随着消融进行，产生的气体覆盖病灶（图 11-7-5G）。术后对病灶进行超声造影，病灶内无增强（图 11-7-5H）。

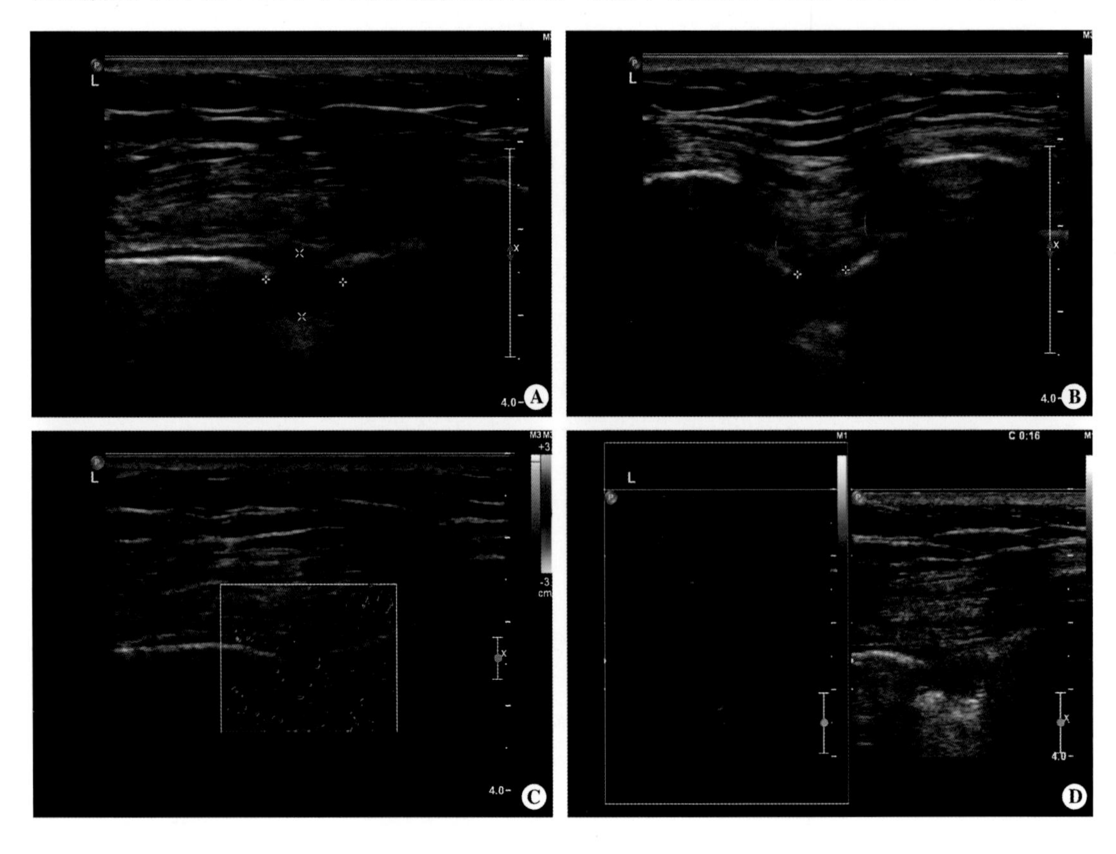

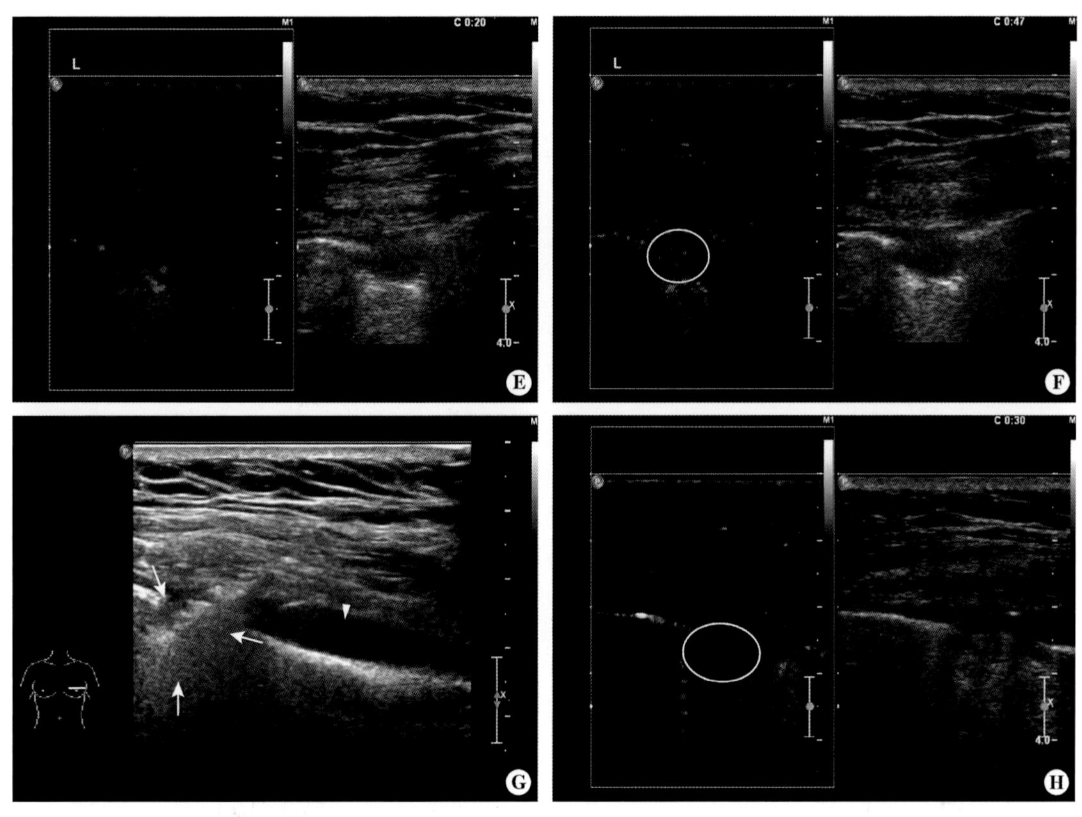

图 11-7-5 肺癌射频消融

A、B. 左肺可见一大小约 0.9cm×0.7cm 的低回声结节，紧贴胸膜，结节上下正常肺之间距离约 0.6cm，即进针安全范围；C. 彩色多普勒示结节内彩色血流信号不丰富；D. 超声造影示 16s 时结节开始增强；E. 20s 时结节呈不均匀性高增强；F. 47s 时结节不均匀性增强（圆圈位置）；G. 左侧胸腔注入隔离液（三角形箭头），热消融过程中气体覆盖结节（箭头）；H. 术后超声造影结节无增强（圆圈位置），无增强区较术前增强区域大

病例 6

病史 患者，女性，76 岁，因“右侧胸痛 1 月余”就诊，右侧结肠癌手术史 1 年余。体格检查：T 36.7℃，双肺叩诊呼吸音清，全身浅表淋巴结未触及。肿瘤指标：角蛋白 19 片段 4.15μg/L。胸部 CT 见右肺上叶低密度影，结合病史考虑转移癌。

灰阶及多普勒超声 右上肺近胸膜处可见一低回声结节，边界欠清，大小约 4.7cm×4.1cm，结节内部回声欠均匀（图 11-7-6A，图 11-7-6B）。

超声造影 团注造影剂后，19s 时低回声结节开始增强，29s 时持续增强，44s 时增强达峰，呈不均匀性增强，边缘呈低增强，结节内部呈不规则无增强（图 11-7-6C ～图 11-7-6E）。

超声提示 右上肺低回声结节，超声造影提示结节血供不丰富伴结节内部坏死。

病理结果（右上肺结节穿刺） 浸润性腺癌，请结合临床除外消化道等转移癌。

虚拟导航热消融术 将 CT 图像与超声图像对位融合，准确定位肺结节所在位置（图 11-7-6F，图 11-7-6G），超声引导下将消融针顺利刺入病灶目标区，随着消融进行，产生的气体覆盖病灶（图 11-7-6H）。术后对病灶进行超声造影，病灶内未见明显增强

（图 11-7-6I）。

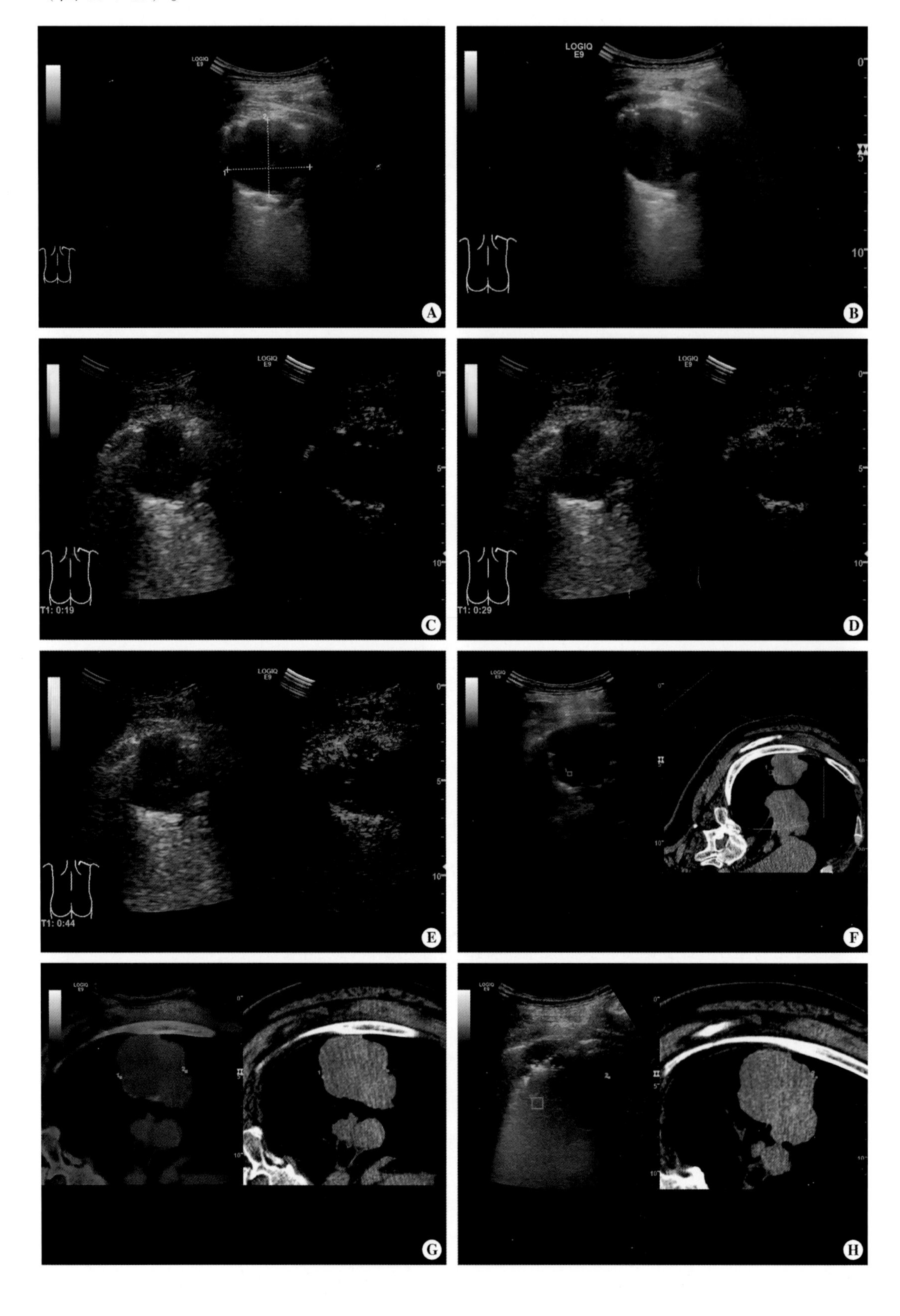

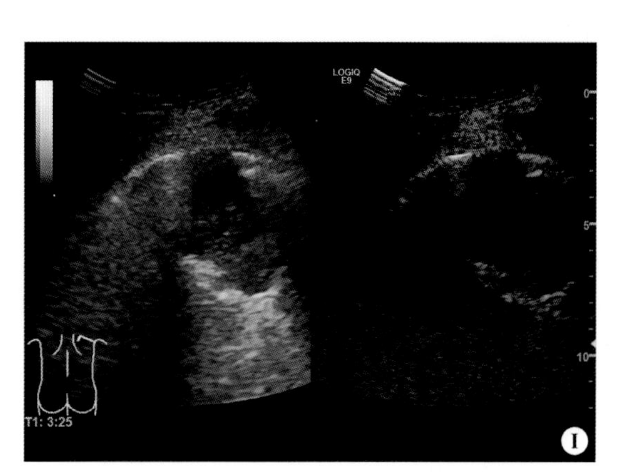

图 11-7-6 肺结节虚拟导航热消融

A、B. 左上肺近胸膜处可见一低回声结节，边界欠清，大小约 4.7cm×4.1cm，结节内部回声欠均匀；C. 团注造影剂后，19s 时低回声结节开始增强；D. 29s 时继续缓慢增强，E. 44s 时达峰，呈不均匀性增强，边缘呈低增强，结节内部不规则无增强；F、G. CT 图像与超声图像对位融合，准确定位肺结节所在位置；H. 超声引导下消融术，随着消融进行，产生气体覆盖病灶；I. 术后超声造影结节内未见增强

（雷志锴 蒋红英 蒋天安）

参考文献

毕建民，刘倚河，李广翠，等，2011. 彩色多普勒超声引导下经皮肺部周围型肿块穿刺活检的临床价值 . 介入放射学杂志，20（8）：628-630.

陈灏珠，林果为，王吉耀，2013. 实用内科学 . 第 14 版 . 北京：人民卫生出版社 .

董宝玮，温朝阳，2013. 介入超声学实用教程 . 北京：人民军医出版社 .

方芹，黄伟俊，邱懿德，等，2017. 超声引导下肺外周型病变穿刺活检确诊率及并发症影响因素分析 . 中国超声医学杂志，33（12）：1084-1086.

冯娜，杨高怡，张文智，等，2016. 超声造影在经皮穿刺结核性胸膜结节中的应用价值 . 中国超声医学杂志，32（1）：13-15.

何文，2012. 实用介入性超声学 . 北京：人民卫生出版社 .

黄毅，杨翰，冯璇，等，2019. 超声引导下获取标本行病理学与结核相关检测对结核性胸膜炎的诊断价值 . 中国防痨杂志，41（8）：833-837.

克里斯托弗 · F. 迪特里希，迪特尔 · 纽伦伯格，2017. 介入性超声实践指南和图谱 . 尹立雪，译 . 天津：天津科技翻译出版有限公司 .

李凤，黄伟俊，方芹，等，2018. 16G 与 18G 穿刺针对超声引导下经皮肺穿刺活检的影响 . 中国超声医学杂志，34（12）：1092-1095.

刘宝东，叶欣，范卫君，等，2018. 影像引导射频消融治疗肺部肿瘤专家共识（2018 年版）. 中国肺癌杂志，21（2）：76-88.

楼军，雷志锴，唐丽建，等，2017. 超声引导下精准穿刺活检在周围型肺小结节中的应用价值 . 中国超声医学杂志，33（11）：967-969.

农恒荣，梁志超，2007. 超声引导 16G 和 18G 针穿刺肺活检的临床应用比较 . 中华医学超声杂志（电子版），4（1）：54-56.

王国涛，刘明辉，刘洁玉，等，2017. CEUS 引导下穿刺活检诊断前纵隔淋巴瘤的临床价值 . 中国介入影像与治疗学，14（6）：370-373.

王新，王雷，2012. 中心静脉导管闭式引流在胸腔积液治疗中的应用 . 中华临床医师杂志（电子版），6（24）：8352-8354.

徐建平，蒋慧青，王大力，等，2019. 超声引导下抽吸冲洗加药物注入术治疗胸壁结核性脓肿的价值 . 中国防痨杂志，41（7）：712-714.

杨高怡，2016. 临床结核病超声诊断 . 北京：人民卫生出版社 .

姚庆春，韩宗霖，张玲云，等，2015. B 超引导下经皮穿刺治愈前纵隔血肿致气管狭窄一例 . 中华危重症医学杂志（电子版），8（3）：201，202.

余松远，邓远，屈亚莉，等，2010. 超声造影在胸壁结核诊断中的价值 . 临床肺科杂志，15（9）：1341，1342.
袁莹萍，石德顺，黄伟俊，等，2018. 病变性质对超声引导下经皮肺穿刺活检术的影响 . 中国超声医学杂志，34（5）：418-420.
张建斌，李鸿伟，沈琦斌，等，2008. 创伤性纵隔血肿的诊治分析 . 实用医学杂志，24（16）：2832，2833.
张文智，苏冬明，孟君，等，2019. 超声造影在疑似胸壁结核患者穿刺活检术中的应用价值 . 中国防痨杂志，41（7）：715-718.
张文智，杨高怡，徐建平，2018. 超声造影后穿刺活检术在周围型肺结节诊断中的应用 . 中国全科医学，21（z1）：279-282.
张延龄，吴肇汉，2012. 实用外科学 . 第 3 版 . 北京：人民卫生出版社 .
张园园，谭石，孙彦，等，2019. 高频超声造影引导周围型肺实变穿刺活检的临床研究 . 中华超声影像学杂志，28（6）：517-520.
仉晓红，李迎新，单淑香，等，2009. 胸壁结核 53 例的超声影像学表现及临床分析 . 中国超声医学杂志，25（5）：458-461.
赵炜红，李拾林，苏立阳，等，2019. 超声引导经皮粗针切割与细针抽吸肺活检的比较 . 中国超声医学杂志，35（1）：11-13.
支修益，石远凯，于金明，2015. 中国原发性肺癌诊疗规范（2015 年版）. 中华肿瘤杂志，37（1）：67-78.
中国抗癌协会肿瘤介入学专业委员会，中国抗癌协会肿瘤介入学专业委员会青年委员会，2018. 胸部肿瘤经皮穿刺活检中国专家共识 . 中华医学杂志，98（23）：1822-1831.
中国医师协会超声医师分会，2017. 中国介入超声临床应用指南 . 北京：人民卫生出版社：53-55.
Aravena C，Patel J，Goyal A，et al，2020. Role of endobronchial ultrasound-guided transbronchial needle aspiration in the diagnosis and management of mediastinal cyst. J Bronchology Interv Pulmonol，27（2）：142-146.
Chelli Bouaziz M，Jelassi H，Chaabane S，et al，2009. Imaging of chest wall infections. Skeletal Radiol，38（12）：1127-1135.
Di Felice C，Young B，Matta M，2019. Comparison of specimen adequacy and diagnostic accuracy of a 25-gauge and 22-gauge needle in endobronchial ultrasound-guided transbronchial needle aspiration. J Thorac Dis，11（8）：3643-3649.
Eickhoff L，Golpon H，Zardo P，et al，2018. Endobronchial ultrasound in suspected non-malignant mediastinal lymphadenopathy. Pneumologie，72（8）：559-567.
Gupta S，Seaberg K，Wallace MJ，et al，2005. Imaging-guided percutaneous biopsy of mediastinal lesions：different approaches and anatomic considerations. Radiographics，25（3）：763-786.
Han J，Feng XL，Xu TY，et al，2019. Clinical value of contrast-enhanced ultrasound in transthoracic biopsy of malignant anterior mediastinal masses. J Thorac Dis，11（12）：5290-5299.
Ishii H，Hiraki T，Gohara H，et al，2014. Risk factors for systemic air embolism as a complication of percutaneous CT -guided lung biopsy：multicenter case-ontrol study. Cardiovasc Intervent Radiol，37（5）：1312-1320.
Jarmakani M，Duguay S，Rust K，et al，2016. Ultrasound versus computed tomographic guidance for percutaneous biopsy of chest lesions. J Ultrasound Med，35（9）：1865-1872.
Kashima M，Yamakado K，Takaki H，et al，2011. Complications after 1000 lung radiofrequency ablation sessions in 420 patients：a single center's experiences. Am J Roentgenol，197（4）：W576-W580.
Koenig SJ，Narasimhan M，Mayo PH，2011. Thoracic ultrasonography for the pulmonary specialist. Chest，140（5）：1332-1341.
Labarca G，Sierra-Ruiz M，Kheir F，et al，2019. Diagnostic accuracy of endobronchial ultrasound transbronchial needle aspiration in lymphoma. A systematic review and meta-analysis. Ann Am Thorac Soc，16（11）：1432-1439.
Lazarevic A，Dobric M，Goronja B，et al，2020. Lung ultrasound-guided therapeutic thoracentesis in refractory congestive heart failure. Acta Cardiol，75（5）：398-405.
Liu SH，Fu Q，Yu HL，et al，2020. A retrospective analysis of the risk factors associated with systemic air embolism following percutaneous lung biopsy. Exp Ther Med，19（1）：347-352.
Magabe PC，Bloom AL，2014. Sudden death from carcinoid crisis during image-guided biopsy of a lung mass. J Vasc Interv Radiol，25（3）：484-487.
Nour-Eldin NE，Alsubhi M，Naguib NN，et al，2014. Risk factor analysis of pulmonary hemorrhage complicating CT-guided lung biopsy in coaxial and non-coaxial core biopsy techniques in 650 patients. Eur J Radiol，83（10）：1945-1952.
Santos RSD，Jacomelli M，Franceschini JP，et al，2018. Endobronchial ultrasound-guided transbronchial needle aspiration（ebus-tbna）in diagnosis of mediastinal lesions. Einstein（Sao Paulo），16（2）：eAO4094.
Sperandeo M，Del Colle A，Frongillo E，et al，2019. Safety maximization of percutaneous transthoracic needle biopsy with ultrasound guide in subpleural lesions in the evaluation of pulmonary consolidation. Respir Res，20（1）：68.

Welch BT, Brinjikji W, Schmit GD, et al, 2015. A national analysis of the complications, cost, and mortality of percutaneous lung ablation. J Vasc Interv Radiol, 26(6): 787-791.

Yamamoto N, Watanabe T, Yamada K, et al, 2019. Efficacy and safety of ultrasound (US) guided percutaneous needle biopsy for peripheral lung or pleural lesion: comparison with computed tomography (CT) guided needle biopsy. J Thorac Dis, 11(3): 936-943.

Yokoyama Y, Nakagomi T, Shikata D, et al, 2017. Surgical treatment for mediastinal abscess induced by endobronchial ultrasound-guided transbronchial needle aspiration: a case report and literature review. World J Surg Oncol, 15(1): 130.

Zhong R, Zheng X, Teng J, et al, 2019. Application of endobronchial ultrasound-guided transbronchial needle aspiration in mediastinal lymphangioma. Ann Transl Med, 7(18): 450.